日本運動生理学会　運動生理学シリーズ4

運動とストレス科学

Exercise & Sports Physiology Related to Stress Science

［編　集］

竹宮　隆　　下光　輝一

株式会社　杏林書院

著者紹介

浅野　勝己（あさの　かつみ）
筑波大学名誉教授

跡見　順子（あとみ　よりこ）
東京大学大学院総合文化研究科生命環境科学系
身体運動科学教授

今井　功（いまい　いさお）
財団法人東京ストレス研究会理事

遠藤　洋志（えんどう　ひろし）
山形大学医学部第一生理研究生

大岩　奈青（おおいわ　なお）
筑波大学大学院人間総合研究科体育科学専攻大学院生

尾仲　達史（おなか　たつし）
自治医科大学医学部生理学助教授

加藤　貴英（かとう　たかひで）
中京大学大学院体育学研究科大学院生

久保　千春（くぼ　ちはる）
九州大学医学部心療内科教授

小坂　光男（こさか　みつお）
中京大学大学院体育学研究科教授

四ノ宮成祥（しのみや　なりよし）
防衛医科大学校微生物学講座助教授

下光　輝一（しもみつ　てるいち）
東京医科大学医学部衛生学公衆衛生学教室主任教授

仙波恵美子（せんば　えみこ）
和歌山県立医科大学第二解剖教授

征矢　英昭（そや　ひであき）
筑波大学体育科学系助教授

高橋　英嗣（たかはし　えいじ）
山形大学医学部第一生理助教授

竹中　晃二（たけなか　こうじ）
早稲田大学人間科学部・大学院人間科学研究科教授

竹宮　隆（たけみや　たかし）
筑波大学名誉教授
日本体育大学大学院教授

田中　正敏（たなか　まさとし）
久留米大学医学部薬理学講座教授

貫　行子（ぬき　みちこ）
バイオミュージック研究所所長

能勢　博（のせ　ひろし）
信州大学医学部附属加齢適応研究センター
スポーツ医学分野教授

早野順一郎（はやの　じゅんいちろう）
名古屋市立大学大学院医学研究科助教授

福岡　正和（ふくおか　まさかず）
資生堂研究員

松井　信夫（まつい　のぶお）
中京大学大学院体育学研究科非常勤講師

松本　実（まつもと　みのる）
中京大学大学院体育学研究科大学院生

村上　正人（むらかみ　まさと）
日本大学板橋病院心療内科科長

山根　基（やまね　もとい）
中京大学大学院体育学研究科大学院生

山本　晴義（やまもと　はるよし）
横浜労災病院勤労者メンタルヘルスセンター長

渡邊　達生（わたなべ　たつお）
鳥取大学医学部統合生理学教授

（五十音順）

はじめに

　近年の運動生理学は，伝統的な競技体力の研究に加えて，健康・栄養科学の領域からも注目されるようになってきた．また，一方では発育期の体力低下に危機意識が高まっている．発育期の身体機能，成人・高齢期の生活体力などは社会の諸変化と共に変化しており，その背景にはストレスを伴う心身の諸問題が関係しているという指摘もある．本書はこのようなことが動機で出発することになった．個体の生命に関わる運動現象と生命現象の歪みとも言われるストレスは，運動刺激を介することで機能の調和へと進むことが期待される．

　本書の「ストレス」は，ハンス・セリエの提唱によるストレス概念に由来し，セリエ自身の研究の苦境から脱出する際に発想転換の基礎となった事実と思考の体系で，病気の本態を示唆するものでもある．セリエ教授は1969年までの約40年間で1,324編の論文を発表している．ストレス概念は1936年に提唱されたが，その数年に限った活動状況も本文中で紹介されている．セリエ教授は，ご自身のそれまでの人生を，早朝から就寝まで，日々のすべてが研究生活であったと述べておられる．学問への情熱と精神力はたいへん刺激的である．

　本書の内容は次の通りである．第1部は医学・生命科学の基礎領域の立場からストレスと神経伝達物質，遺伝子発現，視床下部—下垂体—副腎皮質ライン，自律神経機能，免疫機能，心身医学など，第2部は発育期の運動とユウストレス，運動とストレスタンパク，運動と内分泌反応，運動と心のストレスなど，第3部は運動環境とストレスについて低圧・低酸素，高圧・高酸素，体温調節，暑熱環境，寒冷環境など，第4部のストレス緩和については音楽療法，香り刺激，積極的休養，職場のストレスマネジメントなどについて解説がなされている．本書からは，健康なからだが病態に移行するストレス状態のことや元気を作り出すユウストレスの存在を知っていただければ幸いである．

　本書は，長くストレス科学に関係された領域トップの専門家による分担と協力で完成することができた．ご多忙な時間を割いていただいた各位に心からお礼を申し上げると共に，この運動生理学シリーズに支援を惜しまぬ(株)杏林書院の太田博社長に衷心より感謝の意を表します．

2002. 10.

編者　竹　宮　　　隆
　　　下　光　輝　一

目 次

I部 ストレスの基礎

1章 ハンス・セリエのストレス ……………………………竹宮　隆… 3
1．実験研究の事実から概念へ ……………………………………………… 3
2．ストレスの定義 …………………………………………………………… 5
3．ストレッサーの定義と典型例 …………………………………………… 6
4．ストレス反応 ……………………………………………………………… 6
　　1）第1期：警告反応期 ………………………………………………… 7
　　2）第2期：抵抗期 ……………………………………………………… 7
　　3）第3期：疲憊期 ……………………………………………………… 8
5．ストレスホルモン ………………………………………………………… 8
6．条件づけ因子の関与 ……………………………………………………… 8
7．ストレス概念の普遍性―相関関係― …………………………………… 9
　　1）下垂体―副腎皮質の相関関係 ……………………………………… 10
　　2）心身の相関関係 ……………………………………………………… 11
　　3）人間組織の相関関係 ………………………………………………… 11
　　4）ストレス概念のシステム性 ………………………………………… 12
　　5）小括 …………………………………………………………………… 13

2章 心理社会的ストレス―ヒトと環境とのかかわり ……………下光輝一… 16
1．ストレスとは ……………………………………………………………… 16
　　1）ストレスの心理・生理学的基礎 …………………………………… 16
　　2）適度のストレスと過度のストレス ………………………………… 18
　　3）生活習慣病の危険因子としての心理社会的ストレス …………… 19
　　4）心理社会的ストレス ………………………………………………… 21
2．ストレスモデル …………………………………………………………… 21
　　1）人間―環境モデル …………………………………………………… 21
　　2）デマンド・コントロール・サポートモデル ……………………… 22
　　3）努力報酬不均衡モデル ……………………………………………… 25
　　4）米国職業安全保健研究所（NIOSH）のストレスモデル ………… 25
　　5）職業性ストレス簡易調査票の開発 ………………………………… 25
3．生活習慣病に対するストレスの影響 …………………………………… 27

    4. 運動とストレス ································· 27
      1) 心理社会的ストレスに対する身体活動・運動の影響 ········· 27
      2) ストレスモデルとしての運動－過激な運動 ··············· 28
      3) 慢性的な過度のストレスの結果としてのオーバートレーニング
         症候群 ····································· 30

3章 ストレスと神経伝達物質 ·················田中正敏··· 34
  1. ストレス反応 ······································ 34
  2. 脳の働き―信号を伝える ······························ 35
  3. ノルアドレナリン神経における伝達 ······················ 36
  4. 脳の変化を神経化学的に捉える ·························· 37
  5. 拘束ストレスで脳のノルアドレナリン放出はどう変化するか ···· 38
  6. 身体的ストレスと心理的ストレス ························ 40
  7. 諸種のストレス状況と脳各部位のノルアドレナリン放出の特色 ···· 43
  8. ストレッサーや被験動物と関連した条件の違いによる末梢の変化および脳内
     ノルアドレナリン放出の変化の違い ······················ 44
  9. ストレスとセロトニン神経系 ··························· 46
  10. ストレスとドパミン神経系 ···························· 47
  11. 心身症発症との関連性 ······························ 47
  12. 不安の発現との関連性 ······························ 49
  13. ストレス反応を引き起こすもの ························ 49

4章 ストレスと遺伝子発現 ·················仙波恵美子··· 54
  1. ストレス刺激による immediate early genes の発現 ········· 54
    1) c-fos/immediate early genes/AP-1 について ········· 54
    2) 各種ストレス刺激と脳内 IEGs 発現 ··················· 56
    3) 反復ストレス刺激と IEGs 発現 ······················ 58
    4) ストレスによる末梢での IEGs 発現 ··················· 60
  2. glucocorticoid によるストレス応答の制御 ················ 60
    1) glucocorticoid（GC）と HPA axis について ·········· 60
    2) GC による遺伝子発現制御のメカニズム ················ 61

5章 ストレスと視床下部・下垂体・副腎皮質連関 ·········尾仲達史··· 67
  1. 視床下部－下垂体前葉―副腎皮質（HPA）系 ················ 67
  2. 急性ストレス反応を伝達する神経回路 ···················· 69
    1) 前頭前野 ···································· 70
    2) 海馬 ······································· 70
    3) 扁桃体 ······································ 70
    4) 分界条床核 ··································· 71
    5) 中隔野 ······································ 71

6）内側視索前野 …………………………………………………………… 71
　　7）視交叉上核 ……………………………………………………………… 71
　　8）視床下部背内側核 ……………………………………………………… 71
　　9）視床室傍核 ……………………………………………………………… 72
　10）青斑核（A6）・延髄弧束路核（A2）・延髄腹外側部（A1）ノルアドレナリンニューロン ……………………………………………………………… 72
　11）縫線核 …………………………………………………………………… 73
3．視床下部―下垂体前葉―副腎皮質（HPA）系におけるストレス反応の発達 ………………………………………………………………………………… 74
　　1）胎生期のHPA系と胎生期ストレスの効果 ………………………… 74
　　2）幼若期ストレス低感受性期 …………………………………………… 75
　　3）幼若期ストレス刺激の効果 …………………………………………… 76
　　4）妊娠・授乳期 …………………………………………………………… 76
　　5）老齢期 …………………………………………………………………… 77
4．慢性ストレス刺激によるACTH放出 ……………………………………… 77
5．HPA系のストレス反応を修飾する因子 …………………………………… 78

6章　ストレスと自律神経機能 …………………………………… 早野順一郎… 85
1．休息機能としてのゆらぎ ……………………………………………………… 85
　　1）ストレスと心拍のゆらぎ ……………………………………………… 85
　　2）心拍のゆらぎの分析 …………………………………………………… 86
　　3）RSAの発生機序 ………………………………………………………… 86
　　4）RSAと肺のガス交換効率 ……………………………………………… 88
　　5）心肺系の休息機能としてのRSA ……………………………………… 89
　　6）RSAと迷走神経活動 …………………………………………………… 92
2．自律神経反応と生命予後 ……………………………………………………… 96
　　1）ストレスと寿命 ………………………………………………………… 96
　　2）心拍変動と生命予後 …………………………………………………… 96
　　3）起立ストレスに対する心拍ゆらぎの反応 …………………………… 97
　　4）LF成分の起立性増加と寿命 …………………………………………… 99

7章　ストレスと免疫機能 ………………………………………… 久保千春…101
1．ストレスと神経・内分泌・免疫系の相関 …………………………………101
　　1）ストレスと内分泌・免疫系 ……………………………………………102
　　2）ストレスと神経・免疫系 ………………………………………………102
2．ストレスと免疫についての臨床研究 ………………………………………103
3．基礎研究 ………………………………………………………………………104
　　1）マウスを用いた拘束ストレスと免疫機能との関連についての研究 ……105
　　2）ネコにおける情動ストレスの影響 ……………………………………105

8章　ストレスと心身医学 ……………………………………村上正人…109
1. 医学と心理学の接点，心身医学 …………………………………………109
    1) 心理主義と身体主義の統合 …………………………………………109
    2) ストレス研究と心身医学 ……………………………………………109
2. 心身医学の目的とするものは ……………………………………………110
    1) 日本の心身医学の流れ ………………………………………………110
3. ストレスと心身症 …………………………………………………………111
    1) 心身医学で扱う心身症とは …………………………………………111
    2) 心身症の背景となるストレス要因 …………………………………111
    3) ストレスによる心身反応 ……………………………………………112
    4) 心身相関を考える上で重要な心理的諸問題 ………………………113
    5) 心身症における器官選択の問題 ……………………………………114
    6) 心身相関を規定する神経・内分泌・免疫のネットワーク ………116
    7) 心身医学で扱う心身症の種類 ………………………………………117
4. 心身医学領域で行なわれる治療 …………………………………………117
    1) ストレス緩和のための薬物療法 ……………………………………117
    2) 自己成長のための心理的アプローチ ………………………………119
    3) ソーシャルサポートの充実をはかる ………………………………120

II部　運動とストレス

9章　運動の本質とユウストレス ……………………………竹宮　隆…125
1. 幼児期からの運動 …………………………………………………………126
2. 情的心の形成と鍛錬 ………………………………………………………127
3. 知的心の形成と修練 ………………………………………………………128
4. ストレス緩和と運動・軽スポーツ ………………………………………128
5. 挑戦とそのモデル …………………………………………………………129

10章　運動とストレスタンパク質 ……………………………跡見順子…131
1. 個体と細胞のストレス応答システム：生物の適応を考える3つの視点 …131
2. ストレスタンパク質の誘導の一般的特徴：時間経過 …………………133
3. 誘導性ストレスタンパク質と構成的発現をしているストレス
   タンパク質 …………………………………………………………………137
4. ストレスタンパク質の種類と役割 ………………………………………138
5. ストレスタンパク質の構造と機能 ………………………………………140
6. ストレスタンパク質と基質との関係 ……………………………………141
7. ストレスタンパク質の誘導 ………………………………………………144
8. 骨格筋の収縮で引き起こされうる遺伝子発現経路とストレスタンパク質の関
   与 ……………………………………………………………………………145
9. ストレスタンパク質の発現評価と機能評価の実験モデル ……………145

10．運動と機械的刺激ストレス対応：遅筋の適応とαB-クリスタリン ……147
　11．個体レベルのストレス応答系（視床下部―交感神経系―副腎系/免疫システム）と細胞へのストレス応答系（ストレスタンパク質の発現上昇）による個体のホメオスタシスの維持 …………………………………………………150

11章　アロスタシスからみた運動ストレスと内分泌反応
………………………………………………征矢英昭・大岩奈青…156
　1．急性運動時の内分泌反応 …………………………………………157
　2．急性運動ストレス時の内分泌反応調節機構 ……………………159
　　1）急性運動時の視床下部の興奮 …………………………………160
　　2）急性運動ストレスの脳内調節 …………………………………161
　　　(1) 運動野からの遠心性調節 ……………………………………161
　　　(2) 活動筋からの求心性調節 ……………………………………161
　　3）急性運動ストレスの特異性 ……………………………………161
　　4）運動ストレスの生理的意義 ……………………………………164
　3．アロスタシスからみるトレーニング効果・オーバートレーニング …165
　　1）トレーニングによる運動ストレス適応 ………………………165
　　　(1) 運動適応 ………………………………………………………165
　　　(2) 運動不適応 ……………………………………………………165
　　2）運動適応・不適応における脳内機構 …………………………166

12章　運動と心のストレス：運動が果たすストレス対処効果……竹中晃二…171
　1．運動のストレス対処効果の測定 …………………………………172
　　1）心理学的測度 ……………………………………………………173
　　2）生化学的・生理学的測度 ………………………………………173
　2．ストレス対処の考え方 ……………………………………………174
　3．ストレス対処に果たす運動の役割 ………………………………175
　　1）認知を変化させるための運動の役割 …………………………176
　　2）対処資源を強化するという運動の役割 ………………………177
　　3）ストレス反応を抑える運動の役割 ……………………………177
　　4）ストレス症状を緩和する運動の役割 …………………………179
　4．将来に向けて：ストレス対処を目的とした運動の行ない方 …181

III部　運動環境とストレス

13章　低圧・低酸素とストレス……………遠藤洋志・浅野勝己・高橋英嗣…187
　1．低圧・低酸素ストレス ……………………………………………187
　2．低酸素ストレスに対する生体の応答 ……………………………189
　　1）低酸素ストレスに対する急性応答 ……………………………189
　　　(1) 換気応答 ………………………………………………………189

(2) 血流調節 …………………………………………………189
　　　(3) 低酸素性肺血管収縮 …………………………………190
　　2) 低酸素に対する慢性応答 …………………………………190
　　　(1) ヘムタンパク酸素センサー …………………………190
　　　(2) HIF-1 ……………………………………………………190
　3. 低酸素ストレスと運動 ………………………………………192

14章　高圧・高酸素とストレス ……………………………四ノ宮成祥…196

1. 高圧によるストレスが生体に及ぼす影響 ………………………197
　1) 圧外傷・減圧症 ………………………………………………197
　2) 高圧神経症候群 ………………………………………………200
　3) 加圧関節痛 ……………………………………………………201
　4) 水，電解質と内分泌系の高圧環境への反応/高圧利尿 ……202
　5) 高圧徐脈 ………………………………………………………202
　6) 高圧下における呼吸機能 ……………………………………203
　7) 高圧ストレスが免疫系に及ぼす影響 ………………………206
　8) 高圧ストレスと熱ショックタンパク応答 …………………206
2. 高酸素によるストレスが生体に及ぼす影響 ……………………208
　1) 高圧酸素の生理学的作用（治療効果）……………………208
　2) 酸素中毒 ………………………………………………………210
　3) 高圧酸素の分子生物学 ………………………………………213
　　　(1) 高圧酸素と接着分子 …………………………………213
　　　(2) 虚血再灌流傷害と高圧酸素 …………………………213

15章　体温調節とストレス ……………………………………渡邊達生…218

1. 体温とその調節機構とストレスによる体温上昇 ………………218
　1) 体温 ……………………………………………………………218
　2) 体温調節機構 …………………………………………………218
　　　(1) 温度受容機構 …………………………………………219
　　　(2) 温度情報の処理統合と体温調節反応を発現させる機構 ………219
　　　(3) 体温調節反応を起こす効果器群の機構 ……………219
　3) ストレスによる体温上昇 ……………………………………220
　　　(1) 発熱 ……………………………………………………220
　　　(2) 発熱以外のストレスによる体温上昇 ………………220
2. ストレスによる体温上昇反応発現のメカニズム ………………220
　1) CRF ……………………………………………………………221
　　　(1) 非炎症ストレス ………………………………………221
　　　(2) 炎症ストレス …………………………………………222
　2) アンギオテンシンII …………………………………………223
　　　(1) 非炎症ストレス ………………………………………223

(2) 炎症ストレス……………………………………………………………225

16章　暑熱環境とストレス……………………………………………能勢　博…230
　1．暑熱環境下運動時の体温調節の概略……………………………………230
　2．皮膚血流量の調節……………………………………………………………231
　　1) 皮膚血流調節の概略………………………………………………………231
　　2) 皮膚血流調節の非温熱性調節……………………………………………231
　3．発汗量の調節…………………………………………………………………234
　　1) 発汗機構の概略……………………………………………………………234
　　2) 発汗の非温熱性調節………………………………………………………235
　4．皮膚血流，発汗の非温熱性調節の生理的意義…………………………235
　5．高温環境下での運動継続の制限因子に関する最近の知見……………236
　6．高温環境下運動時の体温調節不全…………………………………………237
　　1) 体温調節不全の概略………………………………………………………237
　　2) 熱中症と腸内細菌毒素……………………………………………………238
　7．暑熱適応………………………………………………………………………241
　　1) 個体における暑熱適応……………………………………………………241
　　2) 細胞における暑熱適応……………………………………………………242

17章　寒冷環境とストレス
　　　………………小坂光男・山根　基・加藤貴英・松本　実・松井信夫…246
　1．寒冷ストレスと運動パフォーマンス………………………………………246
　　1) 温度感受性と寒冷応答……………………………………………………246
　　2) 水環境下の運動パフォーマンス…………………………………………249
　　3) 水環境下の生体機能解析…………………………………………………251
　2．中性環境温下の中等度運動負荷による運動パフォーマンスの修飾………252
　3．低温条件における運動の強度と血清遊離脂肪酸（FFA）濃度の関係……254
　　1) 血糖値について……………………………………………………………255
　　2) 血清遊離脂肪酸（FFA）・環境温度・運動強度の関係について………255
　　　(1) 同一環境温度下における運動強度の影響……………………………255
　　　(2) 同一運動強度下における環境温度の影響……………………………257
　　3) 低温環境条件での運動による脂質代謝の促進…………………………257
　4．運動と寒冷順化の交叉適応…………………………………………………258

IV部　ストレス緩和

18章　音楽療法とストレス緩和……………………………………貫　行子…263
　1．音楽療法の定義と現況………………………………………………………263
　2．人間の感性と情動と音楽……………………………………………………264
　3．生体刺激としての音と音楽構成要素………………………………………265

1）音色 …………………………………………………………266
　　　2）音の高さ ……………………………………………………266
　　　3）音の大きさ …………………………………………………266
　　　4）音の長さ ……………………………………………………266
　　　5）リズム ………………………………………………………267
　　　6）メロディ ……………………………………………………267
　　　7）ハーモニー …………………………………………………268
　4．音楽はなぜ効くのか（治療的機能特性）―心理学的見地から―……268
　　　1）時間芸術としての同調性 …………………………………268
　　　2）人間性の回復 ………………………………………………268
　　　3）感情のカタルシス …………………………………………268
　　　4）コミュニケーション ………………………………………268
　　　5）自己実現 ……………………………………………………268
　　　6）美的な満足感 ………………………………………………269
　　　7）音楽は知的過程を通らずに情動に直接働きかける ……269
　　　8）音楽は身体的運動を誘発する ……………………………269
　　　9）集団活動では社会性が要求される ………………………269
　5．音楽はなぜ効くのか（治療的機能特性）―生理学的見地から―……269
　6．ヒーリングミュージックによるストレスホルモンへの影響 ……270
　　　1）心理学的調査 ………………………………………………270
　　　2）内分泌学的実験 ……………………………………………271
　7．ストレス緩和と音楽療法 ………………………………………273

19章　香り刺激とストレス緩和……………………………福岡正和…275
　1．臭い物質の心身への作用経路 …………………………………275
　2．嗅覚の基本特性 …………………………………………………275
　　　1）閾値 …………………………………………………………275
　　　2）強度 …………………………………………………………276
　　　3）質 ……………………………………………………………276
　　　4）順応 …………………………………………………………276
　　　5）男女差 ………………………………………………………277
　3．香り効果の測定と評価法 ………………………………………277
　　　1）生理計測法 …………………………………………………277
　　　2）官能検査質問紙 ……………………………………………278
　4．ストレスと香りの接点 …………………………………………281
　　　1）臭いと情動 …………………………………………………281
　　　2）ストレス・情動・香り ……………………………………282
　　　3）香りの効果 …………………………………………………284
　5．スポーツと香り …………………………………………………286
　6．香り使用の注意点 ………………………………………………286

20章　積極的休養とストレス緩和 …………………… 山本晴義 … 290
　1．ストレス緩和の基本は，運動，労働，睡眠，休養，食事のバランスにある
　　　………………………………………………………………………………… 290
　2．疲労とは何か ……………………………………………………………… 291
　　(1) エネルギー源の枯渇による疲労 ……………………………………… 292
　　(2) 疲労物質の蓄積による疲労 …………………………………………… 292
　　(3) 内部環境失調による疲労 ……………………………………………… 292
　3．心に栄養を与える休養の取り方 ………………………………………… 293
　4．運動の心身への効果 ……………………………………………………… 294
　5．運動ストレスが身体にもたらす変化 …………………………………… 295
　6．運動ストレスが精神にもたらす変化 …………………………………… 296
　7．ストレスマネジメントとしての運動処方 ……………………………… 297
　8．運動の習慣化こそ大切である …………………………………………… 297
　9．積極的休養のいろいろ …………………………………………………… 298
　　(1) 良い音楽を聴いて，リラックスする ………………………………… 298
　　(2) 1日の疲れはお風呂でとろう ………………………………………… 299
　　(3) 五感を刺激する香りで，リフレッシュを …………………………… 299

21章　職場におけるストレス緩和 …………………… 今井　功 … 300
　1．多様化，流動化する職場 ………………………………………………… 300
　2．職場のストレス …………………………………………………………… 301
　3．最優先課題としての職場ストレスの緩和 ……………………………… 303
　4．職場のストレス緩和の方法 ……………………………………………… 304
　　1) リラクセーションによる定量的効果について ……………………… 305
　　2) リラクセーションの定性的効果について …………………………… 308

索引 ………………………………………………………………………………… 314

I部.
ストレスの基礎

1章　ハンス・セリエのストレス
2章　心理社会的ストレス
　　　―ヒトと環境とのかかわり
3章　ストレスと神経伝達物質
4章　ストレスと遺伝子発現
5章　ストレスと視床下部・下垂体・副腎皮膚連関
6章　ストレスと自律神経機能
7章　ストレスと免疫機能
8章　ストレスと心身医学

1章　ハンス・セリエのストレス

はじめに

　ストレス概念は，1936年，ハンス・セリエ（Hans Selye, 1907〜1982）により提唱された病気の本態に関する実験事実とその思考の体系である。セリエのストレス概念については，その文献資料から，主な論文は1936年から1940年の間に集中している（表1-1）。この概念は提唱以来すでに半世紀を越えたが，現在もストレスへの関心は低下しておらず[1]，研究も分子科学から人間科学まで広範囲で多岐にわたっている。関心はセリエの原点でもある複雑系における生命の歪みと適応反応をストレスとして追求するところにある。

　本論は，セリエのストレス概念の主な部分を紹介する役割になっている。はじめに，実験研究の事実，研究の壁，発想転換，事実と思考の試みなどに触れる。続いては，ストレスとストレッサーのこと，ストレスと生体反応のこと，その反応過程が3つの期間に区分できること，ストレスの背景には内分泌機能のメカニズムが存在すること，ストレスの発現にはさまざまな条件づけ因子が関与していることなどを記述する[2]。

　ストレスは一般の社会からも強く関心をもたれてきた。その理由のなかには，ストレスという言語の語感だけでなく，概念が内包する普遍的なものの作用に魅力があるともいえる。後半では，その普遍性を関係強化および関係破綻の科学と仮定し，考察を試みる。

1. 実験研究の事実から概念へ

　ストレス研究の端緒に関しては，セリエの記述を要約して紹介する。1930年代は新種のホルモンを発見することがテーマになる時代であった。ラットの卵巣や胎盤の各種抽出物（エキス）は動物の体内へ注入されることで，生体内の臓器に変化を起こすことができる。実験の結果，1）副腎皮質の肥大，2）胸腺・リンパ節の萎縮，3）胃内壁の出血という3つの変化が現れた（三徴候）。この変化はエキスに含まれる有効物質のホルモンが原因で起こると仮定した。あとはエキスの純度を高め，変化がいっそう顕著になる事実を確認するだけである。ところが，結果はその通りにならなかった。エキスの純度を上げれば上げるほど，変化は小さくなった。研究は壁にぶつかったことになる。ホルモンは存在しなくても，組織には未知の有効成分もあり，その作用は

表 1-1 セリエの初期文献

- Selye H, McKeown T：Studies on the physiology of the maternal placenta in the rat. Proc Roy Soc London 119, 1, 1935.
- Selye H, Stehle RL, Collip JB：Recent advances in the experimental production of gastric ulcers. Canad med Ass J 34, 339, 1936.
- Selye H：Examples of hormonal and nervous stimuli influencing pituitary function. Trans Amer neurol Ass p 8, 1935.
- Selye H：The alarm reaction. Canad. med. Ass J 34, 706, 1936.
- Selye H：A syndrome produced by diverse nocuous agents. Nature Lond 138, 32, 1936.
- Selye H：Thymus and adrenals in the response of the organism to injuries and intoxications. Brit J exp Path 17, 234, 1936.
- Selye H, Collip JB：Fundamental factors in the interpretation of stimuli influencing endocrine glands. Endocrinology 20, 667, 1936.
- Selye H：The significance of the adrenals for adaptation. Science 85, 247, 1937.
- Selye H：The alarm reaction. McGill News 18, 27, 1937.
- Selye H：Studies on adaptation. Endocrinology 21, 169, 1937.
- Selye H：Further evidence in support of the alarm reaction theory of adrenal insufficiency. Amer J Physiol 119, 400, 1937.
- Selye H：The thyrotropic and adrenotropic hormones. Proc Ass Res nerv Dis 17, 239, 1936.
- Selye H：The prevention of adrenalin lung edema by the alarm reaction. Amer J Physiol 122, 347, 1938.
- Selye H：Blood sugar and chloride changes in adrenalectomized rats during adaptation to various stimuli. Proc Soc exp Biol NY 38, 728, 1938.
- Selye H：Intestinal lesions produced by histamine in the rat. Canad med Ass J 39, 189, 1938.
- Foglia VG, Selye H：Changes in the lymphatic organs during the alarm reaction. Amer J Physiol 123, 68, 1938.
- Selye H：Adaptation energy. Nature Lond 141, 926, 1938.
- Selye H：Experimental evidence supporting the conception of "adaptation energy." Amer J Physiol 123, 758, 1938.
- Selye H：The experimental production of peptic haemorrhagic oesophagitis. Canad med Ass J 39, 447, 1938.
- Selye H, Foglia VG：Blood sugar changes in hypophysectomized rats during adaptation to various stimuli. Proc Soc exp Biol NY 39, 222, 1938.
- Selye H：The effect of the alarm reaction on the absorption of toxic substances from the gastro-intestinal tract. J Pharmacol exp Ther 64, 138, 1938.
- Selye H：Blood sugar and blood chloride changes in the alarm reaction and during adaptation to various stimuli. Arch int Pharmacodyn 60, 259, 1938.
- Selye H, Foglia VG：On the formation of hemolymph nodes during the alarm reaction. Amer J Anat 64, 133, 1939.
- Selye H, Schenker V：A rapid and sensitive method for bioassay of the adrenal cortical hormone. Proc Soc exp Biol NY 39, 518, 1938.
- Selye H：Blood sugar and blood chloride changes in thyroidectomized rats following exposure to various damaging agents. Biochem J 32, 2071, 1938.
- Selye H：Adaptation energy. Proc. Mtl. Physiol. Soc. Meet., p. 83；Montreal, April 1938.
- Selye H：Effect of muscular exercise on the fat content of the liver. Anat Rec 73, 391, 1939.
- Selye H.：Some blood chemical changes during recovery from exhaustive muscular exercise. Canad J Res 17, 109, 1939.
- Selye H：Effect of adaptation to various damaging agents on the ovary and the estrous cycle of the rat. Amer J Physiol 126, 625, 1939.
- Karady S, Selye H, Browne JSL：The influence of the adaptation syndrome on blood volume and on the chloride distribution between erythrocytes and plasma. Amer J Physiol 126, 550, 1939.
- Selye H, Masson G：The effect of estrogens as modified by adrenal insufficiency. Endocrinology 25, 211, 1939.
- Selye H：The effect of adaptation to various damaging agents on the female sex organs in the rat. Endocrinology 25, 615, 1939.
- Selye H, Dosne C：Inhibition by cortin of the blood sugar changes caused by adrenalin and insulin. Proc Soc exp Biol NY 42, 580 1939.
- Karady S, Selye H, Browne JSL：Changes in the chloride distribution between red blood cells and plasma during the course of the general adaptation syndrome. J boil Chem 131, 717, 1939.
- Selye H, Dsne C, Dalton AJ：On the antagonism between the actions of adrenaline and adrenal cortical extracts. Canad med Ass J 42, 190, 1940.

考えられる。しかしながら，当時のレベルではむしろエキスの不純物やその毒性が気になった。結局，最悪の実験が行なわれることになった。机上には細胞組織用の固定剤で毒性の強いホルマリン（瓶）があり，希釈の上注射することになった。そして，上記の3つの変化が48時間以内で顕著に現れたのである。ホルモン研究は毒性研究に一変した。最悪の事態に陥ってしまった研究者はその体験を意気消沈，混乱，絶望などの言葉で綴っている。

しかしながら，その後は28歳の若さと先輩の激励で，逆にこの3つの事実である三徴候（triade）を研究の本格的な目標に据え変えるという発想転換を断行し，病態の事実と内分泌研究を基礎に置いたストレスの構造と機能を体系化し，ストレス概念の提唱となったのである。とくに，ストレス研究はそれまでのセリエの内分泌系の基礎研究があってのスタートであり，視点を代えることで下垂体前葉—副腎皮質系の内分泌相関は脚光を浴びるところとなった。その後はストレス誘発の機構に関する実験が進行し，下垂体を上位から刺激する視床下部の研究も発展した。近年では，視床下部—下垂体前葉—副腎皮質系の枢軸が人間のストレスやその緩和に深くかかわることが知られている（Hypothalamus-AP-AC line）[2-5]。

2．ストレスの定義

ストレス（Stress）は，各種のストレス刺激（Stressor）に対する生体の全身的局所的な生体防衛反応のことで，全身（汎）適応症候群（General Adaptation Syndrome, GAS）と呼ばれている。また，このGASは病気それぞれの特異的反応や症状と合わさるように発現するので非特異的反応（Non-specific reaction）とも呼ばれている。ストレスとストレッサーの関係は次のように例えられている。身体がゴムボールで表されるならば[6]，ボールを歪ませる外因や内因はその種類に関係なくすべてストレッサーと称し，ボールの内部で発生する共通の反発力や生体反応はこれをストレスという。暑さ寒さの外的刺激や連続的な不快感という内的刺激なども，身体では同じ生体反応を起こすことになる。

ストレスの特色は，からだの病的状態を時間の関数で経時的に解明しようとしたところにある。防衛反応・ストレス反応・適応症候群などは時間要素の存在の現れである。そして，正常機能・過渡相・適応と機能維持・病態と機能破綻などは各過程での関係が変化していくことを意味し，これらはGASの全過程でもある[2,7,8]。

セリエは，人間のストレスについてメカニズムは共通だが，ストレッサーの種類や程度の差および受け手側の生体条件の差で，ディストレス（Distress, 病気をつくるストレス）やユウストレス（Eustress, 病気を癒すストレス）の結果に分かれることを認めている。

近年のストレス研究では，人間の精神心理的な領域の研究が増大しつつある。人間の正常状態・半健康状態・病態などは，これを定常状態からの変化の過渡現象さらには変化後の適応化現象として関心がもたれている。現代社会の人間ストレスは，ユウストレスやディストレスの両側面から，新たな検討や論理の構築が期待される[9-11]。

3. ストレッサーの定義と典型例

ストレッサー(Stressor)とは, ストレスを誘起するものと定義されている。ストレッサーはストレスを起こすすべてを指しており, 生体の外的な環境要因だけでなく生体内の精神・神経性の要因や化学性の濃度要因なども挙げられる。人間においては, 身体の異常だけでなく精神（心）の異常がストレスを引き起こす。心身症は, 心に原因があって身体に症状の現れる病気の典型とされている。人間には, 生誕から成年および老年に至る生理的心理的な長いキャリアがあり, 心身の履歴効果は無視できない。それらは, 精神身体的な相互の連関作用のもとで免疫力や適応力となり, 各人に潜在しながら個体差となって現れてくる。同じストレッサーのストレスがある人で強く, 別の人で全く感じないことも知られている。表1-2の各種ストレッサーは, 動物や人間のストレス実験で得られた実例から選択されたものである[11]。

表 1-2 ストレスとストレッサー

- ストレス（Stress）とは, 神経・内分泌性の生体防衛反応のこと
- ストレッサー（Stressor）とは, ストレスを誘起するもの
- ディストレス（Distress）とは, 心や身体が不快状態のこと
  　　　　　　　　　　　　　　　　病態的ストレスのこと
- ユウストレス（Eustress）とは, 心や身体が快状態のこと
  　　　　　　　　　　　　　　　治癒的ストレスのこと
- ディストレスとそのストレッサーの例
  個人レベル：厳寒酷暑, 騒音雑音, 飢餓, 過食, 感染, 火傷, 過労など,
  不眠, 恐怖, 不安, 悲観・失敗感・不快感など
  社会レベル：戦争, 不況倒産, 関係破綻など
- ユウストレスとそのストレッサーの例
  個人レベル：入浴, 適度の温冷刺激（シャワー）, 熟睡など
  軽い飲酒, コーヒー, 軽運動, 旅行, 娯楽, 趣味, 宴会, 情的活動, 快感, 充足感, 意欲, 気力, 感謝など
  知的活動, 目標達成感, 向上心, 発想転換（Counterbalance）など
  社会レベル：平和, 事業発展, 関係改善, など

---

4. ストレス反応

ストレスは, ストレス反応といわれたり, 全身適応症候群（GAS）と呼ばれたりする。生体内に生じたストレスはあらゆるストレッサーに共通な応答すなわち非特異的な生体反応を現し, さらにその反応様式もGASの3つの期間で対応が異なる。すなわち, GASは3つの期間から構成される(図1-1)。第一期は, ストレッサーの曝露に伴う初期の急激な機能低下の期間（ショック相）とその反転による機能増大の期間（反ショック相）から成り, この2つの相反する期間は総称して警告反応期（Alarm reaction, AR）と呼ばれている（図1-1は抵抗曲線）。第二期は抵抗期（Stage of resistance,

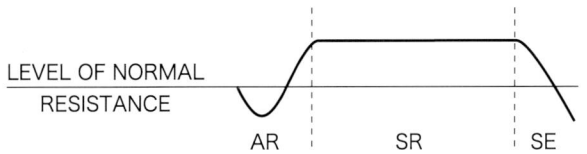

図 1-1 ストレス反応（GAS）の三段階過程
　全身適応症候群（GAS, General Adaptation Syndrome）は，経時的な観察による．図の抵抗力曲線が示すように，典型的な三段階の過程で進行する．それらは，AR：警告反応期，SR：抵抗期，SE：疲憊期である（セリエ著，杉靖三郎，田多井吉之介，藤井尚治，竹宮隆訳：現代社会とストレス，法政大学出版局，1988．）．

SR）と言い，初期ストレッサーに対し引き続き適応性と抵抗力を維持する．第三期は疲憊期（Stage of exhaustion, SE）といい，身体の抵抗力はショック相と同様に正常以下に低下する．このときの生理的機能も初期のショック相と同様の減衰状態を示す．ホルモン分泌は減少し，適応力は顕著に低下する．疲憊期の終末は死である．次には，ストレス反応の各期間の主な特色を具体的に述べる[4,8]）。

1）第1期：警告反応期（Alarm reaction）
　ショック相では，ショックの徴候である体温降下，低血圧，低血糖，血液の濃縮，神経系の活動低下，筋緊張低下，毛細血管と細胞膜の透過性低下，異化的な組織破壊，アシドーシス，白血球の減少に続く増加（好酸球・リンパ球の減少）および胃壁点状出血などが現れる．時間的には，数分から1日に及ぶ．ショック相におけるACTHおよび副腎皮質ホルモンの分泌活動は明瞭でない．
　反ショック相では，生理的な指標である体温，血圧，血糖などが正常値に復帰し，生体の防衛反応は活動を開始する．副腎皮質の形態は肥厚を示し始め，ホルモンの分泌機能は活発になる．組織破壊の回復やアルカローシスへの変化が現れる．ただし，胸腺リンパ組織は萎縮を示す．この時期には，交絡抵抗（Crossed resistance）という特色のある現象がみられる．これは，他種のストレッサーで前置されてつくり出された抵抗性は当面するストレッサーにも有効に働くことをいう．この事実は寒冷実験などで観察されている．反ショック相で現れるこの固有のストレス反応は日常生活で反復して体験できる鍛練効果として，広く応用が考えられる．単一ストレッサーの生体反応の期間は数日と言われている．

2）第2期：抵抗期（Stage of resistance）
　ストレス反応は安定的に推移する．生体は適応機能を発動する．副腎皮質の脂質量は回復するが，時には刺激前値を上回って増大し，それを維持する．この背景には副腎皮質の実質細胞の増加があり，当然に副腎重量も増大する．この時期には，交絡感作（Crossed sensitization）という現象がみられ，最初からのストレッサーには強い抵抗力を維持するが，他のストレッサーにはもろく弱いのである．この抵抗は動員される適応ホルモンが限定されており，広く対応することはできない．セリエの適応エネルギー論はこの現象を説明するために考えられた．適応の持続に必要な適応エネルギーとはホルモンの存在を指し，物質代謝のエネルギー（カロリー）とは異なる．ここでは，エネルギー表示が妥当かどうかはともかく，ホルモンの存在やその質的対応

の有無が抵抗力の維持に大変重要であることは強調されて良い。生体の適応能力は当面する負荷（ストレッサー）に対応した固有のホルモンの容量で決まることになる。

3）第3期：疲憊期（Stage of exhaustion）

ストレッサーが長期に及ぶと，適応エネルギーの消失すなわち適応ホルモンの涸渇が顕著になり，適応反応の維持ができなくなる。同時に，生体のあらゆる生理的現象はショック相と同じように低下する。疲憊期の特色は，この適応力の顕著な消失にある。適応力の消失は適応エネルギー（ホルモン）の低減を意味する。

ストレス反応すなわち全身適応症候群（3期間の全過程）を支えるストレスホルモンは適応ホルモンと称し，ストレス概念を構成する重要な要素に挙げられている。

5．ストレスホルモン

セリエは，全身適応症候群を支える適応力の背景に適応エネルギーがあるとし，エネルギーは数種のホルモンの活動から得られるとした。そして，中心的な役割を果たすホルモンは適応ホルモンと称し，概念の統一を図ったのである。その主要なホルモンは以下に述べる副腎皮質ホルモンであり，また下垂体前葉ホルモンである。

副腎皮質ホルモンは正式にはコルチコイド（corticoids）という。セリエは，副腎皮質の球状層から分泌されNa^+とK^+の機能に強く作用し促炎効果のあるコルチコイドをミネラルコルチコイド（mineralocorticoids）と呼んだ。その促炎ホルモンにはアルドステロンやデオキシコルチコステロンなどがある。同様に，副腎皮質の束状層から分泌されブドウ糖やタンパク質の代謝に作用し抗炎効果のあるコルチコイドは，これをグルココルチコイド（glucocorticoids）と呼んだ。その抗炎ホルモンにはコルチゾールやコルチゾンなどがあり，リウマチ性関節炎・アレルギー性炎症・眼の炎症・その他の炎症性疾患に卓効を示す。

下垂体前葉の副腎皮質刺激ホルモン（adrenocorticotrophic hormone, ACTH）はまたストレスホルモンとして知られており，副腎皮質の主としてグルココルチコイドの分泌を促進し調節する。一方，血中のグルココルチコイド濃度が増大するとACTH分泌が抑制されること，血中グルココルチコイドと下垂体の分泌抑制のあいだには直線関係があること，その分泌抑制は下垂体レベルおよび視床下部レベルの双方で起こることなどから，フィードバックの考えが加わった（HPA-axis）。

その後，視床下部のコルチコトロピン放出ホルモン（CRH）は下垂体前葉のACTH分泌を刺激することや視床下部には重要な神経内分泌性の調節機能の存在が知られるようになり，知的情的な心身にかかわる場として注目されることになった。これらについても本書の各章で触れることになっている。

6．条件づけ因子の関与

われわれは，日常の生活を通じ個体差の存在を知っている。同じストレッサーに暴露されても，この個体差でストレス反応は異なる。セリエによると，ストレス反応の個体差は内的および外的な条件づけ因子の関与で決まる。内的条件づけ因子には，身

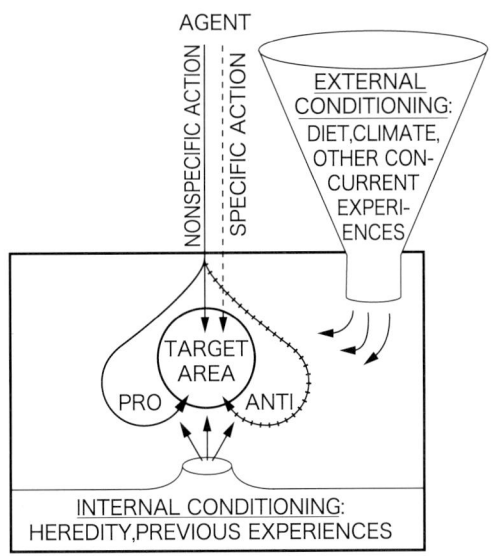

図 1-2 条件づけ因子
　図の四角形の枠は身体を表す．身体が傷害を起こす特異作用を受けたとき，局所の標的部位は強く影響される．同時に，非特異作用も発動し全身に影響する．すなわち，神経・内分泌性の反応誘発による副腎皮質からの促炎ホルモンや抗炎ホルモンの影響があらわれる．さらに，これら内分泌反応の起こり方は心身の内的条件づけ因子や外的条件づけ因子で多様に変わる．内的条件づけ因子：遺伝・事前の経験など．外的条件づけ因子：食物・気候・これらと同時の経験など（セリエ著，杉靖三郎，田多井吉之介，藤井尚治，竹宮隆訳：現代社会とストレス，法政大学出版局，1988．）．

体の細胞・組織の遺伝特性や胎生期の成長過程を挙げ，ある種の組織記憶の形成と機能を指す．外的条件づけ因子には生後の摂食刺激を含む先行経験や気候暴露などが挙げられている．セリエは，寒冷の実験研究を通じ，あらかじめ寒冷暴露がなされると，組織は適応化に動くという現象を抵抗期で観察している．人間のレベルでは，学習や生活習慣などがストレス反応を修飾することは十分に考えられるわけである．

　図1-2は，条件づけ因子の下でのストレス刺激とストレス応答の関係を示す．ストレッサーは，身体（正方形）の標的部位（円形）に対し，特異的および非特異的に作用する．特異作用は標的部位を直接に侵襲するが，非特異作用は全身を介して影響を及ぼす．非特異的作用の結果，副腎皮質は促炎症性ホルモンや抗炎症性ホルモンの分泌を促す刺激をうける．全身性であれば当然に中枢性の神経・内分泌機構が動員されることになり，同時に代謝性の化学反応も刺激される．これらの生理的応答や化学的反応は総合的に条件づけ因子を修飾する[11]．

7．ストレス概念の普遍性―相関関係―

　　近年のストレス研究は，医学・生理学の自然科学の領域から，人文・社会科学の領

域へと広がりつつある．このような発展は，ストレス概念の普遍性によるのではと考えている．複雑系の応用科学では，はじめに各種の実験で事実の確認を行ない，そのシステム思考を経ながら再度実験を重ねて目標に近付く．医学・健康科学・工学・農学などは多くの要素が一度に，しかも経時的に関係する学問である．セリエの提唱するストレスは1936年という早い段階から，トータルな科学についてモデルを提示してきたと考える．

　ここでは，ストレス概念がもつ普遍性を以下の順序で整理する．第一は，ストレス研究の出発になった医学・生理学の実験研究の成果が内分泌機能の相関性をメカニズムの基礎においているということについてである．第二は，人間の心とからだの相関性がストレス研究の対象になってきていることについてである．この古くて新しいテーマは心身症の出現で一気に身近なストレス問題となっており，心の機能と身体の機能の深い相関関係はそれら個別の機能の役割以上に，強く認識せざるを得ないところにきている．第三は，社会を構成する人間の関係が関係強化または関係破綻の両面から，健康と病態についてストレス研究ができることについてである．第四は，ストレス概念の普遍性がシステム論で一層判りやすくなることについてである．セリエの動物実験から現代社会の人間のストレスに共通する「相関性」は，いずれも個体の生命維持（目標）で始まる「システム」の論理で扱うことができるからである[12-15]．

　以下は，この観点を少しばかり補足したものである．

1）下垂体─副腎皮質の相関関係

　生体は各種の外的および内的ストレッサーに暴露されると，体内では各種の内分泌性変化が起こる．とくに，下垂体前葉から分泌される副腎皮質刺激ホルモンと副腎皮質から分泌されるホルモンのグルココルチコイドは，ストレス反応のメカニズムの中心をなすものとされてきた．ストレス反応の各過程においては，内分泌性物質の変化のほかに細胞組織の形態的変化，生理的変化，免疫・抵抗力の変化などが起こっている．一般に，内分泌物質の分泌やその原料供給は有限であり，ストレスの反応は発現─発達─適応─破綻の過程（病態）を経ることになる．

　下垂体─副腎皮質系の内分泌相関は，とくに生体に変化や歪みを誘起する環境諸因子すべてのストレッサーにより顕著に発動する．適度の変化や歪みは発育期に良い刺激となり，目標のある運動・スポーツの段階的な鍛練過程なども身体づくりの機構動員という大きな役割を果たしている．また，心のような内部因子の僅かな変化が身体に過大なストレス反応を起こすことなども知られている．下垂体前葉は，副腎皮質に作用を及ぼすだけでなく，副腎皮質からのフィードバック作用をも受け入れる．セリエのストレス研究は，「下垂体前葉─副腎皮質枢軸の相関関係」を確定させたところに重要な意義がある．

　人間の個体は，生物体としての階層構造から成り立っている．その器官・組織・細胞・分子・分子下の各レベルにおける機能相関は静的および動的ないかなる状態においても自動的に確保されている．そして，個体を越える事態や状況の発生においては，心の階層を発達させ対応と処理に万全を期している．つぎにはこの心との関係に触れたい．

2）心身の相関関係

　ストレスの研究が進むにつれて，動物や人間はどのような経路でストレス刺激を受け入れるかに関心が集中した。ギルマンらは，視床下部が下垂体の上位機能であることを実証することで，人間の心身のストレスに科学的な研究の道が開かれることになった。現在，視床下部には自律神経中枢をはじめ，その関連中枢の存在が知られている。それらは，交感神経中枢，体熱産生および体熱放散の調節，摂食摂水活動の調節，情動や性の制御，下垂体の制御などである。また，視床下部は大脳の辺縁系や前頭葉，脳幹などと密接な関係を有している。このことは，人間の意識・無意識を問わず，ストレス刺激と生体反応には視床下部が深く関与することを示している。すなわち，視床下部―下垂体前葉―副腎皮質の枢軸とそれぞれへのフィードバック機構の解明は，人間の身体側の要素だけでなく，上位の知的情的な心の要素をもシステム化できることになった（図1-3参照）。

　これまで，人間の心身の関係は思想や行動の体系としてまとめられてきた。大きくは人間集団の組織や秩序について，身近には心身の躾や学習について，その形成や意味が考えられてきた。確かに，生まれたときは動物だが，歳月を経て18歳を過ぎると，見違えるような身体や心の所有者になる。「からだ」は，食物の摂取や運動でつくられ，「こころ」もまた音声言語や文字情報でつくられる。とくに，発育初期から始まる情的および知的なこころの形成には，家庭・学校・社会から各種の刺激情報が絶大なエネルギーとなって作用している。

　発育期の中枢神経系は，与えられた発育最初の信号を不可欠なものとして受け入れていく。胎生期を含む発育初期の脳組織は成長とともに神経細胞の増加や機能の拡大を進め，刺激と反応の情報量をわけなく処理していく。あとは，本人の好奇心や周囲の愛を糧に驚くほどの成果を上げる。関心・集中・反復の意欲的な条件の整った環境（刺激）では快状態のユウストレスを生むが，一方，非意欲的な条件下の不快な環境刺激はディストレスを生む。また，発育期の適度な体力練成は，心身型の修練のためにも必要とされている。中枢神経細胞のインパルス発生量は筋収縮力に影響を与え，逆に筋力の持続自体も精神力の体験とその集積（経験）になる。発育期の運動・スポーツからは，挑戦すること，耐えること，そして時には後退するという貴重な原体験を得ることができ，人生のストレスにそなえることができる（第9章参照）。

　成年期では，身体機能は安定しており，心の機能も思考活動が中心となる。目標の設定やイメージで思考は加速する。イメージに限界があれば，躊躇なく新しい情報を導入して壁を越えていく。成人の正常な心身とは，からだの体力を基礎にこの心とからだの行動が普通にできる状態のことである。成人の心は，三大栄養素に相当する良質の知的情報を栄養源とし，心のストレスに備えることができる。心は自己の教養や専門の知識から構成されており，通常は自己点検と日々の反省でディストレスに陥ることを防いでいる。心と身体の「関係」は意識的に維持されるべきものと考える。

3）人間組織の相関関係

　成人初期の精神ストレスは，社会に対する備えや予測の不十分さからくる不安がトリガーになると言われる。教養の力に加えて，当面する組織（集団）の特色を知ろうとする努力はユウストレスにつながる。例えば，組織の秩序，倫理に関する常識およ

びほどほどの使命感などは重要であり，事態発生のあとでは自己点検の項目に入るであろう。個人を越えた事態や状況のためには，指導・助言の得られる身近な上司や同僚の存在は不可欠である。一般には，年齢相応の手本（人物・思想）を中心に，イメージを構築して手本との知的交流を怠らないことが役に立つ。

　成人後期の精神ストレスは，すでに多くの経験を学んだあとだけに少ないとされてはいる。しかしながら，信用関係を断たれた破産や信頼関係の破綻した離婚などは，ストレス度が高いことで知られている。

　一般に，組織の事態を認識し的確に判断を下せる精神性は，人間の観察と関係の経験から生まれている。人間が関係の中で生き，関係の中で成長すると言われるのは，経験則があるからであろう。良き関係（ユウストレス）は，時と場合を考慮の上で積極的に求めていく。ディストレスの予防は，個人の感覚情報から始まる知的な状況認識をふまえ，セリエのいう挑戦・忍耐そして時には後退の心で対処していくことで可能となる。

　これは，組織の集団にも当てはまる。通常，組織は目標を有しており，目標との間には各個人の生命の流れが横溢している。これは，また組織の流れとして個人のユウストレス環境を確保してくれる。一方，流れの停滞はディストレスの環境を暗示する。組織の流れが個人および個人間の積極的な関係でつくり得た以上，その流れを維持し大きくする力は各個人の新しい認識の力やその組織の合成の力に負っていると考えられる。

4）ストレス概念のシステム性

　セリエのストレス研究は，病態の実験的な発現という目標のもとに，実験技術の開発から事実の体系化まで，そこには最初からシステム性があったように感じられる。セリエは，自著「Textbook of Endocrinology, 2nd ed, 1949」の最終章で内分泌相関 Correlations に触れており，内分泌相関の機構線図が描かれている。本書では，それらを修正した図1-3[2)]を紹介する。セリエは，線図によるシステム表示を中心に，内分泌相関や条件づけ因子との関係を強調している[2)]。

　システムは，要素と過程からなる，目標の存在する集合体であると言われており，また関係概念によるひとつの集合体の認識という定義もなされている。システムは，要素の認識がミクロからマクロまで自由に扱えること，関係の認識もタテ型からヨコ型まで構造的にできること，時間軸を加えれば過去から現在そして未来まで回顧と展望ができることなどの特色を有している[6,12-15)]。

　生理的な相関関係は，意味または目標が存在してこそ初めてシステムになる。人間の身体は，とくに意識せずとも生命維持（目標）に向かった活動になっている。実際，身体は各臓器固有の機能の維持と同時に，他臓器との調和を至適に図っている。同様に，精神と身体はこれをソフトとハードの役割と置けば，目標に沿った相互関係の存在が理解できる。ソフトは知的・情的な各種イメージの発想で情報を発することができ，ハードはそのイメージを音声言語，行動，運動として表出していくことができる。

　人間は自己の行動目標の高低で激しい精神ストレスを経験することがある。貴重な試練の壁と受け止めて目標を維持するか，心身の状態や事態を勘案してレベルを下げるか，システムの認識とその訓練は重要であると考える。

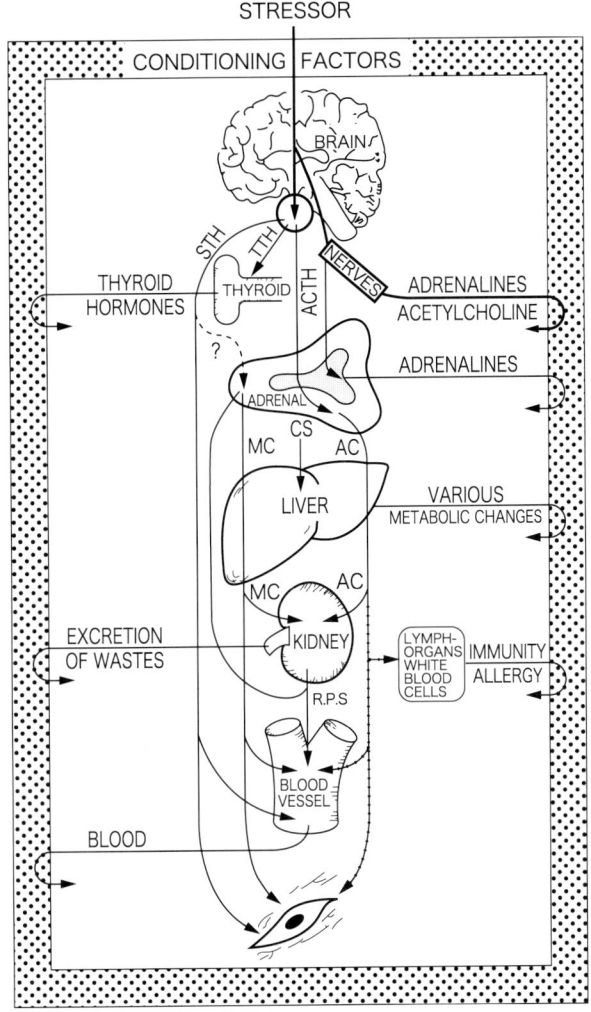

図 1-3 ストレスの構造と機能
　図は，個体のストレス相関を機構線図で示したものである．外枠の中はすべて全身を表す．条件づけ因子は内側の細い線で象徴的に示す．ストレス反応はすべてこの線との関わりで起こる．全身的はもとより局所的なストレスであっても，心身が持つ遺伝や先行暴露の経験は重要である．関係を示す線図は矢印の通りであるが，ほとんどは条件づけの枠を経て作用する（セリエ著，細谷東一郎訳：生命とストレス．工作舎，1997．）．

5）小括

　本節では，ストレス概念の示す相関性は細胞や器官の間だけでなく，心身や社会―個人の関係にまで検討が可能であること，さらにはこれらをシステム論で普遍的に扱えることなどを述べた．ストレスは，そのシステム性を有することから生物学，生理学，医学および健康科学との交流がいっそう促進するように思われ，状況の的確な把握のことや適切な対応のあり方などに応用されていくことが期待される．

おわりに

　ストレスは，身体の内分泌性生体反応を指し，現代ではさらに中枢性の神経機能との関与についても明らかになってきた。本章はできるだけ初期の事実とその思考の体系を中心に概説した。したがって，新しい知見に関しては本書の各章を精読頂きたい。最後に，セリエの略歴を記載する。

　ハンス・セリエ（Hans Selye, MD, Ph. D. 1907-1982）はストレス概念の創始者であり，また近代内分泌学の確立に大きな貢献をした。セリエは，1907年，当時のHungary（Kom'arom），現在のSlovakia（Komarno）で生まれた。ベネディクト修学院で教育を受け，17歳より当時のチェコスロバキアの首都プラーグのドイツ系チャールズ大学医学部で医学を学んだ。パリー・ローマと遊学のあと，1927年同大学でさらに臨床医学を修め，1929年同大学からMDを得た。また続いて化学を修め，1931年Ph. D.の称号を受けた。その年，Rockefeller財団の研究フェローとして渡米し，Johns Hopkins大学の生化学衛生学教室を経てカナダ・モントリオールのMcGill大学生化学教室で本格的に研究を開始した。1933～34年同教室講師，1934～37年助教授，1941～45年組織学準教授，1945からはMontreal大学教授および同大学実験医学研究所所長として晩年まで研究を続けた。語学は堪能で数カ国語におよんだ。1936年に発表されたストレス概念は世界の注目を集め，各国からは名誉メダルが授与された。1957年4月，わが国では最初の講演会が東京で開かれた。ユーモアのある講演は，結びで東洋の感謝の哲学を認識し直すことがストレスの対処法になることを強調し，聴衆を魅了した。1982年，カナダ・モントリオールで死去した。

〔竹宮　隆〕

［文　献］

1) Csermely P (ed.) : Stress of life from molecules to man. Ann N Y Acad Sci, 851, 1998.
2) セリエ著, 杉靖三郎, 田多井吉之介, 藤井尚治, 竹宮隆訳：現代社会とストレス. 法政大学出版局, 1988. (Selye H : The Stress of Life (revised edition). McGraw-Hill Company Inc. New York, 1976.)
3) セリエ著, 細谷東一郎訳：生命とストレス. 工作舎, 1997. (Selye H : In Vivo-The Cace for Supramolecular Biology. Liveright Publishing Corp, New York. 1967.)
4) 田多井吉之介訳：セリエ新内分泌学. 医歯薬出版, 1956. (Selye H : Textbook of Endocrinology, 2 nd edition. Acta Inc., Med. Publ., Montreol, 1949.)
5) 杉靖三郎：生命・健康の本質. 創元社, 1971.
6) 竹宮　隆, 西平賀昭, 下田政博：システム理論を基礎にした運動合成の試み. 日本運動生理学雑誌, **1**(2)：47-52. 1994.
7) 竹宮　隆, 石河利寛編著：運動生理学シリーズ・運動適応の科学. 杏林書院, 1998.
8) 田多井吉之介：ストレス―その学説と健康設計への応用―. 創元社, 1980.
9) 河野友信, 石川俊男　編著：ストレス研究の基礎と臨床. 現代のエスプリ別冊（現代のストレス・シリーズI）. 至文堂, 1999.
10) 河野友信, 田中正敏　編著：ストレスの科学と健康. 朝倉書店, 1986.
11) ラザルスRSフォルクマン著, 本明　寛, 春木　豊, 織田正美監訳：ストレスの心理学. 実務教育出版, 1991. (Lazarus RS, Folkman S : Stress, Appraisal, and coping. Springer Publishing Company, Inc, New York. 1984.)
12) ベルタランフィ著, 長野　敬, 太田邦昌訳：一般システム理論その基礎・発展・応用. みすず書房, 1978. (Bertalanffy L : General System Theory. Foundation, Development, Applications. George Braziller, New York. 1968.)

13) ブレッサー著, 池田謙一訳：医学・生物学におけるシステム理論（上，下），東京大学出版会, 1972-3.（Blesser WB：A Systems Approach to Biomedicine. McGraw・Hill Book Company, New York. 1969.）
14) バウラー著, 中野文平訳：応用一般システム思考. 紀伊国屋書店, 1983.（Bowler TD：General Systems Thinking. Its Scope and Applicability, Elsevier North Holland, Inc. 1981.）
15) ラズロー著, 伊藤重行訳：システム哲学入門. 紀伊国屋書店, 1980.（Laszlo E：The Systems View of the World. The Natural Philosophy of the New Developments in the Science. George Braziller, Inc. New York. 1972.）

2章　心理社会的ストレス
　　　―ヒトと環境とのかかわり

はじめに

　現代はストレスの時代と言われている。急速な技術革新，バブル経済の崩壊に伴う終身雇用制並びに年功序列制の崩壊とリストラの拡大，産業構造の空洞化による経済不況の到来，経済のグローバル化など近年のわが国の社会経済の急激な変化に伴い，人々のストレスに関連する健康障害が顕在化している。

　「労働者健康状況調査」によると，仕事や職業生活で「強い不安，悩み，ストレス」（職場ストレス）を感じるものの割合が増加しており，1982年の50.6%から1997年には62.8%に上昇し，職場で働く人々の5人に3人はストレスを感じるという状況になっている。また，地域社会においても，不登校，いじめ，引きこもりなど学校や家庭でのストレスにかかわる問題に事欠かない。

　さらに近年，自殺死亡率が急増し，1998年の自殺死亡者数が，前年の統計と比較して35%増の31,734人と，遂に3万人を突破し，交通事故死者の3倍以上となった。自殺率は，その後も4年間高水準を維持しており，瞬間的なものではないことが推察される。警察庁の統計では，40～64歳の中高年男性が12,669人と，自殺者全体の4割近くを占めている。このような自殺者急増の背景には，事業の行き詰まりやリストラ解雇など，経済不況の影響が考えられ，中高年の男性がそれらのストレスに曝されていることがうかがわれ，ストレス対策は喫緊の課題となりつつある。

　本稿では，ストレス，とくに心理社会的ストレスの健康に与える影響について考え，社会的存在としての人のストレスを考えるためのモデルについて論じ，最後に心理社会的ストレスと身体活動・運動とのかかわりについて論じたい。

1. ストレスとは

1）ストレスの心理・生理学的基礎

　人類は，有史以前から過酷な自然環境の下で生活を営んできた。今日の時代よりもはるかに己と家族の生命に対する脅威に曝されて日々を送っていたであろう。しかし，その状況を「ストレス」として客観的に認識するようになったのは，1930年代にセリエが有害な外部刺激に対する生体のストレス反応の過程を看破してからである。

　セリエは，動物実験を行ない，ストレス刺激に対する生体の反応過程を全身適応症

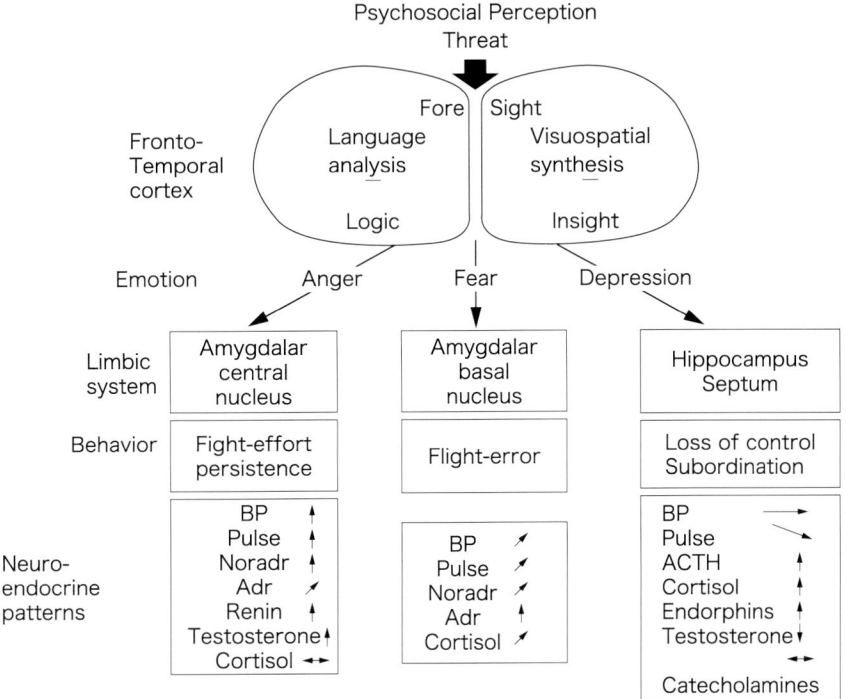

図 2-1 心理的ストレスで起こる情動の変化に対応するホルモン応答
(Henry JP：Mechanisms by which stress can lead to coronary heart disease.Postgrad Med J, 62：687-693, 1986)

候群とよび，ストレス反応は一般に警告反応期，抵抗期，疲憊期と3つの時相で経過するとした。セリエは，また，毒物刺激，物理的刺激などどのような種類のストレス刺激を加えても，副腎肥大，胸腺・リンパ節萎縮，および消化管潰瘍が起こることを見出し，これを「ストレスの三主徴」とよんだ[1]。

　その後，ストレス研究は動物実験のみでなく，ヒトを対象とした研究へと進んだ。

　Henry は，ストレスの時相によって生体内でのストレス反応の様相が異なることを見出した[2]。情動的ストレス反応には，怒り，不安および抑うつがありその各々に対応して活動する大脳辺縁系の部位が異なり，また行動反応も，それぞれ闘争(fight)，逃亡(flight)，降参・隷属(subordination)が対応し，それに応じて生理学的反応も異なるとした（図2-1）。これをセリエの全身適応症候群の3つのストレス反応の時相に例えると，左から右へ移行するにつれて，ストレス反応の慢性的な経過や重篤化の過程を示していると思われる。すなわち，ストレスフルな状況をコントロールできている時相では，いらいらや怒りという情動が対応し，コントロール不能になると，不安や抑うつという情動が出現してくるのである。生理学的には，交感神経系のホルモンがストレス刺激に対する反応として比較的早期に上がってくる。ノルアドレナリンやアドレナリン分泌は亢進する。その結果，血圧や心拍数が上がり，ストレス刺激をもたらす外敵と闘うのに適した内部環境になってくる。テストステロン，デヒドロエピアンドロステロン硫酸など性腺系ホルモン分泌も同様に亢進する。このような状態の

ときに対応する情動は，先に述べたように，怒り，イライラ，敵意などである。しかし，ストレス刺激がさらに強大となり，過度になるにつれ，生体は，だんだん適応できなくなり，最終的には，状況をコントロールできなくなる。このような状態では，脳下垂体・副腎皮質系が賦活化され，CRH，ACTH，コルチゾールなどの分泌が増加する。性腺系ホルモンの分泌は，今度は低下する。このときの情動は，不安，恐怖から抑うつへと変化する。さらに疲弊期になると前述したホルモンのすべての分泌能の低下が起こってきて，ホメオスタシスは破綻する。精神的には，重度の抑うつを呈してくる。このように生体のストレス反応は，ストレス刺激となるものと生体との力関係により，その反応の仕方が異なり，異なった精神・心理的な反応や生理的な反応を呈するのである。

　これらのストレス反応の様式は，人類が100万年の進化の過程で適応してきた結果とも考えられる。狼の群れと戦いながら，己と家族を守り，日々の生活の糧を得るために生きていた石器時代のわれわれの祖先にとっては，これらの反応様式は，極めて合目的的であったかもしれない。いい換えれば，ストレッサーに対してストレス反応は，良くマッチしていたと思われる。しかし，つい1万年前に農耕社会が始まり，さらに18世紀後半に産業革命が起こり，人々は賃労働という形式をとりながら，工場で物を生産するという工業社会の中で生活を営んできた。ストレッサーは，狼ではなく，仕事のデマンドや上司や同僚との人間関係の中で生じるようになった。さらに社会は急激に変化しつつあり，今日先進諸国においては，情報経済を中心とした新しい社会，脱工業化社会に変わろうとしている。このような社会の急速な変化の中で，人のストレス反応の様式は石器時代と変わらないといっても過言ではなく，コンピュータテクノロジーの発達の中で新たに生じる複雑なストレッサーに対して，人のストレス反応様式が対応し得ていないかもしれないという問題についても考えていかなければならない[3]。

2）適度のストレスと過度のストレス

　Henryは，セリエの概念をさらに進め，ストレス刺激の強さと反応の起こり方の関係を，パフォーマンスという観点から考察を加えた（図2-2）[4]。刺激が少ない時には人は「リラックス」した状態にあり，パフォーマンスも低い状態にある。刺激が徐々に増強されるにつれ，パフォーマンスが上昇し，刺激がかなり強くなると，人にとっては「挑戦」という状況になる。例えば，タイプA行動パターンなどがこの状態に相当するだろう。虚血性心疾患の危険因子のひとつとされているタイプA行動パターンは，この「挑戦」という状態に慢性的に曝されているといえる[5]。そして，その人のパフォーマンスは最大に近づく。しかし，刺激がさらに増強されると，疲労が出現し，パフォーマンスが落ちてくる。それが過度になると過労状態となり，パフォーマンスが一層低下していく。さらに刺激が強化されると，遂には疲労困憊という状態となり，そして最後には破綻という状態になってしまう。いわゆる過労死はその状態をいうと考えられている[6]。

　過度のストレスから発生すると考えられる病態として，長時間過密労働による過労死以外にも，戦争や災害のあとのPTSD[7]，ソーシャルワーカーのBurn out[8]，慢性的なストレスによるVital exhaustion[9]，そしてオーバートレーニングによるステイルネ

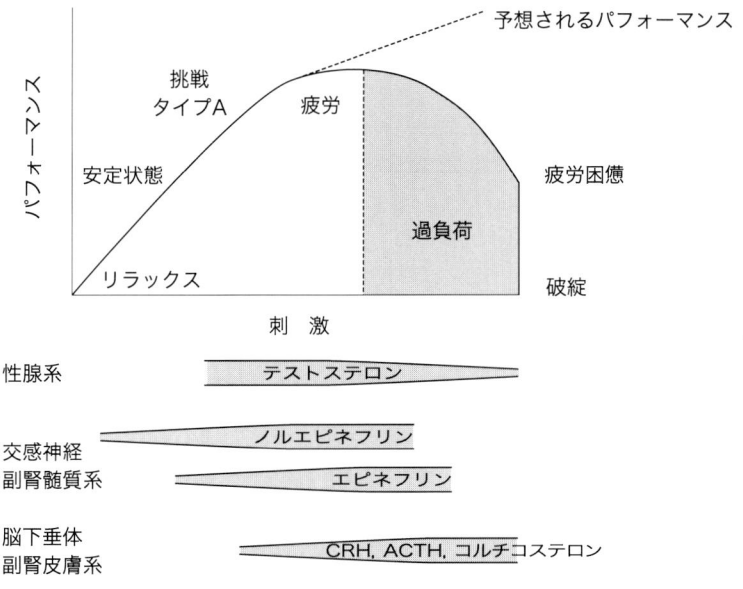

図 2-2 刺激パフォーマンスとストレス関連ホルモン
(Henry JP：Biological basis of the stress response. Integr Physiol Bahav Sci. 27：66-83, 1992)

ス[10]などが挙げられる。これらのストレッサーとその転帰としての疾病との間に介在する病因的メカニズムについては，心理・神経・免疫・内分泌的なメカニズムを詳細に解明しようとする数多くの研究があるが，未だブラックボックスに包まれたままであるといっても過言ではない（図2-3）[11]。

3）生活習慣病の危険因子としての心理社会的ストレス

人々の健康を考える上で心理社会的ストレスが重要とされるのは，ストレスが，抑うつや自殺などの精神的な問題を引き起こすばかりでなく，生活習慣病発症の要因となるからである。

図2-4に，心理社会的ストレスが生体に対してどのように健康障害をもたらすかについて示した。心理社会的ストレスによる刺激は，脳内モノアミンの低下などを介して抑うつなどの精神心理的障害を引き起こすばかりでなく，前述したように，交感神経系の活動や視床下部・脳下垂体・副腎皮質系を亢進させ，その結果，血圧上昇や心拍数の増加を介して循環器機能に影響を与える。また，Bjorntorpによれば，心理社会的ストレスによる刺激は，近年，動脈硬化症の要因として注目されている内臓肥満をも引き起こす。この内臓肥満により，インスリン抵抗性が高まり，高インスリン血症を引き起こし，高血圧，耐糖能異常からⅡ型糖尿病，そしてリポプロテインリパーゼ活性の低下を介して高脂血症などを多重的に引き起こし（multiple risk factor clustering syndrome），動脈硬化を進行させるといわれており，いわゆる「死の四重奏」や「Syndrome X」と言われる病態が進行する。心理社会的ストレスは，このように自律神経系や内分泌系を介して生体の内部環境に対し直接的な影響を与えるばかりではなく，さらに，喫煙量の増加，過食・偏食，身体活動低下などの生活習慣の乱れを介しても肥満，動脈硬化，生活習慣病を引き起こすと考えられている[11-13]。

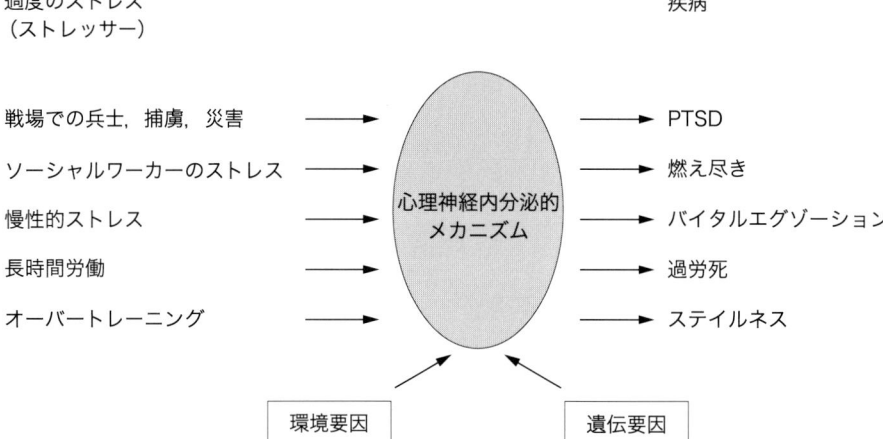

図 2-3 過度のストレスと疾病転帰との関係—Missing Link—
(Shimomitus T, Odagiri Y : Endocrinological assessment of extreme stress. Adv Psychosom Med, 22：35-51, 2001)

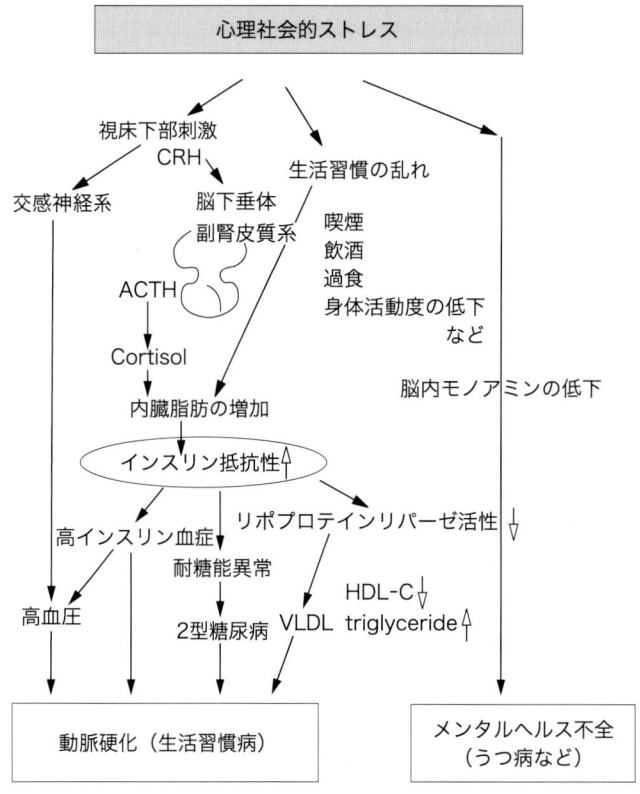

図 2-4 心理社会的ストレスがもたらす健康障害

4）心理社会的ストレス

　ストレスは，身体的ストレスと心理社会的ストレスに大きく分けられるが，心理社会的ストレスの場合は，その反応過程に認知というものが介在する。認知的評価を介して，情動反応が引き起こされ，さらには生理的反応，行動反応が引き起こされる。ストレス研究は生理学的な研究として始められたが，その後，ラザルスらにより心理学的なストレス反応の過程についての研究もなされるようになり，ストレス反応が生じるときの認知的評価や対処行動の役割について明らかにされつつある。

2．ストレスモデル

1）人間―環境モデル

　人のストレスを評価し，その健康影響を明らかにし，ストレス対策を行なっていくためには，まず，ストレスの評価法が確立していなければならない。これまでのストレス評価には，主に心理的ストレス反応としての情動，とくに不安や抑うつを評価する方法が多く用いられていた[14]。これらの方法は，心理社会的ストレスにより惹起されたうつ病の患者をスクリーニングし，早期に治療するため（第2次予防のため）には効果的であるが，ストレスの第一次予防と健康増進という観点からは，不十分と考えられる。ストレス反応に対するアプローチばかりでなく，ストレッサーに対してもアプローチを行なうことにより心理社会的ストレスを予防し，メンタルヘルスを推進していく必要がある。そのためには，環境と人とのダイナミックなかかわりの中でストレスを捉えていくことが重要である。すなわち，人は日々社会的生活を営んでいるが故に，社会環境という大きなパラダイムの中でストレッサーとストレス反応，およびそれらの修飾要因を同時に捉えたダイナミックなモデルの下で，ストレスを考えねばならないということである。今日，代表的なストレス概念のモデルとして以下のようなものがある。

　カロリンスカ研究所のLeviらが提唱した人間―環境モデルは，人間を取り巻く社会におけるさまざまな心理社会的事柄（ストレッサー）が刺激となり，人にストレス反応を引き起こし，ひいてはストレス関連疾患を引き起こすという理論（人間環境モデル）である（図2-5）[15-17]。

　人は社会生活を営んでいる。例えば，大学というひとつの社会単位の中で，教官は学生を教え，かつ研究を行なう。また，学生は講義を受け，勉強をし，放課後に部活を行なうという生活を営んでいる。また，職場では上司，部下や同僚がいる。例えば営業スタッフであれば接客という仕事をするというプロセスがある。そのようなたくさんのプロセスの中でさまざまなストレス刺激が発生し，それに人は曝露されるわけである。

　これに対し，人のストレス反応の方は，その人の持って生まれた能力や，受けた教育などに影響されながら起きる。例えば，遺伝的な要因としては，ストレス刺激を受けるとすぐに血圧が上昇する人とそうでない人がいるというように個人差がある。人生早期の環境の影響については，幼・小児期にどのような教育が行なわれたかが，ストレス反応の過程に影響を与えるだろう。これらを総合して人のストレス反応性が決

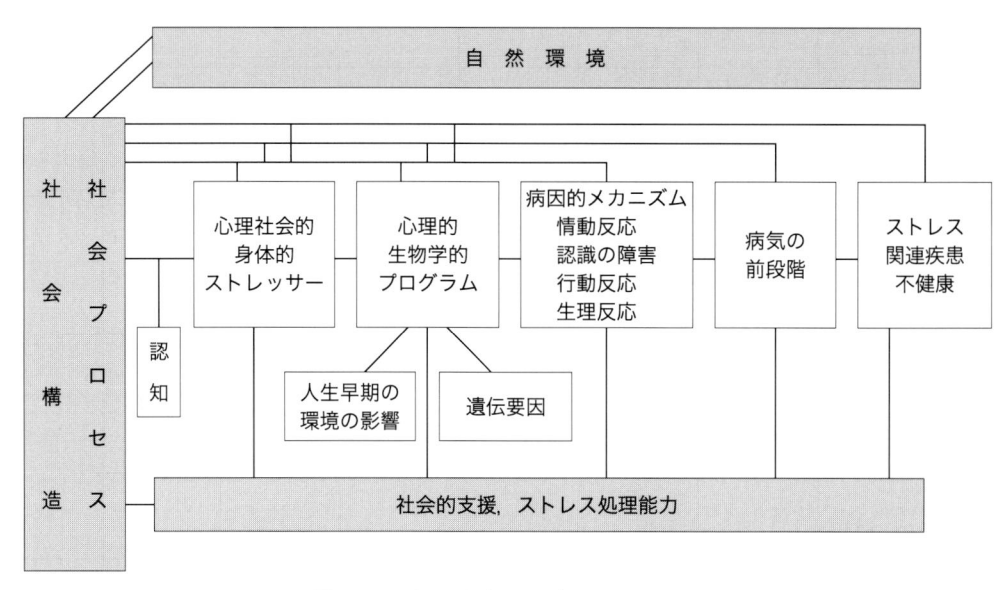

図 2-5 人間と環境との関係の理論モデル
(Kagan AR, Levi L：Health and environment? Psychosocial Stimuli：a review. SocSci Med, 8：225-241, 1974.)

定される。さて，ストレス刺激が過度になったり，慢性的に持続したりすると，怒り，恐怖，不安，抑うつなどの情動反応，逃避，喫煙・飲酒・過食などの生活習慣の乱れなどの行動反応，血圧上昇，心拍数の増加などの生理的な反応が起こってくる[18]。それが高じるとストレス関連疾患が引き起こされることになる。

これらの過程に影響を及ぼし，修飾するものとして，同僚，家族などの社会的支援や個人のストレス処理能力などがあり，それらのさまざまな因子が複雑に影響しあってダイナミックなストレス過程が進行していくわけである。

2）デマンド・コントロール・サポートモデル

Leviらの人間環境モデルを職業性ストレスの評価に応用したものがデマンド・コントロールモデルである。これは，仕事のストレスを仕事の要求度（デマンド：Psychological Demand）と裁量の自由度（コントロール：Decision Latitude）で評価しようとするモデルである。デマンドが高くコントロールが低い'高緊張'状態で，最もストレスが高いとされ，心理的・生理的ストレス反応が高まるとされている（図2-6）[19-21]。

図2-7は，スウェーデンの1,621名の男子労働者の心血管系疾患の有症候者の割合をデマンド・コントロールの2次元でグループ分けを行なって比較した図であるが，デマンドが最も高く，コントロール度が最も低い（高緊張）群では，心血管系疾患の有症候率が最も高く，デマンドが低くなるにつれ，またコントロール度が高くなるにつれ，心血管系疾患有症候率は低下し，最もデマンドが低く，かつ最もコントロール度が高い（低緊張）群では0％となっていて，いわば量反応の関係にあることがわかる。横断研究ではあるが，デマンド・コントロールという2次元のストレッサーとストレス関連疾患としての心血管系疾患の関連が推察されるであろう[20]。1,896名のスウェーデン男子労働者を対象とした研究では，同様にして抑うつの頻度が，全体の平均値14.5％に対して，高緊張群において33.9％と最も高くなっていることが示された

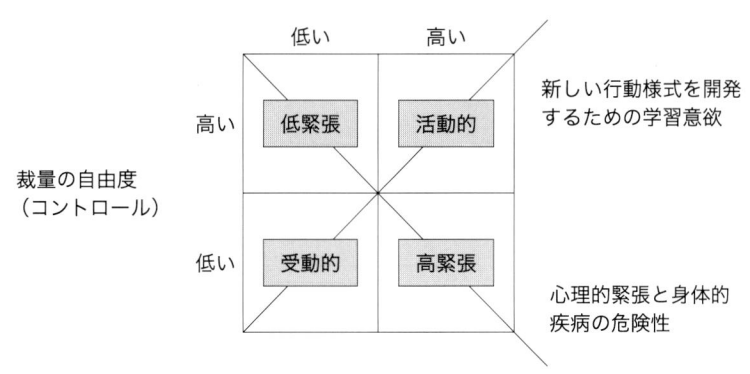

図 2-6 デマンド・コントロールモデル

(Karasek RA, Baker D, Theorell T：Job decision latitude, job demand, and cardiovascular disease：a prospective study of Swedish men. Am J Public Health, 71：694-705, 1981.)

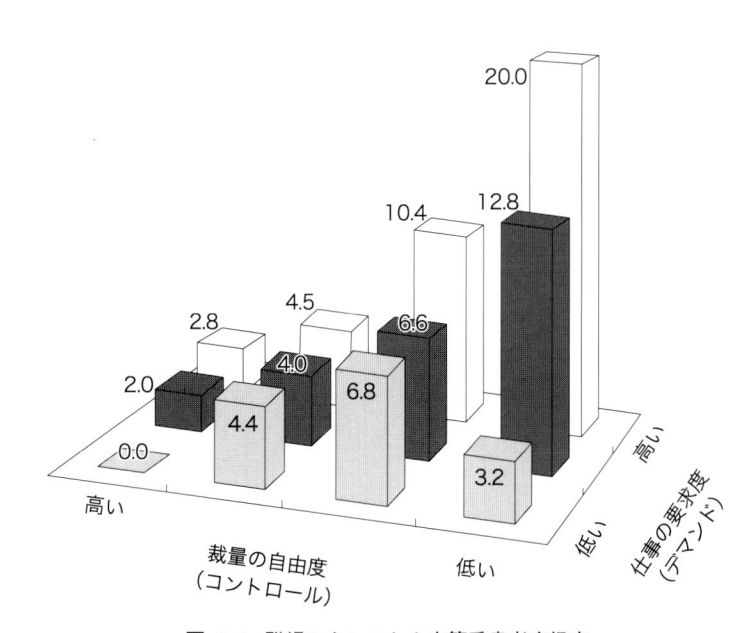

図 2-7 職場ストレスと心血管系患者症候率

(Karasek RA：Job demand, job decision latitude, and mental strain：Implication for job redesign. Admin Sci Quarterly, 24：285-311, 1979. を改変)

(図 2-8)[19]。

　さらに Johnson は，デマンド・コントロールモデルに支援（ソーシャル・サポート）の軸を加えた3次元のデマンド・コントロール・サポートモデルを提唱した[22,23]。このモデルでは，仕事の要求度が高く，裁量の自由度が低く，社会的支援の少ない場合に最もストレスが高いとされる。13,779 名のスウェーデンの労働者を対象として心血管系疾患の有症候率を比較した研究（図 2-9）では，ソーシャル・サポートが高くかつ低緊張カテゴリーに入る労働者の有症候率を 1.0 とすると，ソーシャル・サポートが

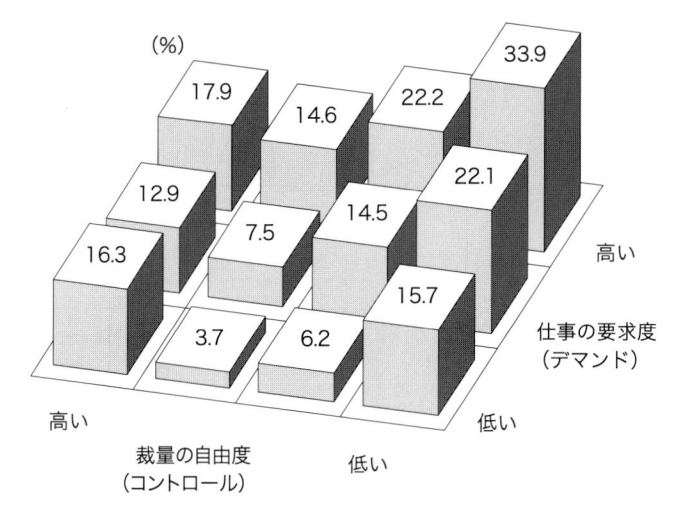

図 2-8 職場ストレスと抑うつ症状の頻度
(Karasek RA：Job demand, job decision latitude, and mental station：Implication for job redesign. Admin Sci Quarterly, 24：285-311, 1979. を改変)

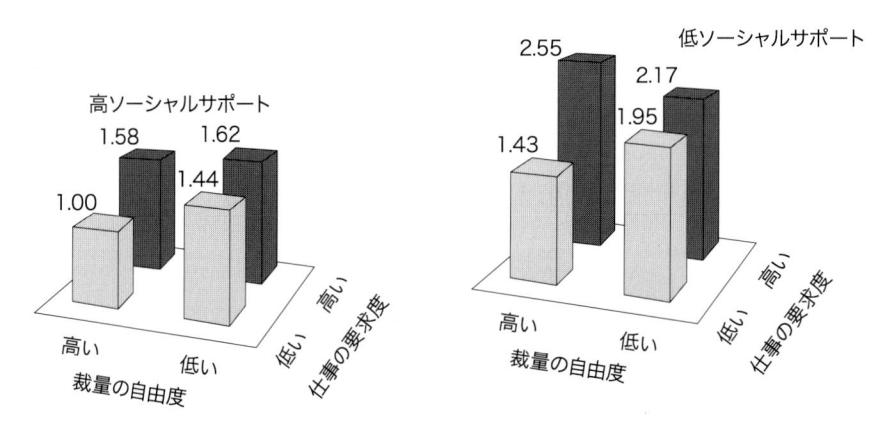

図 2-9 職場ストレス，ソーシャル・サポートと心血管系疾患有症候者の頻度
(Karasek RA et al.：Job decision latitude, job demand, and cardiovascular disease：a prospective study of Swedish men. Am J Public Health, 71：649-705, 1981 を改変)

高く高緊張群に入る労働者の有症候率は 1.82 倍となるが，さらに，ソーシャル・サポートが低い群では，低緊張グループは 1.43 倍，高緊張では 2.17 倍となり，ソーシャル・サポートの低いことが，心血管疾患の有症候のリスクを高める方向に働く可能性が示唆される。以上のデマンド・コントロール・サポートモデルは，シンプルではあるが，職業性ストレスを多軸的に捉えている点で，理解しやすく，極めて有用である。これらのモデルに基づいて，職業性のストレスを測定する質問票として Job Content Questionnaire（JCQ）が開発され使用されている。

わが国では，日本語版 JCQ がすでに川上らにより翻訳され，信頼性と妥当性が検討されている[24,25]。JCQ は 100 項目以上にわたり，種々のストレス要因の尺度が含まれて

いるが，45項目の推奨版あるいは最小構成の22項目を使用すれば，デマンド・コントロールモデル・サポートモデルに基づいた職業性ストレスを評価することができる[26]。

3）努力報酬不均衡モデル

その後，Siegristらは，仕事に費やされた労力（努力）と得られた報酬のバランスの欠如が心理的な苦痛を引き起こすとして，努力と報酬の2つの軸を基本に構成されたストレスモデル，努力報酬不均衡モデル（Effort-Reward Imbalance model, ERI model）を提唱した[27]。仕事から得られる社会的な報酬は，経済的報酬（お金），心理的な報酬（尊重），キャリア（仕事の安定や昇進）から成り立っている。努力については，仕事の要求度や負担などの外的に規定される因子と労働者の仕事の要求に対処するパターン（個人に内在する因子）で成り立っている。この後者の労働者の仕事の要求に対処するパターンは，とくにオーバーコミットメントという概念にまとめられている[28]。このモデルは，過大な労働負担と低報酬からなる不均衡が，交感神経系の緊張を持続させ，循環器疾患発症の要因となるという仮説の下に立てられたものである。このモデルは，前述したデマンド・コントロールモデルと相補的な関係にある。

4）米国職業安全保健研究所（NIOSH）のストレスモデル

米国職業安全保健研究所（NIOSH）が職業性ストレスの評価のために開発したストレスモデルである[29]。これもLeviの人間環境モデルの流れを組んだもので[30]，仕事のコントロール，量的な労働負荷，技能の低活用，人々への責任，役割の葛藤，あいまいさ，対人関係での葛藤，グループ間の人間関係，グループ内の葛藤そして物理的な作業環境というような種々の仕事上のストレス要因（ストレッサー），家庭生活でのストレスなど仕事外の要因に加えて，個人要因，緩衝要因，ストレス反応などが盛り込まれた多軸的なストレスモデルであり，ストレスの全体像を評価することが可能である（図2-10）。このモデルに準じ，NIOSH職業性ストレス調査票が主にストレス研究用に開発されている。この調査票はすでに，原谷らにより日本語に翻訳され，高い内的整合性，尺度構成と因子構造を示すことが報告されている[31]。この調査票は，職業性ストレスにおけるストレッサー，ストレス反応，修飾要因を同時に測定できる調査票としてほぼ完成されたものであり，研究用としては有用なものである。しかし，質問項目数が250を超える分量があり，実際に労働の現場でストレス対策を行なうための評価指標としてすべての項目を用いるには問題がある。職域での調査では，必要とされる尺度のみを選択して使用するという方法もある。

5）職業性ストレス簡易調査票の開発

筆者らは，平成7年度より5年間継続した労働省作業関連疾患予防に関する委託研究班（班長加藤正明東京医科大学名誉教授）において，ダイナミックなストレスモデルをもとに簡便に職業性ストレスを測定・評価し，労働者個人のストレス状態への気づきや産業保健スタッフによる労働者のストレス状態の把握をサポートし職場のストレス対策に有用なツールとして活用できる職業性ストレス簡易調査票を開発した[32,33]。開発にあたっては，①ストレッサー，ストレス反応，修飾要因を同時に測定評価可能であること，②質問項目数は最小限であること（5〜10分で回答できること），③心理的ストレス反応だけでなく身体的愁訴も評価できること，④ネガティブな反応

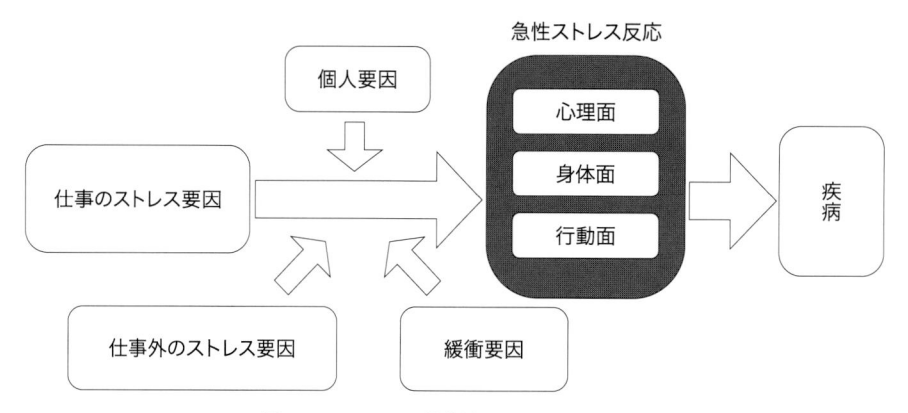

図 2-10 NIOSH 職業性ストレス・モデル
(Hurrell JJ, McLaney MA：Exposure to job stress-a new psycho-somatic instrument. Scand J Work Environ Health, 14（supple. 1）：27-28, 1988 を改変)

ばかりでなくポジティブな反応も測定できること，⑤信頼性，妥当性の高い質問紙であること，⑥あらゆる職種で用いることができること，などを必須の要件とした。12,000名の労働者を対象とした研究結果から，最終的に，量的な仕事の負担，質的な仕事の負担，身体的負担，対人関係，職場環境，コントロール度，技能の活用，適性度，働きがいなどの下位尺度を包含する仕事のストレッサー17項目，活気，イライラ感，疲労感，不安感，抑うつ感などの心理的ストレス反応と身体愁訴を調べるストレス反応29項目，および，上司，同僚，および家族や友人からのサポートと仕事や生活の満足度を聞く修飾要因の尺度11項目の全57項目の質問項目の簡易調査表を開発し，その信頼性と妥当性を検証し，かつ各尺度ごとの標準化得点を決定した。本調査票は，職場における労働者個人のストレッサー，ストレス反応，それらの修飾要因について同時に把握することを可能とし，労働の現場での客観的なストレス評価とストレスマネージメントの効果評価を可能にしたといえるであろう。

　筆者らは，本調査票を12,000名の労働者を対象に試用した調査結果をもとに，項目反応理論を用いて解析したところ，ストレス反応が軽度から重度になるにつれて，まずイライラが出現し，次に不安感が現れ，重度のストレス反応の時相になって始めて抑うつが出現し始めることが示された[34]。この結果は，Henryのいくつかの情動反応が時系列的に惹起されてくることを示しているばかりでなく，職業性ストレス簡易調査票が抑うつや不安のみを調べる従来の質問紙よりもストレス反応の幅広い状態を捉えることができることを示している。職場でストレス対策を行なう場合に，抑うつのチェックリストを用いて，抑うつ者のみをスクリーニングする方法は，ストレス反応の重症者のみをスクリーニングすることになり，その手前の段階，すなわち軽度から中等度のストレス状態にあるものを検出することができないことになる。それに対し簡易調査票は，ストレス状態への早期からのアプローチを可能とするがゆえに，二次予防よりも一次予防へ，さらには健康増進へという今日の流れに合致するものといえるであろう。

　さらに，研究班の川上らは，この調査票の中の12項目を用いて職場部署ごとのデマンドとコントロール，上司・同僚のサポートを測定することができる「仕事のストレ

ス判定図」を開発した[35]。これにより従来よりストレス対策として行なわれていた労働者個人へのアプローチばかりでなく，職場環境へのアプローチを科学的に行なうことが可能となった。これらはすでに公開されており，産業保健の現場で積極的に用いられている[36]。

3．生活習慣病に対するストレスの影響

このようなストレスモデル理論が提唱されてからまだ日が浅いが，最近ようやく，ストレスが健康に与える影響についての疫学的研究の結果が出始めてきているので，簡単に紹介する。

Belkicらは，デマンド・コントロールモデルにより調べられた職業性ストレスと虚血性心疾患有病率や発症率についての断面研究，症例対照研究，コホート研究のレビューを行ない，男性を対象とした23の研究の内19の研究において，また女性では7つの研究の内5つにおいて，高緊張群に虚血性心疾患の有病率や発症率が高かったとしている。このレビューでは血圧についても検討しており，高緊張群では仕事中の血圧が高いことを報告している[37,38]。また，努力報酬不均衡状態は，虚血性心疾患発症と関連すること，また，高脂血症，高血圧，血漿フィブリノーゲンなどの危険因子などとも関連することが，コホート研究や断面研究などで認められている[28]。これらの研究の中には，ストレスが，生理的な変化ばかりでなくまた飲酒，喫煙，食事，身体活動などの生活習慣の変化を介して，生活習慣病の発症に影響を与えることを報告しているものもあり，今回紹介したBjorntorpの仮説を証明するものである。

4．運動とストレス

1）心理社会的ストレスに対する身体活動・運動の影響

スポーツ選手が一般健康人に比較して，感情気分プロフィールが良好なことや，適度な身体活動や運動が，自信や自己効力を高め，不安や抑うつを軽減するなどの精神・心理に対して好ましい効果をもたらすことは良く知られている事実である[39-41]。また，身体活動度の高い者が，身体活動度をより低下させた場合，抑うつになるリスクが50％増加することが認められている[42]。また，運動トレーニングが実験的なストレス刺激（暗算負荷や公衆の面前での演説）に対する心臓血管系と神経内分泌系の反応に及ぼす影響を実験的に研究したものでは，12～16週間の運動トレーニングにより，これらのストレッサーに対する，心拍反応や血圧上昇反応は低下すること，また，ジョギング，自転車などの有酸素運動は，筋力トレーニングのような無酸素運動よりもよりいっそう効果的であることなどが明らかになっている。しかし，身体活動や運動が，日常生活中にある心理社会的ストレスを軽減するかどうかを調べた研究はまだない[42]。これは，これまで心理社会的ストレスを的確に測定することができなかったからであり，職業性ストレス簡易調査票のようなダイナミックなストレスモデルの下で簡便にストレスを評価しうるツールが得られるようになった今日，今後はより現実に即した研究が可能となるであろう。

さらに，身体活動・運動は，心理社会的ストレスによりもたらされる内部環境の変化に対して拮抗的に働くことが考えられる。すなわち，先に述べたように，心理社会的ストレスが内臓肥満を介して動脈硬化を進行させることに対し，適度の身体活動や運動は，エネルギー消費を高め内臓肥満を改善することにより動脈硬化の進行を抑えるばかりか，直接的に耐糖能を改善し，血圧を低下させ，かつリポプロテインリパーゼの酵素活性を高め脂質代謝を改善することにより，抗動脈硬化に働くとされている[43]。

2）ストレスモデルとしての運動—過激な運動

長時間持続する急性ストレスの例として，ロングディスタンスのトライアスロン競技（水泳3.2 km，自転車180 km，マラソン42.195 km）に出場した選手を調べた[44,45]。気分プロフィール検査（POMS）を使用して，選手を競技直後に活気が維持された活気群と，活気得点が低く疲労得点が高くなっている疲労困憊群に分け，競技前後での脳下垂体—副腎皮質系のホルモンの変化を検討したところ，疲労困憊群では活気群と比較して，競技直後の血漿ACTH濃度と血漿βエンドルフィン（β-endorphin）濃度が低値を示し（図2-11），血漿ノルアドレナリン濃度も同様に有意に低値を示した。しかし，コルチゾールについては有意な差は認められなかった（図2-12）。このように，競技直後に活気が維持できず，疲労困憊に陥った群において観察されたβエンドルフィン，ACTH，ノルアドレナリンなどのホルモン濃度の有意な低値は，運動ストレスに対する視床下部—脳下垂体—副腎皮質系および交感神経系ホルモンの反応性が，疲労困憊群においては，競技終了時にはより低下していたことを示すと考えられる。

すなわち持久運動の直後に心理的疲労困憊状態を呈する者においては，長時間持久

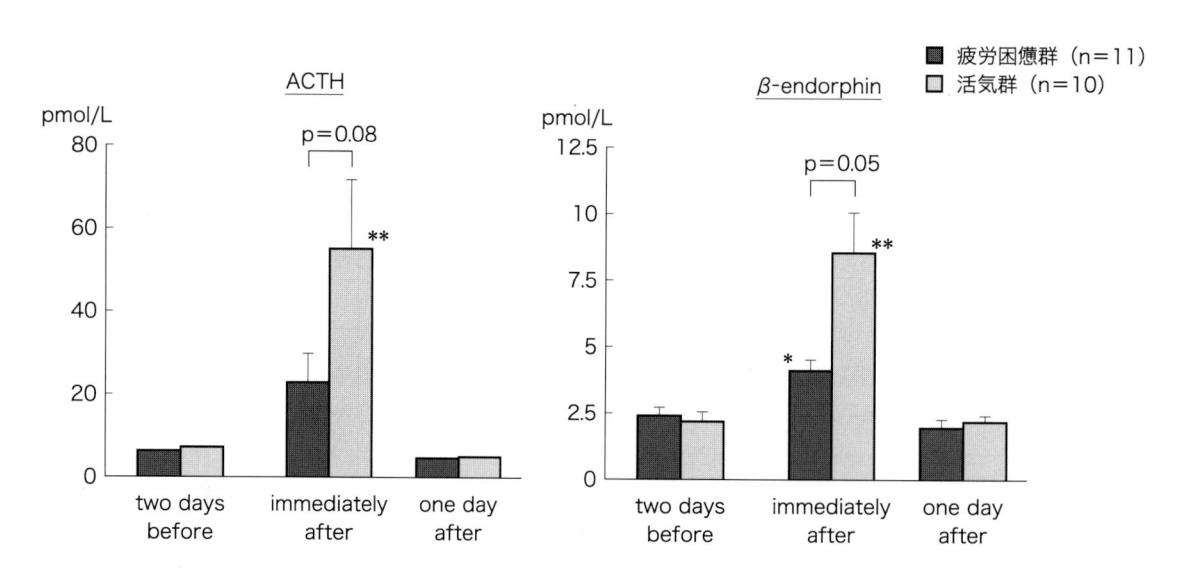

* : $p<0.05$, ** : $p<0.01$ as compared with two days before value

図 2-11 疲労困憊群と活気群の競技前後の血漿 ACTH および β-endorphin 値の変化
(Odagiri Y, Shimomitsu T, et al. : Relationships between exhaustive mood state and changes in stress hormones following an ultraendurance race. Int J Sports Med, 17 : 325-331, 1996.)

図 2-12 疲労困憊群と活気群の競技前後の血清 cortisol 値の変化
(Odagiri Y, Shimomitsu T, et al：Relationships between exhaustive mood state and changes in stress hormones following an ultraendurance race. Int J Sports Med, 17：325-331, 1996.)

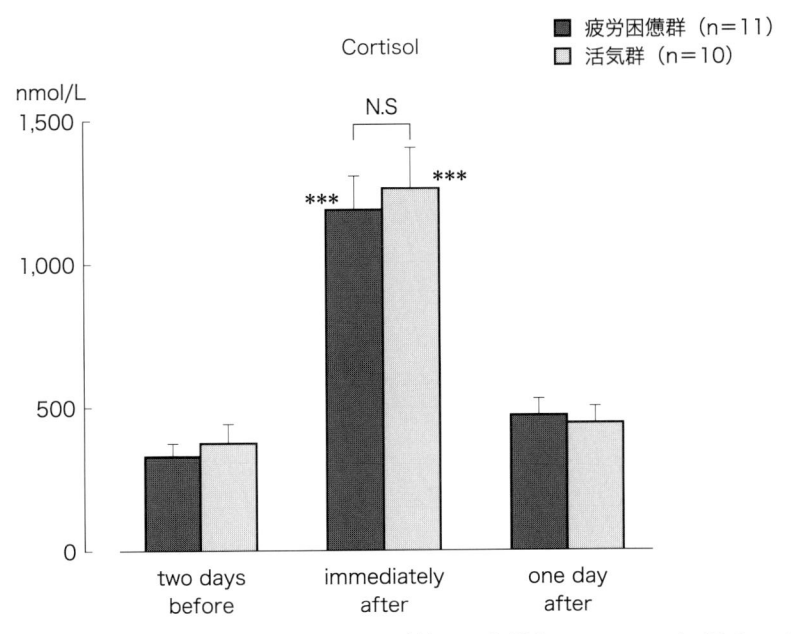

***：$p<0.001$ as compared with two days before value

運動後に内分泌系あるいは自律神経系などの生体におけるホメオスタシスの乱れが生じ、ホルモン分泌が低下していたと考えられる。このことは、逆にいえば、長時間持久運動後にもかかわらず疲労困憊状態に陥らず、心理的に良好なパターンを維持し得ていた者は、内分泌反応が良好に保たれていたと考えることができるであろう[45]。

さて、この「超持久運動における脳下垂体副腎皮質系の反応」をスキーマにして表してみよう（図 2-13）[11]。まず、運動というストレス刺激が加わると、視床下部の CRH 分泌が増加し、これが脳下垂体の ACTH、副腎皮質のコルチゾールそれぞれの分泌を亢進させる。コルチゾールは、フィードバックにより、脳下垂体の ACTH、視床下部の CRH の分泌を抑制することから、ストレスが持続すれば、フィードバックメカニズムが働き始め、視床下部からの CRH 分泌と ACTH の分泌がやや低下してくる。ただしここでは、副腎皮質からのコルチゾール分泌反応は良好に保たれていて、濃度は上昇している状況である。このあたりまでが、活気が保たれている状態（Vigorous）といえる。さらにストレス刺激が長時間に及び、かつ生体の耐容能が低ければ、CRH は低下しはじめ、これにより ACTH 分泌も抑制され、CRH や ACTH の上昇がみられなかったかのような状態が観察される。そしてついには、ACTH 分泌が低下するために、コルチゾール濃度も低くなることになる。この状態が内分泌的にみた、疲労困憊状態と考えられる。筆者らの観察したトライアスロン選手の疲労困憊は、このスキーマの右から2つ目のところにあるといえよう。もともと鍛え上げられた選手であり、また多くは疲労感や活気は翌日には回復し、後に後遺症を残さないものであるから、一番右に位置する極度の疲労困憊とは異なり、その手前の一過性疲労困憊状態にあると考

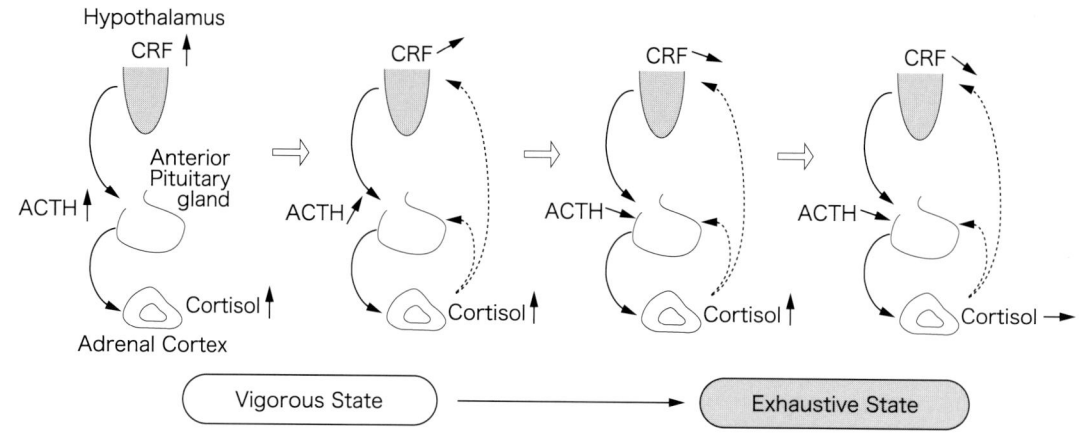

図 2-13 超持久運動に対する視床下部脳下垂体副腎皮質系の反応
(Shimomitsu T, Odagiri Y：Endocrinological assessment of extreme stress. Adv Psychosom Med, 22, 35-51, 2001.)

えられる。このように運動ストレスへの生体の反応を脳下垂体副腎皮質系反応の時系列的変化として観察すると良く理解しやすい。

3）慢性的な過度のストレスの結果としてのオーバートレーニング症候群

これまでに述べたように運動は感情・気分，抑うつ，不安に対して良好な効果を持つ一方，その行ない方によっては好ましくない効果を持つことが明らかとなっている。運動選手においては，過度の運動トレーニングや競技パフォーマンスに対する心理的負荷などにより過労状態となり，短期間の休息では疲労が回復せず，心身に障害をきたした，いわゆるオーバートレーニング状態の出現が報告されている[10,46]。

オーバートレーニング症候群（Overtraining Syndrome）とは，過重なトレーニングによって過労状態となり，その結果パフォーマンスの低下を来し，短期間の休息によっても疲労が容易に回復しなくなった状態である[10]。欧米では，パフォーマンスの向上のための単なるトレーニング量や強度の増加をオーバートレーニング（Overtraining）とし，さらにオーバートレーニングによって起きる好ましくない症状をステイルネス（Staleness）として区別して用いているものもある。本稿で用いる「オーバートレーニング症候群」はステイルネスとほぼ同義である。

オーバートレーニング症候群の症状は，パフォーマンスの低下と疲労が主な症状であるが，同時に身体症状や精神症状を呈することが多い。身体的愁訴としては，動悸，息切れ，立ちくらみ，胸痛，手足のしびれ，体重減少，精神症状としては不眠，易興奮性，いらだち，不安，抑うつなどである。さらに，身体症状として安静時心拍数の増加や血圧上昇，内分泌異常を伴うこともある。そしてこのような身体的・精神的症状が，トレーニングの量や強度の増加を契機として出現したり増悪する点が特徴的である。

オーバートレーニング症候群の誘因として，川原は，①大きすぎるトレーニング負荷，②急激なトレーニング負荷の増大，③過密な試合スケジュール，④不十分な休養，睡眠不足，⑤栄養の不足，⑥仕事，勉強，日常生活での過剰なストレス，⑦カゼなどの病気の回復期の不適切なトレーニング，を挙げている[47]。このようにオーバートレー

ニング症候群は，Henryの提唱した慢性的ストレスや過度のストレスにさらされた時に生体のパフォーマンスが低下し，カタストロフに至る過程にある状態と考えられる。

おわりに―これからのストレス科学

　これまで実験室内での動物実験研究が主体であったストレス研究は，ダイナミックなストレスモデルの登場で，人を対象としたストレス科学研究として飛躍的に発展しつつある。いわば Evidence Based Medicine の範疇に入るようなしっかりした疫学研究がなされるようになった。今後は，観察研究ばかりでなく介入研究が積極的に行なわれ，ストレス要因と健康障害の関係がいっそう明らかになっていくであろう。それとともにストレス関連健康障害を予防するための方策を明らかにしていかなければならないであろう[3,48]。

　また，これまでのストレス科学研究では，ストレッサーとストレス反応の関係は一方向的にのみ考えられてきた。すなわち，生体の側は，常に刺激を受ける存在，負荷を与えられる存在として捉えられてきた。しかし，社会の中では，ストレッサーに対するストレス反応は，永続的に連続する時間の流れの中で存在するものである。一断面を捉えれば，一方向的なストレッサーとストレス反応の関係が成り立つかもしれないが，ストレス反応はまたストレッサーに影響を与えるであろう。その結果，生体に刺激となる次のストレッサーはより強化されるか，より軽減されるか，あるいは変わらないか，であろう。人間関係のストレスを考えてみれば，ストレスを与えられた側の反応によって，ストレスを与えるものは次のストレス刺激のあり方を変えてくるであろう。ストレス反応を適当に行なえない場合には，ラセン的に悪循環に陥っていくであろうし，逆にうまく反応をすれば，ストレッサーに対してそれを軽減する効果があるかもしれない。環境と人とのかかわりは，一方向のものではなく，双方向のものである。従来のさまざまなストレス軽減法（自律訓練法やリラクセーション法）は，生体のストレス状態を癒そうとする試みであり，広い意味での「治療」である。これに対して，ストレッサーに対する働きかけ，すなわち環境へのアプローチは，ストレス反応の要因を取り除くことであり，ストレス反応の出現を「予防」するということである。今後は，治療医学としてのストレス科学研究ばかりでなく予防医学としてのストレス科学研究の深化が望まれる。

［下光　輝一］

[参考文献]

1) Selye H : The stress of life. McGraw-Hill Book Co. Ltd., New York, 1976.
2) Henry JP : Mechanisms by which stress can lead to coronary heart disease. Postgrad Med J, **62** : 687-693, 1986.
3) Levi L : Guidance on work-related stress? Spice of life or kiss of death? Employment & social affairs, European Commission, 1999.
4) Henry JP : Biological basis of the stress response. Integr Physiol Behav Sci, **27** : 66-83, 1992.
5) 下光輝一，他：職場におけるタイプA行動パターンと冠動脈疾患予防．ストレス科学，**11**(3) : 200-208, 1996 a.
6) Shimomitsu T, Levi L : Recent working life changes in Japan. Eur J Public Health, **2** : 76-86, 1992 a.

7) Yehuda R, Wong CM : Acute stress disorder and posttraumatic stress disorder. 1-7, (Fing G (Ed.) : Encyclopedia of stress Vol. 1. London. Academic Press, 2000.)

8) Pruessner JC, Hellhammer DH, Kirshbaum C : Burnout, perceived stress, and cortisol responses to awakening. Psychosom Med, 61 : 197-204, 1999.

9) Appels A, falgar PR, Schouten EG : Vital exhaustion as risk indicator for myocardial infarction in women. J Psychosomatic Res, 37 : 881-890, 1993.

10) Raglin JS : Overtraining and staleness : Psychometric monitoring of endurance athletes. 840-850, (Singer RB, Murphy M, Tennaut LK : Handbook of Research on Sports Psychology. Macmillan, New York, 1993.)

11) Shimomitsu T, Odagiri Y : Endocrinological assessment of extreme stress. Adv Psychosom Med, 22 : 35-51, 2001.

12) Bjorntorp P : Visceral fat accumulation : the missing link between psychosocial factors and cardiovascular disease? Intern Med, 230(3) : 195-201, 1991.

13) Bjorntorp P : Heart and soul : Stress and the metabolic syndrome. Scand Cardiovasc, J, 35 : 172-177, 2001.

14) 下光輝一, 小田切優子：ストレスの評価. 精神診断学, 9 (1)：39-53, 1998.

15) Kagan AR, Levi L : Health and environment? Psychosocial stimuli : a review. SocSci Med, 8 : 225-241, 1974.

16) Levi L : Society, brain, and gut : a psychosomatic approach to dyspepsia. Scand J Gastroenterol, 128(supple) : 120-127, 1987.

17) 下光輝一, 岩根久夫, 他：ストレス研究の方法論公衆衛生・一般保健の立場から. ストレス科学, 8：42-47, 1993.

18) Shimomitsu T, Theorell T : Intraindividual relationships between blood pressure level and emotional state. Psychother Psychosom, 65 : 137-144, 1996 b.

19) Karasek RA : Job demand, job decision latitude, and mental strain : implicaton for job redesign. Admin Sci Quarterly, 24 : 285-311, 1979.

20) Karasek RA, Baker D, Theorell T : Job decision latitude, job demand, and cardiovascular disease : a prospective study of Swedish men. Am J Public Health, 71 : 694-705, 1981.

21) Karasek R : The political implications of psychosocial work redesign model of the psychosocial class structure. Int J Health Serv, 19 : 481-508, 1989.

22) Johnson JV, Hall EM : Job strain, work place social support, and cardiovascular disease : a cross sectional study of rondom sample of the Swedish working population. Am J Public Health, 78 : 1336-1342, 1988.

23) 下光輝一, 井上　茂, 堤　明純：ストレスとソーシャル・サポート. 現代のエスプリ 362. 182-195, 1997 b.

24) 川上憲人, 下光輝一, 岩根久夫：仕事の要求度およびコントロール. 197-203,（桃生寛和, 他編：タイプA行動パターン. 星和書店, 1993.）

25) Kawakami N, Kobayashi F, Araki S, et al. : Assessment of job stress dimensions based on the Job-Demand-Control model of employees of telecommunication and electronic power companies in Japan. : reliability and validity of the Japanese version of Job Contebnt Questionnaire. International J Behav Med, 2 : 358-375, 1995.

26) 川上憲人：Job Content Questionnaire (JCQ) の使用経験. 産業ストレス研究, 4：88-92, 1997.

27) Siegrist J : Adverse health effects of high-effort/low-reward conditions. J Occupational Health Psychology, 1996.

28) 堤　明純：努力―報酬不均衡モデル：理論と実証研究. ストレス科学, 13：247-252, 1999.

29) Hurrell JJ, McLaney MA : Exposure to job stress-a new psycho-somatic instrument. Scand J Work Environ Health, 14(supple. 1) : 27-28, 1988.

30) Levi L : Psychosocial factors in preventive medicine. In U. S. Department of Health, Education, and Welfare. Healthy People : The Surgeon General Report on Health Promotion and Disease Prevention. 207-252, 1979.

31) 原谷隆史, 川上憲人, 荒記俊一：日本語版 NIOSH 職業性ストレス調査票の信頼性および妥当性. 産業医学, 35（臨時増刊）：s 214, 1993.

32) 下光輝一, 横山和仁, 大野　裕, 他：職場におけるストレス測定のための簡便な調査票の作成. 労働省平成9年度作業関連疾患の予防に関する研究―労働の場におけるストレス及びその健康影響に関する研究報告書. 107-113, 1998.

33) 中村　賢, 下光輝一, 大野　裕, 他：職業性ストレス簡易調査票マニュアル. 労働省平成11年度作業関連疾患の予防に関する研究―労働の場におけるストレス及びその健康影響に関する研究報告書. 216-229, 2000.

34) 下光輝一, 岩田　昇：職業性ストレス簡易調査票における職業性ストレッサーおよびストレス反応測定項

目の反応特性の検討―項目反応理論によるアプローチ―. 労働省平成11年度作業関連疾患の予防に関する研究―労働の場におけるストレス及びその健康影響に関する研究報告書. 146-152, 2000.

35) 川上憲人, 宮崎彰吾, 田中美由紀, 他:「仕事のストレス判定図」の完成と現場での活用に関する研究. 労働省平成11年度作業関連疾患の予防に関する研究―労働の場におけるストレス及びその健康影響に関する研究報告書. 12-26, 2000.

36) 中央労働災害防止協会編:働く人の心の健康づくり―指針と解説. 中央労働災害防止協会, 2001.

37) Berkic K, Landsbergis P, Schnall P, et al.: Psychosocial factors: review of the empirical data among men.: (Scnall P, Belkic K, Landsbergis P, Baker D(Ed.): The Workplace and Cardiovascular Disease. Occupational Medicine: State of the Art Reviews, 14 (1): 24-46, 2000.)

38) Brisson C: Women, work, and CVD.: (Ed. Scnall P, Belkic K, Landsbergis P, Baker D: The Workplace and Cardiovascular Disease. Occupational Medicine: State of the Art Reviews, 14 (1): 49-57, 2000.)

39) 下光輝一, 坂本　歩:産業精神保健活動の実際―運動とメンタルヘルス. 1040-1048, (加藤正明編:産業精神保健ハンドブック. 中山書店, 1998.)

40) 下光輝一, 小田切優子:精神・心理機能の変動. 290-307, (中野昭一編:スポーツ医科学, 杏林書院, 1999.)

41) 小田切優子, 下光輝一:身体活動とメンタルヘルスの疫学. 日本臨床, 58 (増刊号):445-450, 2000.

42) Khatri P, Blumenthal JA: Exercise. 98-102, (Fing G(Ed.): Encyclopedia of stress Vol. 2. London, Academic Press, 2000.)

43) 高波嘉一, 岩根久夫:健康づくりのための運動とその生理―虚血性心疾患への運動の有効性に関する最近の考え方―. 栄養学雑誌, 52:273-282, 1994.

44) 下光輝一:超持久運動後における血漿βエンドルフィン濃度の変化と感情・気分との関係. 東京医大誌, 51:116-124, 1993.

45) Odagiri Y, Shimomitsu T, Iwane H, et al.: Relationship between exhaustive mood state and changes in stress hormones during ultraendurance race. Int J Sports Med, 17:325-331, 1996.

46) Morgan WP, Brown DR, Raglin JS, et al.: Psychological monitoring of overtraining and staleness. Br J Sports Med, 21:107-114, 1987.

47) 川原　貴:オーバートレーニングの概念と臨床像. 臨床スポーツ医学, 7:537-541, 1990.

48) Levi L, Sauter SL, Shimomitsu T: Work-related stress? it's time to act. J Occup Psychol, 4:394-396, 1999.

3章 ストレスと神経伝達物質

はじめに

　現代では，ストレスという用語は極めて国際的な言葉となり，しかも極めて学際的言葉である。それだけストレス科学は，約半世紀の間に広がりをもってきた。しかし，ストレスの定義は，それぞれの専門分野で必ずしも一致していない。動物実験の場では，かなり単純に，"ストレスとは，生体に対する要求に対して生じた生体の非特異的変化である"とするセリエ[1]の定義が用いられることが多い。その際ストレス反応を生じさせるような刺激が，ストレッサーと呼ばれることになる。
　筆者らも，基本的にはこのような定義でストレスの研究を行なってきた。本稿では，ストレスを一応このように定義し，種々のストレス状態で生じる神経伝達物質，とくに筆者らが行なってきたノルアドレナリン神経の変化を中心にして述べる。

1. ストレス反応

　急性ストレスにさらされた動物に共通してみられる反応は，セリエ[1]によって報告されたように，胃・十二指腸潰瘍，胸腺・リンパ節の萎縮，副腎皮質の肥大などである。その他にも，ストレス状態では，図3-1に示すように，自律神経系，内分泌系，免疫系といった生体調節系の変化，不安や恐怖を中心とした情動の喚起，覚醒水準の上昇，記憶や対処などのさまざまな生体の変化が生じる。これらはまとめてストレス

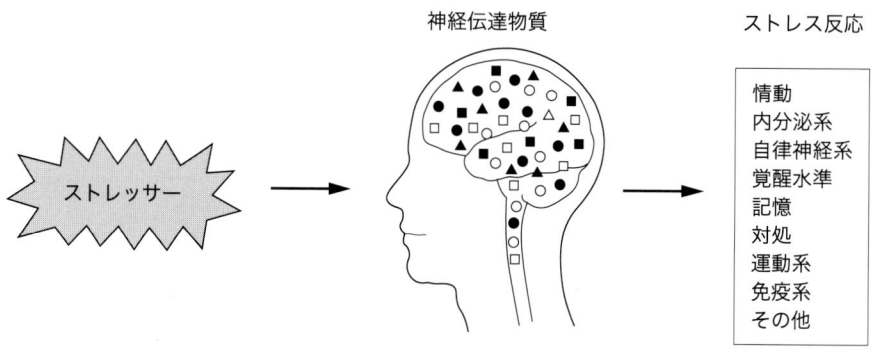

図3-1　ストレッサーとストレス反応

反応と呼ぶことができる。

ところで，これらのストレス反応を調節しているのは，いうまでもなく中枢神経系，とくに脳である。したがって，ストレス状況における脳の変化について明らかにしていくことは，ストレスの真の理解の上からも極めて重要なことといえる。

2．脳の働き―信号を伝える

では脳の変化を，どう捉えたらよいのだろうか。そのための方法としては，解剖学的方法，生化学的方法，生理学的方法などさまざまな接近法があり得る。筆者らが利用してきたのは，そのなかの生化学的方法であり，神経化学的方法とも言われる。

ところで，脳は140億個と言われる膨大な数の神経細胞から成り立っている。しかし，脳を最も単純な形で捉えるとするなら，解剖学的には図3-2に示すように，2個の神経細胞からなっていると考えることができる。その際，脳の働きはこの神経細胞内および神経細胞間で刺激（信号，情報）を伝えることにあるといえる。図3-2の神経突起の中で刺激を伝える様式は伝導と言われるもので，細胞膜を介したイオンの出入りによる電気的変化である。

これに対して，1個の神経細胞から，次の神経細胞に刺激を伝える様式は，1個の神経細胞の終末部から，化学物質が神経細胞と神経細胞の間隙であるシナプスに放出されて，それが次の神経細胞膜の上にある受容体に結合することで行なわれる。これは伝達と呼ばれる。

放出された神経伝達物質は，再取り込みというメカニズムで再び神経終末部に取り込まれたり，代謝酵素により代謝されて代謝産物になる。

このように，脳では膨大な数の神経細胞の間で，信号の伝導と伝達が盛んに行なわれて，ある信号が強められたり，弱められたり，消失したり，他の信号と一緒になったりして，さらに高度な情報が作り上げられており，最終的にはそれが脳の働きということになる。多くの物質が神経伝達物質として，神経機能にかかわっているが，もしある部位の神経活動が上昇すれば，神経終末部から神経伝達物質が盛んに放出され

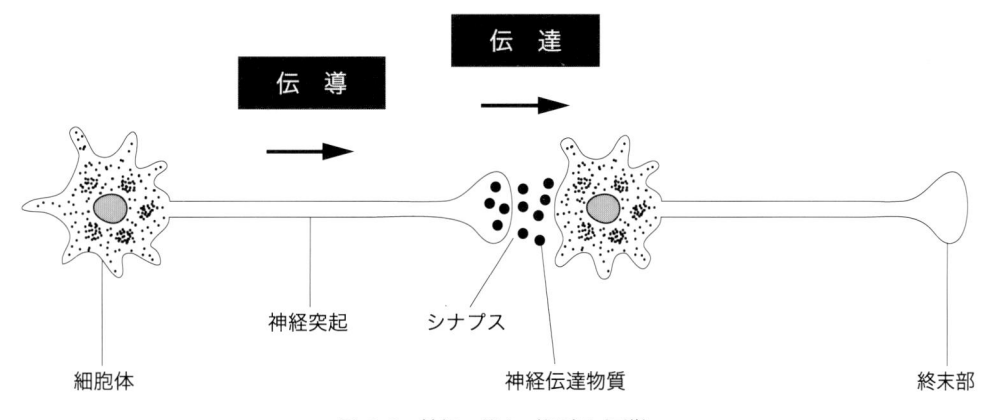

図 3-2　神経の働き（伝達と伝導）

ることになる。

　神経伝達物質として，ノルアドレナリン，セロトニン，ドパミン，ヒスタミンなどのモノアミン類，アスパラギン酸やガンマアミノ酪酸などのアミノ酸類，アセチルコリン，神経ペプチドなどがある。

3．ノルアドレナリン神経における伝達

　筆者らは主にノルアドレナリンに注目してきたので，ここではノルアドレナリン神経に注目してもう少し伝達のメカニズムについて見てみる。

　図3-3に示すように，ノルアドレナリンの前駆アミノ酸であるチロシンは，血管から神経細胞に取り込まれ，その後L-DOPA，ドパミンを経て，神経終末部に存在する合成酵素により最終的にノルアドレナリンへと合成され，シナプス小胞に貯蔵される。神経のインパルス（電気的な興奮）が，神経終末部に達すると，シナプス小胞はいっせいにシナプス前膜のほうに移動し，やがてシナプス小胞の膜とシナプス前膜とが融合し，その後その一部が切れて，中のノルアドレナリンがシナプス間隙に放出される。

　放出されたノルアドレナリンは，シナプス後膜上にある受容体に結合し，その結果，受容体の構造に変化が生じ，さらに一連の反応が生じて，最終的に生理作用が出現す

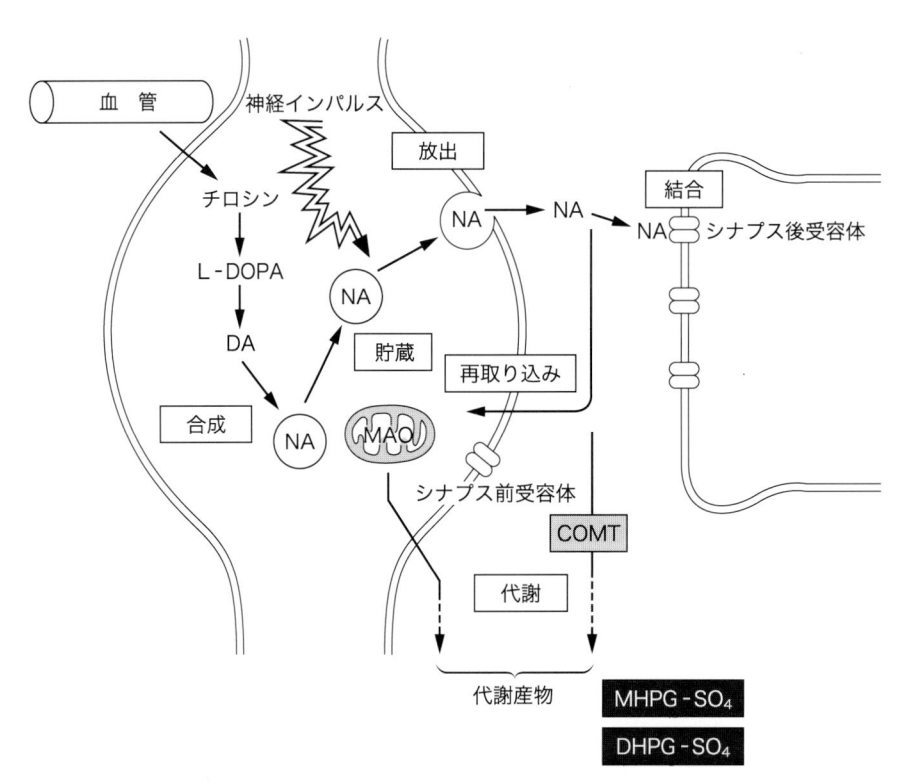

図 3-3　ノルアドレナリン神経のシナプス
DA：ドパミン，NA：ノルアドレナリン，MAO：モノアミン酸化酵素，COMT：カテコール-O-メチル基転移酵素

る。その際の変化としては，アデニレイト・サイクレース活性を促進させたり，抑制したりしてサイクリック AMP 量を増加させたり，減少させたりするものがある。

その他には，受容体に結合した後，ホスホリパーゼ C を活性化し，ホスファチジルイノシトール 4, 5-二リン酸の分解を促進し，イノシトール 1, 4, 5-三リン酸とジアシルグリセロールの生成を促進し，その結果，前者は細胞の小胞体からのカルシウム・イオンの放出を引き起こし，後者はプロテインキナーゼ C の活性化を引き起こす。

これらの変化が，最終的にはそれぞれ特異的なプロテインキナーゼを活性化して作用を発揮する。また受容体タンパクそのものがイオンチャンネルを形成し，ナトリウム・イオンやカリウム・イオンやクロール・イオンの出入りに影響して，細胞機能を変化させる。

このように，神経伝達物質が受容体に結合した後の細胞内情報伝達機構によって，最終的には信号が伝えられた効果が出現することになるが，それがどの細胞内情報伝達系を介するかは受容体のサブタイプによって異なっている。

ところで，放出されたノルアドレナリンは，そのまま代謝酵素によって代謝されたり，シナプス間隙から再び神経終末部に取り込まれて，貯蔵されたり，代謝されたりする。ラットの場合，脳におけるノルアドレナリンの代謝産物は，3-methoxy-4-hydroxyphenylethyleneglycol（MHPG），3,4-dihydroxyphenylethyleneglycol（DHPG），それぞれの硫酸抱合体である MHPG-SO4，DHPG-SO4 などであるが，そのうち MHPG-SO4 が主要代謝産物である[2]。

4．脳の変化を神経化学的に捉える

脳の変化を神経化学的に捉える方法もいろいろあるが，筆者らが利用してきた方法は，主として2つである。

ひとつは，脳をいくつかの小さい部位に分割して，その中に含まれるノルアドレナリン含量と主要代謝産物である MHPG-SO4 含量とを同時定量する方法[3]である。この方法では同時に多くの脳部位についての情報を知ることができるという長所があるが，ある一定時期の変化しか捉えていない，神経伝達物質放出の間接的証明であるといった欠点もある[4]。

もうひとつの方法は，先端部が半透膜からなる細い管を一定の脳部位に植え込み，その脳部位を微量灌流し，灌流液中の神経伝達物質含量や代謝産物含量を定量する方法であり，脳内マイクロダイアリーシスと呼ばれる。脳内マイクロダイアリーシスでは，同一個体について経時的変化を知ることができ，神経伝達物質放出のかなり直接的な証明になるなどの利点がある反面，脳の部位が限局されるなどの欠点もある[4]。両方法の比較は表 3-1[4]に示す。

表 3-1　ストレス研究の神経化学的方法		
方　法	脳の各部位の神経伝達物質や代謝産物含量の定量	脳内微少透析灌流法（マイクロダイアリーシス）
やり方	脳の各部位やあるいは核レベルで神経伝達物質やその代謝産物の含量を定量する	脳の一定の部位にプローブを植え込みこの局所微少灌流を行ない灌流液中の神経伝達物質や代謝産物含量を定量する
定量される物質	脳各部位の神経伝達物質及びその代謝産物	局所の神経伝達物質及びその代謝産物
利　点	同時にいくつもの脳部位の変化をとらえられる 代謝産物含量を定量することにより動的な変化を知ることができる 放射性同位元素などを使えばかなり微少部位での測定が可能	同一個体について経時的変化を知ることができる 行動その他の指標と同時測定が可能 神経伝達物質放出のかなり直接的証明になる
欠　点	ある一時期の変化しかとらえていない 死後変化が測定に影響する可能性がある 神経伝達物質放出の間接的証明	脳の部位が限局される 灌流液が微量なため物質の測定感度に限界がある サンプリング・タイムが長い

（田中正敏：心身症発症の神経化学的メカニズム．心身医学，34：256-272，1994）

5．拘束ストレスで脳のノルアドレナリン放出はどう変化するか

　　　　　図 3-4 は，ラットに 1 時間の拘束ストレスを負荷した際の脳各部位のノルアドレナリン含量と MHPG-SO 4 含量の変化である。
　　　拘束ストレスにより検討したすべての部位で，MHPG-SO 4 含量は有意に増加し，その際ほとんどの部位でノルアドレナリン含量が減少している。
　　　この場合もっとも考えられるのは，脳各部位において，著しいノルアドレナリン放出の亢進が生じているということである。つまり図 3-5 に示すように，普通の状態に比べるとノルアドレナリンの放出がストレスにより亢進しており，そのため代謝されてできた MHPG-SO 4 含量が増加する。その一方放出の亢進のために使用されたノルアドレナリンの合成が追いつかなくなり，それがノルアドレナリン含量の減少として捉えられていることになる。
　　　これらの結果から，ノルアドレナリンの放出が亢進していると推測して良いかどうかを脳内マイクロダイアリーシスで検討したのが図 3-6 である。
　　　プローブは，前部視床下部[5,6]もしくは扁桃核の基底外側核および外側核[7]に挿入されたものであるが，図では一緒に記入されている。実験は術後 24 時間して施行した。試料は 20 分ごとに採取し，その中のノルアドレナリン含量を電気化学検出器つきの液体クロマトグラフィーにより定量した。基礎放出量が安定したところで，20 分間の金網による拘束ストレスを負荷した。拘束ストレスによりいずれの部位においても，灌流液中のノルアドレナリン含量が有意に増加した。
　　　この事実から，拘束ストレスによりこれらの部位においてノルアドレナリンの放出が亢進することが支持される。

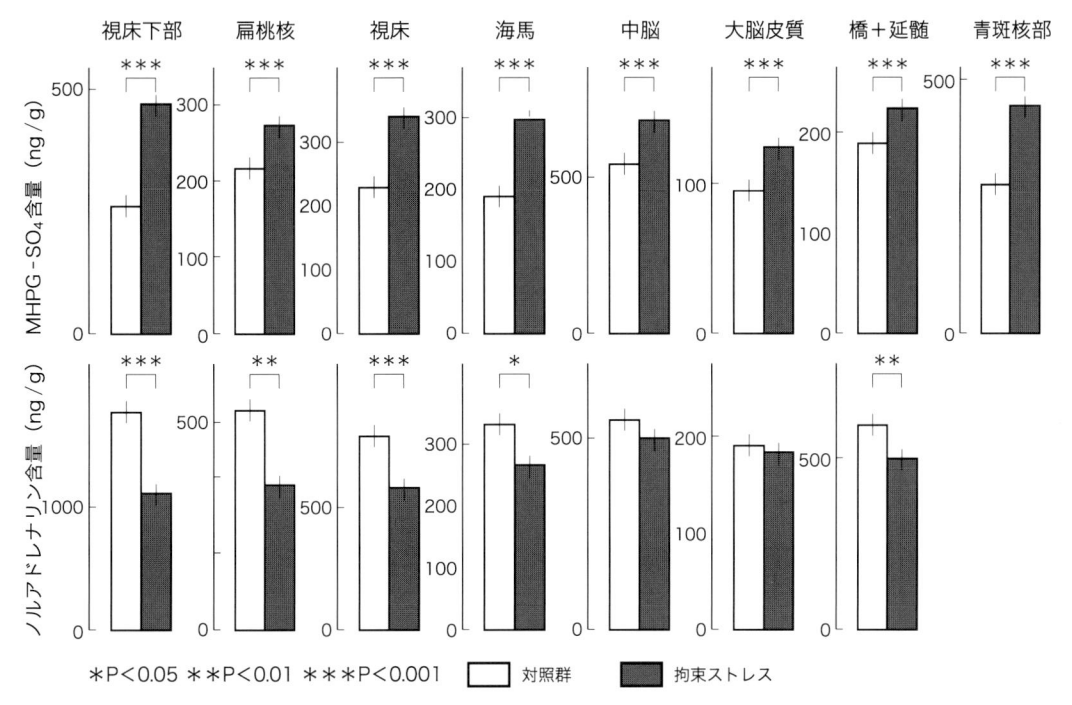

図 3-4 1時間の拘束ストレスのラット脳各部位におけるノルアドレナリン含量（下段）およびその主要代謝産物である 3-methoxy-4-hydroxyphenylethyleneglycol sulfate（MHPG-SO$_4$，上段）含量に及ぼす影響

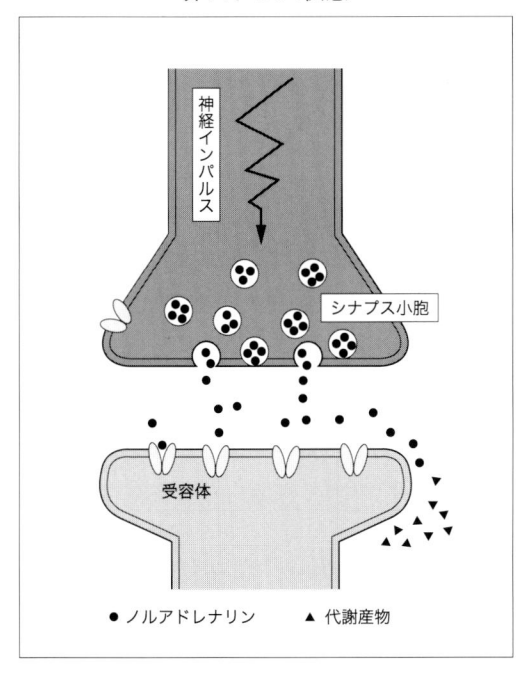

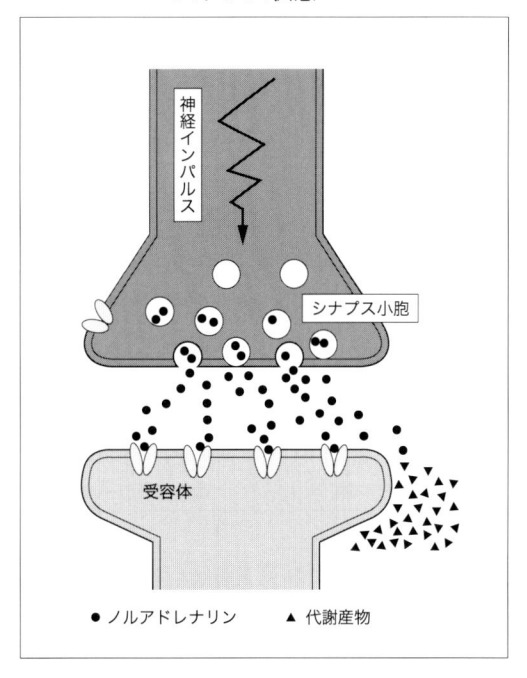

図 3-5 非ストレス状態（左）とストレス状態（右）におけるノルアドレナリン放出の変化と代謝産物の変化

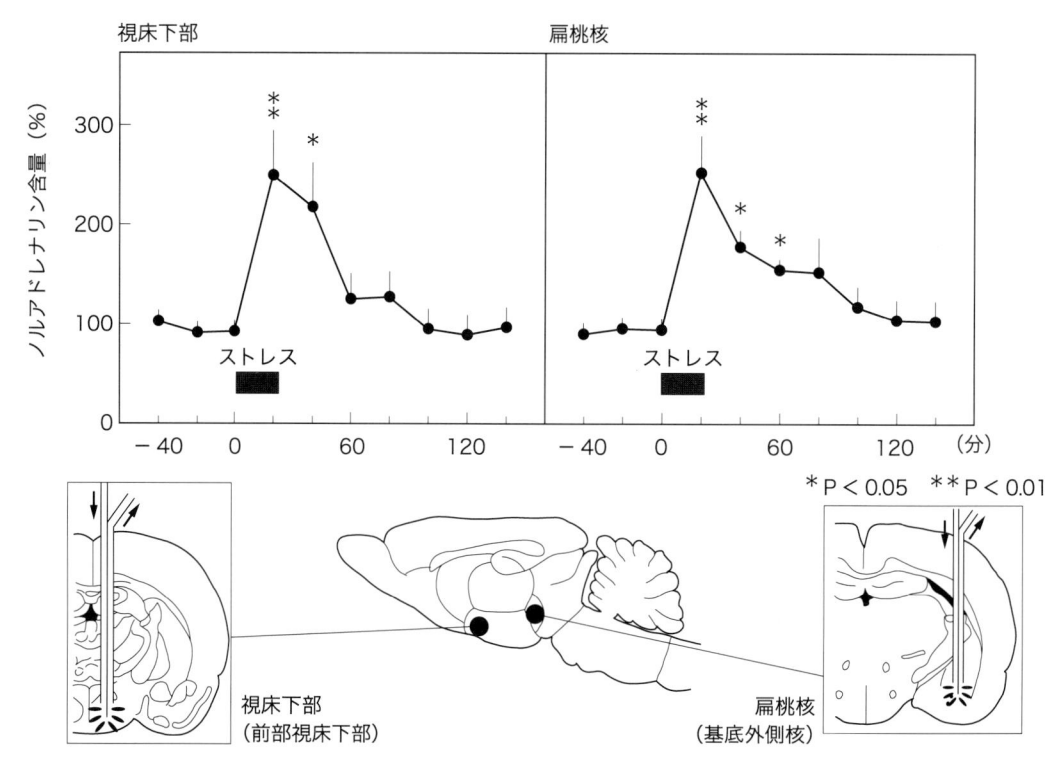

図 3-6　20分間の拘束ストレス（■の部分）によるラット視床下部（左）と扁桃核（右）における灌流液中の
ノルアドレナリン含量の経時的変化

6．身体的ストレスと心理的ストレス

　　　　　　　　　ストレスの動物実験で重要な2つのポイントは，いかにストレス状況を設定するか
　　　　　　　ということと，その状況下におけるストレス反応としての生体の変化を，どのような
　　　　　　　指標で捉えるかということである。後者についてはいろいろな指標があり得るが，神
　　　　　　　経伝達物質を指標にする方法についてはすでに述べた通りである。
　　　　　　　　動物にストレスを負荷する方法としては，拘束ストレス，電撃ストレス，水浸拘束
　　　　　　　ストレス，寒冷ストレス，強制遊泳ストレス，強制走行ストレス，エーテルストレス
　　　　　　　などいろいろある。その中で，拘束ストレスは情動要因も関与するストレスであるが，
　　　　　　　身体的要因の関与も大きい。また床から電気ショックを加える電撃ストレスも，古く
　　　　　　　からよく応用されてきたストレスであるが，やはり拘束ストレスと同様に情動要因も
　　　　　　　関与するが，電撃による痛みなどの身体的要因の関与も大きいストレスである。
　　　　　　　　ところが，ヒトのストレッサーを考えてみると，ホームズとレイの社会再適応尺度[8]
　　　　　　　にみられるように，心理的要因が大きく関与するものが多い。したがって，さまざ
　　　　　　　まなストレス状況で，いかにして心理的要因で生じる脳の変化の特性を探るかという
　　　　　　　ことも，ヒトのストレスとの関連性を考えるときに重要なことである。そのため，主と
　　　　　　　して情動要因が関与するであろうと考えられるストレス状況として筆者らが選んだの

が，心理的ストレス[9-12]と恐怖条件づけストレス[12-15]である．

心理的ストレスでは，小川ら[16]のコミュニケーション箱をラット用に改良したものを用いた．コミュニケーション箱は透明な壁で18×19 cmの25の区画に仕切られており，床は電撃用のステンレス・スチールの格子からなっている．各区画にラットを1匹ずつ入れ，床から電撃を加える．しかし，一定の区画にはプラスチックの板が敷かれており，この区画のラットは自分自身は直接電撃を受けないが，自分の周囲のラットが電撃を受けて示す脱糞，排尿，鳴き声，跳び上がり，もがきといった情動反応にさらされることになる．この状況を筆者らは，心理的ストレスと呼んだ[9]．

恐怖条件づけストレスは，ラットをショック箱に入れ，床から不可避電撃を1時間与える．その後24時間して再びその箱にラットは入れられるが，その際には電撃は与えられない[12-14]．

心理的ストレスの場合，周囲の電撃を受けたラットが示す情動反応が，恐怖条件づ

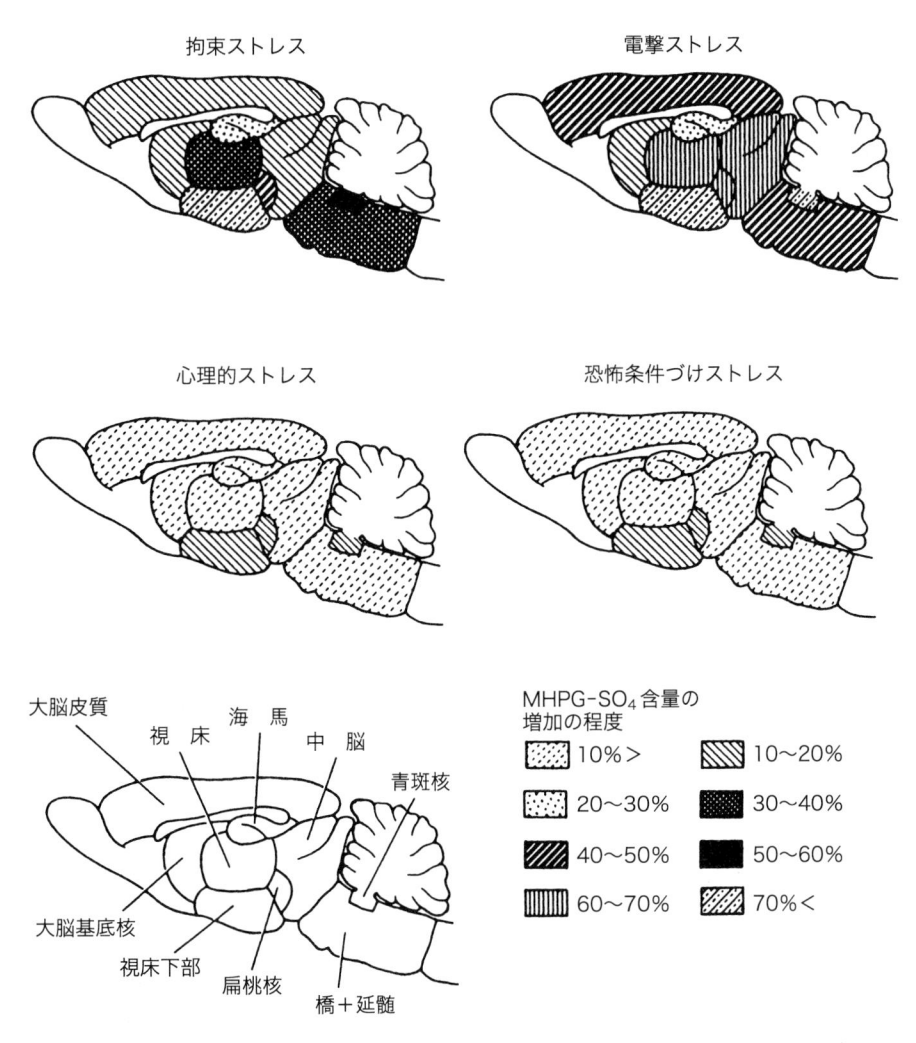

図 3-7 拘束ストレス，電撃ストレス，心理的ストレス，恐怖条件づけストレスを1時間負荷したときのラット脳各部位のMHPG-SO_4含量の変化

表 3-2 各種のストレス状況の特性と脳内ノルアドレナリン代謝の変化

ストレス状況	実験状況	ストレッサーとしての特性	血漿コルチコステロン含量の変化	経過および末梢臓器の変化	1時間ストレス負荷した際の脳内ノルアドレナリン代謝の変化	反復した場合の変化	文献
金網拘束による拘束ストレス	2つ折りにした金網にラットを入れ、周囲を針金で固定する	物理的要因と心理的要因が関与。簡便でラットの大小に関係なく施行可能	増加	長時間になると胃粘膜損傷発生、副腎重量増加、胸腺重量減少、脾臓重量減少	視床下部、扁桃核、青斑核、大脳皮質、海馬、中脳などを含む広範な脳部位でノルアドレナリンの放出亢進。視床下部、扁桃核、青斑核部で著明。多くの部位でノルアドレナリンの減少を伴う	ノルアドレナリン放出の程度がしだいに小さくなる	17-34
仰臥位での拘束ストレス	ラットを仰臥位に四肢をテープで板上に固定する	物理的要因と心理的要因が関与。大きいラットはやりにくいし手技が必要	増加	同上	同上	ノルアドレナリン放出の程度は金網拘束よりやや強い	35, 36
拘束と尻尾からの電撃	金網拘束したラットに尻尾から電撃を加える	物理的要因と心理的要因が関与。きわめて強大なストレス状況	増加	上記の変化がきわめて短時間で生じる	金網拘束と同様の部位でノルアドレナリンの放出亢進。その程度は上記2種のストレスより著明。ノルアドレナリンの減少の程度も著明		37, 38
電撃ストレス	一定の箱に入れ、床面から電撃を加える	物理的要因と心理的要因が関与。簡便だが加虐などには不適	増加	長時間になると胃粘膜損傷発生、副腎重量増加、胸腺重量・脾臓重量減少	金網拘束とほぼ同様のノルアドレナリン放出の程度は電撃の強度によっても異なる	ノルアドレナリン放出の程度がしだいに小さくなる	9, 10, 15
活動性ストレス	ラットを回転籠付ケージで飼育し、給餌時間を制限する	物理的要因と心理的要因（心理的要因の方が大？）の関与。progressiveなストレス状況	増加	しだいに体重減少。回転籠の回転数著明に増し、著明な胃粘膜損傷発生、著明な胸腺の萎縮、低体温などをきたして死亡	広範な脳部位で、経日的にノルアドレナリン放出の程度が増強。著明なノルアドレナリン含量の減少を伴う死亡直前にはノルアドレナリンの放出は最も著明	状況そのものがprogressiveであり、ノルアドレナリンの放出の亢進はしだいに強くなる	39-42
心理的ストレス	自らは電撃を受けないが、周囲のラットが電撃を受けて示す情動反応にさらされる	主として心理的要因が関与	増加	短時間では胃粘膜、副腎、胸腺などの変化は生じない。情動条件付けで胃粘膜損傷発生	ノルアドレナリンの放出は視床下部、扁桃核、青斑核部に限局して生じる核、青斑核部ノルアドレナリン含量の減少は伴わないことが多い	5日程度の反復ではノルアドレナリンの放出の亢進の程度が強くなる	9-12
恐怖条件付け	一度電撃を受けた部屋に24〜48時間後に戻される	主として心理的要因が関与	増加	通常のパラダイムでは胃粘膜、副腎、胸腺などの変化は生じない	心理的要因と同様の変化		12-15

(田中正敏：ストレス．代謝, 26：1989)

けの場合，かつて嫌な経験をした箱が，ストレス反応を引き起こすキューになっていると考えられる。

拘束ストレス，電撃ストレス，心理的ストレス，恐怖条件づけストレスの4種類の異なったストレスを1時間負荷した際の脳各部位のMHPG-SO4含量の変化を図3-7に示す。

先に述べた通り，MHPG-SO4含量が増加するときには，その部位のノルアドレナリン放出が亢進していると考えられるので，拘束ストレスや電撃ストレスでは，広汎な脳部位で著しいノルアドレナリン放出亢進が生じることがわかる。それに対して，心理的ストレスおよび恐怖条件づけストレスでは，視床下部，扁桃核，青斑核部の3部位でのみ，ノルアドレナリン放出亢進が生じ，身体的ストレスに比べるとその程度も軽い。ただこれらの脳部位は不安や恐怖や怒りなどの情動の発現と密接に関連する部位であり，表3-2[75]に記したように，反復することでむしろノルアドレナリン放出亢進が増強されていくことが問題である[10,43]。

7. 諸種のストレス状況と脳各部位のノルアドレナリン放出の特色

表3-2に各種のストレス状況における脳内ノルアドレナリン放出の変化と各ストレスの特色とを示す。

いずれのストレス状況においても共通して言えることは，視床下部，扁桃核，青斑核などのノルアドレナリン放出の亢進が生じることである。つまり，性質が異なるストレッサーであっても，血漿副腎皮質ホルモン含量が増加する他に，これらの脳部位においてノルアドレナリン放出が亢進するということを共通した現象としてあげることができるかもしれない。これらの部位におけるノルアドレナリン放出亢進は，セリエの言った胃・十二指腸潰瘍の発生，胸腺・リンパ節の萎縮，副腎皮質の肥大といった非特異的ストレス反応の三徴候の他に，ストレス反応の非特異的反応のひとつとして追加されるべきものであるのかもしれない。

またストレッサーの性質が，物理的あるいは身体的要因を多く含むと考えられる場合，つまり，より身体にとって侵害刺激としての色彩が濃い場合には，これら3部位のみならず，さらに広汎な脳部位でノルアドレナリン放出の亢進が生じ，しかもその程度が大きくなる。

それに対して，物理的要因をほとんど伴わないストレス状況，逆にいえば主として心理的もしくは情動要因が関与するストレス状況では，ノルアドレナリン放出亢進は主として視床下部，扁桃核，青斑核の3部位に限られることに特色がある。

また，これらのストレス状況が反復された場合，拘束ストレスや電撃ストレスのような物理的要因（身体的要因）が大きく関与するストレスでは，慣れが生じて脳のノルアドレナリン放出亢進の程度が小さくなってくるのに対して，心理的要因が主として関与するストレスの場合は，反復しても慣れが生じず，かえって亢進が増強されるような特性がある。

8. ストレッサーや被験動物と関連した条件の違いによる末梢の変化および脳内ノルアドレナリン放出の変化の違い

またストレッサーは同じであっても，それを修飾する条件の違いや，被験動物側の条件の違いなどが，ストレス反応の違いに大きく影響し得る。その違いについて筆者らが検討した結果を表3-3にまとめて示す。この表からうかがえることは，ストレスとして，われわれの身体や精神に大きな変化を生じさせる状況は，自らコントロールする手段がないストレス状況，全く来ることが予測不可能なストレス状況，ストレッサーに対して発散する手段のないストレス状況，身体的ストレスより心理的要因が大きく関与するストレス状況，年をとってきてからのストレス状況などである。

ただストレッサーに対してコントロールする手段があったとしても，その手段が複雑になるとその手段を学習することが大きなストレスとなり，ときにはコントロールする手段がないより，かえってストレスとしてはひどくなることもあることには注意が必要である。また，われわれにとって，昼のストレスと夜のストレスとで，どちらが侵襲が大きいかということは重要な課題である。

このことについての筆者らの結果は，やや複雑であった[44-46]。つまり，ラットの結果では，同じストレスを負荷されたとしても，活動期（ラットでは夜間，ヒトでは昼間）にストレスを負荷されたほうが，非活動期（ラットでは昼間，ヒトでは夜間）にストレスを負荷された場合にくらべて，ストレス反応としての脳各部位におけるノルアドレナリン放出亢進の程度は大きいし，末梢変化としての胃粘膜損傷，胸腺重量減少，副腎重量増加なども大きい。このことから言えば，活動期にストレスを負荷されるほうが，生体に対する侵襲が大きいように思える。

しかし，ストレスからの回復に注目すると結果は少し異なってくる。つまり，ストレスによる脳のノルアドレナリン放出亢進からの回復は，活動期に比べると非活動期のほうがずっと遅れる。つまり，ストレス反応からの回復の早さということを基準にして考えると，非活動期のストレスのほうが侵襲的である[44-46]。

結論は出せないが，活動期はストレッサーに対してすばやく，しかも十分に反応できるため，ストレス反応としては大きくなるが，次のストレッサーに対応するためには，すばやく回復させる必要があり，そのため活動期の回復が早いのかもしれない。その意味からいえば，活動期のストレス反応のほうが生体にとって，非活動期のストレス反応より，より適応的なのかもしれない。ストレスと休息との周期という問題も複雑である。筆者らの実験[47]では，ラットに連続して3時間の拘束ストレスを負荷した場合と，3時間の間に15分間の拘束ストレスを18分間の非ストレス状態と交互に6回繰り返した場合とを比較すると，実質的なストレス負荷時間は，後者のほうは前者の半分である90分とずっと短いにもかかわらず，脳のノルアドレナリン放出亢進は後者のほうがはるかに著しかった[47]。

これも興味ある結果で，もし同じ性質のストレスが負荷されるなら，3時間くらいの間であれば，むしろ連続していたほうが，その中で生体が適応していくことができるが，繰り返しになるとなかなか適応しにくいといったことを示唆しているのかもしれ

表 3-3 ストレッサーや被験動物と関連した条件の違いによる末梢の変化および脳内ノルアドレナリン代謝の変化の差

ストレッサーや被験動物と関連した条件	ストレッサーの種類	実験の手順	末梢の変化	脳内ノルアドレナリン代謝の変化	文献
ストレッサーのコントロール可能性	尻尾からの電撃ストレス	トリアディック・デザイン採用。3匹のラットを1組とし、1匹が円盤を押して電撃を止めることが可能（コントロール可能）。これと尾の電極が直列につながれたラットはそれが不可能（コントロール不可能）。1匹は電撃を受けない	コントロールできるラットの方が胃粘膜損傷の程度が軽微	コントロールする手段を学習するまでの3～6時間は、視床下部、扁桃核など、ノルアドレナリン放出の亢進の程度が、コントロール可能ラットの方で小。学習が成立した21時間後では、コントロール不可能ラットで、ノルアドレナリン放出亢進の程度がずっと大きい	43, 48
ストレッサーをコントロールする手段の複雑さ	尻尾からの電撃ストレス	上記同様のトリアディック・デザイン採用。電撃のコントロールを、円盤を3回押したとき（複雑）と1回円盤を押したとき（単純）の違い	コントロールするトリアディック・デザイン採用。電撃のコントロールする手段が複雑な方が胃粘膜損傷の程度がひどい	21時間後であっても、コントロールする手段が複雑になるとノルアドレナリン放出の亢進が持続	43, 48
ストレッサーの予測性	尻尾からの電撃ストレス	電撃がくる前に光や音を必ず提示する群とそれが全くランダムである群の違い	電撃を予測できた方が胃粘膜損傷の程度がはるかに少ない	19時間後には電撃を予測できた方が胃粘膜損傷の程度がはるかに少ない	49, 50
ストレス曝露時の発散の手段の有無	仰臥位での拘束ストレス	拘束ストレス曝露中に目の前の箸にかみつく群（発散できる群）とそれができない群の違い	発散する手段をもった方が胃粘膜損傷の程度が軽微（Vincent, et al）で副腎皮質ホルモン増加	発散する手段をもたなかったラットでは、ストレスから解放後もノルアドレナリン放出の亢進が広範な脳部位で持続する。マイクロダイアリーシスでみたところ、発散する手段をもたないラットで視床下部のノルアドレナリン放出の亢進が大きく回復もしにくい	36, 51, 52
加齢による違い	金網による拘束ストレス	2月齢のラットと12～18月齢のラットの年齢差	加齢ラットでは、ストレス解放後も血漿コルチコステロンの増加が回復しない	加齢ラットでは、ストレスによるノルアドレナリン放出の亢進が視床下部、扁桃核など、ストレス解放後も持続。反復すると若いラットではノルアドレナリン放出の程度が小さくなるのに、加齢ラットでは持続	31, 43, 53, 54
昼夜による違い	金網による拘束ストレス	ストレスを負荷するのが昼間時か夜間時かという差。さらに昼夜のリズムを逆転させたときの同様の差	昼間時ストレス負荷の方が、胃粘膜損傷、胸腺重量減少、副腎重量増加などすべて軽微	昼間時ストレス負荷の方が、視床下部、扁桃核などのノルアドレナリン放出の亢進の程度が軽微。昼夜リズムを逆転させると、ストレスによるノルアドレナリン放出亢進の程度は非活動期で小さい	44-46
ストレス負荷の周期性	金網による拘束ストレス	3時間連続してストレスを負荷した場合と3時間の間に15分のストレス負荷と18分の非ストレスを6回くり返す		視床下部、扁桃核ストレス連続負荷したときより、3時間内に15分のストレスを6回負荷されたほうが大きい	47

(田中正敏：ストレス. 代謝, 26：1989. より改変)

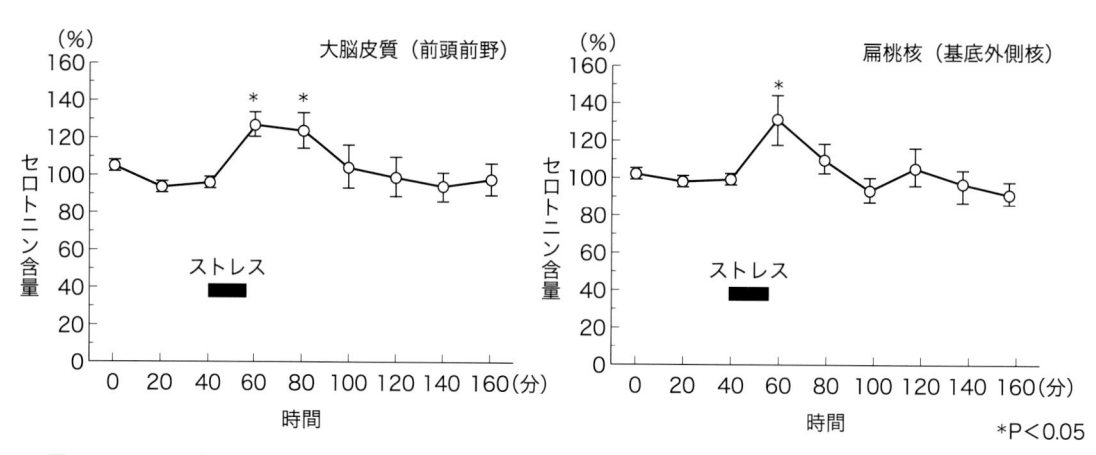

図 3-8 ラット前頭前野（左）と扁桃核の基底外側核（右）の脳透析灌流液中のセロトニン含量の心理的ストレスによる変化
　心理的ストレスは 20 分間負荷。セロトニン含量は基準値を 100 としてパーセント表示。

ない。その意味では，作業時間と休憩時間との組み合わせも，ストレスという観点からは重要な課題である。

　ストレスと年齢の問題も興味ある課題であるが，一般的に高齢になると，急性ストレスに対する反応はできても，反復するストレスに対する適応性が極めて悪くなる[31]。

　これらの事実は，ヒトでうつ病が加齢とともに増加してくることや，中・高齢者で自殺が多いといったことと関連して興味深い。また幼若期のストレスは，その後のその人の人格形成に大きく影響するなど，いろいろな問題を含んでいる。

　成ラットになると自然に高血圧症を発症するラットは，自然発症高血圧ラットと呼ばれるが，このラットに 6 週齢から 2 週間拘束ストレスを連続して負荷すると，その後これらのラットが成ラットになってからの高血圧症の発症の程度が著しく異なり，幼小期にストレスを受けたほうが，はるかに血圧が高くなる[55]。

　ストレス反応は，急性のストレス反応でみられるように，必ずしもすぐ出現するものばかりではなく，この例のように遅延して出現する，あるいは時間をおいて顕在化してくる場合もあることは興味深い。ある意味では，それが幼小児期のストレスの大きな特色のひとつであるともいえよう。

9．ストレスとセロトニン神経系

　今までノルアドレナリン神経系のみについて述べてきたが，セロトニン神経系も大きく変化する[27,56]。図 3-8 は，心理的ストレスを負荷した際の前頭前野と扁桃核基底外側核のセロトニンの放出の変化をマイクロダイアリーシスでみたものであるが，ストレスによりセロトニンの放出が亢進している[56]。このように，多くのストレス状況でセロトニン神経においてもセロトニンの放出が亢進する[27,56]。

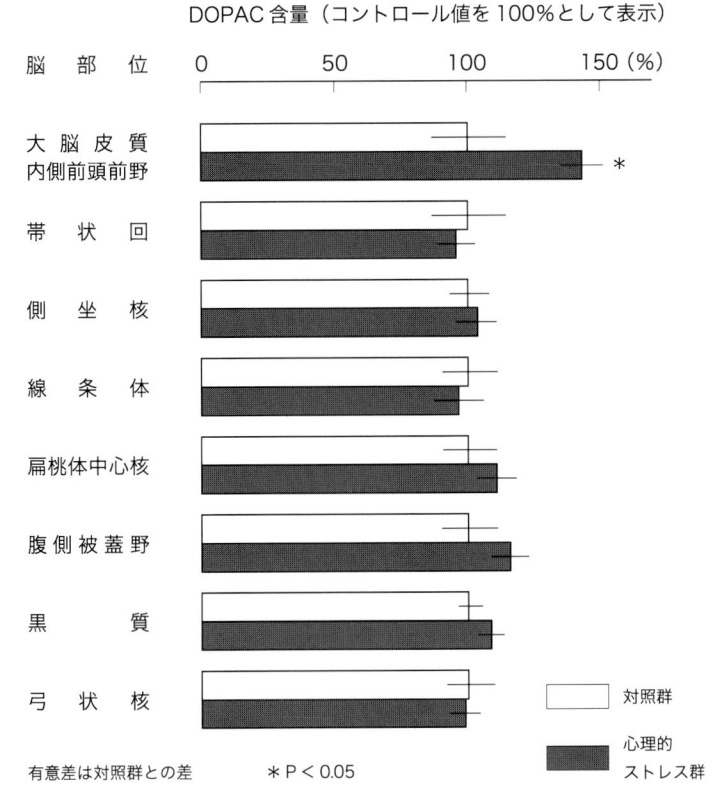

図3-9 30分間の心理的ストレスを負荷した際のラット脳各部位におけるドパミンの主要代謝産物である 3, 4-dihydroxyphenylacetic acid（DOPAC）含量の変化

10. ストレスとドパミン神経系

　　　ドパミン神経系においてもドパミンの放出が亢進する[57]。図3-9は心理的ストレスを負荷した際のドパミンの主要代謝産物であるDOPAC（3,4-dihydroxyphenylacetic acid）含量の変化である。ドパミン神経系は，黒質を起始核とする黒質―線条体系，中脳の腹側被蓋野を起始核とする中脳―辺縁系，中脳―皮質系があるが，心理的ストレスではこれらの系のうち，内側前頭前野および起始核の腹側被蓋野でのみDOPAC含量が有意に増加し，これらの部位でドパミン放出が亢進することが示唆された[57]。

11. 心身症発症との関連性

　　　ところで，これらの脳の各部位で生じるノルアドレナリン放出亢進の意義はなんであろうか。脳のノルアドレナリン神経系は，不安や恐怖その他の情動の発現，覚醒水準の維持，学習や記憶，睡眠―覚醒周期の調節，自律神経機能や内分泌機能の調節，中枢の血流の調節などさまざまな脳機能と関連していると考えられている。

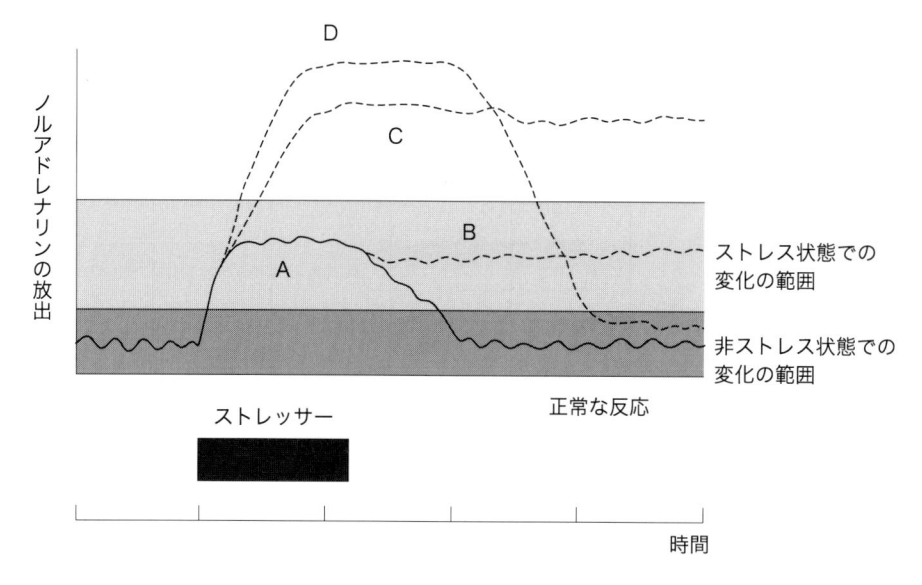

図 3-10 急性の心身症発症の 3 つの神経化学的メカニズムの仮説
A：ストレスによるノルアドレナリン放出亢進が通常の範囲であり，ストレス終了後元に戻る場合。
B：ストレスによるノルアドレナリン放出亢進は通常範囲であるが遷延する場合
C：ストレスによるノルアドレナリン放出亢進が過剰で，しかも遷延する場合。
D：ストレスによるノルアドレナリン放出亢進が過剰である場合（一定時間すると戻る）。
B，C，D で心身症発症。
(田中正敏：心身症発症の神経化学的メカニズム．心身医学，34：1994．より引用改変)

　したがって，ストレッサーに対してうまく適応するために，これらの脳部位でノルアドレナリン放出が亢進すると考えられるが，その一方では胃・十二指腸潰瘍の発症に典型的にみられるように疾患の発症とも関連する。ある意味では，あらゆる疾患がストレスと関連しているともいえるが，ストレス関連疾患の典型のひとつは心身症であろう。

　筆者らは，ラットの活動性ストレス・パラダイム[39-42]，拘束と電撃ストレス負荷という強大なストレス負荷実験[37,38]，怒りの表出実験[36,51]，高齢ラットへの反復ストレス実験[31]などにおける視床下部，扁桃核，青斑核を中心としたノルアドレナリン放出亢進の仕方から，急性の心身症の発症機序について図 3-10 に示す 3 つの可能性を示唆した。

　筆者らが主張した 3 つのメカニズムは，ストレスによって生じる脳のノルアドレナリン放出亢進が，通常のストレスによる亢進をはるかに超えるくらいに強大である場合，ノルアドレナリン放出の亢進の程度は通常程度であるが，それが持続する場合，放出亢進の程度が強く，しかも持続する場合である[58,59]。これらについて，それぞれに該当する実験結果を踏まえて，心身相関に関する神経伝達物質放出亢進の役割について示唆した。このようなメカニズムが，心身相関の中枢性機序として関与している可能性もあるが，本稿では参考文献をあげるにとどめ，詳細は略する（詳細は文献 58 および 59 参照）。

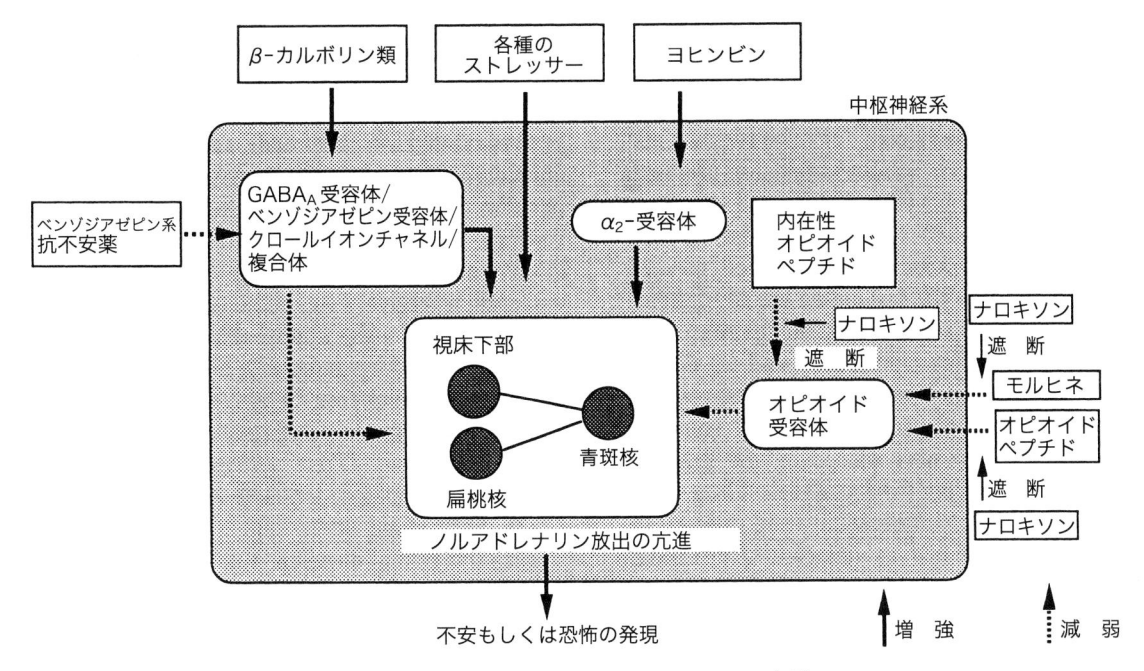

図 3-11 筆者らの不安発現のノルアドレナリン仮説
(Tanaka M, Yoshida M, Emoto H, et al.: Noradrenaline systems in the hypothalamus, amygdala and locus coeruleus are involved in the provocation of anxiety: basic studies. Eur J Pharmacol, 405: 397-406, 2000. より引用改変)

12. 不安の発現との関連性

　先に述べたように，ストレス状態における脳各部位のノルアドレナリン放出亢進の意義はいろいろあり，その中のひとつに情動の発現がある。
　筆者らは，抗不安薬[12,18,60]やオピオイド系薬物[23,26,28,29,61]や不安惹起薬[60,62]を使用し，神経化学的実験だけでなく，行動薬理学的実験結果[63-67]などを踏まえて，視床下部，扁桃核，青斑核などの脳部位のノルアドレナリン放出亢進が，少なくとも不安の発現の神経機構の一部と密接に関連していることを示唆した[4,61,68-70]。この関係を図3-11に示す。

13. ストレス反応を引き起こすもの

　ところで，生体に一定のストレス反応を引き起こすには，必ずしも長い時間を必要としない。例えば，わずか1分間の拘束ストレスであっても，そのストレスから解放後30分あるいは45分すると，ほぼ同じ時間拘束ストレスを負荷されたのと同じ程度の脳のノルアドレナリン放出亢進を起こし得る[71]。
　つまり，一連のストレス反応は，一度引き金がひかれてしまうとある程度は生体内で自動的に反応がひろがってしまう可能性がある。筆者らはこれをストレスの引き金機構[59,72]と呼び，そのメカニズムの一部に，コルチコトロピン放出ホルモン（cor-

ticotropin releasing hormone, CRH）が関与している可能性を示唆した[73,74]。

　もしこのようなメカニズムが存在するなら，一連のストレス反応を抑えていくためには，これらの一連の反応のできるだけ上流で抑える手段を講じたほうが良いことになる。その意味からもこのような機構を仮定していくことは重要であろうと考えられる[72]。

おわりに

　脳には140億個の神経細胞があり，その1個の神経細胞に7,000から10,000個のシナプスが形成されていると言われている。それぞれのシナプスで信号を伝えるのが神経伝達物質であってみれば，ストレス状況では，膨大な種類と数の神経伝達物質が放出されているであろう。その意味では，本稿ではそのごく一部について述べたに過ぎない。今後さらに詳細に明らかにされていくことが，うまくストレスに対処していくことにもつながっていくことであろう。

［田中　正敏］

［文　献］

1) Selye H : Fourty years of stress research : Principal and misconceptions. Canad Med Ass J, **115** : 53-56, 1976.
2) Meek JL, Neff NH : The rate of formation of 3-methoxy-4-hydroxyphenylethyleneglycol sulphate in brain as an estimate of the rate of formation of norepinephrine. J Pharmacol Expt Therap, **184** : 570-575, 1973.
3) Kohno Y, Matsuo K, Tanaka M, et al. : Simultaneous determination of noradrenaline and 3-methoxy-4-hydroxyphenylethyleneglycol sulfate in discrete brain regions of the rat. Anal Biochem, **97** : 352-358, 1979.
4) 田中正敏：ストレスと不安の神経化学―特に脳内 noradrenaline の動態―．自律神経，**29**：199-216, 1992.
5) Yokoo H, Tanaka M, Tanaka T, et al. : Stress-induced increases in noradrenaline release in the rat hypothalamus assessed by intracranial microdialysis. Experientia, **46** : 290-292, 1990.
6) Yokoo H, Tanaka M, Yoshida M, et al. : Direct evidence of conditioned fear-elicited enhancement of noradrenaline release in the rat hypothalamus assessed by intracranial microdialysis. Brain Res, **536** : 305-308, 1990.
7) Tanaka T, Yokoo H, Mizoguchi K, et al. : Noradrenaline release in the amygdala is increased by stress : studies with intracerebral microdialysis. Brain Res, **544** : 174-176, 1991.
8) Holms TH, Rahe RH : The social readjusting rating scale. J Psychosom Res, **11** : 213-218, 1967.
9) Iimori K, Tanaka M, Kohno Y, et al. : Psychological stress enhances noradrenaline turnover in specific brain regions in rats. Pharmacol Biochem Behav, **16** : 637-640, 1982.
10) 飯盛健一郎：ラット脳内ノルアドレナリン代謝におよぼす psychological stress の影響．久留米医誌，**45**：520-532, 1982.
11) 田中正敏，津田彰，辻丸秀策，他：心理的ストレスによる脳内ノルアドレナリン代謝回転亢進に及ぼす diazepam と morphine の作用の差．神経化学，**24**：121-123, 1985.
12) 田中正敏，末吉圭子，津田彰，他：抗不安薬の薬理作用による関する神経化学的研究―情動ストレスによる脳内ノルアドレナリン代謝の変化との関連性―．精神薬療基金研究年報，**21**：83-91, 1990.
13) 末吉圭子：恐怖条件づけによる脳内ノルアドレナリンニューロンの活動性亢進と各種抗不安薬の作用．**52**：1340-1358, 1989.
14) 末吉圭子，津田彰，松口直成，他：恐怖条件づけによるラット脳内ノルアドレナリン放出亢進に及ぼす各種抗不安薬の影響．精神・薬物・行動，**10**：223, 1990.
15) Tsuda A, Tanaka M, Ida Y, et al. : Effects of pre-shock experience on enhancement of rat brain noradrenaline turnover induced by psychological stress. Pharmacol Biochem Behav, **24** : 115-119,

1986.
16) 小川暢也, 桑原 寛：情動のコミュニケーション. 精身医, **6**：352-356, 1966
17) 帆秋善生：反復拘束ストレスのラット脳内ノルアドレナリン代謝に及ぼす影響. 久留米医誌, **45**：1390-1407, 1982.
18) Ida Y, Tanaka M, Tsuda A, et al.：Attenuating effect of diazepam on stress-induced increases in noradrenaline turnover in specific brain regions of rats：antagonism by Ro 15-1788. Life Sci, **37**：2491-2498, 1985.
19) 井田能成, 吉田眞美, 津田 彰, 他：情動発現における扁桃核の役割に関する研究. 精神薬療基金研究年報, **19**：42-49, 1988.
20) Tanaka M, Kohno Y, Nakagawa R, et al.：Enhancement of stress-induced increases in hypothalamic noradrenaline turnover by pretreatment with naloxone in rats. Kurume Med J, **28**：241-246, 1981.
21) Tanaka M, Nishikawa T, Kohno Y, et al.：Hypothermia and gastric lesions in rats exposed to immobilization stress. Kurume Med J, **28**：247-253, 1981.
22) Tanaka M, Kohno Y, Nakagawa R, et al.：Time-related differences in noradrenaline turnover in rat brain regions by stress. Pharmacol Biochem Behav, **16**：315-319, 1982.
23) Tanaka M, Kohno Y, Nakagawa R, et al.：Naloxone enhances stress-induced increases in noradrenaline turnover in specific brain regions in rats. Life Sci, **30**：1663-1669, 1982.
24) Tanaka M, Nakagawa R, Kohno Y, et al.：Bilateral adrenalectomy does not alter stress-induced increases in noradrenaline turnover in rat brain regions. Kurume Med J, **29**：173-178, 1982.
25) Tanaka M, Kohno Y, Nakagawa R, et al.：Regional characteristics of stress-induced increases in brain noradrenaline release in rats. Pharmacol Biochem Behav, **19**：543-547, 1983.
26) Tanaka M, Kohno Y, Tsuda A, et al.：Differential effects of morphine on noradrenaline release in brain regions of stressed and non-stressed rats. Brain Res, **275**：105-115, 1983.
27) Tanaka M, Kohno Y, Nakagawa R, et al.：Immobilization stress increases serotonin turnover in extended brain regions in the rats. Kurume Med J, **30**：35-43, 1983.
28) Tanaka M, Tsuda A, Ida Y, et al.：Methionine-Enkephalin inhibits stress-inducd increases in noradrenaline turnover in brain regions of rats. Jpn J Pharmacol, **37**：117-119, 1985.
29) Tanaka M, Ida Y, Tsuda A, et al.：Naloxone reversibleness of effects of β-endorphin and Met-enkephalin on noradrenaline metabolism in the rat brain regions in stressed and non-stressed states. Jpn J Pharmacol, **39** (Suppl.)：244, 1985.
30) 田中正敏, 津田 彰, 井田能成, 他：オピオイド・ペプチドと情動—脳内ノルアドレナリン代謝との関連性. 精神薬療基金研究年報, **16**：80-93, 1985.
31) 田中正敏, 津田 彰, 小口雅申, 他：反復ストレスの脳内ノルアドレナリン代謝に及ぼす影響の加齢による差. 神経化学, **25**：520-522, 1986.
32) Tanaka M, Ida Y, Tsuda A, et al.：Involvement of brain noradrenaline and opioid peptides in emotional changes induced by stress in rats. In：(Ed. Oomura Y), Emotions：Neural and Chemical Control. Jpn Sci Soc Press and Karger, Tokyo, pp. 417-427, 1986.
33) Tanaka M, Ida Y, Tsuda A：Naloxone, given before but not after stress exposure, enhances stress-inducd increases in regional brain noradrenaline release. Pharmacol Biochem Behav, **29**：613-616, 1988.
34) Tanaka M, Ida Y, Tsuda A, et al.：Met-Enkephalin, injected during the early phase of stress, attenuates stress-inducd increases in noradrenaline release in rat brain regions. Pharmacol Biochem Behav, **32**：791-795, 1989.
35) Glavin GB, Tanaka M, Tsuda A, et al.：Effects of altered brain noradrenaline level on acute stress pathology in rats. Kurume Med J, **30**：31-34, 1983.
36) Tsuda A, Tanaka M, et al.：Expression of aggression attenuates stress-induced increases in rat brain noradrenaline turnover. Brain Res, **474**：174-180, 1988.
37) Nakagawa R, Tanaka M, Kohno Y, et al.：Regional responses of rat brain noradrenergic neurones to acute intense stress. Pharmacol Biochem Behav, **14**：729-732, 1981.
38) Nakagawa R, Tanaka M, Kohno Y, et al.：Glucocorticoid attenuates increases in rat brain noradrenaline turnover induced by intense stress. Kurume Med J, **30**：45-50, 1983.
39) Tsuda A, Tanaka M, Nishikawa T, et al.：Influence of feeding situation on stomach ulcers and organ weights in rats in the activity-stress ulcer paradigm. Physiol Behav, **28**：349-352, 1982.
40) Tsuda A, Tanaka M, Kohno Y, et al.：Marked

enhancement of noradrenaline turnover in extensive brain regions after activity-stress in rats. Physiol Behav, **29**: 337-341, 1982

41) Tsuda A, Tanaka M, Kohno Y, et al.: Daily increases in noradrenaline turnover in brain regions of activity-stressed rats. Pharmacol Biochem Behav, **19**: 393-396, 1983.

42) Tsuda A, Tanaka M: Neurochemical characteristics of rats exposed to activity stress. Ann New York Acad Sci, **597**: 146-158, 1990.

43) 田中正敏：ストレスそのとき脳は？. 講談社, 76-92, 1987.

44) 辻丸秀策, 田中正敏, 津田彰, 他：脳内ノルアドレナリン代謝回転の昼間時, 夜間時ストレス負荷による差. 脳研会誌, **10**：42-43, 1984.

45) 辻丸秀策, 田中正敏, 津田彰, 他：ラット脳内ノルアドレナリン代謝回転及び末梢臓器に対する昼間時, 夜間時拘束ストレスの差. 神経化学, **24**：334-336, 1985.

46) 辻丸秀策：ストレスによる脳内ノルアドレナリンニューロンの昼間時および夜間時における反応の差. 久留米医誌, **50**：1083-1101, 1987.

47) Shimizu T, Tanaka M, Yokoo H, et al.: Differential changes in rat brain noradrenaline turnover produced by continuous and intermittent restraint stress. Pharmacol Biochem Behav, **49**: 905-909, 1994.

48) Tsuda A, Tanaka M: Differential changes in noradrenaline turnover in specific regions of rat brain produced by controllable and uncontrollable shocks. Behav Neurosci, **99**: 802-817, 1985.

49) Tsuda A, Tanaka M, Hirai H, et al.: Effects of coping on gastric lesions in rats as a function of predictability of shock. Jpn Psychol Res, **25**: 9-15, 1983

50) Tsuda A, Ida Y, Satoh H, et al.: Stressor predictability and rat brain noradrenaline metabolism. Pharmacol Biochem Behav, **32**: 569-572, 1989.

51) Tanaka T, Yoshida M, Yokoo H, et al.: Expression of aggression attenuates both stress-induced gastric ulcer formation and increases in noradrenaline release in the amygdala assessed by intracerebral microdialysis. Pharmacol Biochem Behav, **59**: 27-31, 1998.

52) Vincent GP, Pare WP, Prenatt JD, et al.: Aggression, body temperature, and stress ulcer. Physiol Behav, **32**: 265-268, 1984.

53) Ida Y, Tanaka M, Kohno Y, et al.: Effects of age and stress on regional noradrenaline metabolism in the rat brain. Neurobiol Aging, **3**: 233-236, 1982.

54) Ida Y, Tanaka M, Tsuda A, et al.: Recovery of stress-induced increases in noradrenaline turnover is delayed in specific brain regions of old rats. Life Sci, **34**: 2357-2363, 1984.

55) 横田孝義：自然発症高血圧ラットの血圧ならびに血清 dopamine-β-hydroxylase 活性の変動におよぼすストレスの影響. 久留米医誌, **42**：1268-1282, 1979.

56) Kawahara H, Kawahara Y, Yoshida M, et al.: Serotonin release in the rat amygdala during exposure to emotional stress. IN: Serotonin in the Central Nervous System and Periphery (Eds. Takada A and Curzon G), Elsevier, Amsterdam, 89-96, 1995.

57) Kaneyuki H, Yokoo H, Tsuda A, et al.: Psychological stress increases dopamine turnover selectively in mesoprefrontal dopamine neurons of rats: reversal by diazepam. Brain Res, **557**: 154-161, 1991.

58) 田中正敏：心身症発症の神経化学的メカニズム. 心身医学, **34**：265-272, 1994.

59) Tanaka M, Yoshida M, Emoto H, et al.: Neurochemical mechanisms of the onset process of psychosomatic disorders. 71-79, (Yamashita H (Ed.): Control Mechanisms of Stress and Emotion: Neuroendocrine-Based Studies. Elsevier, Amsterdam, 1999.)

60) Ida Y, Tsuda A, Shirao I, et al.: Effect of anxiogenic agent FG 7142 on rat brain noradrenaline metabolism. Neurosciences, **14**: 105-107, 1988.

61) 田中正敏, 井田能成, 津田　彰：不安の神経化学的研究―抗不安薬の作用機序との関連性―. 精神薬療基金研究年報, **17**：52-60, 1986.

62) 小口雅申：不安惹起作用をもつ薬物の脳内 noradenaline 代謝に及ぼす影響. 久留米医誌, **51**：943-957, 1988.

63) Nishimura H, Tsuda A, Ida Y, et al.: The modified forced-swim-test in rats: influence of rope or straw suspension on climbing behavior. Physiol Behav, **43**: 665-668, 1988.

64) Nishimura H, Ida Y, Tsuda A, et al.: Opposite effects of diazepam and β-CCE on immobility and straw-climbing behavior of rats in a modified forced-swim test. Pharmacol Biochem Behav, **33**: 227-231, 1989.

65) Nishimura H, Ida Y, Tsuda A, et al.: Enhancing effects of Ro 15-1788 on straw-suspension method: reversal by diazepam. Pharmacol Biochem Behav, **36**: 183-186, 1990.

66) Nishimura H, Tanaka M：Effects of alprazolam on anxiety-related behavior of rats in a modified forced-swim test employing straw suspension. Pharmacol Biochem Behav, **41**：425-427, 1992.

67) Nishimura H, Tanaka M, Tsuda A, et al.：Atypical anxiolytic profile of buspirone and a related drug, SM-3997, in a modified forced swim test employing straw suspension. Pharmacol Biochem Behav, **46**：647-651, 1993.

68) Tanaka M, Tsuda A, Yokoo H, et al.：Involvement of the brain noradrenaline system in emotional changes caused by stress in rats. Ann New York Acad Sci, **597**：159-174, 1990.

69) 田中正敏：不安の生理学的背景. 不安とノルアドレナリン. Clinical Neuroscience, **17**：760-764, 1999.

70) Tanaka M, Yoshida M, Emoto H, et al.：Noradrenaline systems in the hypothalamus, amygdala and locus coeruleus are involved in the provocation of anxiety：basic studies. Europ J Pharmacol, **405**：397-406, 2000.

71) 権藤雄二：短時間拘束ストレスによるラット脳内noradrenaline (NA) の放出の経時的特性. 久留米医誌, **52**：1219-1237, 1989.

72) 田中正敏：ストレス反応におけるひきがね機構について. 心身医学, **39**：193-202, 1999.

73) Emoto H, Koga C, Ishii H, et al.：A CRF antagonist attenuates stress-induced increases in NA turnover in extended brain regions in rats. Brain Res, **627**：171-176, 1993.

74) Emoto T, Tanaka M, Koga C, et al.：Corticotropin-releasing factor activates the noradrenergic neuron system in rat brain. Pharmacol Biochem Behav, **45**：419-422, 1993.

75) 田中正敏：ストレス. 代謝, **26**（臨時増刊号）：122-131, 1989.

4章 ストレスと遺伝子発現

はじめに

　　近年の遺伝子工学の発達と神経科学への応用により，外部からの刺激や環境の変化により，脳において遺伝子レベルの変化が起きることが明らかになってきた。生体は環境の変化や刺激に対してホメオスタシスを維持するべく種々の反応を行なうが，このような生体の応答をストレス応答という。脳が，ストレスの受容とストレス応答の形成に中心的な役割を担っている。しかし，ストレス刺激により脳のどのニューロン群が興奮し，どのようにストレス応答が形成されていくかというプロセスについては，長い間不明であった。従来の組織学的な染色では脳では何の変化も見られないからである。しかし，前述の遺伝子工学の応用によりmRNAを組織切片の上で細胞レベルで捉えることができるようになり(in situ hybridization)，ストレス時に脳で起こっている遺伝子レベルの変化が可視化されるようになった。例えば，ラットに拘束ストレスを与えると，脳の特定の領域で，c-fosなどのimmediate early genes (IEGs) が一過性に発現することや，IL-1βなどのサイトカインも脳で産生されることがわかってきた。また，脳だけでなく，末梢の臓器や組織でもストレスにより新たな遺伝子発現が見られる。このように，ストレスによる遺伝子/物質レベルの変化を捉えることができるようになったことは，ストレスを生物学的に捉える研究を飛躍的に発展させたといえる。ストレスにより発現する遺伝子は数多く認められるが，本稿では，IEGsをマーカーとした脳の賦活と，glucocorticoid (GC) による遺伝子発現の制御機構に焦点をあてて述べる。

1. ストレス刺激による immediate early genes の発現

1) c-fos/immediate early genes/AP-1 について

　CF1マウスに骨肉腫を起こすFBJ murine osteosarcoma virusの持つがん遺伝子fosが，元来正常細胞に存在し，遺伝子の転写制御に重要な役割を果たしていることが，1982年Curranらにより明らかにされた。このような遺伝子はウイルスのがん遺伝子に対し細胞性がん遺伝子と呼ばれ，正常細胞が持っているfosはv-fosに対しc-fosと呼ばれるようになった。以来，c-fosは，刺激による細胞興奮のマーカーとして頻繁に用いられるようになった。ストレスによる脳でのc-fos発現の最初の報告は，

1989年に行なわれている。その後，類似の遺伝子が次々と発見され，fos family（c-fos, fosB, fra-1, fra-2），jun family（c-jun, junB, junD），zinc finger family（NGFI-A，NGFI-C），NGFI-B などが明らかにされた。刺激に対し，タンパク合成を介さず迅速に発現することから，これらの遺伝子は immediate early genes（IEGs）と呼ばれた。その後，種々の遺伝子が IEGs としての性質を持つことが明らかになったが，ここでは狭義の IEGs としてこれらの family の遺伝子を指すものとする。

　ラットに拘束などのストレス刺激を与えると，脳の特定の領域や視床下部・下垂体・副腎系（HPA axis）において早期に（数分〜1時間）fos family, jun family, zinc finger family などの遺伝子の発現が見られる[1-3]。持続的に発現している部位もあるが，IEGs の発現は多くの場合一過性であることを特徴としている。ストレス刺激により，Ca^{++}/calmodulin 系をはじめ protein kinase A, protein kinase C, MAP kinase 系など種々の second messenger 系が賦活され，種々の転写因子をリン酸化することにより，IEGs の転写が活性化される。例えば，c-fos 遺伝子の転写調節領域には，転写調節因子の結合部位として SRE（serum response element），calcium and cyclic AMP response element（Ca/CRE），sis-inducible element（SIE），c-fos AP-1 binding element（FAP）などの存在が明らかにされている。それぞれの領域を mutant で置き換えたトランスジェニックマウスにおける検討により，これらのうちのどれが欠けても種々の刺激による c-fos の転写活性化は著明に障害されることから，それぞれの領域が共同して働いていることが推測されている[4]。

　fos family, jun family のタンパクは塩基性領域に近接して leucine zipper と呼ばれる構造を持っている。この構造により Fos タンパクは jun family のタンパクと heterodimer を，Jun タンパクは fos family, jun family のタンパクと heterodimer あるいは homodimer を形成するが，その複合体は以前より activator protein-1（AP-1）と呼ばれていた転写因子の本体であることがわかった。AP-1 は，標的遺伝子の AP-1 結合部位に塩基性領域を介して結合し，転写因子として働くのである。その標的遺伝子として，enkephalin, dynorphin, somatostatin などの peptide の前駆体や，tyrosine hydroxylase（TH），basic FGF, GAP 43, collagen, collagenase, 種々のサイトカインなどの遺伝子が明らかにされている。ストレス刺激により脳においてペプチドやカテコールアミンなど種々の伝達物質の産生が増加するが，IEGs は転写調節因子としてそのプロセスに関与していると思われる。しかし，c-fos ノックアウト（KO）マウスを用いたわれわれの検討では，corticotropin releasing hormone（CRH），enkephalin, dynorphin などのペプチドや TH の発現は，KO マウスでも野生型と同程度に認められ，c-fos はこれらの物質の産生調節には直接関与していないことが示唆された[3]。

　JunB の働きについては次のようなことがわかっている[5]。c-Jun と JunB とは同じ family に属しその構造は似ているのであるが，その転写活性化の働きを比較すると，c-Jun の方が圧倒的に強い（約10倍）。その違いは DNA 結合 domain（塩基性領域）の4つのアミノ酸の違いに起因している。JunB にはまた，c-Jun の働きを阻害する作用がある。JunB は c-Jun より DNA 結合力が圧倒的に弱いので，AP-1 領域での結合を競合的に阻害する訳ではない。JunB は c-Jun と heterodimer を形成することによ

り，より転写活性化作用の強いc-Jun-c-Jun homodimerを減少させて，c-Junの働きを阻害するのである。JunBのleucine zipperには2つのproline残基があり，これがleucine zipperの安定性を低下させ，heterodimerを作りやすくしているらしい。glycineやprolineの存在はhelixの安定性を阻害することが明らかにされている。このことから，c-Jun-c-Jun homodimerよりもc-Jun-JunB heterodimerの方が2倍も形成されやすい状態となり，JunBが増えるとc-Junの働きが阻害されるという結果になる。c-Fosの存在しない状態では，このような機序でJunBはc-Junの働きを阻害するが，c-Fosのある状態では，JunB-c-Fos heterodimerを形成してAP-1結合部位への結合を促進する方向に働くと考えられている。一方，JunDは，housekeeping geneとして，脳のすべてのニューロン，グリアに恒常的に発現している。C-Jun, JunB, JunDは，それぞれ異なった親和性でFosとcomplexを形成して，AP-1, CREなどの領域に結合する。JunDは，他の*fos/jun* familyのタンパクに比べてとくに安定であり，Fos-JunD complexはFosの分解を遅らせるという。

PC 12細胞においてNGFにより誘導される転写因子として発見されたNGFI-Aは，zinc fingerという構造を持っており，zinc fingerの先端を介して特定の塩基配列（GC sequence）に結合する。NGFI-Aは，3T3細胞をNGFで刺激したときに発現することで見い出された*zif* 268，あるいはマウスBリンパ腫に発現することが知られている*egr*-1と同じものであることがわかった。同様にzinc fingerを持つIEGsとしてNGFI-C, Krox 20がある。NGFI-Aと同じくPC 12細胞においてNGFによりその発現が誘導されるNGFI-Bは，steroid hormone receptorと類似の構造を持っている。

2）各種ストレス刺激と脳内IEGs発現

ストレスの種類は多様であり，脳を賦活するプロセスもそれぞれ異なると思われる。*c-fos*発現のパターンもストレスの種類により異なる。炎症や高浸透圧刺激では，視床下部室傍核（PVN）小細胞性部（pc）および大細胞性部（mg）・視索上核（SON）・分界条床核（BST）・扁桃体中心核（ACe）などにFos陽性細胞が認められるが，拘束・恐怖など心理的要因の強いストレスでは，これらのニューロン群のうちPVNpcにのみ発現が見られる[3]。種々の実験形態学的手法により，PVNmgやSONでのFos発現は脳弓下器官やOVLTなど血液脳関門を欠く領域への体液性の情報が，また，BSTやACeでのFos発現には，脳幹からの上行性のカテコールアミン性の入力が重要な役割を果していること，またPVNpcの賦活には，この両者を含めさまざまな入力が関与していることが，明らかになってきた[6]。

このようにFos発現のパターンから各種ストレス刺激による脳賦活のメカニズムを探ろうとする試みが多数なされているが，この方法の欠点は，Fosが発現しないところではニューロンは興奮しないとは言えないことである。これを克服するひとつの方法は，他のIEGsの発現も同時に検討することである。例えば，水泳ストレスと拘束ストレスによる，*c-fos*, *c-jun*, *zif* 268 mRNAの発現部位とその時間経過が検討され，*c-fos*の発現しないところに*zif* 268の発現が確認されている[1]。*c-fos* mRNAは，PVNの他，外側中隔核，内側視索前野，BST，扁桃体内側核および中心核，帯状回など，HPA axisの調節に関与していると考えられる前脳の諸核に加え，脳幹のA1/C1

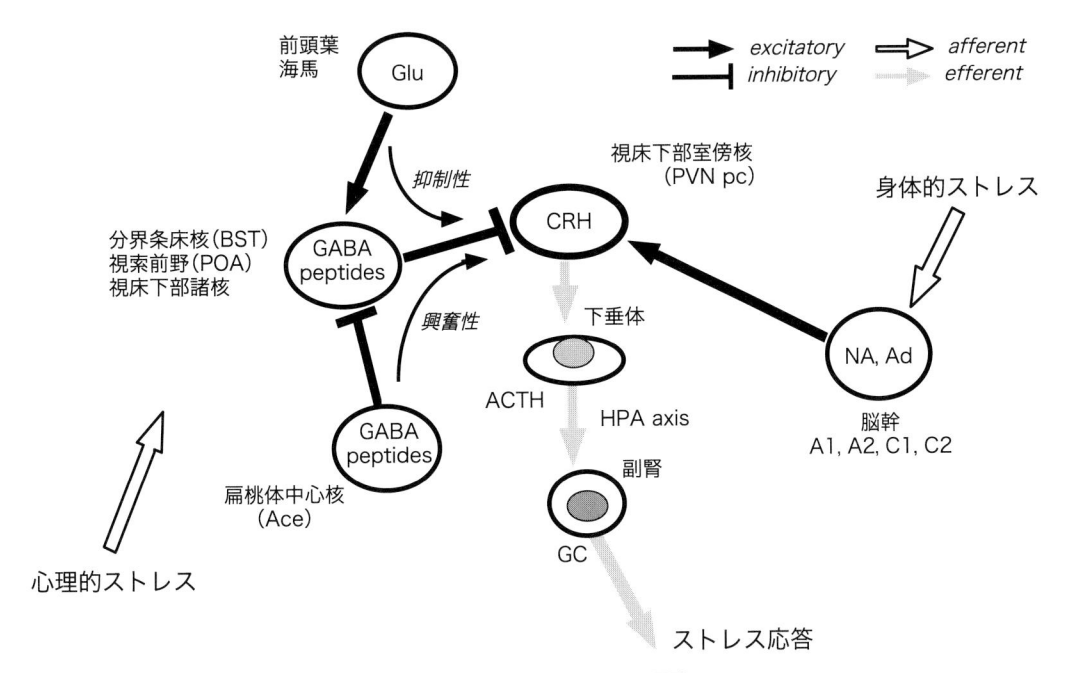

図 4-1　脳におけるストレス回路
　身体的ストレスの場合は脳幹の NA ニューロンが直接 PVNpc に投射する．心理的ストレスの場合は，辺縁系の諸核を経由して PVNpc に投射する．HPA axis を介してストレス応答が起こる．(Herman JP, Cullinan WE：Neurocircuitry of stress：central control of the hypothalamo-pituitary-adrenocortical axis. TINS, 20：78-84, 1997. より改変)

領域，A2/C2 領域，縫線核群などのモノアミン産生ニューロンに強く発現している．その他，視床下部背内側核/外側核/後核/弓状核/乳頭体上核，中脳中心灰白質にも認められる．これらの発現は 30～60 分でピークに達し，120 分ではほとんど消失する．C-*jun* mRNA は脳の広汎な領域で，恒常的に発現しているのであるが，上記のストレスであらたに発現が認められる領域もある．例えば，外側中隔核の腹側部，頭頂葉の表層，辺縁下野 (infralimbic cortex)，背側前乳頭核などである．zif 268 も大脳皮質などで恒常的に発現しているのであるが，ストレスによりとくに強く発現が見られるのは PVNpc，視床下部前部および外側核，外側中隔核の腹側部などである．

　ストレスにより賦活されるこれらの核群はどのような伝達物質を持ち，PVN にどのような影響を与えるのであろうか．ストレスの情報を PVN に伝える神経回路を図 4-1 に示す[7]．PVNpc は脳のさまざまな領域から支配されており，HPA axis におけるストレス応答や日内変動は，これらの投射によりコントロールされているのである．脳幹からの投射は，炎症，痛み，血圧，暑さ，寒さ，騒音などの情報を伝えるのに対し，辺縁系は，ストレスによる上位脳の心理的興奮を PVN の小細胞に伝える．

　脳幹からのカテコールアミン作動性の入力は HPA axis に対して興奮性の影響を与えていることはよく知られている．その他，PVN ニューロンを興奮させるニューロトランスミッターとして，muscarinic/nicotinic acetylcholine (ACh) リセプターの antagonist を投与しておくと，PVN からの CRH の放出が抑制されることから，ACh が考えられる．また PVN には，NMDA-R の subunit の NR1 や AMPA 型および

Kainate 型リセプターの subunit が認められることより，Glu も興奮性のトランスミッターとして働いていると思われる．抑制性のものとして視床下部前核群・背内側核や BST の内側部，retrochiasmatic area からの GABA 作動性の入力がある．また，海馬から HPA axis への抑制性の影響はよく知られている．海馬からは海馬采，脳弓を経て視床下部へ，さらに，外側中隔核・BST・視床下部腹内側核に投射があり，ACe からもこれらの核群に投射がある．破壊および電気刺激実験により，海馬は HPA axis に対し抑制性の効果を示すのに対し，ACe は脱抑制により HPA axis を亢進させることが示されている．

3）反復ストレス刺激と IEGs 発現

ある程度強いストレス刺激が繰り返されると，脳内のカテコールアミンや CRH の

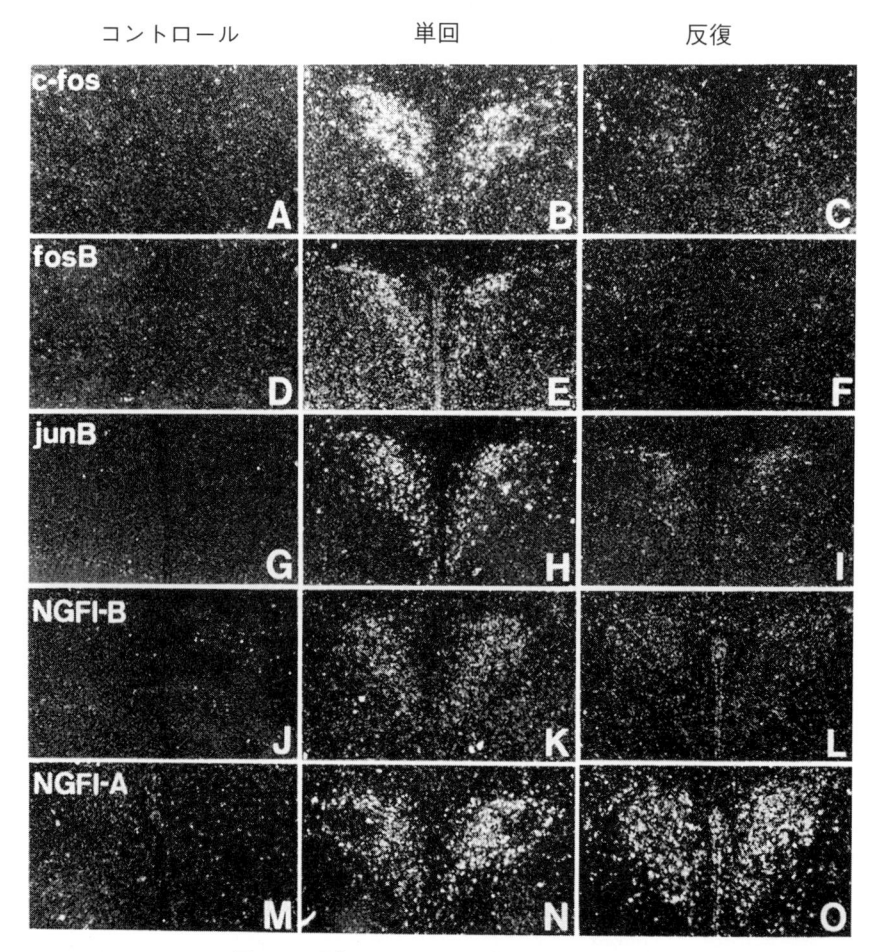

図 4-2 反復ストレスによる IEGs 発現の変化

ラットの視床下部室傍核 (PVNpc) における c-fos (A-C)，fosB (D-F)，junB (G-I)，NGFI-A (J-L)，NGFI-B (M-O) の各 mRNA の発現を示す．A-M はコントロール，B-N は単回の拘束ストレス刺激開始後 1 時間，C-O は，6 日間の反復拘束ストレス刺激 (2 時間/日) 後，7 日目の拘束ストレス刺激開始後 1 時間のもの．反復ストレス刺激は，NGFI-A 以外の IEGs の反応を低下させる．(Umemoto S, Kawai Y, Senba E：Differential regulation of IEGs in the rat PVH in single and repeated stress models. Neuroreport, **6**：201-204, 1994. より引用改変)

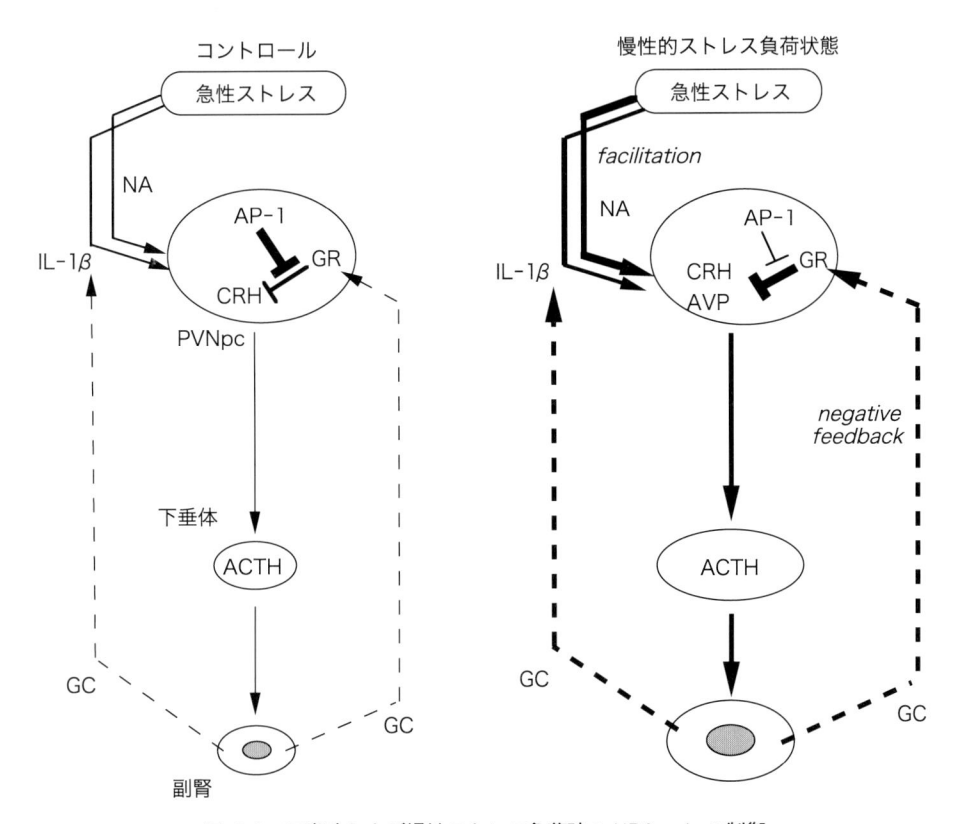

図 4-3 正常時および慢性ストレス負荷時の HPA axis の制御

コントロールおよび慢性ストレス負荷状態での，PVNpc における c-*fos*，CRH の転写に促進性（実線），抑制性（破線）の影響を与える因子を模式的に示す。慢性ストレス負荷状態では，CRH 産生ニューロンにおいて CRH/AVP の産生が増加し，HPA axis が亢進している。急性ストレス負荷に対する AP-1 の反応が低下するため，GC-GR による CRH/AVP への抑制が強まる。NA：ノルアドレナリン，GC：glucocorticoid，GR：glucocorticoid receptor。(Dallman MF：Stress update-Adaptation of the hypothalamic-pituitary-adrenal axis to chronic stress. Trends Endocrinol Metab, 4：62-69, 1993. より引用改変)

産生・放出が増加し，ストレス応答が増強する[8]。このような時，前述の IEGs 発現はどうなるのだろう。拘束ストレス刺激を繰り返して与えてみたところ，単回ストレスの場合と比べこれらの IEGs の反応は，NGFI-A を除き低下することがわかった。すなわち，PVNpc では，単回拘束ストレスにより，c-*fos*, *fos*B, *jun*B, NGFI-A, NGFI-B などの mRNA が早期に一過性に上昇するが，同じストレス刺激を 7 日間繰り返すと，7 日目のストレス刺激に対し NGFI-A mRNA のみが反応し，他の IEGs の発現は抑制された[9,10]（図 4-2）。PVNpc 以外の領域においても Fos タンパクの発現は低下していた[11]。この時，ストレスを繰り返す毎に血中のアドレナリン値が，単回ストレスの場合に比べ著明に上昇し，PVNpc における CRH mRNA の発現も増強しているので，IEGs の反応性の低下は単なる"馴れ"によるとは考えにくい。

反復ストレス刺激により，血中 glucocorticoid（GC）の基礎値（basal level）が高くなると言われている[8]。慢性ストレス状態においては，HPA axis に促進的に働くカテコールアミン性の入力と，negative feedback として抑制的に働く GC がそれぞれ

増強しており，互いに拮抗していると考えられる（図4-3）。PVNpcにおけるc-fos発現に対して，脳幹からのカテコールアミン性の入力は促進的に働くが[6]，GCはその発現を抑制すると思われる。後者の影響がより強いため，c-fos発現は抑えられるのであろう。ストレス刺激の代わりにGCを持続的に投与することによっても，単回ストレス刺激に対して前述したようなIEGs発現パターンの変化が起きることがわかった[10]。PVNpcのニューロンはGC receptor（GR）を持っているので，血中のGCの増加により活性化されたGRが核内に移行し，遺伝子に直接作用してc-fosなどのIEGs発現を低下させたと考えられる。そのメカニズムとして，c-fosのプロモーター領域のSREにGRが結合することが示されている。すなわち，SREにはGC-response element（GRE）様の塩基配列（GTACAnnnTGTYCT）があり，この領域にGRが結合しc-fos遺伝子の転写を抑制するという[12]。GRがSREに結合することによりSRFがSREに結合することを阻害するため，転写が抑制されると考えられる。

NGFI-Aの場合は反復ストレス刺激やGCの投与によりその発現は影響を受けなかったが，発現調節に関与するsecond messenger系やプロモーター領域の構造が，他のIEGsと異なるためと考えられる。

4）ストレスによる末梢でのIEGs発現

われわれはまた，拘束ストレス刺激により，脳だけでなく心臓や消化器などの末梢臓器においてもIEGsが発現することを明らかにした[13,14]。心臓では左心室の心筋細胞，冠動脈の内皮細胞などに発現が認められ，その発現には，α-受容体，β-受容体の両方が関与していること[15]，拘束ストレスにより心筋細胞においてMAP kinaseが活性化されることなども明らかにしている。このような心筋細胞の局所的な異常興奮がストレス時の不整脈の原因になっている可能性がある。ストレスによりIEGs発現が見られた左心室壁の心筋細胞には，2～3時間後，心房性ナトリウム利尿ペプチド（ANP）のmRNAが発現するが，血中に放出されたANPは血管を拡張させ，ストレス反応の緩和に働くと思われる。ANP遺伝子のプロモーター領域にはAP-1結合部位が存在することから，IEGs発現との関連が示唆される。さらに，拘束ストレスにより末梢組織の広汎な血管内皮細胞にIEGs発現がみられることもわかった[13,14]。精神的ストレスにより，血管内皮細胞や白血球において，L-selectin, ICAM-1などの接着分子の発現が増え，そのため白血球の接着・遊走が亢進し局所でのアレルギー反応を増強させると言われている。血管内皮におけるIEGs発現が接着分子などの発現に関与している可能性が考えられる。

2．glucocorticoidによるストレス応答の制御

1）glucocorticoid（GC）とHPA axisについて

下垂体からのACTHの分泌は視床下部ホルモンにより刺激される。このような働きを持つ視床下部ホルモンは，CRHとarginine vasopressin（AVP）である。AVP自体のACTH分泌効果はCRHに比べると弱いが，CRHのACTH分泌作用を2～3倍に増強させるとされている。CRHはPVNの小細胞により産生されるが，慢性的なストレス負荷時にはAVPも同時に産生されるようになり，正中隆起に投射し下垂体

門脈に放出される。そして，下垂体細胞における POMC の合成を増やし，ACTH の放出を増加させる。慢性拘束ストレス負荷により，PVN の小細胞性部（PVNpc）において AVP 陽性細胞が 2 倍に増加し，正中隆起における CRH と AVP の共存を示す神経終末も増加することが明らかにされている[16]。

　GC は HPA axis に対し negative feedback control をかけている。すなわち，GC は PVN に働いて CRH, AVP の産生を抑制する。正常ラットでは，血中の GC レベルは basal で $1\,\mu g/dL$ であるが，副腎を摘除した動物に GC を与え血中レベルを $3\,\mu g/dL$ にすると negative feedback がかかる。しかし，慢性的にストレスがかかったラットでは，血中 GC レベルは $2\sim 8\,\mu g/dL$ となるが，この場合は PVN における GR が減少しているので，HPA axis に対する抑制はかかりにくい。ストレスや negative feedback に対する HPA axis の感受性は，血中の GC が basal level の時に最も高くなる。ヒトにおいては夕方で，夜行動物では朝である。

　さて，PVNpc における IEGs 発現は CRH 遺伝子の転写を直接活性化しているのだろうか？　エーテルをストレス刺激としてラットの PVN における IEGs の mRNA，CRH heteronuclear RNA（hnRNA）発現の時間経過をみてみると，CRH 遺伝子の転写活性化はわずか 5 分でピークに達し，IEGs の発現に先行することがわかった[17]。拘束ストレスでも同様の結果が得られている。このことから，c-*fos* などの IEGs は CRH mRNA の発現には直接関与していないと思われる。さらに，ヒトおよびラットの CRH 遺伝子の promoter 領域に，AP-1 結合部位は認められていない。しかし，リポーターアッセイを用いた検討では，CRH 遺伝子の CRE に AP-1 が結合する可能性が示されている（図 4-4）。あるいは，AP-1 は GR との相互作用で間接的に CRH 遺伝子の転写を調節している可能性もある。AP-1 と GR はお互いにその転写調節因子としての作用を抑制し合っていることはよく知られている[18]。AP-1 タンパクは，GR と拮抗することにより，GC による CRH 遺伝子の転写抑制を減弱，すなわち CRH 遺伝子の転写を活性化させていると考えられる。例えば，培養下垂体細胞（AtT 20）における Fos の過剰発現は，POMC 遺伝子に対する GC の抑制効果を減弱させることが示されている。反対に，反復ストレスにより血中の GC レベルが上昇して c-*fos* などの IEGs 発現が減少すると，CRH mRNA の発現はさらに抑制されることになる。反復ストレス時に AP-1 が減少することは，ストレスに対する過剰応答を抑制するという生体防御のメカニズムであるのかもしれない。言い換えれば，PVN における IEGs 発現は，ストレスに対する HPA axis の感受性を調節しているということになる。反復ストレス刺激で変化した IEGs 発現パターンは，1〜2 日間ストレス暴露を中断すると，もとの反応パターンにもどる。週に一度休日をとるというのは，ストレスに対する HPA axis の感受性を回復させるという意味で生理的に理にかなっているのかもしれない。

2）GC による遺伝子発現制御のメカニズム

　ストレス応答として副腎より放出される GC は，上述のように脳に働いて negative feedback をかけるとともに，末梢組織においては抗炎症，免疫抑制に働くことはよく知られている。そのため，GC は多くの炎症性疾患，自己免疫疾患の治療に用いられている。ストレスにより HPA axis や交感神経系が活性化されると，GC やカテコール

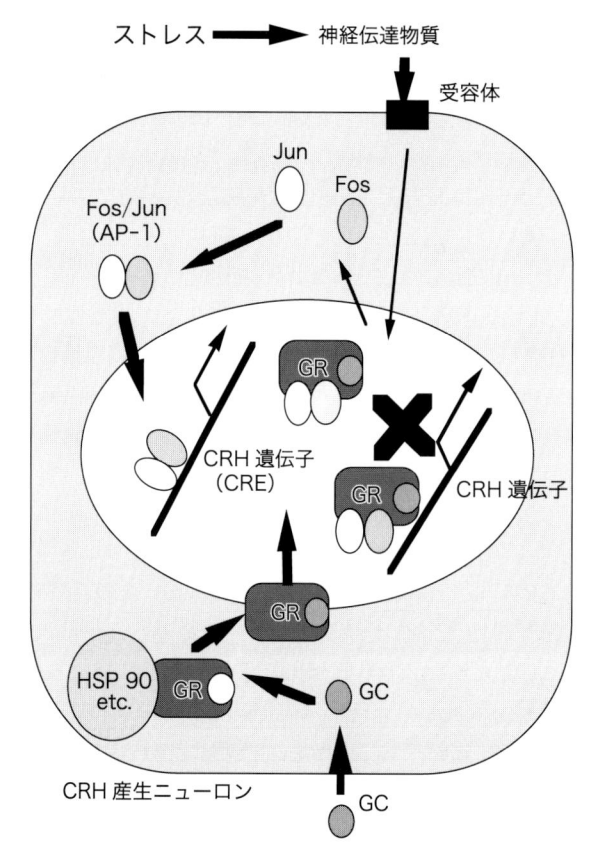

図 4-4 CRH産生ニューロンにおけるGRとAP-1の相互作用

視床下部室傍核のCRH産生ニューロンにおいて，ストレスにより増加したAP-1は，核内でGRと結合することにより，GRのnegative feedback作用を弱め，CRHの産生を増やす。AP-1はCRH遺伝子のCREに結合してその転写を促進する可能性もある。

アミンの作用により免疫系はTh1からTh2にシフトし，抗炎症・免疫抑制に働く。免疫能が低下し，種々の疾病にかかりやすくなる反面，過剰な炎症により生体が損傷されることを防ぐための，合目的的な防衛反応であるともいえる。またTh2にシフトすることで，好酸球や肥満細胞が活性化され，アレルギー疾患が増悪する[19]。

GC受容体(GR)は777個のアミノ酸より成るタンパクで，3つの主要なドメインといくつかのサブドメインより成る（図4-5）[20]。C端にGC結合ドメインがあり，中央部にあるDNA結合ドメインにより，標的遺伝子のGREに結合してその転写を調節する。GREはpalindromicな構造をとる15塩基から成っている（GGTACAnnnTGTTCT）。DNA結合ドメインはzinc finger構造をとっている。N端にあるタウ1と呼ばれる領域は，転写調節ドメインであり，また他の転写因子との結合にも関与する。種差によるホモロジーが最も低い領域である。ヒトのGRには，GC結合領域の近傍にタウ2と呼ばれる領域があり，核への移行シグナルとして働く。GRは，細胞質におい

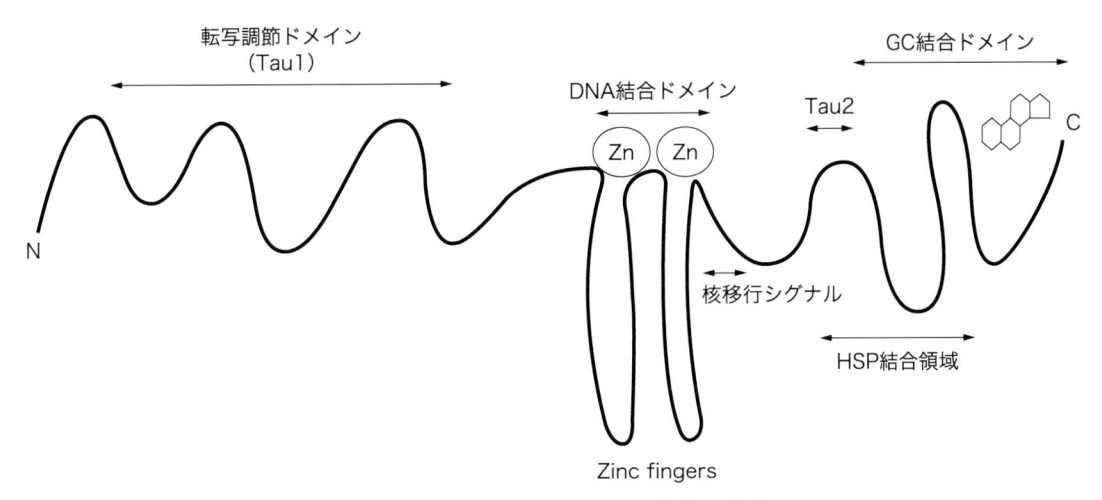

図 4-5 glucocorticoid receptor (GR) の構造
GR は，GC 結合ドメイン（C 端），DNA 結合ドメイン（中間部），転写調節ドメイン（N 端）の3つの主要なドメインより成る。(Barnes PJ：Anti-inflammatory actions of glucocorticods：molecular mechanisms. Clinical Science, 94：557-572, 1998. より引用改変)

ては2分子の HSP 90 などを含む抑制性のタンパク質複合体（300 kD）と結合しており，これらのタンパクは GC を結合していない非活性型の GR を細胞質内に留めておく役割を持っている。GC が結合して HSP 90 が離れると，核移行シグナルが露出し，GC-GR は核内へ移行する。活性型の GR はホモダイマーを形成し，標的遺伝子の GRE に結合するのである。

GC-GR により直接その転写を制御される遺伝子は，細胞あたり10〜100個程度であると考えられており，GC によりその転写が抑制される遺伝子の多くは GRE を持たない。これらの遺伝子は，GR と他の転写因子との相互作用により，間接的に転写制御を受けると考えられている。GR は leucine zipper 構造を介して他の転写因子と結合し相互に作用し合う。このような相互作用の存在は，それぞれの細胞の GC に対する反応性・抵抗性を決める重要なファクターとなっている。最もよく知られているのは，GR と AP-1 との相互作用である[18]（図 4-4）。例えば，TNF-α や phorbor ester により細胞が刺激されると AP-1 が増えるが，AP-1 が GR と結合することにより，フリーな GR が減少して，GC に対する反応性が低下する。NF-κB は，炎症や免疫に関連する多くの遺伝子の転写を調節しているが，GR が結合することにより NF-κB の転写因子としての働きが抑制され，GR は抗炎症作用を発揮する。GR は CREB とも相互作用する。β2-AdR のアゴニストにより細胞内の cAMP の上昇と PKA の活性化が起こり，リン酸化された CREB は標的遺伝子の CRE に結合する。このように CREB が増えて GR と結合すると，GRE への結合は減少する。GR はまたサイトカインのシグナル伝達に働く STATs（signal transducer and activator of transcription）とも結合する。STAT 5,6 との相互作用を介して GC はある種のサイトカインの効果に影響を与える。

さらに詳しく見てみると，GC は核内で，染色体のクロマチン構造に影響を与えて遺

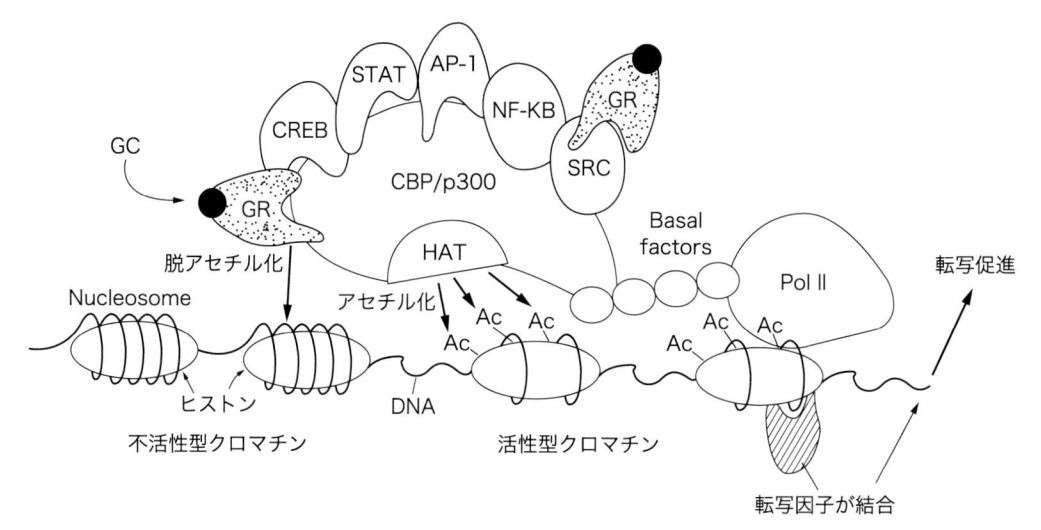

図 4-6 クロマチン構造に対する GC の効果

GR, AP-1, NF-κB などの転写因子が, histone acetyltransferase (HAT) 活性を持つ CBP などの co-activator 分子と結合して遺伝子の転写を制御する。GR はヒストンの脱アセチル化を促進することにより, 転写因子の結合を抑え, 炎症に関与する遺伝子の転写を抑制する。一方, glucocorticoid receptor co-activator (SRC) に結合した GR は, 転写を促進させる方向に働く。(Barnes PJ：Anti-inflammatory actions of glucocorticoids：molecular mechanisms. Clinical Science, 94：557-572, 1998. より改変)

伝子の転写を制御する（図 4-6）。染色体の DNA はヒストン分子に巻きついて nucleosome を形成している。いくつかの転写因子は，CREB binding protein (CBP) のような co-activator 分子（p 300）と結合してその作用を発揮する。実際，AP-1, NF-κB, STATs などは，直接 CBP に結合するのであるが，CBP 量が限られており，また CBP 上の結合部位が限られているため，これらの転写因子間で CBP をめぐって競合が生じる。CBP は，GR などの核内ホルモンリセプターとも結合するが，これらの核内ホルモンリセプターは，SRC-1 などの co-activator とも結合している。p 300/CBP co-integrator-associated protein (p 300/CIP) が，核内ホルモンリセプターと CBP/p 300 との結合に重要な役割を果たしている。CBP/p 300 は，ヒストンをアセチル化する活性(histone acetyltransferase, HAT)を持つが，その働きは，AP-1, NF-κB の結合により活性化される。ヒストン残基がアセチル化されると，DNA の巻き付きが減少してクロマチン構造がオープンになり，転写因子が結合しやすくなる。反対に，ヒストンの脱アセチル化が促進されると，DNA の巻き付きが増えて密になり，転写因子が結合できなくなり，遺伝子の転写が抑制される。GR は，nuclear receptor co-repressor (N-CoR) と結合して，ヒストンの脱アセチル化を促進することにより，炎症性の遺伝子の転写を抑制し，抗炎症作用を発揮するのである。

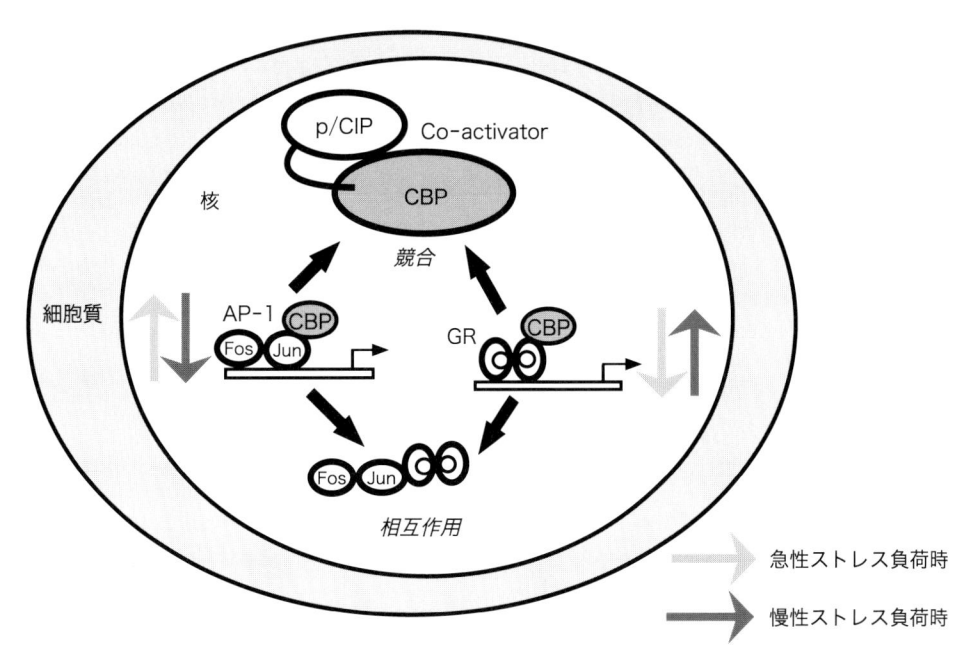

図 4-7 AP-1 と GR による HPA axis の感受性の調節
視床下部室傍核の CRH 産生ニューロンを示す。AP-1 と GR が，直接結合することにより，また CBP をめぐって競合することにより，お互いの転写活性を抑制し合う。急性ストレス時には，AP-1 が増えるので GR の働きは抑制されるが，慢性ストレス負荷時には，急性ストレスによっても AP-1 が増えず，GC-GR の negative feedback 作用は保たれる。

まとめ

　　GC は，PVNpc の CRH 産生ニューロンに対し negative feedback 機構により，その産生を抑制し，HPA axis をコントロールしている。すなわち，ストレス応答をコントロールしている。急性ストレスにより CRH 産生ニューロンに IEGs が発現して AP-1 が産生されるが，これは，GR との直接の結合あるいは CBP をめぐる競合により，GR の転写調節作用に拮抗している。急性ストレス時には，AP-1 は CRH の産生を促進し，ストレス応答が十分機能するように働くのである。一方，慢性ストレス負荷時には，basal の GC レベルが上がっているため，急性ストレス刺激に対する IEGs 発現が抑制されており，AP-1 が産生されない。また，慢性ストレス負荷時には，CRH ニューロンの GR も減少しているが，それに拮抗する AP-1 が産生されないため，negative feedback 機構は保たれるということになる（図 4-7）。GC の過剰産生が続くことは，生体にとって有害である。適切な GC レベルを維持するため，遺伝子や転写因子のレベルで巧妙な調節が行なわれているのである。

[仙波恵美子]

[文　献]
1) Cullinan WE, Herman JP, Battaglia DF, et al.： Pattern and time course of immediate early gene

expression in rat brain following acute stress. Neuroscience, **64**: 477-505, 1995.
2) Senba E, Umemoto S, Kawai Y, et al.: Differential expression of *fos* family and *jun* family proto-oncogene mRNAs in the rat hypothalamo-pituitary-adrenal axis after immobilization stress. Mol. Brain Res, **24**: 283-294, 1994.
3) Senba E, Ueyama T: Stress-induced expression of immediate early genes in the brain and peripheral organs of the rat. Neurosci. Res, **29**: 183-207, 1997.
4) Robertson LM, Kerppola TK, Vendrell M, et al.: Regulation of c-fos expression in transgenic mice requires multiple interdependent transcription control elements. Neuorn, **14**: 241-252, 1995.
5) Deng T, Karin M: JunB differs from c-Jun in its DNA-binding and dimerization domains, and represses c-Jun by formation of inactive heterodimers. Genes Dev, **7**: 479-90, 1993.
6) Ericsson A, Kovacs KJ, Sawchenko PE: A functional anatomical analysis of central pathways subserving the effects of interleukin-1 on stress-related neuroendocrine neurons. J Neurosci, **14**: 897-913, 1994.
7) Herman JP, Cullinan WE: Neurocircuitry of stress: central control of the hypothalamo-pituitary-adrenocortical axis. TINS, **20**: 78-84, 1997.
8) Dallman MF: Stress update-Adaptation of the hypothalamic-pituitary-adrenal axis to chronic stress. Trends Endocrinol Metab, **4**: 62-69, 1993.
9) Umemoto S, Kawai Y, Senba E: Differential regulation of IEGs in the rat PVH in single and repeated stress models. Neuroreport, **6**: 201-204, 1994.
10) Umemoto S, Kawai Y, Ueyama T, et al.: Chronic glucocorticoid administration as well as repeated stress affects the subsequent acute immobilization stress-induced expression of immediate early genes but not that of NGFI-A, Neuroscience, **80**: 763-773, 1997.
11) Umemoto S, Noguchi K, Kawai Y, et al.: Repeated stress reduces the subsequent stress-induced expression of Fos in rat brain. Neurosci Lett, **167**: 101-104, 1994.
12) Karagianni N, Tsawdaroglou N: The c-fos serum response elemnet (SRE) confers negative response to glucocorticoids. Oncogene, **9**: 2327-2334, 1994.
13) Ueyama T, Umemoto S, Senba E: Emotional stress induces c-fos and c-jun immediate early genes expression in the heart. Life Science, **59**: 339-347, 1996.
14) Ueyama T, Saika M, Koreeda C, et al.: Water immersion-restraint stress induces expression of immediate-early genes in gastrointestinal tract of rats. Am. J. Physiol. **275**: G 287-G 295, 1998
15) Ueyama T, Yoshida K-I, Senba E: Emotional stress induces immediate-early gene expression in rat heart via activation of alpha-and beta-adrenoceptors. Am J Physiol, **277**: H 1553-H 1561, 1999.
16) Bartanusz V, Jezova D, Bertini LT, et al.: Stress-induced increase in vasopressin and corticotropin-releasing factor expression in hypophysiotrophic paraventricular neurons. Endocrinology, **132**: 895-902, 1993.
17) Kovacs KJ, Sawchenko PE: Sequence of stress-induced alterations in indices of synaptic and transcriptional activation in parvocellular neurosecretory neurons. J Neurosci, **16**: 262-73, 1996.
18) Yang-Yen HF, Chambard JC, Sun YL, et al.: Transcriptional interference between c-Jun and the glucocorticoid receptor: Mutual inhibition of DNA binding due to direct protein-protein interaction. Cell, **62**: 1205-1215, 1990.
19) 仙波恵美子: ストレス応答と免疫・アレルギー. アレルギー科, **12**: 313-321, 2001.
20) Barnes PJ: Anti-inflammatory actions of glucocorticoids: molecular mechanisms. Clinical Science, **94**: 557-572, 1998.
21) Tsagarakis S, Grossman A: Central neuroregulation of hypothalamic corticotropin-releasing hormone (CRH-41) secretion. J Endocrinol Invest, **13**: 765-75, 1990.

5章 ストレスと視床下部・下垂体・副腎皮質連関

はじめに

　セリエは，生体のストレス反応の中心にグルココルチコイドの放出を考え，このホルモンがさまざまなストレス反応を修飾していることを明らかにした。
　グルココルチコイド放出を始めとするストレス反応は，ホメオスタシスを保ち生体を維持するのに役立っていると考えられる。グルココルチコイドは，同じくストレス時に放出されるカテコールアミンとともに血糖値を上昇させ心血管系の緊張を高め血圧を維持する[1]。これに対し，緊急に今の生存に直ちには必須でない系（免疫・成長・生殖）と，むしろ，過剰な反応が有害となる系（炎症反応）を抑制する。

1. 視床下部−下垂体前葉−副腎皮質（HPA）系

　下垂体前葉からのACTH放出は，主に，視床下部室傍核のCRHによって制御されている。CRH遺伝子を欠損させたCRHノックアウトマウスにおいては，拘束や飢餓ストレス刺激を加えた時に通常観察されるグルココルチコイド放出が著しく減弱している[2]。しかし，拘束や飢餓ストレス刺激に対するグルココルチコイド放出は弱いながらも観察されるし，炎症刺激（細菌の細胞膜成分 lipopolysaccharide（LPS），IL-6投与）に対するACTHとグルココルチコイドの放出反応はかなりの程度，保たれている。このデータはCRHに依存しない別のACTH放出機構があることを示している。CRH以外のACTH放出因子として，バソプレッシンが考えられている。CRHとバソプレッシンは，視床下部室傍核の小細胞性領域の神経細胞で合成され，刺激に応じて正中隆起にある軸索末端から下垂体門脈血中に放出される。門脈血中に放出されたCRHとバソプレッシンは下垂体前葉に作用してACTH放出を促す。安静時の正常ラットにおいては，CRHニューロンの約半数がバソプレッシンを発現している。副腎皮質を除去しグルココルチコイドをなくしてしまうと，CRHニューロンのうちほとんどが，バソプレッシンを共に発現するようになる。このデータは，通常の血中グルココルチコイドレベルで，CRHニューロンによるバソプレッシンの産生が抑制されていることを示している。また，下垂体後葉から放出されるバソプレッシンもACTH放出に関与しているという証拠もある[3]。
　バソプレッシンによるACTH放出作用は単独では弱いが，CRH存在下で相乗的に

働きACTH放出を亢進させる。CRHは前葉のCRH1受容体に作用して，adenylate cyclaseを活性化し，細胞内cAMPを上昇させ，protein kinase Aの活性化を起こし，細胞外からのCa^{2+}流入を起こして，ACTH放出を誘発する。バソプレッシンは，下垂体前葉にあるVP_{1b}受容体に作用して，inositol 1,4,5-trisphosphateとdiacylglycerolを産生する。その結果，protein kinase C（PKC）を活性化する。バソプレッシンは，PKCの活性化を通してCRHに対するcAMP応答を増強し，ACTH放出を増大させる。

下垂体前葉からのACTH放出を増強する視床下部ホルモンとしてCRHとバソプレッシン以外に，オキシトシンが挙げられている。これら視床下部ホルモンのACTH放出に関する役割については，用いるストレス刺激の種類により異なることが示されている[4]。ストレスが慢性か急性かでも異なる。急性にストレス刺激を加えた場合，CRHのmRNA，そして刺激によってはバソプレッシンのmRNAが増加する。刺激が慢性的になると，CRH mRNAよりむしろバソプレッシンmRNAが増加する。したがって，ストレスが慢性期になるとCRHに比べ，バソプレッシンが重要な因子と考えられる。また，種差も知られている。羊[5]，ウマではバソプレッシンがより重要と報告されている。オキシトシンはラットでは下垂体前葉からのACTH放出を促進させるが，ヒトでは減少させる[6]。ただし，ラットにおいても慢性的にオキシトシンを投与すると視床下部―下垂体前葉―副腎皮質（HPA）系が抑制される[7]。

下垂体前葉からのACTH放出を制御する視床下部ホルモン因子として，上記のような興奮性のものだけでなく，抑制性のものがあるという主張がある[8]。視床下部ホルモンの制御がACTH分泌に関して興奮性の因子のみならば，視床下部と下垂体前葉との間を外科的に切断して視床下部ホルモンの影響を取除くとACTH放出は抑制されると考えられる。しかし，実際に切断すると，ACTH放出はむしろ増強する。しかし，抑制因子が何であるかは確定していない。

下垂体からのACTH放出は，基本的には，視床下部室傍核から放出される視床下部ホルモンに依存しているが，しかし視床下部を大きく破壊してもサイトカイン，開腹手術によるACTH放出が観察されるとの報告もある[9,10]。

下垂体から放出されたACTHは副腎皮質に作用し，グルココルチコイドの産生と放出を促す。グルココルチコイドの産生と放出は，主にACTHにより制御されている。しかし，ACTH以外の制御を受けているという証拠もある。人工グルココルチコイドdexamethasoneを多量に投与しnegative feedbackにより内因性のACTHを低値に保っておいても，手術侵襲を加えるとACTH放出は起きないがグルココルチコイドは放出される。このグルココルチコイドの放出は，TNFあるいはIL-6といったサイトカインが直接，副腎皮質に作用した結果であるらしい[11]。また，内因性オピオイドが副腎皮質に作用して，グルココルチコイド放出を修飾しているという報告もある。さらに，副腎皮質のACTHに対する感受性の日内変動への神経支配の影響が指摘されている[12]。

免疫系とHPA系との間に直接の交互作用があることが知られている[13]。サイトカイン(IL-1, IL-6, TNF)はHPA系を活性化させる。IL-1はLPS投与によるHPA系の活性化を担う因子である。IL-1はCRHを介してACTH放出を促進させる。しか

し，CRHノックアウトマウスでもLPSによるACTH放出がある。IL-1に，下垂体前葉あるいは副腎皮質に直接作用してACTHとグルココルチコイドを放出させる効果があることが報告されている。また，IL-1のHPA系活性化にプロスタグランジンが関与しているかも知れない。Cyclooxygenase阻害薬でHPA系の反応が減弱する。

グルココルチコイドは，HPA系を抑制するnegative feedback作用を持つ。この抑制には，数分でCRHとACTHの放出を抑制する早い抑制と，30分から時間のオーダーの潜時をもつ遅い抑制とがある。早い抑制作用のおかげで，ストレス刺激が終わればストレス反応も短期間に終焉する。グルココルチコイドの作用部位は海馬，視床下部室傍核のCRHとバソプレッシンニューロン，そして，下垂体前葉と考えられている。その他の部位も関与する。扁桃体を破壊しておくと副腎を除去して副腎皮質ホルモンをなくしたときに観察されるACTHの基礎放出の増加が阻害される。したがって，グルココルチコイドは，扁桃体からの興奮性入力を抑制していると考えられる。また，グルココルチコイドは神経細胞体を脳幹にもつノルアドレナリンニューロンの視床下部におけるストレス時のノルアドレナリン放出を抑制する[14]。また，medial prefrontal cortexに作用してACTH放出を抑制するという報告がある[15]。

グルココルチコイドによる早期の抑制は用いるストレス刺激の種類によって異なるという報告がある[16]。外来性にグルココルチコイドを投与すると空気を頭部に吹き掛けるというair puff刺激によるACTH反応は急性に大きく減弱するが，脱血によるACTH反応はほとんど変化しない。この両ストレス刺激の違いは，air puff刺激が主に扁桃体，外側中隔野，視床下部背内側核といった前脳を活性化させるのに対し，脱血といった肉体的なストレス刺激は弧束路核といった脳幹部を活性化させるところにある。このデータは，グルココルチコイドによる早期の抑制の主な作用部位が前脳であるという考えと合う。

グルココルチコイドに対する受容体には高親和性のmineralcorticoid receptor (MR, Type I GR)と低親和性のglucocorticoid receptor (GR, Type II GR)がある。MRは基礎値レベルのグルココルチコイドと結合し，すでに飽和状態になっている。これに対し，GRはストレス負荷時などのようにグルココルチコイドレベルが上昇したときに働く。両者ともHPA系への抑制作用を持つ。これらの受容体は核受容体で遺伝子発現を制御しており遅い潜時の抑制を担っている。これに対し，潜時の早い作用はGABA受容体などの膜受容体を介すると考えられる。

グルココルチコイドはすべての脳部位のCRH遺伝子発現を抑制しているわけではない。視床下部室傍核のCRH遺伝子発現は抑制するが，外側分界条床核あるいは扁桃体中心核においてはCRH遺伝子発現を促進させる[17]。

2．急性ストレス反応を伝達する神経回路

ストレス刺激を加えると脳のさまざまな部位が活動することが知られている。Immediate early geneの産物であるFosタンパク質の発現から，大脳皮質（parietal, infralimbic, piriform, temporal, orbital cortices），外側中隔野，腹側歯状回，扁桃体，視床室傍核，視床下部（室傍核，視索上核，背内側核），中心灰白質，延髄のニュー

ロンがストレス刺激で活性化される[18-25]。これらのうち，これまで，HPA系のストレス反応を担っていると考えられている部位[26,27]について述べる。

1) 前頭前野

prefrontal cortex を電気刺激するとグルココルチコイド放出が増加し，prefrontal cortex の神経細胞体をイボテン酸で破壊すると拘束ストレスによるグルココルチコイド放出が減弱する[28]。したがって，prefrontal cortex のニューロンは ACTH 分泌を促進していると考えられる。しかし，medial prefrontal cortex が ACTH 放出を抑制しているという報告もある。すなわち，prefrontal cortex を破壊するとエーテル暴露による放出は変化しないが，拘束による ACTH 放出は増強する。また，グルココルチコイドの同部位への局所投与で拘束による ACTH 放出が減弱する[15]。

2) 海馬

海馬は HPA 系を抑制している。海馬を破壊，あるいはその出力経路にあたる ventral subiculum を破壊[29]すると，ストレス刺激に対するグルココルチコイドの放出反応が促進される。海馬の働きもストレス刺激の種類によって異なることが示されている。破壊により拘束，新奇環境刺激によるグルココルチコイド放出反応は促進するが[29]，エーテル暴露あるいはフットショック[30]による放出反応は促進しない。また，逆に海馬を電気刺激すると，光刺激に対する ACTH 放出反応が抑制される[31]。

ACTH 放出を亢進する回路の報告もある。Neostigmine（acetylcholinesterase inhibitor）を海馬に局所投与して，海馬の細胞外アセチルコリン濃度を増加させると視床下部室傍核が活性化され ACTH 放出が増加する[32]。

3) 扁桃体

さまざまなストレス刺激が扁桃体のニューロンを活性化する。ストレス刺激のなかでもより肉体的なもの（脱血，IL-1 投与）は扁桃体中心核のニューロン群を活性化し[33]，より精神的なストレス刺激である拘束あるいは騒音，新奇環境刺激は内側扁桃体のニューロンを活性化すると報告されている[33,34]。

扁桃体を破壊すると，HPA 系のストレス反応が減弱する[35,36]。central AMY を破壊すると，条件恐怖刺激[37,38]，拘束[38-40]，光音刺激[36]，痛み刺激[35]，Interleukin 1[41]に対する HPA 系の反応が減弱する。

条件恐怖刺激の場合，条件づけ学習の前に中心核を破壊すると条件恐怖刺激に対するすくみ行動とともに ACTH 反応は阻害される[38]。しかし，学習づけた後に中心核を破壊すると，すくみ行動は阻害されるが ACTH 反応は阻害されない[37]。したがって，扁桃体中心核は ACTH 反応の学習づけに必須だが ACTH 反応の表出には必須ではない。これに対し，中心核と基底外側核を両方破壊した場合には学習の後に破壊しても ACTH は阻害される[42]。したがって，基底外側核が条件恐怖刺激の ACTH 反応の表出に必須と考えられる。

拘束ストレスに対する反応には矛盾した報告がなされている。先に述べたように，中心扁桃体を破壊すると拘束ストレスによる ACTH 反応が阻害されるという報告と，破壊しても拘束による PVN の CRH ニューロンの活性化あるいは ACTH 反応を変化させない[43]という報告がある。中心扁桃体ではなく内側扁桃体を破壊すると拘束ストレスに対する反応が抑制されるという報告もある[44]。エーテル暴露による ACTH

放出も中心核破壊で変化しない[36)]と報告されている。

さまざまな神経伝達物質が扁桃体におけるストレス反応を担っていると報告されている。カテコールアミン，CRH，バソプレッシン，TRH，CCK，グルタミン酸がストレス反応を促進し，GABA（ベンゾジアゼピン受容体），オピオイド，オキシトシン，ニューロペプタイドYが抑制していると報告されている[45)]。

4) 分界条床核

分界条床核は，扁桃体あるいは海馬と視床下部室傍核との間の中継核であることが解剖学的に示されている。分界条床核を破壊すると室傍核のCRH mRNAが減少し[46)]，条件恐怖刺激に対するACTH反応が減弱する[47)]。しかし拘束ストレスに対するACTH反応は変化しない[47)]。

条件恐怖刺激を加えると分界条床核のノルアドレナリン代謝が亢進する。分界条床核のノルアドレナリンを枯渇させると条件恐怖刺激に対するすくみ行動の反応は減弱するが神経内分泌反応は変化しない[48)]。

5) 中隔野

中隔野を電気破壊すると，ストレス刺激に対するHPA系が増強する[38,49,50)]。この増強効果は，しかし，海馬の出力線維を破壊した効果を見ている可能性もある。

6) 内側視索前野

ストレスは内側視索前野のニューロンを活性化させる[20)]。内側視索前野を破壊すると拘束ストレスに対するHPA反応が促進する[51)]。したがって，内側視索前野のニューロンはHPA系を抑制している。

7) 視交叉上核

視交叉上核は日内変動の中枢である。この核を破壊するとグルココルチコイドの基礎値が上昇し，ストレスに対するグルココルチコイド放出が亢進する[52)]。したがって，視交叉上核はHPA系のストレス反応を抑制している。この抑制は，視交叉上核のバソプレッシンニューロンによる可能性がある[53)]。ただし，ここを破壊しても，条件恐怖刺激に対するオキシトシンとプロラクチン放出反応は変化しないし，下垂体後葉からのバソプレッシン分泌抑圧反応は阻止されるので，視交叉上核によるストレス反応の抑制はHPA系に選択的と考えられる[54)]。一方，HPA系においても，暗期には視交叉上核からの興奮性入力が優勢になると報告されている[53)]。

また，視交叉上核は，神経支配を介して副腎皮質のACTH感受性を修飾しているという報告がある[12,53)]。

8) 視床下部背内側核

空気の吹きつけ刺激（air-puff）あるいは新奇環境刺激といった情動ストレス刺激で視床下部背内側核が活性化される[34,55)]。背内側核にGABA$_A$受容体アゴニストmuscimolを注入[56,57)]するとHPA系が抑制される。したがって，背内側核はHPA系に促進的な作用を持つと考えられる。しかし，一方，HPA系に抑制的に働いているという証拠もある[58)]。視床下部室傍核に投射する背内側核のニューロンはGABAニューロンが主だが[26)]，ストレス刺激は，視床下部室傍核に投射する背内側核のニューロンを活性化する[20)]。さらに，背内側核を刺激すると室傍核のニューロンが抑制されうる[59)]。

9）視床室傍核

繰り返しストレスを暴露すると新奇なストレス刺激に対する感受性が増加する（後述）。この現象に視床室傍核が関与しているらしい。視床室傍核を破壊あるいは視床室傍核にCCK受容体アンタゴニストを投与すると，慢性ストレス下のACTH放出がさらに増強する。したがって，視床室傍核のCCK受容体の活性化は，ACTH放出に対し抑制的に働いているようである[60]。

10）青斑核（A6）・延髄弧束路核（A2）・延髄腹外側部（A1）ノルアドレナリンニューロン

ノルアドレナリンを脳室内に投与すると門脈血中のCRHとバソプレッシンが増大し，下垂体前葉からのACTHが放出される。このノルアドレナリンの作用部位は，視床下部室傍核らしい。ノルアドレナリンを視床下部室傍核に局所投与すると室傍核における$CRH^{61)}$と$バソプレッシン^{62)}$の合成が増大する。このCRHニューロンを刺激する受容体はα_1アドレナリン受容体らしい。α_1アドレナリン受容体アンタゴニストで拘束ストレスによるCRH放出が阻止される[63]。それに対し，α_2，β受容体の場合，抑制の作用が報告されている。

室傍核は主に延髄からノルアドレナリンの投射を受ける。青斑核からの投射も存在する[14]。以下に述べるように，ノルアドレナリンはストレス刺激に対するHPA系の活性化を担う重要な因子であるが，その関与の度合いは用いるストレス刺激の種類に依存する。

青斑核のノルアドレナリンニューロンは視床下部の室傍核の他，大脳皮質，嗅球，基底核，扁桃体，海馬，視床，小脳，脊髄に投射している。青斑核のニューロンは，さまざまなストレス刺激で活性化される。青斑核を破壊すると拘束ストレスに対するACTH放出が減弱する[64]。したがって青斑核はACTH放出を促進している。

延髄には，背内側部（弧束路核）にA2ノルアドレナリンニューロンが，腹外側部にA1ノルアドレナリンニューロンが存在する。延髄のノルアドレナリンニューロンは主に，視床下部，扁桃体，縫線核に投射する。A2，A1ニューロンも青斑核のA6ニューロンとともに，さまざまなストレス刺激で活性化される。これらのノルアドレナリンニューロンは別々の役割を担っていることが示されている。主な投射先が視床下部である延髄のノルアドレナリンニューロンは自律系のストレス反応に関与していることが示唆されている。また，青斑核のA6ノルアドレナリンニューロンと異なり，延髄のノルアドレナリンニューロンはストレス（モルヒネ禁断）時の嫌悪性を伝達している[65]。この嫌悪性を伝達するノルアドレナリンニューロンは分界条床核に投射するものであることが示されている。延髄のA2とA1ニューロン間でも，それぞれ異なる機能を担っていることが示されている[66-68]。

ストレス刺激による活性化の度合いは用いる刺激によって異なる。例えば，強制水泳，脱血，拘束刺激[69]，IL-1投与あるいは痛み刺激はA1とA2ノルアドレナリンニューロンをともに[33,70]，CCK投与[68,71]あるいは条件恐怖刺激[72]はA2ノルアドレナリンニューロンをより活性化させる。これに対し，寒冷暴露[70]，ヒスタミン投与，インスリン投与による低血糖[73]はACTH放出を刺激するが，A1とA2ノルアドレナリンニューロンをあまり活性化しない。このA2あるいはA1領域を破壊すると，拘束刺

激による視床下部のCRHニューロンの活性化（Fosタンパク質の発現）が減弱する[74]。

視床下部室傍核に6-OHDA投与してノルアドレナリンを含むカテコールアミンの投射を破壊すると拘束[75]，条件恐怖[76]，強制水泳[77]によるACTHあるいはグルココルチコイド放出が減弱する。延髄からの上行性ノルアドレナリン線維を破壊しても拘束[78]，エーテル暴露[66,78,79]，IL-1投与に[80,81]対する反応は減弱する。これに対し，新奇環境刺激に対する反応は延髄からの上行性ノルアドレナリン線維を破壊しても変化しない[82]。インスリン投与による低血糖刺激に対するACTH放出もノルアドレナリン線維を破壊しても少なくとも刺激5分後のACTH放出は減弱しない[78]。

一方，拘束刺激に対する反応に関しては，視床下部室傍核のノルアドレナリンを枯渇させても拘束によるACTH放出は変化しない[83]という矛盾したデータが報告されている。

ノルアドレナリンは，視床下部室傍核のみならず，扁桃体を介してACTH放出を促進している可能性もある。α_1受容体アンタゴニストを中心扁桃体に注入するとエーテルあるいは光刺激によるコルチコステロン放出が減弱する[84]。さらに，延髄ノルアドレナリンニューロンと扁桃体ニューロンの間には相互に投射がある[44]。したがって，情動ストレス刺激は，ノルアドレナリンニューロン—扁桃体ニューロン連合を介して，HPA系を賦活化させる可能性がある。

11）縫線核

縫線核はセロトニンニューロンの細胞体が局在する部位である。視床下部室傍核のCRHニューロンはセロトニン線維の投射を受けている[85]。セロトニンはHPA系を活性化させる[86]。しかし，用いるストレス刺激によりセロトニンの関与の程度と関与するセロトニン受容体のサブタイプが異なる[87]。

脳内のセロトニンを枯渇させると条件恐怖刺激，光刺激[88]，拘束ストレス[89]によるコルチコステロンとACTH放出が抑制され，視床下部室傍核のセロトニン線維を破壊すると光・音刺激[90]，拘束によるACTHあるいはグルココルチコイド分泌反応が減弱する[88,91]。

セロトニン1A受容体アンタゴニスト（WAY 100635）あるいは2受容体アンタゴニスト（ketanserin）の投与で拘束あるいはエンドトキシンによるACTH放出が抑制される[89]。しかし，強制水泳によるACTH放出は，いずれのセロトニン受容体アンタゴニストの投与でも減弱しない[89]。また，条件恐怖刺激によるACTH/コルチコステロン放出は，セロトニン2受容体アンタゴニスト（ketanserin）[87]あるいはセロトニン1A受容体アゴニスト[87,92,93]で減弱し，セロトニン1A受容体アンタゴニストにより増強される[94]。選択的セロトニン取り込み阻害薬（SSRI）を投与すると急性にACTH放出は亢進する。慢性的に投与した場合は，条件恐怖恐怖刺激あるいは強制水泳に対するグルココルチコイドあるいはACTH放出反応を変化させないと報告されている[95]。

まとめ

急性のストレス刺激によるHPA系の賦活化の脳機構を概観した。なかでも，ノルアドレナリンニューロンが重要な働きをする。また，本稿では触れなかったが，脳内

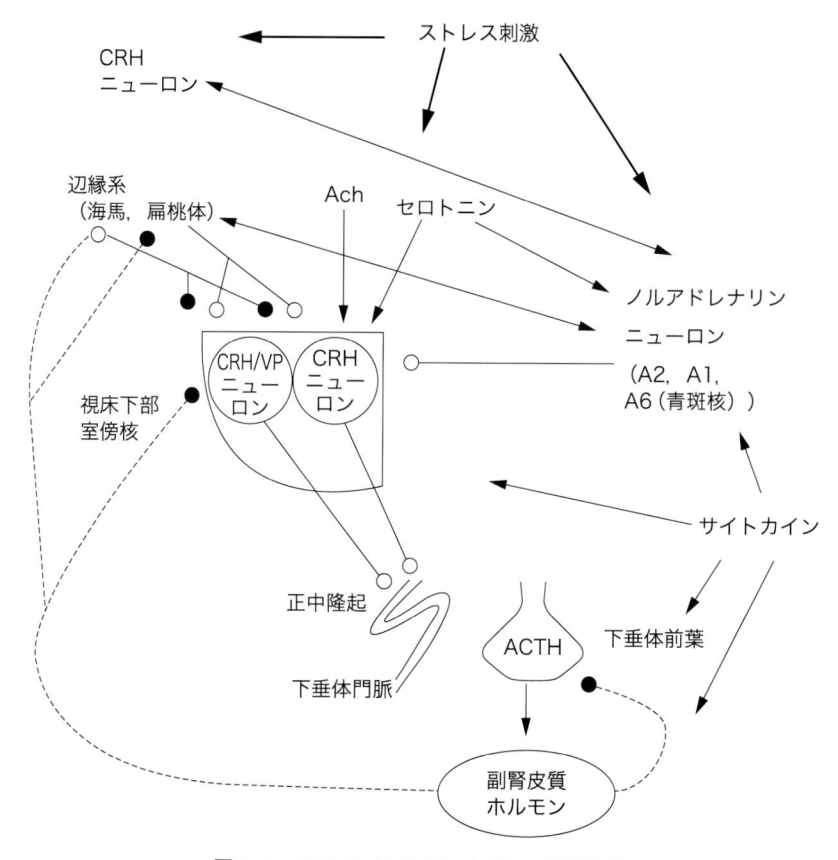

図 5-1 CRH とノルアドレナリンの相互作用

のさまざまな部位の CRH がストレス反応に重要な働きをしている。CRH とノルアドレナリンは相互作用があることも示されている（図 5-1）。しかし，本稿で指摘したように，ストレスの脳機構は，用いる刺激によって異なることがわかってきた[27,68,70,96]。新奇環境刺激あるいはインスリン低血糖のようにノルアドレナリンに依存しないで反応を誘発する刺激も報告されている。

3．視床下部―下垂体前葉―副腎皮質（HPA）系におけるストレス反応の発達

1）胎生期の HPA 系と胎生期ストレスの効果

CRH ニューロンはラットの場合，胎生 16 日に現れ，胎生 18～19 日には下垂体を支配するようになる。胎生 18 日に，母ラットにストレス刺激を加えると胎児の血中 ACTH とグルココルチコイドが上昇する。ラット以外の種においては胎盤に CRH が存在しており，胎盤からの CRH も胎生期の HPA 系のストレス反応に関与しているかも知れない[97]。いずれにせよ，ストレス刺激が母体に加わると母体側だけでなく胎児側においてもストレス反応が観察される。

妊娠後期には，多くの種で胎児の HPA 系の活性化が起きることが示されている[16,98]。妊娠後期に，胎児の副腎皮質の ACTH に対する反応性が亢進する。さらに，

妊娠後期には母体からのcortisolの胎盤通過が悪くなり，胎児の脳と下垂体のグルココルチコイド受容体が減少し，グルココルチコイドによる負のfeedbackが減弱する。これらの結果，胎児副腎からのグルココルチコイド放出が増加する。グルココルチコイドは，胎児の臓器の正常な発達と分娩の発来に重要な働きをする。グルココルチコイドは視床下部室傍核のCRHとは逆に，胎盤のCRHに対してはその発現を増加させ，胎児側と母体側へCRHを放出させる。CRHとグルココルチコイドは，局所のプロスタグランジンの産生を増加させ分解を抑制する。プロスタグランジンは子宮の収縮を起こし分娩を誘発する。ヒトで，胎盤のCRHの高値(すなわち，妊婦の血中CRHレベル)と早産の危険性との関連性が言われている。

　妊娠後期に母体にグルココルチコイドを投与すると，低体重出産となり，成長後，仔が高血圧あるいはインスリン抵抗性（したがって，タイプII型の糖尿病になりやすい)[99]をもつようになる。また，胎生期にストレス刺激を受けるとその後，一生涯，ストレス刺激に対するHPA系の反応が増強する[100]。胎生期ストレスを受けた動物では，成長後，海馬における副腎皮質ホルモンtype I 受容体（MR）とtype II 受容体（GR）が減少している。しかし，type I とII受容体がまだ減少していない生後3日目においても，胎生期ストレス暴露群においてグルココルチコイド放出過剰が報告されている。したがって，グルココルチコイド受容体の減少は，グルココルチコイド分泌過剰の結果であっても，HPA系反応亢進の原因ではないかも知れない。胎生期にストレスを受けた動物では，視床下部のCRHニューロンが持続的に活性化しているため，HPA系が過剰に反応するという考えがある。

2）幼若期ストレス低感受性期

　幼若期にグルココルチコイドを投与する，あるいは，逆に，副腎を除去しグルココルチコイドをなくすと，脳と行動に発達障害が表れる。したがって，正常な発達のためには幼若期に適度なレベルのグルココルチコイドが存在することが必要と考えられる。幼若期には，ストレス刺激を加えてもグルココルチコイド放出反応が誘発されないストレス低感受性期（stress hyporesponsive period）が存在する。ラットでは，生後4～14日目である。ヒトでは低感受性は生後1年かけて完成し，その後何年続くかはまだ決定されていないが，3歳から5歳までは低感受性時期と考えられている[101]。この時期には，強度の弱いストレス刺激（例えば，知らない人との接触，ラットでは拘束，生食の注射）に対するACTHと副腎皮質皮質ホルモンの放出が減弱している。この低感受性の維持には，十分な摂食があることと母性行動による世話を受けることが必要で，例えば，母ラットから仔ラットを24時間離すとHPA系の低感受性は消失する[102]。母が傍にいる場合，子はストレス刺激が加わると，不快感を示す行動を表出させ母親の世話行動を誘発することでストレスを回避し，血中グルココルチコイドを低値に保つと考えられる。多量のグルココルチコイドは同化抑制と成長抑制をもち正常な発達を妨げる。子は低感受性のお陰で，多量のグルココルチコイドに曝されることから回避できる。この低感受性期には，視床下部のストレス刺激に対する*fos* mRNAの発現が低下している。しかし，CRH hnRNAあるいはmRNAのストレス応答はむしろ亢進している。これに対し，VPmRNAのストレス応答が減弱している。したがって，幼若期には，ACTHを放出させるのにバソプレッシンが必須で，バソプ

レッシンのストレス低感受性がACTH放出の低感受性の一因である可能性がある[102]。また，ACTHに対する副腎皮質の感受性が低下していることも示されている。

3）幼若期ストレス刺激の効果

　幼若期に強いストレスを体験すると，その影響が一生涯続く[103]。子どもの時期に性的あるいは肉体的な虐待を受けると大人になってからのストレス刺激に対するHPA系の反応が増強する[104]。この機構にCRHニューロンの持続的活性化が関与していると考えられている。

　動物実験においても同様のことが示されている[105]。仔ラットを生後1から2週間毎日数時間，母から離すと，成長後，不安行動が増加し，HPA系のストレス反応が増加する。幼少時期に母からの分離を経験した動物では，海馬と視床下部と大脳皮質の副腎皮質ホルモン受容体が減少し，グルココルチコイドのnegative feedbackが減少する。さらに，扁桃体と視床下部のCRH，青斑核のCRH受容体が増加する[105]。これらが，HPA系の亢進をもたらしていると考えられる。新生児期に，菌体内毒素(endotoxin)を投与しても，母子分離と同様の影響がある。成熟後，不安行動が亢進しHPA系のストレス反応が亢進する。さらに，この動物ではグルココルチコイド放出亢進の結果，炎症性疾患（adjuvantによる関節炎）に罹り難くなる[25]。

　一方，母から仔を離す時間を短時間（ラットの場合，分のオーダー）にすると（ハンドリング刺激と呼ばれている），その仔は，成長後，恐怖・不安刺激に対する反応性が逆に低下し，ストレス刺激に対するACTH反応も減弱する[105,106]。面白いことに，ストレス刺激が情動ストレス刺激（新奇刺激）の場合ACTH反応は減弱するが，肉体的ストレス刺激（痛み刺激）に対する反応は減弱していない[107]。ハンドリング動物においては，視床下部室傍核と扁桃体中心核のCRH mRNA，そして，青斑核のCRHとCRH受容体が減少している。また，海馬と前頭葉皮質の副腎皮質ホルモン受容体が増加しており，グルココルチコイドのnegative feedbackも増加している。さらに，ノルアドレナリンニューロンにおけるGABA/benzodiazepine受容体が増加し，ストレスをかけたときの室傍核内におけるノルアドレナリン放出が減弱している。また，扁桃体におけるGABA/benzodiazepine受容体も増加している。この副腎皮質ホルモン受容体とGABA/benzodiazepine受容体の増加が，CRHニューロンの活動減少をもたらし，その結果HPA系が抑制されるのかも知れない。

　母子分離あるいはハンドリングの効果は，仔をなめるなどの母親の母性行動をそれぞれ抑制あるいは誘発するためであるという証拠がある[105]。生後1週間に受ける母性行動の量が多ければ多いほど，成長後の仔の副腎皮質ホルモン受容体の量が増加し，CRH mRNA量とHPA系のストレス反応が減少する。

　母親のストレス反応，すなわち，授乳中のグルココルチコイドも重要な働きを持ちうる。新生児期の副腎皮質ホルモン投与は，成熟後のHPA系のストレス反応を変化させる[108]。

4）妊娠・授乳期

　妊娠中・後期にはストレス刺激（新奇環境，高架十字迷路テスト，強制水泳，拘束ストレス）に対するHPA系の反応が減弱する。この減弱はヒトにおいても報告されている。この原因には，視床下部と下垂体レベルの変化が報告されている。視床下部の

CRH mRNA 発現が低下し，下垂体前葉の CRH 受容体数が減少し，CRH に対する下垂体前葉の cAMP 応答が減弱する。

　妊娠中の抑制に，オピオイドの関与も考えられる。分娩そのものは，かなり強いストレス刺激と思われるが，ACTH とグルココルチコイドでみると分娩時にこれらの血中ホルモンレベルは上昇しない[109]。分娩前にオピオイドの非選択的アンタゴニストを投与すると，分娩により HPA 系の賦活化がおきる。したがって，分娩時にはオピオイドによる HPA 系の抑制がかかっていると考えられる。

　授乳期にも HPA 系のストレス反応が抑制されている。他の神経内分泌系(プロラクチン，オキシトシン，カテコールアミン放出)におけるストレス反応も減弱している。血中グルココルチコイドの基礎値は授乳中に高く，negative feedback の結果，視床下部の CRH の発現が減少している。バソプレッシンの発現は，逆に，慢性ストレス下のときと同様，増加している。ストレス反応の減弱の原因として，CRH の減少の他，カテコールアミンに対する室傍核ニューロンの反応性の減弱，上行性ノルアドレナリンニューロンの活動の減弱，中枢におけるプロラクチンあるいはオキシトシンの放出増加，内因性オピオイドによる抑制，グルココルチコイドによる negative feedback の増加が考えられている[110]。

　また，授乳期には，バソプレッシン末梢投与に対する ACTH 放出は亢進しているが，外来性 CRH 投与に対する下垂体前葉からの ACTH 放出は減弱していることが示されている。

5) 老齢期

　老齢になると血中グルココルチコイドの基礎値が上昇すること，グルココルチコイドによる negative feedback が低下することが報告されている。老齢者において，血中グルココルチコイド濃度が高いほど海馬の萎縮が大きく記憶テストの成績が悪いという報告もある。

4. 慢性ストレス刺激による ACTH 放出

　慢性的にストレス刺激を加えると，同種のストレス刺激に対する ACTH 放出反応は減弱していく。ただし，ストレス刺激よっては同程度の反応が保たれると報告されている。グルココルチコイド放出に関しては慢性的にストレス刺激を加えても減弱しないという報告が多い。これに対し，慢性にストレス刺激を加えた後に，異なる種類のストレス刺激を加えると，慢性ストレスによるグルココルチコイドの negative feedback があるにもかかわらず，新しいストレス刺激に対する ACTH あるいはグルココルチコイド放出反応は増強する[111]。

　この増強反応の機構は不明な点が多い。慢性ストレス下では，ACTH 放出に関し，視床下部バソプレッシンが CRH に比べより重要になってくることが示されている。視床下部以外の変化としては，Fos タンパク質の発現でみると，結合腕傍核，視床室傍核，扁桃体(中心，基底外側，基底内側)の活動が慢性ストレス動物で増強している。また，ストレス刺激に対する視床下部室傍核内のノルアドレナリン放出が増強している。さらに，下垂体のバソプレッシン V_{1b} 受容体の増加が報告されている[112]。

5. HPA系のストレス反応を修飾する因子

　さまざまな因子がHPA系のストレス反応を修飾することが知られている。
　例えば，食塩を摂取させ体液の浸透圧を上昇させるとストレス刺激によるACTH放出が減弱し，水の再摂取により回復する。この原因は不明なところが多い。慢性的な高浸透圧時に，視床下部のCRHニューロン[113]あるいはバソプレッシンニューロン[114]がストレス低反応性になることが示されている。これは，グルココルチコイドによるnegative feedbackによる抑制が亢進したためかもしれない。ただし，慢性高浸透圧時には血中グルココルチコイド濃度は減少している[113]。
　浸透圧刺激は視床下部におけるGABA放出を促進させる[115]。したがって，GABAが視床下部のストレスの反応性を抑制しているかもしれない。また，下垂体のバソプレッシン V_{1b} 受容体の減少が報告されており[112]，下垂体も低反応性の一因かもしれない。
　循環血液量もHPA系のストレス反応を修飾する。循環血液量をこれだけではHPA系を活性化させない程度に減少させておくと，HPA系のストレス反応が亢進する。この亢進にバソプレッシンが関与しているかもしれない。バソプレッシン欠損動物ではこの亢進効果が観察されない[116]。
　生体の代謝の状態もHPA系のストレス反応に影響する。脂肪が放出するレプチンは，HPA系を抑制している。飢餓時にはHPA系のストレス反応が亢進しているが，この亢進現象に飢餓によるレプチンの低下が関与しているかもしれない。また，さまざまな摂食関連ペプチドがHPA系を修飾していることが明らかにされつつある[117]。
　その他，ストレス反応に性差があることが正常動物[118]あるいはCRHノックアウトマウスで知られている。

おわりに

　本章ではHPA系のストレス反応の機構に多様性があることを概観した。運動によってもHPA系が亢進する。しかし運動によるHPA系活性化の神経回路，関与する神経伝達物質は詳しくは分かっていない。今後，急性運動負荷，慢性運動負荷時の脳機構の解明が待たれる。

[尾仲　達史]

[文　献]

1) Sapolsky RM, Romero LM, Munck AU : How do glucocorticoids influence stress responses? Integrating permissive, suppressive, stimulatory, and preparative actions. Endocr Rev, **21** : 55-89, 2000.
2) Muglia LJ, Jacobson L, Weninger SC et al : The physiology of corticotropin-releasing hormone deficiency in mice. Peptides, **22** : 725-731, 2001.
3) Wotjak CT, Ludwig M, Ebner K et al. : Vasopressin from hypothalamic magnocellular neurons has opposite actions at the adenohypophysis and in the supraoptic nucleus on ACTH secretion. Eur J Neurosci, **16** : 477-485, 2002.

4) Romero LM, Sapolosky RM : Patterns of ACTH secretagog secretion in response to psychological stimuli. J Neuroendorinol, 8 : 243-258, 1996.

5) Liu JP, Robinson PJ, Funder JW : The biosynthesis and secretion of adrenocorticotropin by the ovine anterior pituitary is predominantly regulated by arginine vasopressin (AVP). Evidence that protein kinase C mediates the action of AVP. J Biol Chem, 265 : 14136-14142, 1990.

6) Legros JJ : Inhibitory effect of oxytocin on corticotrope function in humans : are vasopressin and oxytocin ying-yang neurohormones? Psychoneuroendocrinology, 26 : 649-655, 2001.

7) Uvnas-Moberg K : Oxytocin may mediate the benefits of positive social interaction and emotions. Psychoneuroendocrinology, 23 : 819-835, 1998.

8) Engler D, Redei E, Kola I : The corticotropin-releasing inhibitory factor hypothesis : A review of the evidence for the existence of inhibitory as well as stimulatory hypophysiotropic regulation of adrenocorticotropin secretion and biosynthesis. Endocrine Rev, 20 : 460-500, 1999.

9) Kovacs KJ, Elenkov IJ : Differential dependence of ACTH secretion induced by various cytokines on the integrity of the paraventricular nucleus. J Neuroendocrinol, 7 : 15-23, 1995.

10) Witorsch RJ, Brodish A : Evidence for acute ACTH release by extrahypothalmic mechanisms. Endocrinology, 90 : 1160-1157, 1972.

11) Ehrhart-Bornstein M, Hinson JP, Bornstein SR, et al. : Intraadrenal interactions in the regulation of adrenocortical steroidogenesis. Endocr Rev, 19 : 101-143, 1998.

12) Sage D, Maurel D, Bosler O : Corticosterone-dependent driving influence of the suprachiasmatic nucleus on adrenal sensitivity to ACTH. Am J Physiol, 282 : E 458-465, 2002.

13) Arkins S, Johnson RW, Minshall C, et al. : Immunophysiology : The interaction of hormones, lymphohemopoietic cytokines, and the neuroimmune axis. In Handbook of physiology Section 7, Vol IV : Coping with the environment : neural and endocrine mechanisms, McEwen BS, Goodman HM (edts), Oxford University Press, 469-495, 2001.

14) Pacak K, Palkovits M, Kopin IJ, et al. : Stress-induced noepinephrine release in the hypothalamic paraventricular nucleus and pituitary-adrenocortical and sympathoadrenal activity : in vivo microdialysis studies. Front Neuroendocrinology, 16 : 89-150, 1995.

15) Diorio D, Viau V, Meaney MJ : The role of the medial prefrontal cortex (cingulated cortex) in the regulation of hypothalamic-pituitary-adrenal responses to stress. J Neurosci, 13 : 3839-3847, 1993.

16) Challis JRG, Sloboda D, Matthews SG, et al. : The fetal placental hypothalamic-pituitary-adrenal (HPA) axis, parturition and post natal health. Mol Cell Endocrinol, 185 : 135-144, 2001.

17) Schulkin S : Corticotropin-releasing hormone signals adversity in both the placenta and the brain : regulation by glucocorticoids and allostatic overload. J Endocrinol, 161 : 349-356, 1999.

18) Beck CHM, Fibiger HC : Conditioned fear-induced changes in behavior and in the expression of the immediate early gene c-fos : With and without diazepam pretreatment. J Neurosci, 15 : 709-720, 1995.

19) Campeau S, Watson SJ : Neuroendocrine and behavioral responses and brain pattern of c-fos induction associated with audiogenic stress. J Neuroendocrinol, 9 : 577-588, 1997.

20) Cullinan WE, Helmreich D, Watson SJ : Fos expression in forebrain afferents to the hypothalamic paraventricular nucleus following swim stresss. J Comp Neurol, 368 : 88-99, 1996.

21) CullinanWE, Herman JP, Battaglia DF, et al. : Pattern and time course of immediate early gene expression in rat brain following acute stress. Neurosci, 64 : 477-505, 1995.

22) Duncan GE, Johnson KB, Breese GR : Tpographic patterns of brain activity in response to swim stress : Assessment by 2-deoxyglucose uptake and expression of Fos-like immunoreactivity J Neurosci, 13 : 3932-3943, 1993.

23) Duncan GE, Knapp DJ, Breese GR : Neuroanatomical characterization of Fos induction in rat behavioral models of anxiety. Brain Res, 713 : 79-91, 1996.

24) Pezzone MA, Lee W-S, Hoffman GE, et al. : Induction of c-fos immunoreactivity in the rat forebrain by conditioned and unconditioned aversive stimuli. Brain Res, 597 : 41-50, 1992.

25) Senba E, Ueyama T : Stress-induced expression of immediate early genes in the brain and peripheral organs of the rat. Neurosci Res, 29 : 183-207, 1997.

26) Herman JP, Tasker JG, Ziegler DR, et al. : Local circuit regulation of paraventricular nucleus stresss integration : Glutamate-GABA connections. Pharmacol Biochem Behav, **71** : 457-468, 2002.
27) Van de Kar LD, Blair ML : Forebrain pathways mediating stress-induced hormone secretion. Front Neuroendocrinol, **20** : 1-48, 1999.
28) Sullivan RM, Gratton A : Lateralized effects of medial prefrontal cortex lesions on neuroendocrine and autonomic stresss responses in rats. J Neurosci, **19** : 2834-3840, 1999.
29) Herman JP, Dolgas CM, Carlson SL : Ventral subiculum regulates hypothalamo-pituitary-adrenocortical and behavioural responses to cognitive stressors. Neuroscience, **86** : 449-59, 1998.
30) Kant GJ, Meyerhoff JL, Jarrard LE : Biochemical indices of reactivity and habituation in rats with hippocampal lesions. Pharmacol Biochem Behav, **20** : 793-797, 1984.
31) Feldman S, Weidenfeld J : Electrical stimulation of the dorsal hippocampus caused a long lasting inhibition of ACTH and adrenocortical responses to photic stimuli in freely moving rats. Brain Res, **911** : 22-26, 2001.
32) Zhu W, Umegaki H, Yoshimura J et al. : The elevation of plasma adrenocorticotrophic hormone and expression of c-Fos in hypothalamic paraventricular nucleus by microinjection of neostigmine into the hippocampus in rats : comparison with acute stress responses. Brain Res, **892** : 391-395, 2001.
33) Dayas CV, Buller KM, Crane JW, Xu Y, Day TA : Stressor categorization : acute physical and psychological stressors elicit distinctive recruitment patterns in the amygdala and in medullary noradrenergic cell groups. Eur J Neurosci, **14** : 1143-1152, 2001.
34) Emmert MH, Herman JP : Dfferential forebrain c-fos mRNA induction by ether inhalation and novelty : evidence for distinctive stress pathways. Brain Res, **845** : 60-67, 1999.
35) Allen JP, Allen CF : Role of the amygdaloid complexex in the stresss-induced release of ACTH in the rat. Neuroendocrinology, **15** : 220-230, 1974.
36) Feldman S, Conforti N, Itzik A, et al. : Differential effect of amygdaloid lesions of CRF-41, ACTH and corticosterone responses following neural stimuli. Brain Res, **658** : 21-26, 1994.
37) Roozendaal B, Koolhaas JM, Bohus B : Central amygdaloid involvement in neuroendocrine correlates of conditioned stress responses. J Neuroendocrinol, **4** : 483-489, 1992.
38) Van de Kar LD, Piechowski RA, Rittenhouse PA, et al. : Amygdaloid lesions : differential effect on conditioned stresss and immobileization-induced increases in corticosterone and rennin secretion. Neuroendocrinology, **54** : 89-95, 1991.
39) Beaulieu S, Di Paolo T, Cote J, et al. : Participation of the central amygdaloid nucleus in the response of adrenocorticotropin secretion to immobileization stresss : opposing roles of the noradrenergic and dopaminergic systems. Neuroendocrinology, **45** : 37-46, 1987.
40) Marcilhac A, Siaud P : Regulation of the adrenocorticotrophin response to stress by the central nucleus of the amygdala in rats depends upon the nature of the stressors. Exp Physiol, **81** : 1035-1038, 1996.
41) Xu Y, Day TA, Buller KM : The central amygdala modulates hypothalamic-pituitary-adrenal axis responses to systemic interleukin-1 beta administration. Neuroscience, **94** : 175-183, 1999.
42) Goldstein LE, Rasmusson AM, Bunney BS, et al. : Role of the amygdala in the coordination of behavioral, neuroendocrine, and prefrontal cortical monoamine responses to psychological stress in the rat. J Neurosci, **16** : 4787-4798, 1996.
43) Prewitt CM, Herman JP : Hypothalamo-pituitary-adrenocortical regulation following lesions of the central nucleus of the amygdala. Stress, **1** : 263-280, 1997.
44) Dayas CV, Buller KM, Day TA : Neuroendocrine responses to an emotional stressor : evidence for involvement of the medial but not the central amygdala. Eur J Neurosci, **11** : 2312-2322, 1999.
45) Davis M : Neural circuitry of anxiety and stress disorders. 931-951, (Davis KL, Charney D Coyle, et al. (edts) : Neuropsychopharmacology : the fifth generation of progresss. Lippincott Williams & Wilkins, 2002.
46) Herman JP, Cullinan WE, Watson SJ : Involvement of the bed nucleus of the stria terminalis in tonic regulationof paraventricular hypothalamic CRH and AVP mRNA expression. J Neuroendocrinol, **6** : 433-442, 1994.
47) Gray TS, Piechowski RA, Yracheta JM, et al. : Ibotenic acid lesions in the bed nucleus of the stria

terminalis attenuate conditioned stresss-induced increasees in prolactin, ACTH and corticosterone. Neuroendocrinology, **57**：517-524, 1993.
48) Onaka T, Yagi K：Role of noradrenergic projections to the bed nucleus of the stria terminalis in neuroendocrine and behavioral responses to fear-related stimuli in rats. Brain Res, **788**：287-293, 1998.
49) Dobrakovova M, Kvetnansky R, Torda T：Changes of plasma and adrenal catecholamines and corticosterone in stressesd rats with septal lesions. Physiol Behav, **29**：41-45, 1982.
50) Seggie J：Differential responsiveity of corticosterone and prolactin to stress following lesionsof the septum or amygdala：implications for psychoneuroendocrinology. Prog Neuro-Psychopharmacol Biol Psychopharmacol. Biol Psychiatry, **11**：315-324, 1987.
51) Viau V, Meaney MJ：The inhibitory effect of testosterone on hypothalamo-pituitary-adrenal responses to stress is mediated by the medial preoptic area. J Neurosci, **16**：1866-1876, 1996.
52) Buijs RM, Kalsbeek A, van der Woude TP, et al.：Suprachiasmatic nucleus lesion increases corticosterone secretion. Am J Physiol, **264**：R 1186-1192, 1993.
53) BuijsRM, Hermes MH, Kalsbeek A：The suprachiasmatic nucleus-paraventricular nucleus interactions：a bridge to the neuroendocrine and autonomic nervous system. Prog Brain Res, **119**：365-382, 1998.
54) Yagi K, Onaka T：Does the pineal gland play a role in neuroendocrine fear responses?. NeuroReport, **10**：771-774, 1999.
55) Thrivikraman KV, Nemeroff CB, Plotsky PM：Sensitivity to glucocorticoid-mediated fast feedback regulation of the hypothalamo-pituitary-adrenal axis is dependent upon stressor specific neurocircuitry. Brain Res, **870**：87-101, 2000.
56) Morin SM, Stotz-Potter EH, DiMicco JA：Injection of muscimol in dorsomedial hypothalamuss and stresss-induced Fos expression in paraventricular nucleus. Am J Physiol, **280**：R 1276-1284, 2001.
57) Stotz-Potter EH, Morin SM, DiMicco JA：Effect of microinjection of musicmol into the dorsomedial or paraventricular hypothalamic nucleus on air stresss-induced neuroendocrine and cardiovascular changes in rats. Brain Res, **742**：219-224, 1996.
58) Suemaru S, Darlington DN, Akana SF, et al.：Ventromedial hypothalamic lesions inhibit corticosteroid feedback regulation of basal ACTH during the trough of the circadian rhythm. Neuroendocrinology, **61**：453-463, 1995.
59) Boudaba C, Szabo K, Tasker JG：Physiological mapping of local inhibitory inputs to the hypthalamic paraventricular nucleus. J Neurosci, **16**：7151-7160, 1996.
60) Bhatnagar S, Viau V, Chu A, et al.：A cholecystokinin-mediated pathway to the paraventricular thalamus isrecruited in chronically stressesd rats and regulates hypothalamic-pituitary-adrenal function. J Neurosci, **20**：5564-5573, 2000.
61) Itoi K, Helmreich DL, Lopez-Figuerosa MO, et al.：Differential regulation of corticotropin-releasing hormone and vasopressin gene transcription in the hypothalamuss by norepinephrine. J Neurosci, **19**：5464-5472, 1999.
62) Cole R, Sawchenko PE：Neurotransmitter regulation of cellular activation and neuropeptide gene expression in the paraventricular nucleus of the hypothalamuss. J Neurosci, **22**：959-969, 2002.
63) Kiss A, Aguilera G：Participation of α 1-adrenergic receptors in the secretion of hypothalamic corticotropin-releasing hormone during stress. Neuroendocrinology, **56**：153-160, 1992.
64) Ziegler DR, Cass WA, Herman JP：Excitatory influence of the locus coeruleus in hypothalamic-pituitary-adrenocortical axis responses to stress. J Neuroendocrinol, **11**：361-369, 1999.
65) Delfs JM, Zhu Y, Druhan JP, et al.：Noradrenaline in the ventral forebrain is critical for opiate withdrawal-induced aversion. Nature, **403**：430-434, 2000.
66) Gaillet S, Alonso G, Le Borge R, et al.：Effects of discrete lesions in the ventral noradrenergic ascending bundle on the corticotropic stress response depend on the site of the lesion and on the plasma levels of adrenal steroids. Neuroendocrinology, **58**：408-419, 1993.
67) Leng G, Brown CH, Russell JA：Physiological pathways regulating the activity of magnocellular neurosecretory cells. Prog Neurobiol, **57**：625-655, 1999.
68) Onaka T：Catecholaminergic mechanisms underlying neurohypophysial hormone responses to unconditioned or conditioned aversive stimuli. Exp

Physiol, **85 S** : 101 S-110 S, 2000.
69) Lachuer J, Delton I, Buda M, et al. : The habituation of brainstem catecholaminergic groups to chronic daily restraint stress is stress specific like that of the hypothalamo-pituitary-adrenal axis. Brain Res, **638** : 196-202, 1994.
70) Pacak K, Palkovits M : Stressor specificity of central neuroendocrine responses : implications for stress-related disorders. Endocr Rev, **22** : 502-548, 2001.
71) Onaka T, Luckman SM, Antonijevic I, et al. : Involvement of the noradrenergic afferents from the nucleus tractus solitarii to the supraoptic nucleus in oxytocin release after peripheral cholecystokinin octapeptide in the rat. Neurosci, **66** : 403-412, 1995.
72) Onaka T, Zhu L, Yada T : Roles of noradrenaline/PrRP neurons in activation of oxytocin neurons after conditioned fear or noxious stimuli. Neurosci Res, **S 25** : S 8, 2001.
73) Lachuer J, Gaillet S, Barbagli B, et al. : Dfferential early time course activation of the brainstem catecholaminergic groups in response to various stresses. Neuroendocrinology, **53** : 589-596, 1991.
74) Dayas CV, Buller KM, Day TA : Medullary neurons regulate hypothalamic corticotropin-releasing factor cell responses to an emotional stressor. Neuroscience, **105** : 707-719, 2001.
75) Gibson A, Hart SL, Patel S : Effects of 6-hydroxydopamine-induced lesions of the paraventricular nucleus, and of prazosin, on the corticoterone response to restraint in rats. Neuropharmacology, **25** : 257-260, 1986.
76) Richardson Morton KD, Van de Kar LD, Brownfield MS, et al. : Stress-induced rennin and corticosterone secretion is mediated by catecholaminergic nerve terminals in the hypothalamic paraventricular nucleus. Neuroendocrinology, **51** : 320-327, 1990.
77) Toufexis DJ, Walker CD : Noradrenergic facilitation of the adrenocorticotropin response to stress is absent during lactation in the rat. Brain Res, **737** : 71-77, 1996.
78) Gaillet S, Lachuer J, Malaval F, et al. : The involvement of noradrenergic ascending pathways in the stress-induced activity of ACTH and corticosterone secretions is dependent on the nature of stressors. Exp Brain Res, **87** : 173-180, 1991.

79) Szafarczyk A, Alonso G, Ixart G, et al. : Diurnal-stimulated and stress-induced ACTH release in rat is mediated by ventral noradrenergic bundle. Am J Physiol, **249** : E 219-E 226, 1985.
80) Barbanel G, Gaillet S, Mekaouche M, et al. : Complex catecholaminergic modulation of the stimulatory effect of interleukin-1 beta on the corticotropic axis. Brain Res, **626** : 31-36, 1993.
81) Parsadaniantz SM, Gaillet S, Malaval F, et al. : Lesions of the afferent catecholaminergic pathways inhibit the temporal activation of the CRH and POMC gene expression and ACTH release induced by human interleukin-1 beta in the male rat. Neuroendocrinology, **62** : 586-595, 1995.
82) Castagne V, Rivet J-M, Mormede P : The integrity of the ventral noradrenergic bundle (VNAB) is not necessary for a normal neuroendocrine stress response. Brain Res, **511** : 349-352, 1990.
83) Harbuz MS, Chowdrey HS, Jessop DS, et al. : Role of catecholamines in mediating messenger RNA and hormonal responses to stresss. Brain Res, **551** : 52-57, 1991.
84) Feldman S, Weidenfeld J : Involvement of amygdalar alpha adrenoceptors in hypothalamo-pituitary-adrenocortical responses. Neuroreport, **7** : 3055-3057, 1996.
85) Liposits Z, Phelix C, Paull WK : Synaptic interaction of serotonergic axons and corticotropin releasing factor (CRF) synthesizing neurons in the hypothalamic paraventricular nucleus of the rat : A light and electron microscopic immuneocytochemical study. Histochemistry, **86** : 541-549, 1987.
86) Fuller RW : Serotonin receptors involved in regulation of pituitary-adrenocortical function in rats. Behav Brain Res, **73** : 215-219, 1996.
87) Saphier D, Farrar GE, Welch JE : Differential inhibition of stress-induced adrenocortical responses by 5-HT 1 A agonists and by 5-HT 2 and 5-HT 3 antagonists. Psychoneuroendocrinology, **20** : 239-257, 1995.
88) Feldman S, Melamed E, Conforti N, et al. : Effects of central serotonin depletion on adrenocortical responses to neural stimuli. Exp Neurol, **85** : 661-666, 1984.
89) Jorgensen H, Knigge U, Kjaer A, et al. : Serotonergic involvement in stress-induced ACTH release. Brain Res, **811** : 10-20, 1998.
90) Feldman S, Weidenfeld J : Posterior hypothalamic deaferentation or 5,7-dihydrox-

ytryptamine inhibit corticotropin-releasing hormone. ACTH and corticosterone responses following photic stimulation. Neurosci Lett, **198**：143-145, 1995.
91) Feldman S, Weidenfeld J, Conforti N, et al.：Differential recovery of adrenocortical responses to neural stimuli following administration of 5,7-dihydroxytryptamine into the hypothalamus. Exp Brain Res, **85**：144-148, 1991.
92) Rittenhouse PA, Bakkum EA, O'Connor PA, et al.：Comparison of neuroendocrine and behavioral effects of ipsapirone, a 5-HT 1 A agonist, in three stresss paradigms：Immobilization, forced swim and conditioned fear. Brain Res, **580**：205-214, 1992.
93) Urban JH, Van de Kar LD, Lorens SA, et al.：Effects of the anxiolytic drug buspirone on prolactin and corticosterone secretion in stressesd and unstressed rats. Pharmacol Biochem Behav, **25**：457-462, 1986.
94) Groenink L, Mos J, Van der Gugten J, et al.：The 5-HT 1 A receptor is not involved in emotional stresss-induced rises in stresss hormones. Pharmacol Biochem Behav, **55**：303-308, 1996.
95) Raap DK, Van de Kar LD：Selective serotonin reuptake inhibitors and neuroendocrine function. Life Sci, **65**：1217-1235, 1999.
96) Sawchenko PE, Li HY, Ericsson A：Circuits and mechanisms governing hypothalamic responses to stress：a tale of two paradigms. Prog Brain Res, **122**：61-78, 2000.
97) Petraglia F, Florio P, Nappi C, et al.：Peptide signaling in human placenta and membranes：autocrine, paracrine, and endocrine mechanisms. Endocr Rev, **17**：156-186, 1996.
98) Challis JRG, Matthew SG, Gibb W, et al.：Endocrine and paracrine regulation of birth at term, and preterm. Endocrine Rev, **21**：514-550, 2000.
99) Moss TJ, Sloboda DM, Gurrin LC, et al.：Programming effects in sheep of prenatal growth restriction and glucocorticoid exposure. Am J Physiol, **281**：R 960-970, 2001.
100) Weinstock M：Alterations induced by gestational stresss in brain morphology and behaviour of the offspring. Prog Neurobiol, **65**：427-451, 2001.
101) Gunnar MR, Donzella B：Social regulation of the cortisol levels in early human development. Psychoneuroendocrinology, **27**：199-220, 2002.
102) Levine S：Primary social relationships influencee the development of the hypothalamic-pituitary-adrenal axis in the rat. Physiol Behav, **73**：255-260, 2001.
103) Kaufman J, Plotsky PM, Nemeroff CB, et al.：Effects of early adverse experiences on brain structure and function：clinical implications. Biol Psychiatry, **48**：778-790, 2000.
104) Heim C, Newport DJ, Heit S, et al.：Pituitary-adrenal and autonomic responses to stresss in women after sexuall and physical abuse in childhood. J Am Med Assoc, **284**：592-597, 2000.
105) Meaney MJ：Maternal care, gene expression, and the transmission of individual differences in stress reactivity across generations. Annu Rev Neurosci, **24**：1161-1192, 2001.
106) Hamamura M, Onaka T：Differential effects of pre-weaning stress on adrenocorticotrophin and prolactin response to novel stimuli in adult rats. J Neuroendocrinology, **1**：233-234, 1989 a.
107) Hamamura M, Onaka T：Pre-weaning handling reduces adrenocorticotropin response to novel but not to noxious stimuli in adult rats. Neurosci Lett, **105**：312-315, 1989 b.
108) Shanks N, Lightman SL：The maternal-neonatal neuro-immune interface：are there long-term implications for inflammatory or stress-related disease?. J Clin Invest, **108**：1567-1573, 2001.
109) Wigger A, Lorscher P, Oehler I, et al.：Nonresponsiveness of the rat hypothalamo-pituitary-adrenocortical axis to parturition-related events：inhibitory action of endogenous opioids. Endocrinology, **140**：2843-2849, 1999.
110) Russell JA, Douglas AJ, Ingram CD：Brain preparations for maternity-adaptive changes in behavioral and neuroendocrine systems during pregnancy and lactation. An overview. Prog Brain Res, **133**：1-38, 2001.
111) Dallman MF, Bhatnagar S：Chronic stress and energy balance：role of the hypothalamo-pituitary-adrenal axis. 179-210, (McEwen BS, Goodman HM (edts)：Handbook of physiology Section 7, Vol IV：Coping with the environment：neural and endocrine mechanisms, Oxford University Press, 2001.)
112) Aguilera G, Rabadan-Diehl C：Vasopressinergic regulation of the hypothalamic-pituitary-adrenal axis：implications for stress adaptation. Regul Pept, **96**：23-29, 2000.
113) Amaya F, Tanaka M, Hayashi S, et al.：Hypoth-

113) alamo-pituitary-adrenal axis sensitization after chronic salt loading. Neuroendocrinology, **73**: 185-193, 2001.

114) Grinevich V, Ma XM, Verbalis J, et al.: Hypothalamic pituitary adrenal axis and hypothalamic-neurohypophyseal responsiveness in water-deprived rats. Exp Neurol, **171**: 329-341. 2001.

115) Leng G, Brown CH, Bull PM, et al.: Responses of magnocellular neurons to osmotic stimulation involves coactivation of excitatory and inhibitory input: an experimental and theoretical analysis. J Neurosci, **21**: 6967-6977, 2001.

116) 井手野順一, 本多一文, 川上昭雄, 他: 循環血液量減少下の急性ストレスに対するACTH反応性の変化におけるバソプレッシンの役割. ACTH related peptides, **11**: 15-21, 2001.

117) 上田陽一, 尾仲達史: ストレスと摂食関連ペプチド. 脳の科学, **24**: 239-246, 2002.

118) Rhodes ME, Rubin RT: Functional sex differences ('sexual diergism') of central nervous system cholinergic systems, vasopressin, and hypothalamic-pituitary-adrenal axis activity in mammals: a selective review. Brain Res Rev, **30**: 135-152, 1999.

119) Usher DR, Lieblich I, Siegel RA: Pituitary-adrenal function after small and large lesions in the lateral septal area in food deprived rats. Neuroendocrinology, **16**: 156-164, 1974.

6章　ストレスと自律神経機能

はじめに

　ストレスに対する自律神経反応の生理学的理解は，この10年間に飛躍的に進歩した。それは心拍変動解析をはじめとする生体指標のゆらぎ解析の発展によるところが大きい。ストレスに対する自律神経反応は，従来，交感神経活動の緊張と副交感神経活動の消退として比較的シンプルに理解されてきた。しかし，それらは自律神経活動の平均レベルについて言えることであって，実際の自律神経活動やそれによって支配される生体指標には無視できないレベルのゆらぎが見られる。ストレス状態では，そのようなゆらぎの構造に大きな変化が起こり，それらの変化は，生体の調節活動やその個体差を反映することがわかってきた。本章では，ストレス指標としての自律神経活動のゆらぎ解析について最近の知見を示したい。

1. 休息機能としてのゆらぎ

1）ストレスと心拍のゆらぎ

　心拍のゆらぎのストレスに対する反応は生理学の常識に反しているように見える。近代生理学の基礎にあるホメオスタシス理論では，生体は外乱（外部環境の変化）に対して内部環境の恒常性を保つように機能しており，その恒常性の失われた状態がストレスや疾患である。この論理からすれば，心拍は外乱の少ない安静状態に最も安定し，ストレスや疾患ではばらつき（ゆらぎ）が増大するはずである。

　しかし，実際はその逆である。図6-1は，健常者の仰臥位安静時，精神的ストレス（暗算負荷）時，身体的ストレス（エルゴメータ運動）時，重症心不全患者の仰臥位安静時の各2分間の心電図R-R間隔（1拍毎の心周期）を測定したものである。これを見ると，健常者のR-R間隔は安静時に最も激しくゆらいでおり，ストレス時にはむしろ安定する。一方，心不全では，R-R間隔は安静時においても非常に規則正しく，ほとんどゆらぎが見られない。

　このことから，つぎのような仮説が示唆される。つまり，健康な生体は安静時に積極的に心拍のゆらぎを生成しており，ストレス時や心不全などの疾患ではその働きが抑制される。

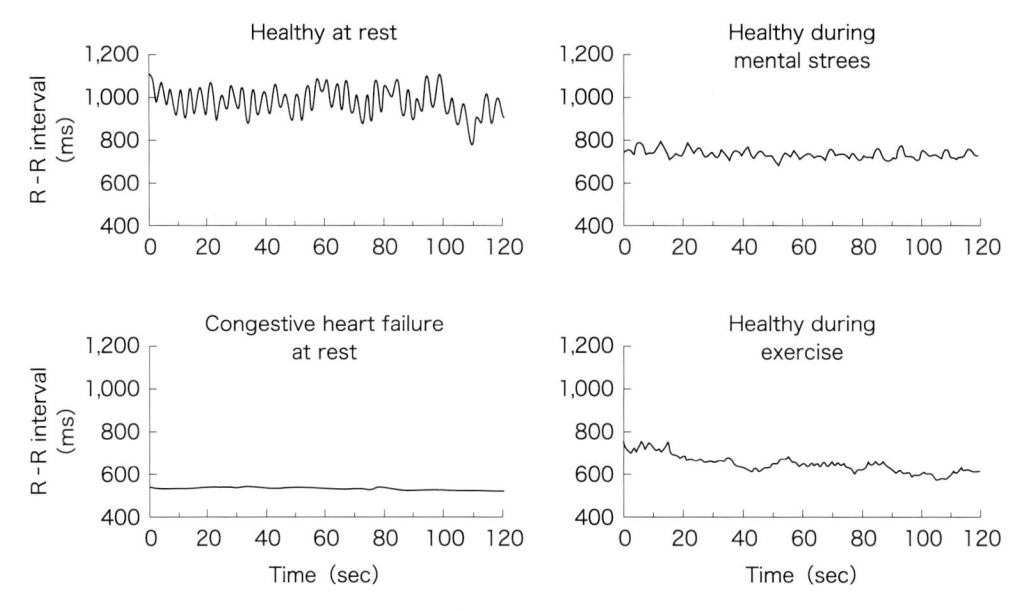

図 6-1 さまざまな状態における心周期のトレンドグラム
健常者の仰臥位安静時，精神的ストレス（暗算負荷）時，身体的ストレス（エルゴメータ運動）時，重症心不全患者の仰臥位安静の各 2 分間の心電図から，1 拍毎の R-R 間隔を測定しトレンドグラムとして表した。

2）心拍のゆらぎの分析

　安静時の健常者に見られる心拍のゆらぎは心拍変動と呼ばれる[1]。これは，生理学的には洞調律の R-R 間隔に見られる生理的洞性不整脈にあたる。心拍変動は，定常状態にある生体の正常な心周期に見られる自発的な内因性のゆらぎである。

　スペクトル分析は心拍変動をその成分に分解し，選択的かつ定量的に評価するために有用な手段である。スペクトル分析は，経時的に測定されたデータ（時系列データ）に含まれるゆらぎを周波数（リズムの早さ）の違いによる成分に分け，各成分の大きさ（パワー＝振幅 2/2）を測定する。スペクトル分析の結果は，横軸に成分の周波数を縦軸にパワーをプロットしたパワースペクトルとして表される。

　スペクトル分析を用いると，心拍のゆらぎには少なくとも 2 種類の成分が含まれることがわかる。図 6-2 は健常者の 3 分間の R-R 間隔データから得たパワースペクトルであるが，低周波数(LF，0.04-0.15 Hz)成分および高周波数(HF，0.15-0.45 Hz)成分と呼ばれる 2 つのピークが見られる。LF 成分は血圧の Mayer wave（動脈圧にみられる約 10 秒周期の自発的なゆらぎ）と関連することから Mayer-wave related sinus arrhythmia（MWSA）とも呼ばれ，HF 成分は呼吸性洞性不整脈（respiratory sinus arrhythmia, RSA）に対応する。

3）RSA の発生機序

　RSA は，洞調律の R-R 間隔が吸気時に短縮し，呼気時に延長する現象である。RSA は短時間の心拍変動の主要成分であり，図 6-1 の R-R 間隔のゆらぎも主に RSA を反映している。

　RSA の発生には延髄における少なくとも 2 つの機序が関与する（図 6-3）[2]。ひとつ

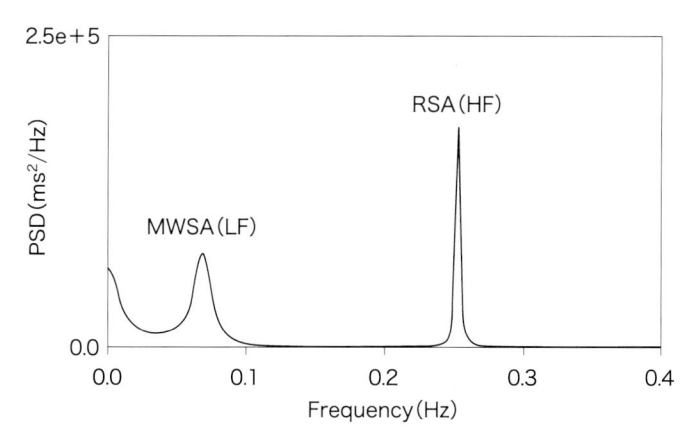

図 6-2 R-R 間隔変動のパワースペクトル

健常者の3分間の R-R 間隔データから，自己回帰モデルによって計算したパワースペクトル。低周波数（LF，0.04-0.15 Hz）成分および高周波数（HF，0.15-0.45 Hz）成分のピークが見られる。LF 成分は血圧の Mayer wave と関連することから Mayer-wave related sinus arrhythmia（MWSA）とも呼ばれる。HF 成分は呼吸性洞性不整脈（RSA）そのものである。PSD＝power spectral density

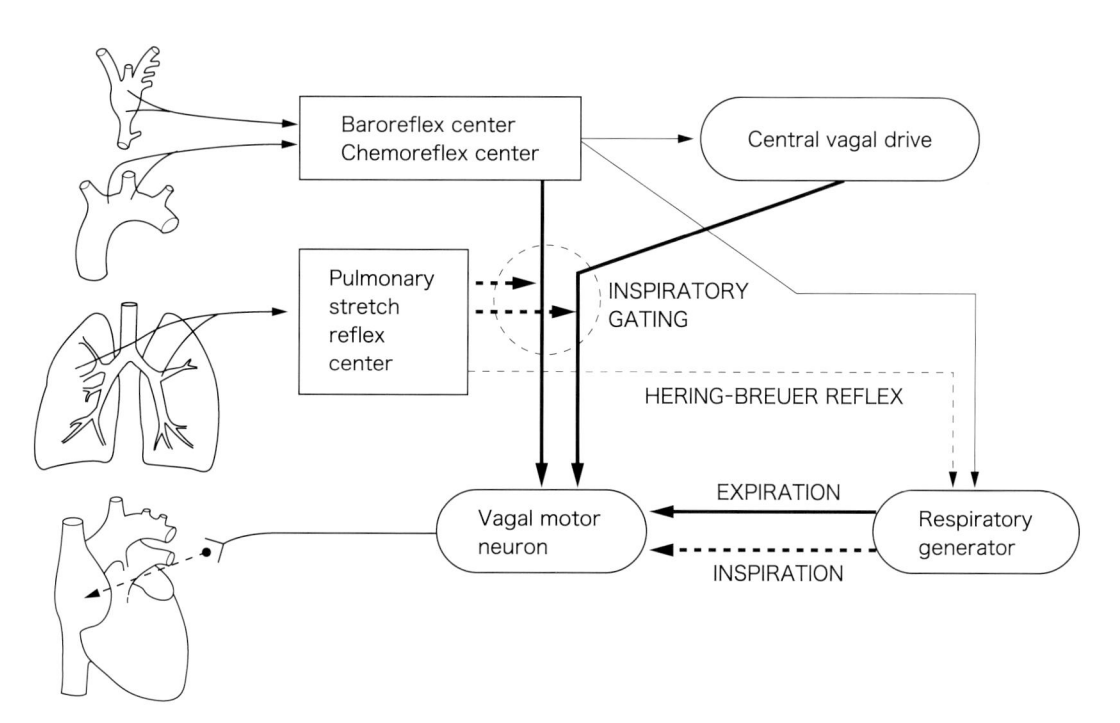

図 6-3 呼吸性洞性不整脈（RSA）の中枢機序

(Berntson GG, JT, Cacioppo JT, Quigley KS: Respiratory sinus arrhythmia. Autonomic origins, physiological mechanisms, and psychophysiological implications. Psychophysiology, 30: 183-196, 1993)

```
ECG
ABP  150
mmHg
      50
LV
a.u.
     0    5    10   15   20
          Time(sec)
```

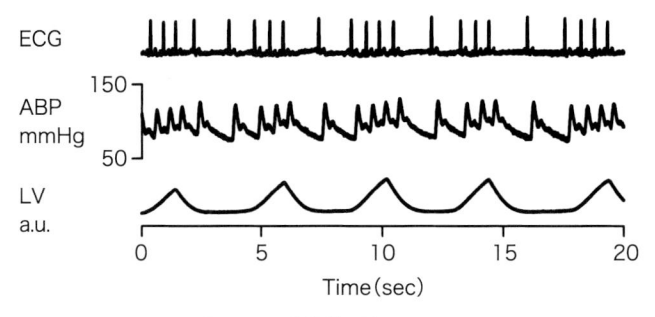

図 6-4 安静覚醒犬の RSA

イヌは RSA が最も顕著な動物と言われる。安静覚醒状態のイヌで，心電図（ECG），テレメトリによる動脈圧（ABP）および慢性気管支切開による肺気量（LV）を測定した。RSA によって心拍動は吸気時に集中し，呼気時には抑制される。それに伴って，動脈圧（特に拡張期圧）も吸気時に上昇している。a.u.＝arbitrary unit

は，呼吸中枢からの干渉によって迷走神経（心臓を含むほとんどの臓器を支配する副交感神経）の出力ニューロンの活動が吸気時には抑制され呼気時には刺激されること，もうひとつは，迷走神経出力ニューロンに対する他の中枢からの刺激性入力が，肺の伸展受容体からの求心性入力によって吸気時に遮断されること（inspiratory gating）である。これらの機序によって，心臓への迷走神経出力は呼気時に増大し吸気時に抑制される。この迷走神経活動の変動リズムが洞結節の興奮周期に反映されることによって RSA が発生する。

4）RSA と肺のガス交換効率

生体は何のためにこのような複雑な RSA の発生機序を備えているのだろうか。RSA には何らかの生物学的役割や積極的な機能があるのだろうか。この疑問に対するひとつの答えが肺のガス交換効率に関する研究から得られた[3]。

図 6-4 は RSA が最も顕著な動物と言われるイヌの安静覚醒時における心電図と動脈圧および肺気量を測定したものである。RSA によって心拍動は吸気時に集中して生起し，呼気時には抑制される。それに伴って，動脈圧（とくに拡張期圧）も吸気時に上昇しており，心拍出量も吸気時に増加していることが示唆される。

肺血流量も同様な呼吸性の変化をしていると仮定すると，肺（肺胞）容量とガス交換血液量との関係に対して RSA は図 6-5 左のような効果を持つことが推測される。つまり，RSA によって肺血流量は肺胞容量が増加した時に増加する。その結果，肺血流量の減少時の無効換気による生理的死腔が減少し，肺胞容量の減少時の無効血流による肺内シャントが減少する。

肺循環には全血液量の 10％が分布し，その内の 10％が肺の毛細血管症に分布する。つまり，成人では数 10 mL の血液が個々の瞬間にガス交換に関与していることになり，心臓の 1 回拍出量（stroke volume）に近い。これは，ガス交換を行なう赤血球が 1 心拍毎に入れ替わることを意味し，各呼吸周期内の何処で心拍が生起するかという心拍の時間的分布が，ガス交換効率にとって無視できない要因であることを示唆する。

この仮説を検証するために，横隔膜ペーシングによる生理的陰圧人工呼吸下の麻酔

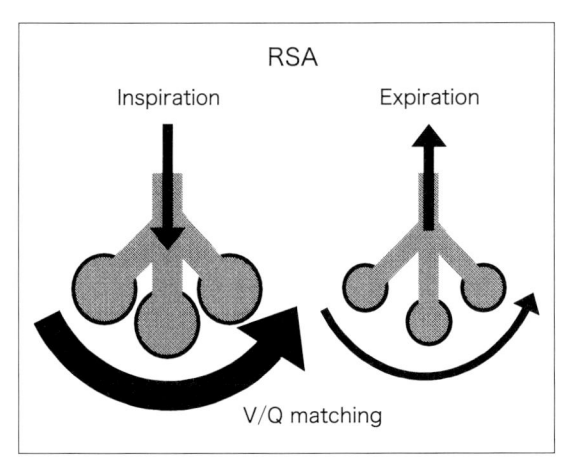

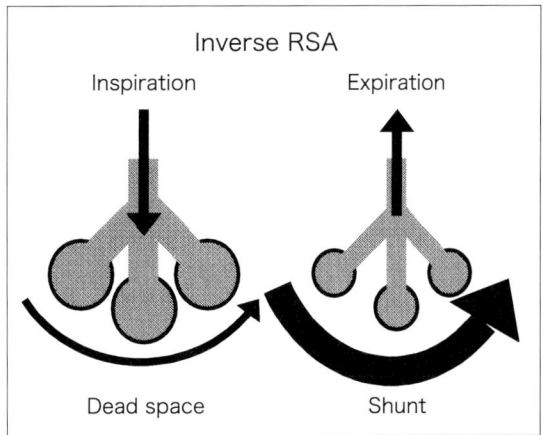

図 6-5 RSA が肺のガス交換に与える効果の概念図

RSA は肺胞のガス交換容量と肺毛細血管血流の間の時相関係を一致させ，各呼吸周期内の換気/血流（V/Q）比を改善すると考えられる（右）。呼吸と心拍の関係を RSA と反転した逆 RSA という状態を作れば，換気/血流比が悪化し，生理的死腔率および肺内シャント率が高くなることが予測される（左）。

犬で，頸部迷走神経刺激によって RSA に関する 3 つのモデルを作った。つまり，心拍が吸気時に増加する人工 RSA モデル，心拍が吸気時に減少する逆 RSA モデル，およびそれらと同じ平均心拍数で呼吸による心拍のゆらぎがない対照モデルである（図 6-6）。ここで，逆 RSA モデルでは，図 6-5 右のような現象が起こり，生理的死腔（無効換気）率や肺内シャント（無効血流）率が増加するものと考えられる。実験の結果，RSA モデルでは，対照モデルに比べて，生理的死腔率が 10％，肺内シャント率が 51％低下し，逆 RSA モデルではこれらの指標が，それぞれ，14％と 64％増大した（図 6-7）。つまり，RSA は肺のガス交換効率を改善する機能を有する。

5）心肺系の休息機能としての RSA

RSA は肺のガス交換効率を改善するという観点から心拍のゆらぎに関しての生理学知見を見直すと，RSA は主に心肺系の休息のための機能ではないかという仮説が導かれる。まず，多くの研究が，心拍変動の HF 成分として測定される RSA の振幅は安静によって増加し，緊張や運動によって減少することを示している[1]。RSA 振幅は仰臥位で増加し立位で減少する。睡眠中には RSA 振幅が著増し（図 6-8），REM 睡眠よりも non REM 睡眠でより大きく，さらに睡眠深度が深くなるほど増大する。また，RSA 振幅は精神的なリラクセーションで増大し，逆にストレスや運動時に減少する（図 6-9）。

つぎに，RSA のガス交換効率改善効果は，生体の酸素需要が減少する休息時にメリットが大きい。安静時や睡眠時の生体機能は，エネルギー消費を抑制する方向に向かう。この時，酸素需要の減少に応じて呼吸数と心拍数を減らすことによって，呼吸および循環のためのエネルギー消費を節約することができる。呼吸数の減少は，呼気位での呼吸停止期間を延長させ，逆に吸気によって肺容量が増加する期間を相対的に短縮する。この時，RSA は肺血流を肺容量の増加する時期に一致させることで生理的死腔率および肺内シャント率を減少させるが，同時にガス交換にとって無効な換気や

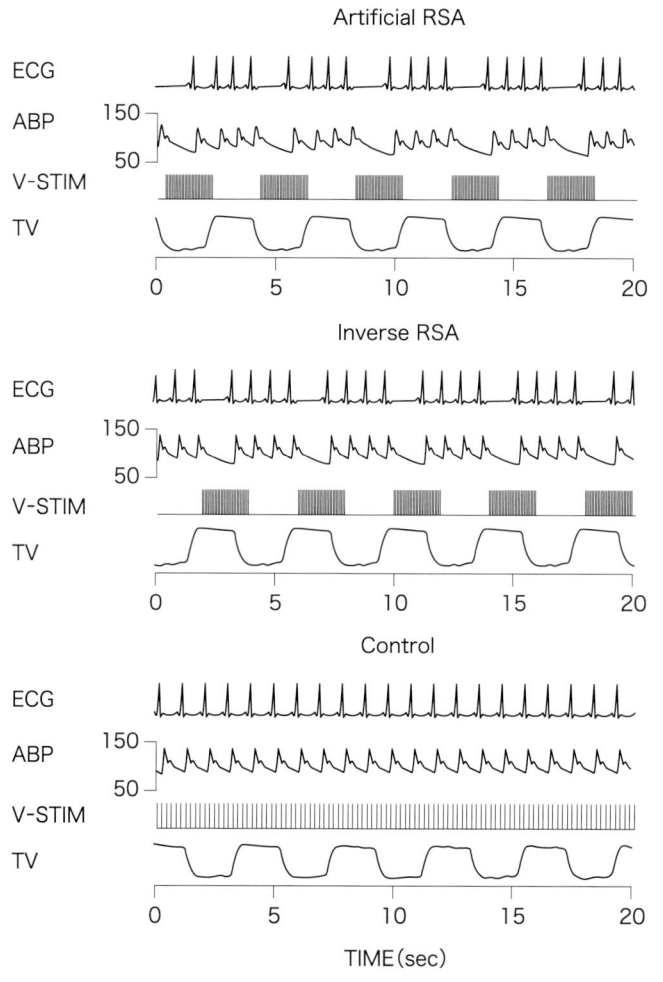

図 6-6 麻酔犬による人工 RSA および逆 RSA モデル

横隔膜ペーシングによる生理的陰圧人工呼吸下の麻酔犬で，頚部迷走神経刺激によって RSA に関する 3 つのモデルを作成した。上段から，心拍が吸気時に増加する人工 RSA モデル，心拍が吸気時に減少する逆 RSA モデル，それらと同じ平均心拍数で呼吸による心拍のゆらぎがない対照モデルを示し，それぞれのモデルにおける，心電図（ECG），動脈血圧（ABP），迷走神経に対する刺激（V-STIM），気道酸素分圧を示す。

心拍動を減らすことで呼吸および循環エネルギーの節約にも貢献する。RSA は，休息時のエネルギー消費を能動的に節約する機能といえる。

　一方，緊張や運動によって生体の酸素需要が増加すると，RSA のメリットは減少する。酸素需要の増加に対して，心肺系は酸素摂取量および酸素運搬量を増加させる必要があるが，その最大値を得るには，心拍出量との正相関が見られる限り（つまり，拡張期の心室充満が得られる限り）心拍数を増加させる必要がある。この目的に対しては，RSA などの心周期のゆらぎは不利な要素となる。また，呼吸数が増大すると呼気位での呼吸停止時相が短縮するために，ガス交換による肺胞気組成の飽和による肺

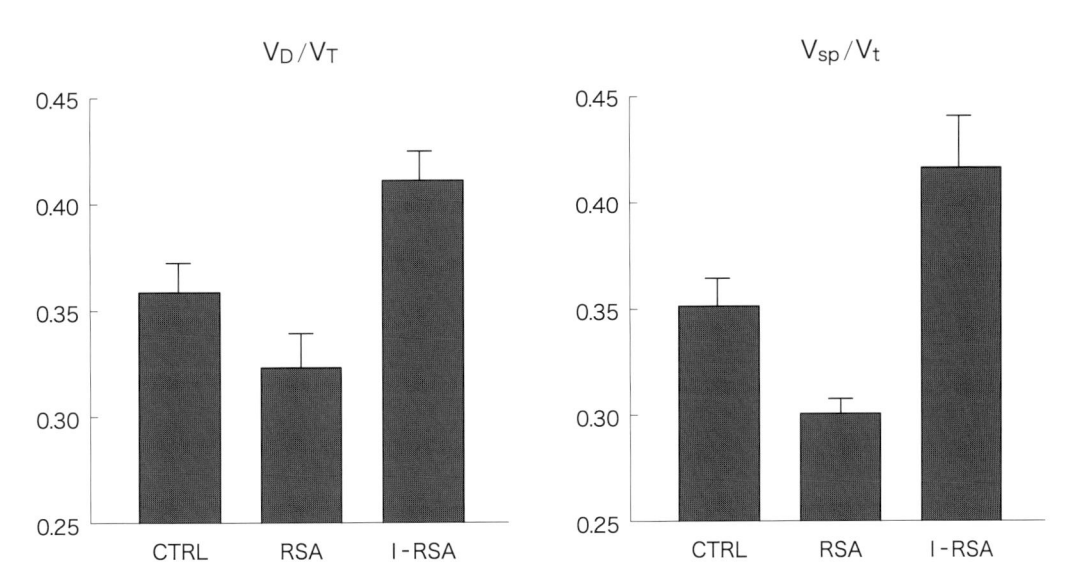

図 6-7 肺のガス交換効率に対する RSA の効果

人工 RSA および逆 RSA モデル（I-RSA）で測定された生理的死腔率（VD/VT）および肺内シャント率（Qsp/Qt）を対照（CTRL）と比較した。対照に比し，RSA モデルでは死腔率が 10%，シャント率が 51%減少し，逆 RSA モデルでは，それぞれ 14%および 64%増加した。モデル間の測定値の差は全て有意（$P<0.05$）である。Error bar は標準誤差。

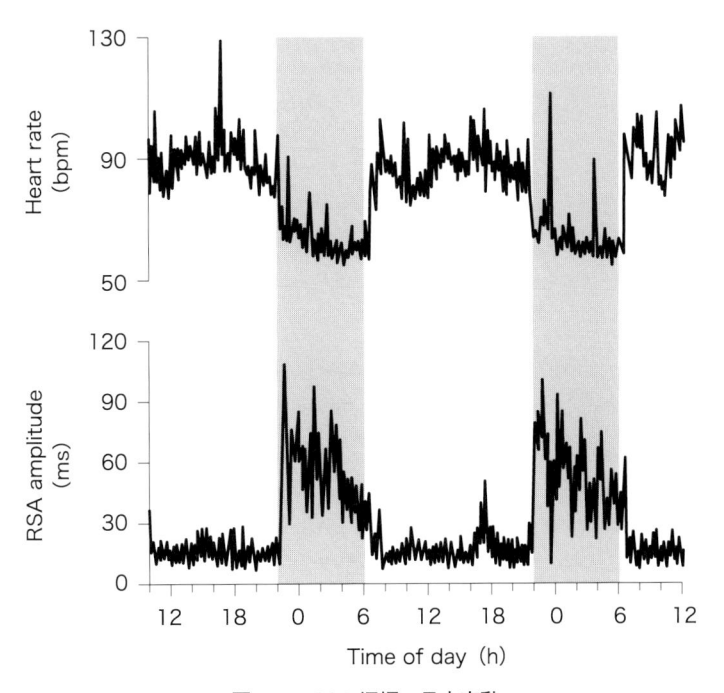

図 6-8 RSA 振幅の日内変動

連続 48 時間のホルター心電図記録から，5 分ごとに R-R 間隔のスペクトル分析を行ない，RSA 振幅を計算した。夜間（網掛け部）には心拍数（HR）が減少するとともに，RSA 振幅が著しく増大し，睡眠周期によると思われる変動が見られる。

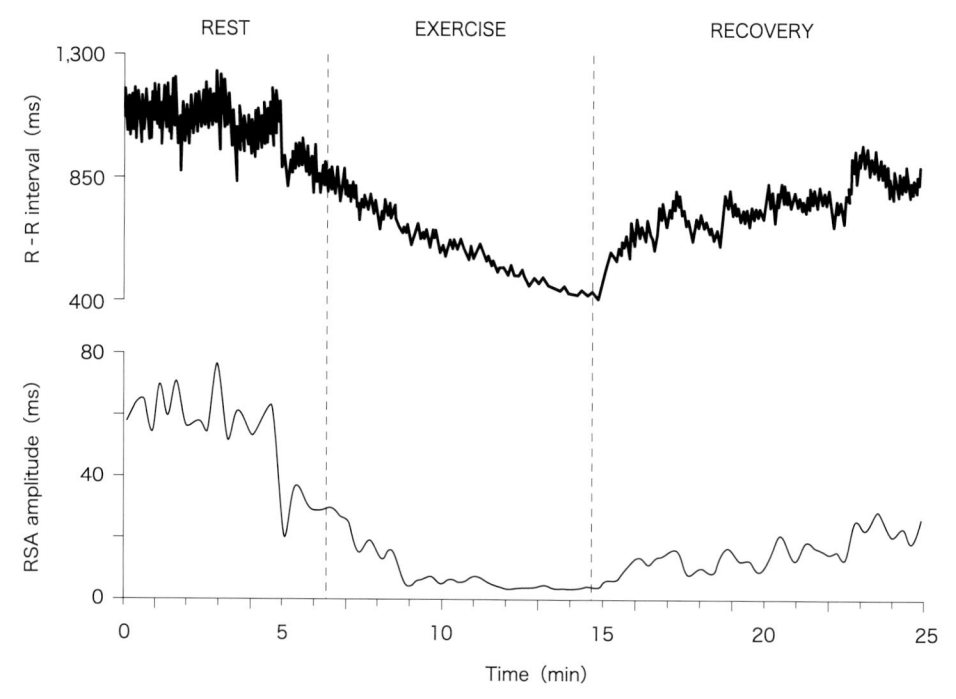

図 6-9 RSA 振幅の運動負荷による変化

健常青年男子の漸増負荷（20 W/分）臥位エルゴメータ負荷試験時の R-R 間隔と RSA 振幅の変化。10 分後に 200 W に達したとき限界となり運動を終了した。RSA 振幅は運動の開始と共に急激に減少し，その後，運動強度の増加とともに RSA 振幅はさらに減少して，運動強度が最大に達する以前に最低レベルに達している。解析には complex demodulation を用いた。時間分解能は 15 秒で各時点のデータは前後 7.5 秒間の移動平均を表す。

内シャントは起こりにくくなる。したがって，肺気量と肺血流の時相を一致させるメリットが減少する。実際，随意的に呼吸数を増加させると，平均心拍数に変化がみられなくても，RSA 振幅はそれに反比例して減少する。実際に，RSA は運動の開始とともに急激に減少する。そして，運動強度の増加とともに，RSA はさらに減少し，心拍数が最大に達する以前に最低レベルに達する（図 6-9）。

最後に，RSA が心肺系の休息のための機能であることを示唆するもうひとつの現象は，安静時の RSA 振幅が加齢や心疾患によって減少することである。安静時の RSA 振幅は加齢とともに減少する（図 6-10）。また，重症心不全では安静時でも RSA がほぼ消失している。さらに，冠動脈疾患では冠動脈狭窄枝数の増加とともに安静時の RSA 振幅が減少する（図 6-11）[4]。これらの現象は，予備能が低下した心肺系は，安静時においても休息モードに移行できないことを示唆する。

6）RSA と迷走神経活動

心拍変動の HF 成分である RSA の振幅は心臓迷走神経機能の指標としてさまざまな分野で用いられている[1]。RSA は atropine の投与によって消失する。また，交感神経と迷走神経との間に存在する，洞結節活動に対する情報伝達の周波数特性の違いから，RSA は専ら迷走神経によって媒介される。さらに，少なくとも安静時の RSA 振幅は，薬理学的自律神経遮断による心拍数の変化から推定した心臓迷走神経活動の個体差を定量的に反映する。

図 6-10 RSA 振幅の加齢による変化

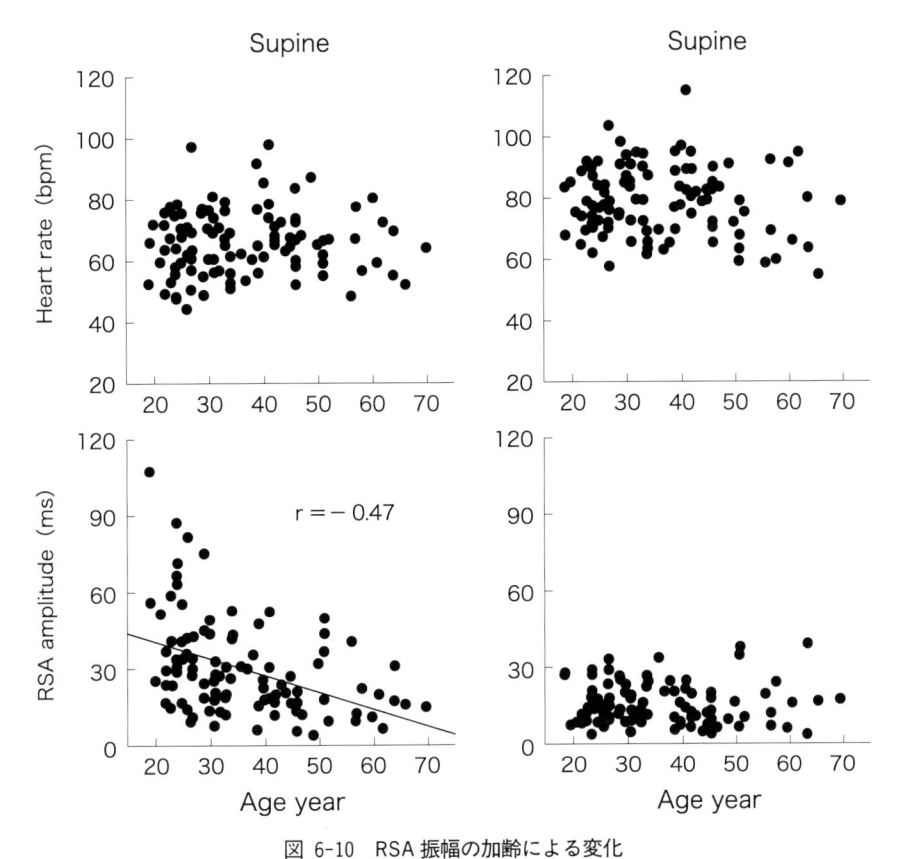

臥位および head-up tilt (HUT) 時の心拍数および RSA 振幅と年齢との関係。健康男性を対象に，15 回/分の呼吸数調節下で，仰臥位安静および 70°HUT 中に各 5 分間の心電図を記録し，R-R 間隔のスペクトル分析によって RSA 振幅を計算した。

　RSA 振幅は心臓への迷走神経出力の呼吸による修飾の程度 (respirtory vagal modulation) に依存する。したがって，それが心臓迷走神経の平均活動レベル (vagal tone) を反映するということは，迷走神経出力の調節中枢において，両者の間に相関があり，両者が連動して調節されていることを意味する。
　しかし，最近，両者は独立にコントロールされており，条件によっては両者の間に乖離が起こり得ることを示唆する知見が得られている。昇圧薬である phenylephrine の点滴によって収縮期血圧を 20〜30 mmHg 上昇させると，徐脈反応とともに RSA 振幅が減少する[5]。この徐脈反応は圧受容器刺激による迷走神経の平均活動レベルの増加に起因するものと考えられ，RSA 振幅の減少は強い迷走神経興奮刺激によって迷走神経活動の平均レベルが上昇し，RSA 発生機構が飽和（天井効果）を起こすためと説明されている。この知見は迷走神経活動の平均活動レベルを亢進させる刺激が，必ずしも迷走神経活動の呼吸性修飾の亢進をもたらさないことを示している。一方，著者らは覚醒犬で再呼吸法によって hypercapnia を誘導すると，RSA 振幅が増加するが，この時，心拍数や血圧には変化が見ないことを見いだした[6]。この RSA 振幅の増加は，呼吸数や 1 回換気量の増加の影響を調整しても有意であった。この知見は，

図 6-11 RSA と冠動脈硬化

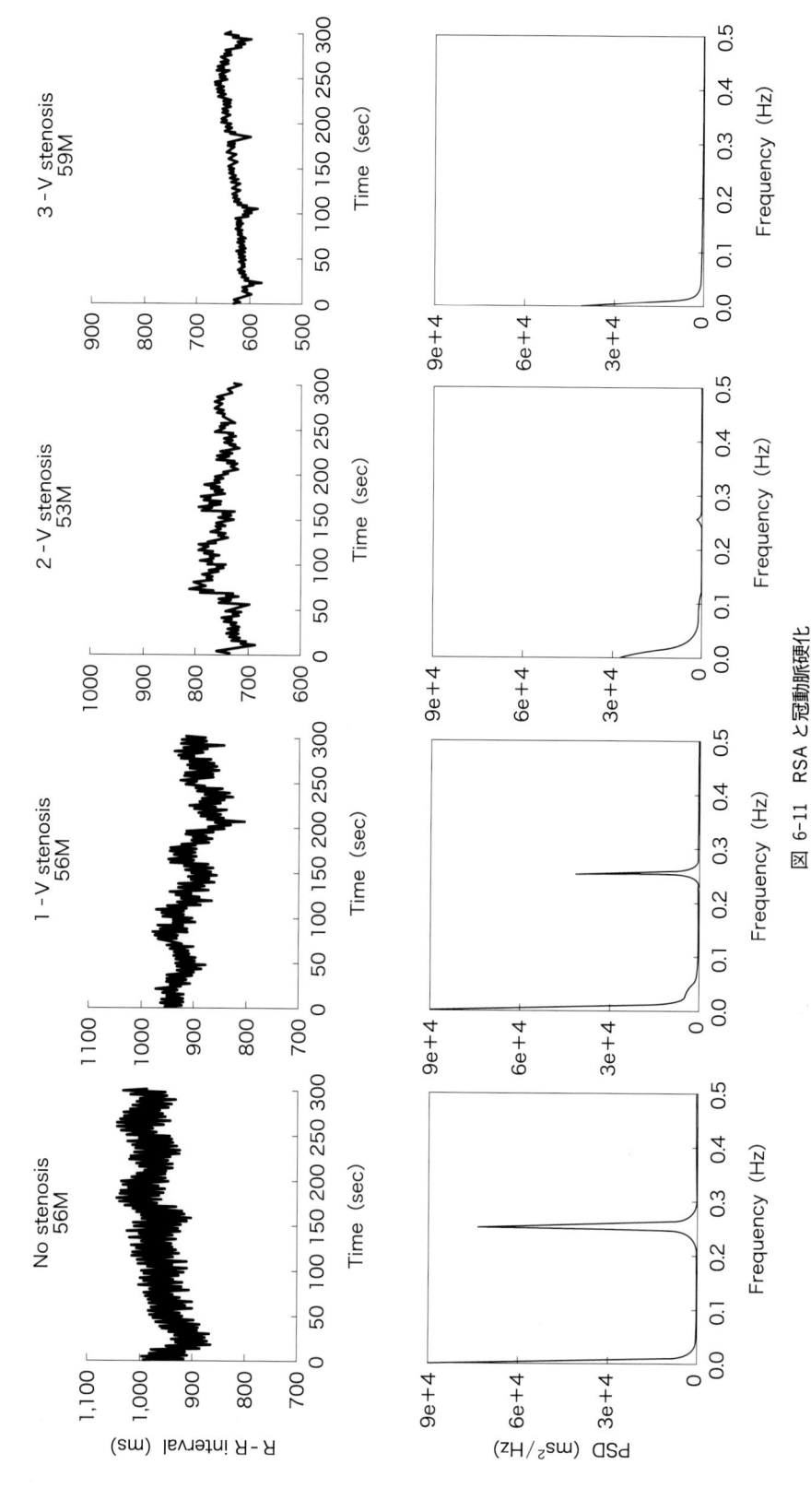

冠動脈狭窄枝数の異なる 50 歳代の男性 4 名の R-R 間隔とその自己回帰スペクトル。全例，狭心症状のための冠動脈造影受検例であるが，心筋梗塞の既往はない。15 回/分の呼吸数調節下で，仰臥位安静 5 分間の心電図を記録し，R-R 間隔の自己回帰スペクトルを計算した。RSA のピークの高さが冠動脈狭窄枝数の多い例ほど低下している。1-V，2-V，3-V は，狭窄のある冠動脈枝数を示す。(Hayano J, Sakakibara Y, Yamada M, et al : Decreased magnitude of heart rate spectral components in coronary artery disease. Its relation to angiographic severity. Circulation, 81 : 1217-1224, 1990.)

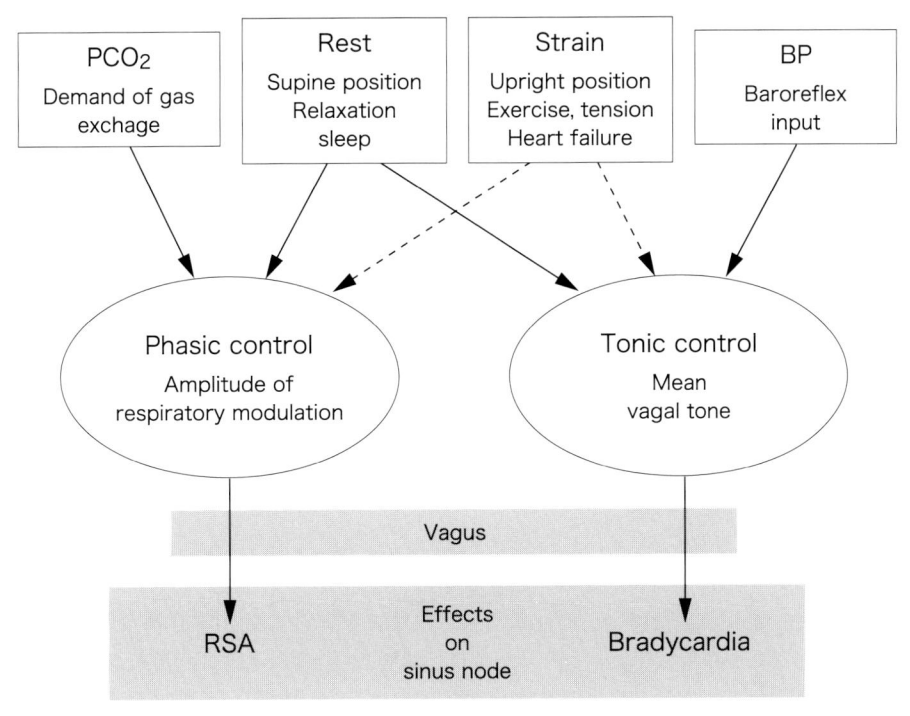

図 6-12 迷走神経活動の 2 調節系モデル

RSA 振幅は迷走神経活動の呼吸性修飾の程度によって調節され (phasic control), 徐脈反応の強さは迷走神経活動の平均レベル (vagal tone) によって調節される (tonic control)。このモデルでは両調節系は独立しており, 互いに異なった刺激によって抑制または促進される。また, 生体が休息と緊張という軸に添って変化する場合は, 両調節系が同じ方向に変化するために, 両調節系が連動するように見える。

hypercapnia によるガス交換需要の亢進は, 迷走神経活動の平均活動レベルとは独立に, 直接 RSA 振幅を増大させることを示唆する。

これらの知見は, RSA 振幅が迷走神経活動の平均レベルとは独立にコントロールされていることを示し, 従来の研究で観察されている HF 成分と心臓迷走神経活動の間の関連は, 必然的なものではなく間接的なものである可能性を示唆する (図 6-12)。それにもかかわらず, 多くの生理的状態で両者が相関する理由は, 休息と緊張という軸に添って生体の状態が変化する限り, 両者が同じ方向に変化することによるものかも知れない。すでに述べたように, 休息状態にある生体は, エネルギー消費を節約するために, 心拍数と呼吸数を抑制するが, RSA によってガス交換効率を高めることで, エネルギー効率をさらに改善できる。一方, 休息時の徐脈反応は心臓迷走神経の平均活動レベル (vagal tone) の増加によって媒介される。この時, 休息レベルの深さと, 徐脈の程度および RSA 振幅の 3 者が連動することは合理的である。

RSA 振幅と迷走神経活動の平均レベルとの間の相関は, 休息と緊張という軸に添った生体の変化に対する反応に限られたものとして理解する必要があるのかも知れない。薬物による圧受容器刺激や hypercapnia において観察される両者の乖離は, それらが休息と緊張という軸とは別の刺激であることによる可能性がある。

以上より, ストレス反応の指標としての心拍変動の HF 成分は, 心臓迷走神経活動

の指標というよりも，休息レベルを反映する指標として捉える方が，より適切であると考えられる。ストレス反応の多くは心臓迷走神経活動の消退と共にRSAの減少を伴うが，この現象は，両者の間の直接的な関連によるものではなく，両者が共に休息レベルの低下（または緊張レベルの増加）と関連することによって起こる現象であると考えられる。

2．自律神経反応と生命予後

1）ストレスと寿命

　ストレスとは生体がその対処（coping）能力を上回るストレッサーに遭遇し，ディストレスに陥った状態と定義される。対処能力には個体差があり，また同じ個体でも学習やトレーニングによって対処能力が変化するので，ストレス反応の強さはストレッサーの強さだけでは決まらない。

　また生体がストレス状態にあるとき，それが生体にとって常に望ましくない状態であるとは限らない。運動負荷は心肺系へのストレス負荷テストとして用いられているが，適度な運動はむしろ他のストレスに対する対処能力を高め，疾患の予防や治療法としても重要である。まったく同じ運動でも後者の場合は，それをストレスとは呼ばない。このようにストレスの定義は，しばしば相対的なものになったり，判定者の価値観によって左右されるものになったりする。

　これらの問題を回避して，ストレスをより客観的に定義するひとつの方法は，生体の寿命への影響からストレスを定義することである。つまり，ストレスとは，生体の寿命を短縮する因子，またはそのような状態と定義することができる。この定義に従ってストレスを定義するならば，ある指標が生体のストレスレベルの指標として妥当性であるか否かは，その指標がその生体の寿命の短縮を予測しうるか否かという観点から検証する必要がある。

2）心拍変動と生命予後

　心拍変動の低下は一般高齢者や心筋梗塞をはじめとする心疾患の長期的な死亡率の予測因子としても良く知られている[7]。心拍変動低下と死亡率との関連は，疾患の重症度の影響を調整しても存在することから，疾患の結果としては説明できない。心拍変動の低下は迷走神経機能低下または相対的交感神経機能亢進を反映するものとされ，そのような個体の特性や生活習慣が生命予後（寿命）に影響すると考えられている。

　これらの知見は，心拍変動の低下が客観的なストレスの指標であることを示唆しているが，自律神経機能がそのメディエーターであると結論するのは短絡的である。これまでに知られている心拍変動の低下と死亡率との関連についてのほとんどの報告は，自由行動下の24時間心電図の心拍変動解析に基づくもので，その間の食事や運動，さらに薬物の服用などがコントロールされていない。したがって，この方法で得られた心拍変動には自律神経機能以外のさまざまな要因の影響が含まれている。正確な自律神経機能評価には検査室における一定条件下の短時間心拍変動解析が必要であるが，厳密に設定された条件下で測定した心拍変動と生命予後との関連はほとんど検討されていない。

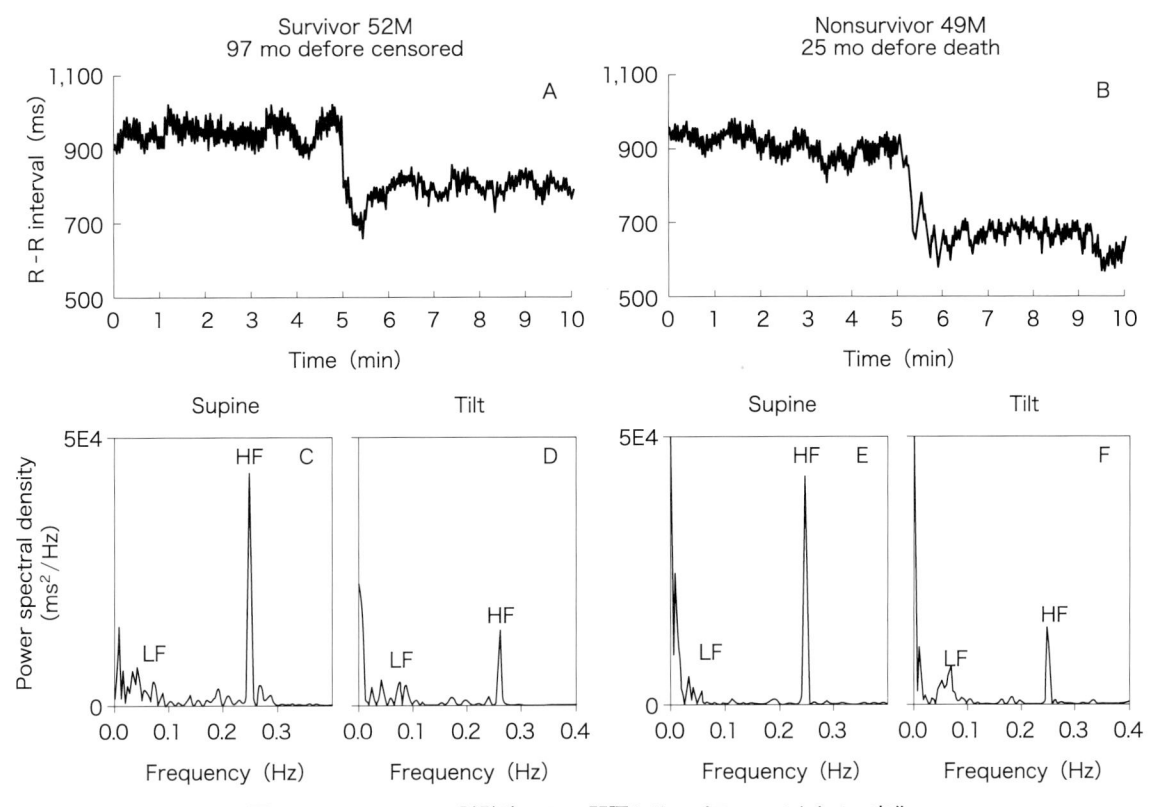

図 6-13 Head-up tilt 試験時の R-R 間隔とそのパワースペクトルの変化
左は心拍変動の LF 成分が head-up tilt によって減少した冠動脈疾患の 1 例（52 歳，男性，左冠動脈回旋枝 90％狭窄）。この検査後 97 カ月後も生存している。右は LF 成分が head-up tilt によって増加反応を示した冠動脈疾患の 1 例（49 歳，男性，左冠動脈前下行枝 75％狭窄）。この検査後 25 カ月後に突然死した。R-R 間隔の前半 5 分間は仰臥位，5 分の時点で 70 度 head-up tilt 位に移行した。LF＝低周波数成分，HF＝高周波数成分。

3）起立ストレスに対する心拍ゆらぎの反応

　心拍変動の HF 成分は生体の休息機能に関連する心臓迷走神経機能を反映することを述べたが，心拍変動の LF 成分も興味深い性質を持っている。LF 成分のパワーは運動で減少し，睡眠時に増加する。さらに，LF 成分も atropine でほぼ消失することから，HF 成分と同様に迷走神経活動と強い関連がある。一方，LF 成分は立位や head-up tilt などの起立負荷によって増加することがある（健常者の約 1/3）（図 6-13，図 6-14 下）。

　起立による LF 成分の増加には，交感神経と迷走神経の相互作用によるものと考えられる。まず，LF 成分が起立によって増加を示す例では，交感神経の β 遮断薬である propranolol を投与するとこの増加反応が消失する。一方，atropine は起立時の LF 成分もほぼ消失させる。したがって，起立による LF 成分の増加反応が起こる条件は，起立に対する交感神経活動の増加反応が強く，心臓迷走神経活動の消退反応が相対的に弱いことであると考えられる。一般に，仰臥位安静時の迷走神経活動レベルが保たれている人では，起立時に必要な心拍数の増加反応のほとんどは迷走神経活動の消退で得られる。したがって，そのような人では起立時に LF 成分はむしろ減少するものと考

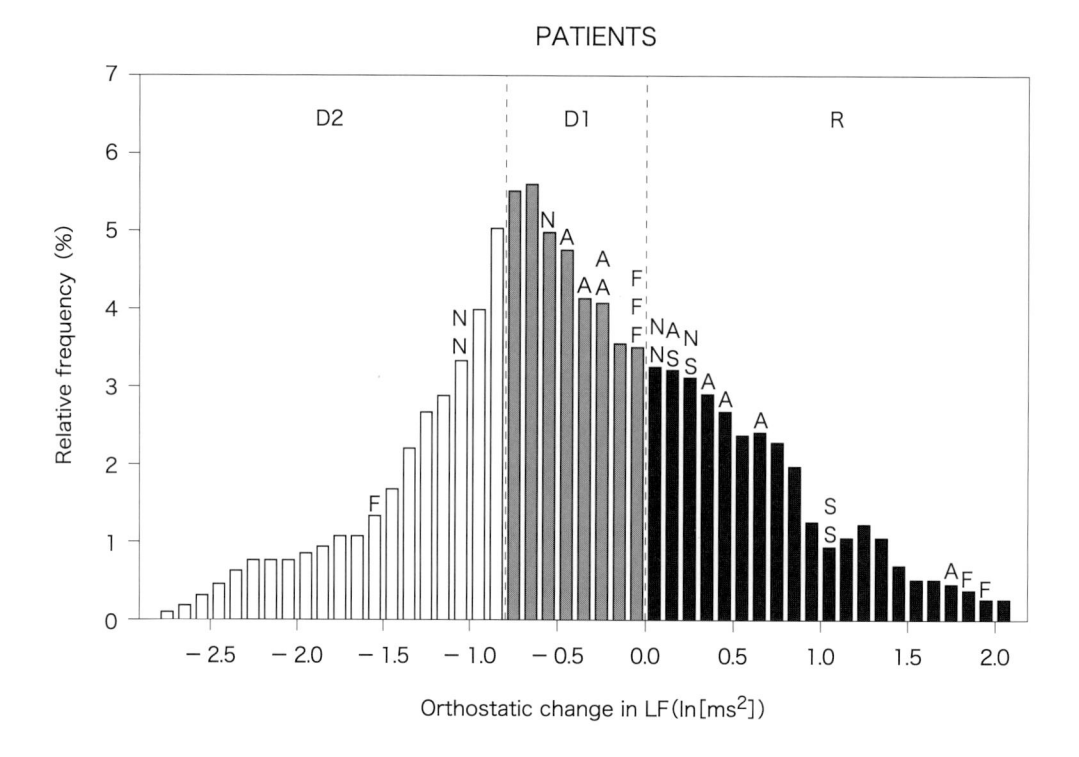

図 6-14 冠動脈疾患 250 例（上段）と，年齢性別をマッチした健常者 90 例（下段）における LF 成分の head-up tilt に対する反応の頻度分布

上段の点線は対象を 3 等分する線で，tilt により LF 成分が増加する者（R），不変または僅かに減少するもの（D 1），大きな減少を示すもの（D 2）の区分を示す．上段の棒グラフの上の記号は，そのビンにおける死亡例とその死因を示す（A＝急性心筋梗塞死，F＝脳卒中死，S＝心臓性突然死，N＝その他の非心臓死）．

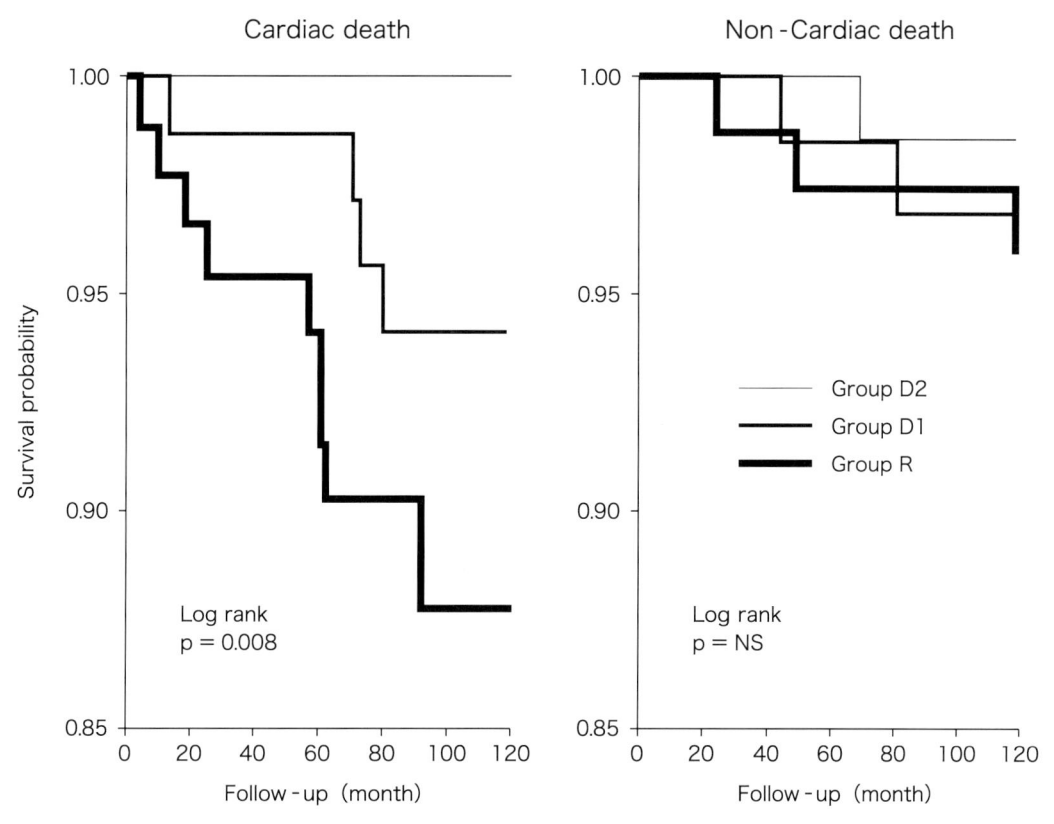

図 6-15 LF 反応で分けた3群の10年間の観察期間中の心臓死および非心臓死についての生存率曲線 (Kaplan-Meier plot)
D2, D1, R における心臓死発生率は，それぞれ，0%, 6%, 12% であった。

えられる。一方，仰臥位安静時の迷走神経活動が低下している人では，迷走神経活動の消退予備能が少ないので，起立時の心拍数増加反応が交感神経活動を賦活に依存する割合が大きい。その結果，交感神経の増加反応が強く，心臓迷走神経活動の消退は相対的に少なくなるために LF 成分の起立性増加が起こりやすい。つまり，LF 成分の起立性増加反応は，安静時の迷走神経予備能の低下および起立に対する交感神経反応の亢進の指標と考えられる。

4）LF 成分の起立性増加と寿命

著者らは，冠動脈疾患を有する人を対象に，1週間の服薬停止，禁煙，2時間の絶食後，23-24℃の検査室で14：30から15：30に定常呼吸下で検査を行なうという厳密な測定条件下で，head-up tilt 試験を行ない，得られた心拍変動と，その後，10年間の生命予後との関連を検討した[8]。その結果，安静時の HF 成分の低下は10年間の死亡率の予測因子であったが，心臓死の最も強力な予測因子は LF 成分の起立性増加反応であった。興味深いことに，LF の増加反応の個人差の分布は，健常者とほぼ同じであり，LF が減少するもの，不変またはわずかに減少するもの，増加するものが，対象の1/3 ずつを占めた（図 6-14）。この3群間は，観察開始時点で，年齢や心疾患の重症度，喫煙や高血圧，糖尿病，高脂血症などの危険因子に差はなかったが，10年間の心臓死発生率は，0%, 6%, 12% であった（図 6-15）。

以上より，LF成分の起立性増加反応は冠動脈疾患の死亡率の独立した予測因子であり，そこには安静時の迷走神経予備能の低下や起立に対する交感神経反応の亢進が関与すると考えられる。この結果は，これらの自律神経機能の特徴が寿命の短縮を予測し得ることを示すものである。

おわりに

自律神経系は，内分泌系とともにストレス反応のメディエーターであることから，自律神経機能の分析はストレス反応に対する有用なアプローチである。近年，自律神経活動のゆらぎ解析が発展し，ストレス反応の評価にも新しい指標が導入された。

心拍変動のHF成分は心臓迷走神経神経活動の指標として広く用いられているが，その本体はRSAである。RSAは肺のガス交換効率の最適化を通して心肺系の休息機能としての役割を持っている。したがって，HF成分の減少は，加齢や疾患による休息機能の低下のシグナルであるとともに，ストレスによる緊張レベルや生体負担度の増加の指標となると考える。

一方，ストレスを，生体の寿命を短縮する因子や状態と定義すると，死亡率の予測因子として知られている心拍変動の低下はevidenceに裏付けられたストレスの指標と言える。自由行動下で測定された心拍変動にはさまざまな要因が関与するために，そこから自律神経機能との関連を評価することは困難であるが，より厳密な測定条件で心拍変動を測定すると，安静時のHF成分の低下のみでなく，LF成分の起立性増加が心疾患の死亡率の強力な予測因子であった。これらの知見は，安静時の迷走神経予備能の低下や交感神経の反応性亢進などの自律神経機能の変化は，寿命の短縮を予測し得るという意味で客観的なストレス指標となる可能性を示している。

[早野順一郎]

[文　献]

1) 早野順一郎：心拍変動による自律神経機能解析. 井上博編, 循環器疾患と自律神経機能, 医学書院, 71-105, 2001.
2) Berntson GG, Cacioppo JT, Quigley KS：Respiratory sinus arrhythmia. Autonomic origins, physiological mechanisms, and psychophysiological implications. Psychophysiology, **30**：183-196, 1993.
3) Hayano J, Yasuma F, Okada A, et al.：Respiratory sinus arrhythmia：Phenomenon improving pulmonary gas exchange and circulatory efficiency. Circulation, **94**：842-847, 1996.
4) Hayano J, Sakakibara Y, Yamada M, et al.：Decreased magnitude of heart rate spectral components in coronary artery disease. Its relation to angiographic severity. Circulation, **81**：1217-1224, 1990.
5) Goldberger JJ, Ahmed MW, Parker MA, et al.：Dissociation of heart rate variability from parasympathetic tone. Am J Physiol, **266**：H 2152-H 2157, 1994.
6) Yasuma F, Hayano J：Augmentation of respiratory sinus arrhythmia in response to progressive hypercapnia in conscious dogs. Am J Physiol, **280**：H 2336-H 2341, 2001.
7) Camm AJ, Malik M, Bigger JT Jr, et al.：Heart rate variability-Standards of measurement, physiological interpretation, and clinical use. Circulation, **93**：1043-1065, 1996.
8) Hayano J, Mukai S, Fukuta H, et al.：Postural response of low-frequency component of heart rate variability is an increased risk for mortality in patients with coronary artery disease. Chest, **120**：1942-1952, 2001.

7章　ストレスと免疫機能

はじめに

　一度かかったことのある同じ感染症には二度とはかからないことを，免疫 immunity といい，ジェンナーの種痘法は，この概念を応用したものである。しかし，免疫は，現在ではもっと広い概念となっており，自己と非自己を区別するという生命の恒常性を保つうえで，重要な機能である。体内に，自己の生存にとって不利益な病原体のようなものが侵入したり，がんのようなものが発生した場合に，これを選択的に排除しようとする生命保持のために動物が備える基本的機能で，選択的・特異的記憶をもつことが特徴である。

　免疫器官としては，脾臓，リンパ節，胸腺，骨髄などがあり，リンパ球，マクロファージなどが互いに調節し合いながら免疫が成立している。リンパ球は，多数のサブセットを含むB細胞とT細胞からなる。免疫は，免疫グロブリンが関与する体液性免疫と，感作リンパ球が関与する細胞性免疫の2つに分けられる。生まれながらにして持っている先天性免疫，生後種々の病原体，動植物由来物質が体内に侵入して免疫応答を起こさせてできる後天性免疫がある。この免疫機能は，さまざまなストレスで影響を受けることがわかっている。

　ところで，内的・外的ストレスに対して，生体は神経・内分泌・免疫系の調節系により，内部環境の恒常性が維持されている。これらの3つの系は，情報伝達の仕組みを共有して，総合的に生体調節系として働いている。情報伝達の因子としては，ホルモン，サイトカイン，ニューロトランスミッターなどが含まれる。ストレスの免疫系に及ぼす影響については，視床下部―下垂体―副腎系あるいは自律神経系を介した2つの系がある。ストレスの種類，量，時間およびストレスを受けたときの生体側の条件により，免疫系への影響は異なる。また，ストレスの免疫機能へ及ぼす影響は，測定する免疫系によって内分泌，神経系の関与の程度は異なっている。

1. ストレスと神経・内分泌・免疫系の相関

　心理的ストレスは，視覚，聴覚などの感覚系を介して，中枢神経系に影響を及ぼす。そして，視床下部―下垂体―副腎系あるいは自律神経系を介して免疫系に影響を及ぼす。

1) ストレスと内分泌・免疫系

　情動ストレスは大脳辺縁系, とくに扁桃核を刺激し, 視床下部の室傍核にある corticotropin-releasing hormone (CRH) ニューロンを活性化させ, 下垂体から副腎皮質刺激ホルモン (ACTH) を分泌させ, 続いて副腎皮質からグルココルチコイドを分泌させる。

　一方, 海馬は, CRH ニューロンに対し抑制性に作用する。この CRH ニューロンは, 弓状核の proopiomelanocortin (POMC) ニューロンに線維を送っており, そこから β エンドルフィン, α-melanocyte stimulating hormone (以下 α-MSH と略す) および ACTH を分泌させ, 種々の免疫機能を修飾する。β エンドルフィンおよび ACTH は, 室傍核からの CRH 分泌に負のフィードバックをかける。一般に, 急性ストレスの場合, 増加したグルココルチコイドは, 海馬の受容体に結合し, 室傍核を介して CRH の分泌を抑制するが, 慢性ストレスでは, 高グルココルチコイド血症により海馬の受容体はダウンレギュレートされ, 負のフィードバック機能は低下し, 高グルココルチコイド血症は持続する。ストレス時は, 血中のリンパ球や好酸球の減少, 尿中 17 KS, 17 OHCS の排泄量の増加がみられる。副腎皮質ホルモンのうちでグルココルチコイドは, 抗炎症作用, 免疫抑制作用, 抗腫瘍作用を持っている。グルココルチコイドに対するレセプターは, 赤血球を除くほとんどすべての組織細胞にみられる。グルココルチコイドの免疫系に対する抑制作用は, 直接作用あるいはメディエーターの抑制による二次的な間接作用として関与している。その他, 成長ホルモン, 性腺刺激ホルモン, 乳汁分泌ホルモンもストレスの影響を受けやすい。これらのホルモンは, 免疫系に影響を及ぼすことが知られている。

2) ストレスと神経・免疫系

　神経系は, 外界の刺激を受容器でとらえて神経線維を介して中枢に伝える。そして, 外界の変化に対して効果器を通して対応する。また, 一部は, 自律神経系として内部環境の恒常性を維持する。身体諸臓器は, 交感神経と副交感神経の働きによって調整されている。免疫系の各組織にも自律神経系が多く存在している。自律神経の中枢は視床下部にあり, 情動の中枢も視床下部と大脳辺縁系にあることが明らかにされている。情動は自律神経を介しても免疫機能に影響を及ぼしている。胸腺, 骨髄, 脾臓, リンパ節などの免疫系組織は, 交感神経および副交感神経の支配を受けている。自律神経は, 血管を介しリンパ組織の微小循環を調節するだけでなく, 神経線維の一部はリンパ球の多い実質に延びており, リンパ球に直接作用している。そして, T および B リンパ球は, α, β アドレナリンレセプターを持っている。これらを介して自律神経は免疫を修飾している。α 受容体が刺激されると, 細胞内 cAMP の低下を介して, 免疫応答は促進され, β 受容体が刺激されると細胞内 cAMP の上昇を介してリンパ球機能は抑制される。

　ストレスにより, 下垂体前部からは β エンドルフィンが, また, 副腎髄質からはエンケファリンが分泌される。Weigent ら (1987) は, 多くの神経ペプチドに対する特異的レセプターが免疫担当細胞上に見い出されることを報告している。この中には, 神経作動性腸管ポリペプチド (VIP), サブスタンス P, カテコールアミン, アセチルコリンなどが含まれる。これらの神経伝達物質は特異的レセプターを介して, cAMP

やcGMPといったセカンドメッセンジャーを活性化することにより，細胞機能を修飾している。また，これらの神経伝達物質は，サイトカインの産生や，生理活性に影響を及ぼすことにより，間接的にも免疫反応を修飾する。

ところで，脳幹部の交感神経の核である孤束核は，室傍核の内側のCRH細胞の富んだ部位に，ノルアドレナリン系の線維を送っている。また，青斑核は，甲状腺ホルモン放出刺激因子や，ソマトスタチン，ドパミン含有細胞に富む室周囲核や大脳皮質に同様な線維を送っている。両神経核ともに，出血などの内臓神経刺激や痛みなどの体性感覚刺激とネットワークを形成しながら，室傍核からのCRH分泌を刺激する。このように，視床下部におけるCRH分泌と交感神経系は相互に影響し合っている。

2．ストレスと免疫についての臨床研究

種々の心労や悲哀，抑うつ状態では，感染症，アレルギー疾患，自己免疫疾患，さらにがんの発生率が増加することが報告されている。Bartropは，配偶者の死後に残された片方の配偶者のリンパ球の反応性が，2〜8週間後に低下すると報告している[1]。また，Schleiferらは，乳がんに罹患した妻を持つ夫を調べたところ死別後のリンパ球幼若化能が著しく低下していることを述べている[2]。また，試験ストレスに伴う末梢血リンパ球のPHA反応の抑制や，インターフェロン産生能および，ナチュラルキラー(NK)細胞活性の低下[3,4]が報告されている。ストレスと感染との関係については，Cohenらは，心理社会的因子が感冒発症に及ぼす影響について，健常者を用いた臨床研究を発表している。すなわち，あらかじめ被験者に対し，面接，質問紙法により，個々の心理特性，ライフイベントの有無について評価し，その後，風邪の原因ウイルスであるrhinovirusを点鼻し，発症の頻度，ウイルス分離，抗体の上昇などの疫学的研究を行なった。その結果，発病と最も関連していたのは，自覚的ストレスの強さであった[5]。また，1カ月未満の比較的短期間のストレス状況に曝されていた例では，感冒の罹患率が低く，逆に，持続的なストレス状況に曝されていたケースでは，感冒の罹患率が有意に高かったという。一般に，ストレスは，宿主の免疫機能に対して抑制的に作用するとされるが，短期間の急性ストレスは，慢性ストレスとは異なり，生体の免疫機能を賦括し，感染防御能を高める可能性が示唆される。

Glaserら[6]は，EBウイルス抗体陽性の大学生を対象として，定期試験前後の心理状態が，血中ヘルペス抗体価にどのような影響を及ぼすかについて検討している。その結果，試験期間中に強い孤独感を感じている学生では，夏休み直後のリラックスしている時期と比較し，試験期間中に抗体価が有意に増加していたという。また，Schmidtら[7]は，家族との死別などのライフイベントがヘルペス再発に及ぼす影響について，喪失体験，対人関係でのストレスを強く感じている被験者では，コントロール群と比較し，口唇ヘルペスの再発が増加しており，さらに，再発早期に末梢血のCD4+T細胞数が有意に減少していたと報告している。

NK細胞活性とストレス対処行動についての報告もある[8]。NK細胞は，さまざまながん細胞を壊す働きを持っている。健常成人男性のNK細胞活性を測定して，高値群，中間群，低値群に分けた場合，高値群は，積極的，外向的で職場での人間関係上のス

トレスを感じているのは少なかった。また，仕事に満足している割合も高かった。低値群は，消極的で内向的な人が多く，多くのストレスを抱え，生き甲斐が少なかった。

大規模な自然災害後の被災者の免疫機能の変化についても報告がある。1992年に，南フロリダを中心に甚大な被害をもたらした大型のハリケーン（Andrew）について，被災地住民での外傷後ストレス傷害の程度と，免疫能の変化について報告されている[9]。その結果，NK細胞活性は，実際の被害の程度，心理的ダメージの強さと負の相関を示したという。また，CD4+，CD8+細胞数は被害を受けていない健常者に比し，被災地住民で有意に低下していた。

また，1994年に，南カリフォルニアを襲ったNorthridge地震後の被災地住民での心理学的変化と，免疫能の推移についての報告がある[10]。被災直後の悲惨な状況から時が経過するにつれて，CD3+，CD8+，CD16+，CD56+各細胞数，またT細胞幼弱化反応，NK細胞活性いずれもが低下したという。また，死別などの深刻な喪失体験を受けた人々のうち，苦痛を強く感じた人々は，気持ちを抑圧して苦痛をあまり感じない人々と比較して，CD3+，CD8+の細胞数と，PHAに対する幼弱化能が高く維持されていた。

さらに近年，うつ病，うつ状態ががん発症に関与し，その背景には免疫機能が低下するという報告がある[11]。うつ病においては，末梢血リンパ球のmitogenに対する幼若化反応が低下しており，うつの程度が高いほど幼若化反応は低下していた。また，うつ病において，NK細胞は，細胞数の減少とともに活性も低下していたと報告されている。その原因として，視床下部─下垂体─副腎皮質系の亢進が考えられる。このように，精神状態が免疫機能に大きな影響を及ぼすことが示されているが，人の場合，ストレスを受け取る個人の性格や，身体的要因によって反応は異なる。表7-1にストレスと免疫機能の抑制について主なものを示す．

3．基礎研究

動物モデルを用いても，多くの基礎研究がなされている。ラットにおいて，低温あるいは高温ストレスによってNK細胞活性が低下することが報告されている。また，マウスを騒音に短期曝露すると，mitogenに対するリンパ球幼若化反応が抑制される。しかし，短期間の絶食や疼痛刺激によって免疫機能が増強される場合がある[12]。また，ストレスを個体が制御，処理できるか否かが，免疫反応への影響を及ぼす[13]。ラットやマウスで，自分では制御できない電気ショックを受けた場合，PHAおよびConcanavalin A（Con A）リンパ球幼若化反応やNK細胞活性は低下する。しかし，自分でその電気ショックを打ち切ることができる場合はたとえ同じような電気ショックを受けても，これらの免疫反応は抑制されない。

また，Stefanskiら[14]は，ラットを別の集団（ケージ）に移すと，主従関係をめぐる激しい争い（fighting）が起こる点に着目し，fightingの際に集団のリーダーに対し，どう対処するかで免疫機能に違いが生じるかについて調べている。その結果，争いを避け，リーダーから逃避するラットでは，Con Aに対するリンパ球幼弱化反応の低下，T細胞の増加，およびB細胞の減少が認められるが，一方，リーダーに服従せず，抵

表 7-1 ストレスによる免疫機能の抑制

ストレッサーの内容	免疫機能		発表
心理・社会的問題	上気道感染の罹患率上昇	1962	Jacob
生活上の慢性ストレス	溶連菌感染抵抗力低下	1962	Meyer
睡眠障害	溶連菌に対する貪食能低下	1976	Palmbland
	インターフェロン産生低下		
配偶者との死別	T細胞機能低下	1977	Bartrop
生活上の変化に伴う情動ストレス	cytotoxicity 機能低下	1978	Green
資格試験	リンパ球 PHA 反応性低下	1982	Dorlan
生活上の変化に伴う不安, うつ反応	NK 細胞活性低下	1983	Gottschalk
うつ病	リンパ球反応性低下	1986	Kronfol
配偶者との死別	リンパ球 PHA, PWM 反応性低下	1983	Schleifer
社会的サポートのない老人	リンパ球 PHA 反応性低下	1985	Thomas
心理ストレス	風邪ウイルスの罹患率上昇	1991	Cohen
喪失体験, 対人ストレス	口唇ヘルペスの再発の増加	1991	Schmidt
自然災害（ハリケーン）	NK 細胞活性低下	1997	Ironson

抗するラットでは, T細胞数, B細胞数ともに減少していたという。以上の結果より, 彼らは, 同一のストレスを負荷したとしても, コーピングの違いにより免疫反応は異なってくることを指摘している。

このように, ストレスの種類, 量, 時間およびストレスを受けたときの生体側の条件により, 免疫系への影響は異なる。

1）マウスを用いた拘束ストレスと免疫機能との関連についての研究[15,16]

拘束ストレスによって, 内分泌系ホルモンの ACTH が短期間で急激に上昇し, その後, 拘束が継続すると, 拘束前値よりもやや高いレベルを維持しながら低下してくる。一方, コルチコステロンは高レベルを維持している。また, 血中の IL-6 は拘束直後から急上昇し, 拘束解除後は低下し, 拘束前値よりも高レベルを 3〜4 時間維持する。末梢血白血球数は, 拘束 24 時間で約 50％減少する。末梢血の好中球貪食能は, 1 時間で軽度低下するが, その後回復し, 60 時間以上で有意に低下した。各臓器細胞の拘束ストレスによる細胞数やサブセットについて検討したところ, 脾臓や腸間膜リンパ節では, CD 4, CD 8, B 細胞の比率はいずれも変化ないが, 細胞数は有意に減少した。これらの減少は 24 時間後にはもとのレベルに回復していた。胸腺, 肝臓などのリンパ球も拘束ストレスにより減少していたが, 一方, 骨髄では逆に, CD 4, CD 8, B 細胞や他のリンパ球サブセットの割合および細胞数が増加した（表 7-2）。

つぎに抗体産生に及ぼす影響を検討した。マウスを用いて 12 時間拘束ストレスを行ない, その後, 卵白アルブミン（OVA）で免疫し, 経時的に採血したところ, 1 回のストレスで OVA に対する IgE, IgG 1, IgG 2a 抗体はいずれも低下した（図 7-1）。

2）ネコにおける情動ストレスの影響[17]

ネコの視床下部前内側核を電気刺激すると, 不隠と呼ばれる情動行動が誘発される。この行動は単なる痙攣のような反応ではなく, 動物にとって不快な情動体験を伴うことが証明されており, 精神的ストレスのモデルとして利用される。不隠行動の出現するネコと, 電気刺激をしても反応が出現しない対照群を用いて, 5 分ごとに 10 秒間の

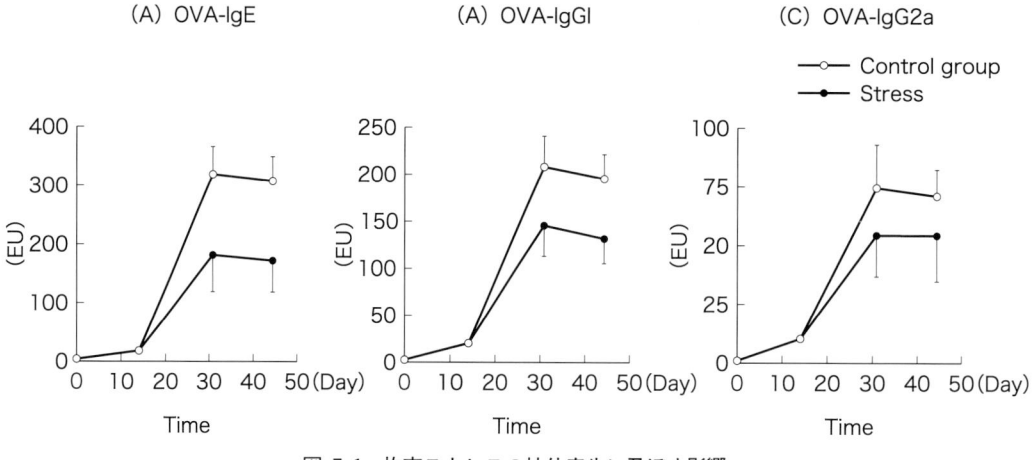

図 7-1 拘束ストレスの抗体産生に及ぼす影響

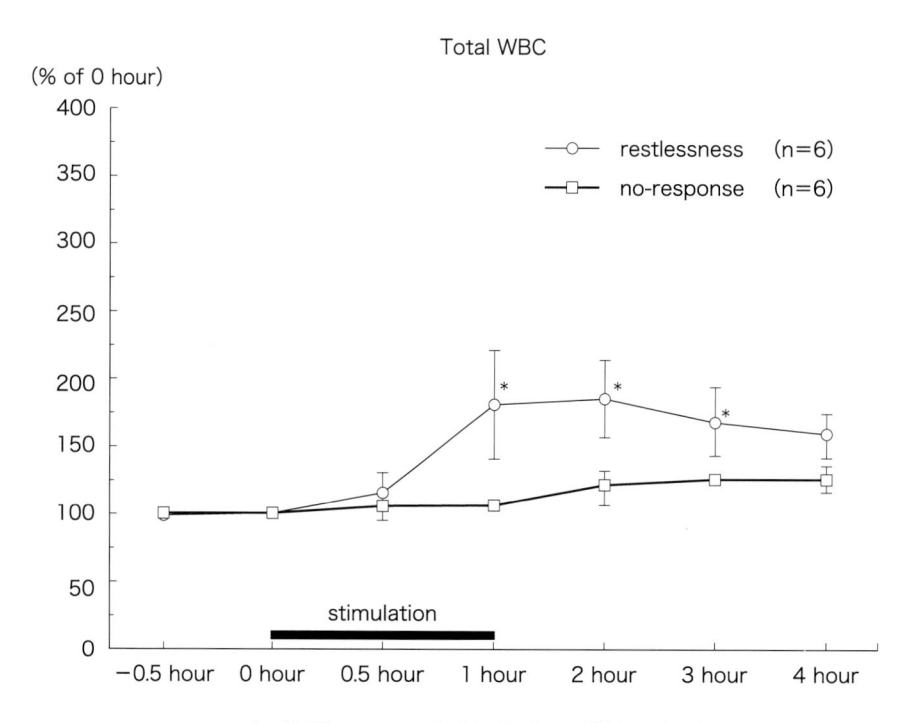

*p<0.05 compared with the basal (0 hour) value.
図 7-2 不隠反応の末梢血白血球数に及ぼす影響

　電気刺激を1時間行ない，その前後で血中コルチゾール，末梢血白血球数，分画および T 細胞サブセットと，Con A に対するリンパ球幼若化能の変化を調べた。
　血中コルチゾールは，視床下部前内側核の刺激による不穏群では，対照群に比べ急激に上昇した。また不穏群では，刺激開始後 30 分（30 min）から刺激終了（1 hour）までの間に，白血球数が著明に上昇した（図 7-2）。白血球の増加はほとんど好中球の

表 7-2 12時間拘束ストレスの各組織のリンパ球に及ぼす影響

	細胞数（$\times 10^6$）	
	コントロール群	拘束ストレス群
末梢血	5.5±1.2	3.2±0.78**
胸腺	107.3±13.1	63.4±8.4**
脾臓	91.2±9.0	42.8±10.7**
肝臓	0.67±0.13	0.44±0.07**
パイエル板	4.67±0.77	2.47±0.51**
上皮間リンパ球	12.9±2.4	5.6±3.2**
骨髄（大腿骨）	0.37±0.15	1.49±0.32**

**$p<0.01$

増加が主であり，好中球は，刺激終了直後から刺激後3時間まで，前値およびそれぞれの時点の対照群の値に対して有意に増加した。これに対しリンパ球は，不隠群で刺激後減少し，刺激後1時間，2時間で対照群に比較して有意な減少が認められた。CD4＋は，リンパ球全体とほぼ同様の経過を示し，刺激後1時間，2時間で対照群に比較して有意に減少した。CD8＋も同様に刺激によって減少する傾向がみられたが，統計上は有意差はなかった。これらの現象に細胞膜上のLセレクチンの細胞接着因子の関与が考えられている。すなわち，不穏反応によりLセレクチンの発現が好中球では減少し，リンパ球では増加していた。リンパ球幼若化能では，不穏群でCon Aに対する反応が低下する傾向がみられた。

純粋な精神的ストレスによっても拘束ストレスと同様に，極めて短時間に細胞性免疫の変化が起こり，それはおもにリンパ球の量的変化によるものと考えられる。

おわりに

ストレスの免疫機能に及ぼす影響について臨床的，基礎的研究について述べた。しかし，分子・細胞レベルでの解析は十分なされているとは言い難い状況である。脳における各種サイトカイン，およびその受容体の分布と発現制御やシグナル伝達機構，末梢臓器での遺伝子発現，各種ストレスタンパクの役割などについて，今後解明していく必要がある。

［久保　千春］

［文　献］

1) Bartrop RW, Luckhurst E, Lazarus L, et al.： Depressed Iymphocyte function after bereavement. Lancet, i：834-836, 1977.
2) Schleifer SJ, Keller SE, Camerio M, et al.：Suppression of lymphocyte stimulation following bereavement. JAMA, 250：374-377, 1983.
3) Dorian B, Garfinkel PE：Stress, Immunity and illness. Psychol Med, 17(2)：393-407, 1987.
4) Kiecolt-Glaser JK, Fisher LD, Ogrocki P, et al.： Marital quality, marital disruption, and immune function. Psychosom Med, 49：13-34, 1987.
5) Cohen S, Tyrrell DAJ, Smith AP, et al.：Psychological stress and susceptibility to the common cold. N E J M, 325：606-612, 1991.

6) Glaser R, Kiecolt-Glaser JK, Speicher CE : Stress, loneliness, and changes in herpes virus latency. J Behav Med, **8**(3) : 249-260, 1985.
7) Schmidt DD, Schmidt PM, Crabtree BF, et al. : The temporal relationship of psychological stress to cellular immunity and herpes labialis recurrences. Family Med, **23** : 594-599, 1991.
8) 増田彰則, 野添新一, 田中弘充, 他：勤労者の疲労についての研究. 心身医学, **36** : 154, 1996.
9) Ironson G, Wynings C, Schneiderman N, et al. : Posttraumatic stress smptoms intrusive thought, loss, and immune function after Hurricane Andrew. Psychosom Med, **59** : 128, 1997.
10) Solomon GF, Segerstrom SC, Grohr P, et al. : Shaking up immunity : Psychological and immunologic changes after a natural disaster. Psychosom Med, **59** : 114, 1997.
11) Shekelle RB, Raynor WJ Jr, Ostfeld AM, et al. : Psychological depression and 17-year risk of death from cancer. Psychosom Med, **43** : 117-125, 1981.
12) Fujiwara R, Orita K : The enhancement of immune response by pain stimulation in mice. J Immunol, **138** : 3699-3703, 1987.
13) Laudenslager ML, Ryan SM, Drugan RC, et al. : Coping and immunosuppression : inescapable but not escapable shock suppresses lymphocyte proliferation. Science, **221** : 568-570, 1983.
14) Stefanski V : Social stress in loser rats : opposite immunological effects in submissive and subdominant males. Physiol Behav, **63** : 605-613, 1998.
15) Fukui Y, Sudo N, Yu XN, et al. : The restraint stress-induced reduction in lymphocyte cell number in lymphoid organs correlates with the suppression of in vivo antibody production. J Neuroimmunol, **79** : 211-217, 1997.
16) Sudo N, Yu XN, Sogawa H, et al. : Restraint stress causes tissue-specific changes in the immune cell distribution. Neuroimmunomodulation, **4** : 113-119, 1997.
17) Mori Y, Kaname H, Sumida Y, et al. : Changes in leukocyte distribution and surface expression of adhesion molecules accompanied with hypothalamically induced restlessness in the cat. Neuroimmunomodulation, **7** : 135-146, 2000.

8章　ストレスと心身医学

はじめに

　近年，人間を取り巻く健康環境は著しく変化している。有史以来，疾患の中心は外来の病原体によるさまざまな感染症が主体であったが，近年の病気の原因はむしろ人間の内部にあると考えられるようになり，感染症に代わって悪性新生物，生活習慣病の占める割合が増加しつつある。しかし，現代の疾病構造を考えるとき，現代人が抱える心理社会的ストレスも重要な影響要因であることを忘れてはならない。人間の健康を心と体の両面からとらえる心身医学はこのストレスによって引き起こされるさまざまな健康障害に注目し，その心身相関の研究，治療法の開発，予防のための健康教育などに取り組んできた。この章では心身医学のストレス研究における存在意義，果たすべき役割などについて解説を加えたい。

1. 医学と心理学の接点，心身医学

1) 心理主義と身体主義の統合

　精神的なものが万能で身体を支配するという心理主義 psychologism と身体的なものが精神をすべて規定するという身体主義 somatism の心身2分論では人間を語ることはできない。古代ギリシャのヒポクラテスの時代から心と体は切り離すことができないとして哲学や医学が展開されてきたにもかかわらず，ルネッサンス以降の自然科学の飛躍的な発展に押されて近代医学は身体医学中心の道を歩んできた。特に近年の医学はさらに細分化・専門化され，大学病院や大病院では臓器別医療が推進されつつある。それは精神医学とて同じで，脳をひとつの臓器としてみなし心をみようとしない精神科医が少なくないのも事実であり，全人的医療の視点からみれば医療者の意識が大きな変革を遂げたとは言えない。そのような中で医学と心理学の接点を求め，心理主義と身体主義の統合を図ろうとしたのが心身医学である。

2) ストレス研究と心身医学 (Psychosomatic Medicine)

　1930年代のセリエの汎適応症候群の研究[1]に始まったストレス研究は20世紀の後半70年の間に急速な発展を遂げ，今までブラックボックスとされてきた心身相関のメカニズムにもスポットが当てられるようになった。このストレス研究によって不安，恐怖，緊張，興奮，抑うつなどの心理過程と諸臓器にみられる生理生物学的反応の関

係が次々と解明され，心身医学の発展につながっていった。心身医学は人間を身体的，心理的，社会的存在としてとらえ，bio-psycho-social model (Engel) の観点[2]より人間の健康と疾患を理解しようという医学である。その理論的基盤は脳科学，神経学，生化学，内分泌学，免疫学などの基礎科学と精神医学，心理学などの臨床科学の発展によるところが大きく，近年はストレスによる生体の細胞・分子・遺伝子機構への影響についても解析が進みつつあり，IT革命も加わって心身医学は新しい展開を見せようとしている。

2．心身医学の目的とするものは

1）日本の心身医学の流れ

わが国の心身医学の方向性は，基礎的，臨床的研究を踏まえて心身相関を明らかにし，臨床医学ないし全人的医療に応用するという立場をとっており[3]，心身医学は心身相関（psychosomatic relationship, psychosomatische Beziehung）をテーマとする医学と言い換えても無理はない。しばしば心身医学と精神医学や心理学との違いなどが論じられるが，この心身相関の理解を深める努力こそ心身医学のアイデンティティにつながっていくものである。

日本における心身医学の発展と歴史的な流れをたどってみるとおよそ以下の3つの時期に分けることができるとされる（表8-1）[4]。

第1期：不安神経症や転換ヒステリーなど主に神経症における診療と心身相関の研究が主体であった時期。わが国における初期の心身医学を支える基礎理論は精神分析や力動精神医学が主体であったこともあり，臨床的には神経症によって生じる身体症状の心身相関に関心が向けられていた。現在でも一部の精神科医や一般医の心身医学に対する理解がこのレベルに止まっていることは残念である。

第2期：消化性潰瘍，気管支喘息，高血圧，過敏性腸症候群，などその発症や経過に心理社会的因子が密接に関係している，いわゆる心身症を対象とした医学を目指す時期。現在，臨床的には今の時代でもこれらの心身症に対する心身相関の検討，診断と治療が中心であり，少なくとも心身医学の専門医はこの心身症の臨床を尊重する立場が必要である。

第3期：心身両面から総合的，統合的に病態を理解し，全人的医療を行なう，全人的医学の核としての心身医学を目指す時期。

最近の心身医学は，個々の神経症や心身症などに対する対応に止まらず，いかに人がより健康志向的で幸福感の高い人生が歩めるか，生命や生活の質（quality of life）を高めることができるか，未来の人類の幸福を築くことができるか，といった人の健康をより総合的，全人的に捉えようとする方向に進みつつある。言い換えれば全人的な医療（holistic medicine），心身一如の医学を目指し，生物学的側面，心理面，社会面，倫理面，環境との相互関係などを踏まえたアプローチ（bio-psycho-socio-ethical-ecological approach）を行なう医学[5]ということができる。そのための医療者や社会に対する教育，啓蒙などの活動も含まれ，心療内科，精神科の専門医による他科領域へのコンサルテーション・リエイゾン活動（consultation-liason），ターミナルケア

表 8-1 心身医学の発展と歴史的な流れ
第1期：不安神経症や転換ヒステリーなど主に神経症における診療と心身相関の研究が主体であった時期。
第2期：消化性潰瘍，気管支喘息，高血圧，過敏性腸症候群などいわゆる心身症を対象とした医学を目指す時期。
第3期：心身両面から総合的，統合的に病態を理解し，全人的医療を行なう，全人的医学の核としての心身医学を目指す時期。

(terminal care) や緩和ケア（palliative care）などの領域とのかかわりを通して貢献しようとするものである。

3．ストレスと心身症

1）心身医学で扱う心身症とは

ここで心身医学が取り扱う心身症（psychosomatic disorder, PSD）について触れてみたい。心身症の概念についてはさまざまな議論もあるが，1991年日本心身医学会が定義した心身症の概念は以下のようである[3]。

「身体的障害で発症や経過に心理社会的因子の関与が認められる病態」

（診断基準）

　a．身体的障害は自律神経系，内分泌系，免疫系を介して，特定の器官系統に出現し，「器質的な病変」ないし「病態生理的過程の関与」が認められるものをいう。

　b．心理社会的因子が明確に認められ，これと身体的障害の発症や経過との間に時間的な関連性が認められること。

　c．身体症状を主とする神経症，うつ病などは除く。

心身症については，「いろいろ検査しても異常が認められない病気」という先入観を持たれがちであるが，機能性疾患のみが心身症の病態をとるものではなく，臨床検査や画像上で異常が認められる器質的疾患の中にも心身症があるということである。したがって，心身症は病態名であって病名ではないことに留意する必要がある。心身症の診断について日本心身医学会では高血圧（心身症），十二指腸潰瘍（心身症）などの記載をすることをすすめている。

2）心身症の背景となるストレス要因

ストレスにはさまざまな定義があるものの「刺激に対する生体の非特異的反応（歪んだ反応）」という考え方は共通な概念と思われる。さまざまなストレス反応は中枢神経を介して調節され，心理学的には認知の問題も関わってその反応は個人によって異なる。

背景となるストレスの性格によって心身症を次の2つの視点から分けようという考え方がある[3]。

①現実心身症：現実生活上のストレスに由来する心身症

例えば，職場での過剰労働，借金・破産などの経済的問題，劣悪な環境下での生活，身近な人の死，事故・災害による被害，など現実的なストレスが個人のストレス対処

能力を超えるときに発症する心身症のことを指す。

②性格心身症：自らストレスを招きやすい性格傾向自体に問題のある心身症。例えば神経質で悲観する性格はささいなストレスにも過剰に反応し，几帳面で強迫的な行動を取りやすい性格は心身の疲弊を招きやすい。自分の内的な感情への気づきとその言語表現が制約された失感情症（alexithymia）は性格心身症の重要な背景をなすものである[6]。

また行動医学的な側面からライフスタイル，生活習慣の歪みに注目して心身症を解釈する考え方もある[3]。

①自己破壊的な生活習慣に基づく心身症：

慢性アルコール膵炎，肥満や飽食による糖尿病，暴飲暴食や不規則な食生活による消化性潰瘍，過度の喫煙や脂肪摂取による動脈硬化，心疾患など。

②ライフスタイルのゆがみより生じる心身症：タイプA[注1]に多い虚血性心疾患，過剰適応[注2]や自己抑制的な生活が目立つ消化性潰瘍，

などが問題となろう。

注1）A型行動パターン（Type A behavior pattern）[7]
①闘争的，攻撃的，激しい競争心，敵意。②性急，活動的，切迫感。③野心的，旺盛な向上心。④責任感，完全性。⑤能率優先，結果重視，などの行動特性が虚血性心疾患，脳血管障害などの循環器疾患の危険因子として注目されている。この中でも他人に対する不信感に根付く敵意，攻撃性が最も危険要因とされる。

注2）過剰適応（overadaptation）
真面目，模範的，頑張り屋，自己抑制的，自己犠牲的，他人の評価，思惑を気にする，周囲の期待に応えようと過剰な適応努力をする。
そのために貴重な睡眠や食事を犠牲にする，休養や余暇をとらずに働き続ける，疲労を押して無理を重ねる，など心身に負荷をかけがちになり，生の感情を出さず自然の欲求を押さえる，など精神的な負担をも担うことになる。

3）ストレスによる心身反応

日常生活のストレスや疲労などに関連して出現しやすい症状は大きく分けて3つの症状に分類される。それは

①不安，イライラ，感情的になりやすい，などの精神面

②飲酒や喫煙量が増える，振る舞いが粗くなる，暴力的になる，などの行動面

③肩こり，首の張り，疲労倦怠感などの身体面

などに現れる症状であり，これらの症状が明らかになると人はストレスを自覚するようになる。

ストレス状態から引き起こされる心身の不調は，自律神経系，内分泌・代謝系，免疫系に渡ってさまざまな症状を呈し[8]，ストレスが容易に解決しない状況ではこれらの心身症状は慢性的に持続し病態を形成することになる。ストレスに対する心身反応は表8-2に示すようにかなり共通した症状で表現されることが多く，生理的には血管，

> **表 8-2 ストレスによって生じる心身反応**
>
> 生理的には血管、骨格筋や平滑筋の収縮・攣縮、2次的な循環障害、疼痛、機能障害などが共通のメカニズムとして考えられる症状
> ①神経、筋肉系症状
> 　肩凝り、緊張性頭痛、チック、腰痛、手指の振戦、しびれ
> 　知覚異常、脱力感、倦怠感など
> ②呼吸器系症状
> 　呼吸困難感、息切れ、咳嗽、過換気、繰り返す感冒症状など
> ③消化器系症状
> 　腹痛、食欲不振、吐き気、過敏性胃腸症状、過食、拒食など
> ④血管、循環器系症状
> 　血圧上昇、動悸、不整脈、頻脈、胸痛、手足の冷えなど
> ⑤内分泌・代謝系症状
> 　肥満、やせ、微熱、無月経や月経痛、月経前緊張症などの
> 　婦人科的異常、更年期障害など
> ⑥その他の領域
> 　顎関節痛、舌痛、口内炎、耳鳴、めまい、眼精疲労など

骨格筋や平滑筋の収縮・攣縮、2次的な循環障害、疼痛、機能障害などが共通のメカニズムとして考えられる。またその症状の出現パターンで逆に心理的問題の類推も可能になることもある。

4）心身相関を考える上で重要な心理的諸問題

　人間が生きて行くうえで、環境の変化や人間関係のトラブル、仕事上の困難などに直面することは避けられないものであり、人間はこれらの状況に適応するためにさまざまな努力を払う。これらのストレスによって引き起こされる不安、緊張、恐怖、怒り、強迫、悲哀、抑うつなどの心理状態は生理機能に大きな影響を与え、心身の健康状態に影響を与える。心身相関を理解するためには、さまざまなストレスから生じる生理的反応、情動・感情の動きに現れる心理的反応などに注目し、さらに、これらの心身反応がどのような病態を形成していくかを研究することである。心身相関を考える上で重要な心理的問題として池見[5]は次の8つの状況を挙げている（表8-3）。

　①不安、緊張、怒りの身体反応

　不安（anxiety）が慢性的に続いたり、病的に過度になると症状に大きな影響を与える。他の心理的反応、例えば、恐怖、焦躁、強迫、ヒステリー、などはこの不安を回避、あるいは軽減させるための心理的防衛機制であるという考え方もあり、不安に対する理解が最も重要である。

　慢性不安、緊張より生じる高血圧、筋緊張性頭痛、過敏性腸症候群、それに急性不安、感情興奮、怒りなどが契機になって生じる脳卒中、心筋梗塞、過換気症候群など。

　②うつ（depression）の身体反応

　心身医療の現場で最も注意しなければならないのは、慢性のストレス状態から心身の疲弊状態に陥り、無力感、絶望感、悲観的感情などが加わってうつ状態、うつ病の段階にまで進行したときである。うつは不安とともに最も基本的な心理状態であり、死別、離別、失恋などの対象喪失や、病気、老化、失敗、挫折などの自己喪失感、それに転勤、転居、転校などの環境変化による安住・快適空間の喪失というように、い

表 8-3　心身相関を考える上で重要な心理的問題

1) 不安，緊張，怒りの身体反応
2) うつ気分，うつ状態の身体反応
3) 欲求不満による身体反応
4) 暗示の作用
5) 心身交互作用，精神交互作用
6) 心理，生理的条件づけによる身体症状
7) 身体疾患の神経症化
8) 誤ったストレス対処法，行動習慣の異常による身体反応

(池見酉次郎：心療内科．中公新書，1963．)

ろいろな喪失体験を原因とする心的ストレスから生じることが多い。基本的に本能行動，自律神経系，内分泌系機能の障害を招く。気管支喘息や消化器潰瘍などの遷延化，慢性化など病態を修飾する。

③欲求不満による身体反応

この心理反応は利得願望や，象徴的価値を狙って出現するものとされ，これが無意識的な原始反応，例えば，失神，健忘，痙攣，痛みなどの身体症状を呈するものと解釈されている。転換性障害(conversion disorder)，いわゆる従来のヒステリー(hysteria)は自己顕示欲，被暗示性，依存，虚栄といった性格を多くの人間が有しているように，人間の心理反応のひとつであるが，これが情緒的，身体的障害を呈して不適応状態に陥ったときが問題となる。

例：欲求不満→怒り・焦燥・強迫感→転換反応

④暗示の作用

不安時や蓄積疲労時に被暗示性が高まり，暗示によって特定の知覚，観念，感情，行動，身体反応などが起こる。

被暗示性の亢進→知覚の過敏→予期不安→症状

⑤心身交互作用，精神交互作用

例：不眠→神経過敏・神経集中→不眠傾向の助長，の繰り返しから症状が固定化，疾患が発症する。

⑥心理，生理的条件付けによる身体症状

古典的条件反射，学習理論，行動理論によって説明される身体反応。特定な条件下での身体反応，器官選択が起こる。

例：閉所での不安・恐怖感→電車の中のパニック発作→動悸，息苦しさ（循環器・呼吸器症状）→行動制限→空間恐怖

⑦身体疾患の神経症化

長期化した慢性疾患の予後に対する不安，社会や家庭生活への不安などによる原疾患の悪化，遷延，修飾が問題となる。

⑧誤ったストレス対処法，行動習慣の異常による身体反応

喫煙，飲酒，高塩分食，高脂肪食，過食による生活習慣病など。

5）心身症における器官選択の問題

同じストレスを受けても，なぜある人には頭痛，ある人には血圧上昇，ある人には

下痢症状が現れるというように，ストレスのターゲットは個人によって異なっているのであろうか．この心身症における器官選択の問題は古くから心身医学が解明すべき命題として研究されてきた．日本の心身医学会でも第3回総会で「PSDの器官選択とその身体的基盤」と題するシンポジウムが開かれ，1979年には金子が「心身症における器官選択説」と題して講演を，1999年の第39回心身医学会では「心身症における器官選択について」をテーマとしてシンポジウムが開催されている[9,10]．これらの研究，過去の仮説などよりまとめてみると以下の諸要因が考えられる．

①精神分析的立場からの解釈

怒りや不安，恐怖などの情動，これらの情動の抑圧，精神的葛藤などの心理的要因が象徴的に各臓器に表現されるという考え方で，主に精神分析的な立場から身体症状の意味を解釈しようとしたものである．Freudは心理的葛藤が器官言語（organ language）として象徴的意味（symbolical meaning）を持った身体症状に表現されるという転換ヒステリー（conversion histeria）の考え方を提唱している[11]．典型的な心身症 Seven Holy Diseases の提唱者として知られる Alexander は攻撃性，敵意，闘争欲求などが抑圧されると交感神経系の過剰緊張状態から高血圧，偏頭痛，関節リウマチ，糖尿病など血液循環器系疾患が発症し，依存性欲求や依存感情の抑圧は副交感神経系の優位状態を招き，過敏性腸症候群，潰瘍性大腸炎，消化性潰瘍などの消化性疾患を発症させるという考え方を述べて注目された[12]．

Weiss は母親への怒りや嘆きの抑制（supressed cry）が[13]，Miller は母親の拒絶的態度が[14]，Abramson は母親の抱き込みや母親に対する愛情葛藤が[15]気管支喘息の発症に関係していると報告している．

②性格・行動特性が発症に関与するという考え方

心身症になりやすい人格特徴，行動特性があるという考え方である．前述の失感情症（alexithymia）は自分の内的な感情への気づきとその言語表現が制約されやすい心身症発症に関係する重要な性格要因とされる[6]．Friedmanら[7]によるタイプAの研究も行動特性から循環系の心身症発症要因を論じたものである．近年はがんを生じやすい行動特性をタイプC[注3]として分類し検討を進めている研究者もいる[16]．

> 注3）タイプC：他人に対して過剰に柔順で控えめな人はしばしば陰性感情の表出を押さえ，忍耐強く欲求不満を口に出さない，愛想のよい振る舞いをするなどの行動特性を呈する．

③先天的環境要因，遺伝的要因

身体症状は器官劣等性（organ inferiority），脆弱性や過敏性を有する臓器に発症しやすいとする考え方であり，先天的な体質的素因，先天的環境要因の影響が大きい．もちろん遺伝子的素因があっても必ずしもその疾患が発症する訳ではなく，ストレス負荷が過剰になり生体のホメオスタシスが破綻したときに発症する．高血圧症の遺伝子を有している人は循環器系が，糖尿病の遺伝子を有している人は糖代謝・内分泌系がストレスのターゲットになりやすいという知見は現代医学のレベルでも納得できる考え方である．気管支喘息のアトピー素因や気道過敏性，IgE 産生にも遺伝的素因が

認められており，これに環境要因，感染やストレスなどの多因子が加わって発症するものとされる[10]。

④後天的環境要因

高栄養・高脂肪・食品添加物など食生活上の変化，住居環境の西洋化・排気ガス・大気汚染による環境の悪化，学校や職場などの環境特異的な心理社会的ストレスの増大など，後天的環境要因が気管支喘息，アトピー性皮膚炎，糖尿病，冠動脈疾患など臓器特異的な心身症を発症させることにもなっている。最近は胃のピロリ菌H. Pyroliを除菌するとストレスがかかってもNUD症状が抑制されることや胃潰瘍の再発が抑制されることが報告されており[17]，後天的な感染が胃粘膜の脆弱性を招き消化器心身症の器官選択の要因になる可能性も考えられている。

6）心身相関を規定する神経・内分泌・免疫のネットワーク

セリエのストレス学説以来，生体のストレスに対する反応様式には，内分泌系と自律神経系の2大調節系が関わるとされて多くの研究がなされてきたが，最近では本来独立したシステムとして考えられてきた免疫系が注目されるようになり，中枢神経系・内分泌系・免疫系は相互に密接な情報交換を営んでいることが知られるようになった（図8-1）。ストレス刺激によって産生される内分泌系からのコルチゾールやカテコールアミン，自律神経系，末梢神経系からのニューロトランスミッター，ニューロペプタイドが免疫機能に影響を与え，免疫細胞から産生されるサイトカイン，ケモカインが神経系，内分泌系に作用することでこのネットワークが形成される[18,19]（図8-2）。これらの3者は共通の情報伝達物質やリセプターを持ち，強い関連を持って生体のホメオスタシスを保つために機能している。心身症は心理社会的ストレスによりこのネットワークが撹乱されて生じてくるもので，世間で誤解されるいわゆる「気のせ

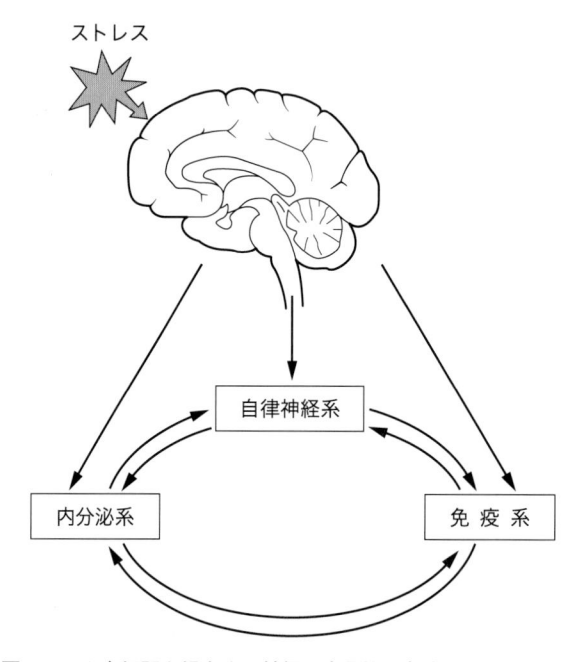

図8-1 心身相関を規定する神経・内分泌・免疫のネットワーク

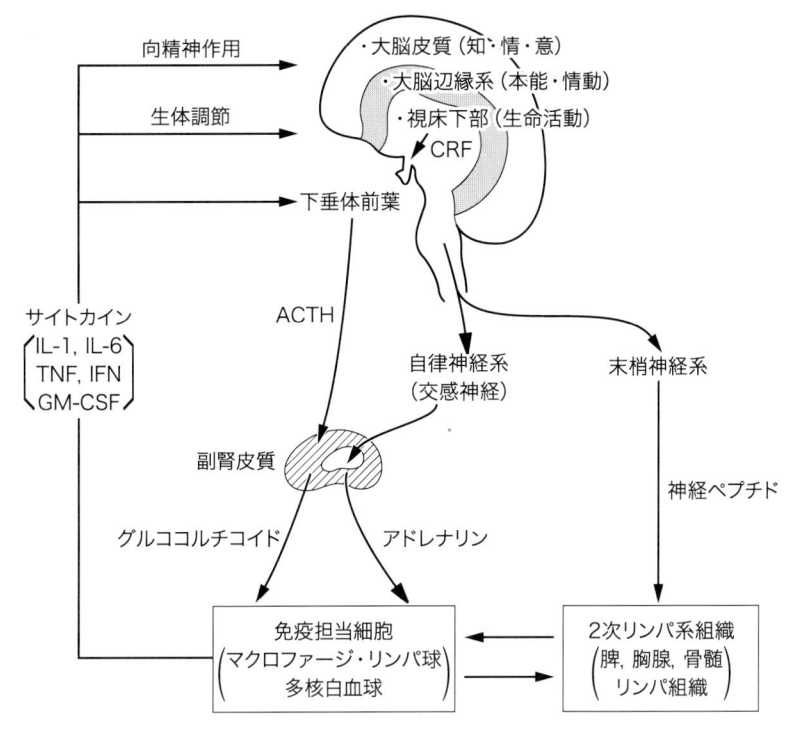

図 8-2 心身相関を規定する神経・内分泌・免疫のネットワーク

い」が原因で生じる疾患ではない。

7）心身医学で扱う心身症の種類

　心身医学で扱う心身症は臨床各科にわたり多彩であるが，それぞれの発症要因や心身相関に注目し，どれほどの生物学的要因にどれほどの心理社会的ストレス要因が関与しているかを評価して診断する必要がある。例えば気管支喘息すべてが心身症ということではない。ある患者の気管支喘息は発症要因の80％はアトピー素因や感染などの生物学的要因で，心理社会的要因はわずか20％でしかないと評価されるかもしれないし，別の患者では心理社会的要因が90％以上あると評価されることもあろう。一般的には心理社会的要因の割合が大きいほどより複雑な親子関係，発達過程，愛情葛藤の問題などを抱えているもので，より専門的な心身医学的アプローチが必要になってくるわけである。参考までに心身医学が扱う心身症の一覧を表に示した（表8-4）[3]。

4．心身医学領域で行なわれる治療

　ストレスから健康障害を来した場合，まずは病的状態によって惹起された苦悩を改善させるための薬物治療が優先される。しかし決して安易な薬物使用に走らず，ストレス緩和のための生活指導，人間的な成長を計るアプローチがなされて初めて薬物療法が生かされることを強調したい。

1）ストレス緩和のための薬物療法

　①抗不安薬処方の意義

表 8-4 臨床各科にみられる心身症

心身症を①器質的疾患，②機能的疾患，③神経症傾向や一過性の心身反応を呈するもの，に分けて分類した。中には明確に分類できないものもあるが概略的に示した。

	心身症		
	器質的疾患	機能的疾患	神経症性・一過性心身反応
呼吸器系	気管支喘息（cough variant asthma を含む） 慢性閉塞性肺疾患	過換気症候群 喉頭痙攣	神経性咳嗽
循環器系	本態性高血圧症， 冠動脈疾患（狭心症，心筋梗塞）	本態性低血圧症（特発性） 起立性低血圧症 一部の不整脈，レイノー病	神経循環無力症
消化器系	胃・十二指腸潰瘍 急性胃粘膜病変（AGML） 慢性胃炎，潰瘍性大腸炎	過敏性腸症候群 胆道ジスキネジー，心因性嘔吐 びまん性食道痙攣，食道アカラシア	反すう，呑気症（空気嚥下症），ガス貯留症候群 神経性腹部緊満症
内分泌・代謝系	神経性食欲不振症 甲状腺機能亢進症 糖尿病	（神経性）過食症 Pseudo-Bartter 症候群 愛情遮断性小人症	
神経・筋肉系	痙性斜頸	筋収縮性頭痛，偏頭痛，書痙， 眼瞼疲労，味覚脱失，自律神経失調症 舌の異常運動，振戦，チック，	その他の慢性疼痛 自律神経失調症，めまい，冷え性 しびれ感，異常知覚，運動麻痺 失立失歩，失声，失神，痙攣
小児科領域	気管支喘息，消化性潰瘍 神経性食欲不振症，バセドウ病 糖尿病，アトピー性皮膚炎	過換気症候群，憤怒痙攣，過敏性腸症候群 反復性腹痛，（神経性）過食症 周期性嘔吐症，遺糞症，起立性調節障害	呑気症，めまい，夜驚症 心因性発熱
皮膚科領域	アトピー性皮膚炎，円形脱毛症 汎発性脱毛症，接触皮膚炎	慢性蕁麻疹，多汗症，日光皮膚炎，湿疹 皮膚掻痒症（陰部，肛囲，外耳道など）	
外科領域	腹部手術後愁訴（腸管癒着症，ダンピング症候群），頻回手術症		形成術後神経症
整形外科領域	慢性関節リウマチ 頸腕症候群，痛風	全身筋痛症，結合織炎症候群，腰痛症， 肩こり，外傷性頸部症候群（むち打ち症を含む），他の慢性疼痛性疾患	
産婦人科領域	老人性腟炎，外陰潰瘍	更年期障害，機能性子宮出血 婦人自律神経失調症，術後不定愁訴 月経痛，月経前症候群，月経異常	マタニティーブルー
耳鼻咽頭科領域	アレルギー性鼻炎 慢性副鼻腔，口内炎	眩暈症（メニエール病，動揺病） 嗅覚障害	耳鳴，心因性難聴，咽喉頭異常感症 嗄声，心因性失声症，吃音
歯科・口腔外科領域	顎関節症	牙関緊急症，口腔乾燥症，三叉神経痛 舌咽神経痛，特発性舌痛症，頻回手術症	義歯不適応症，補綴後神経症 口腔・咽頭過敏症

　一般医の間では心理的要因の多い疾患との診断のもと抗不安薬がよく処方される。初期のストレス状態には過労・不安・緊張が契機になっていることが多く，抗不安薬には緊張緩和や自律神経機能の調整作用があるため，よく奏効する。神経質，強迫傾向，ヒステリー傾向，不安，恐怖など心理的問題の強さにより種類，量を加減する。

しかし最近はベンゾジアゼピン系抗不安薬の依存性が問題になってきており，症状が改善しても漫然と服用を続けようとする，次第に服用量が増加する，薬物使用のために社会活動が低下する，強い離脱症状を呈する，などの現象が見られるときは注意を要する．

②抗うつ薬の処方が必要なときも多い

慢性的なストレスが持続し心身症状がなかなか改善されないとき，病態はうつ病の様相を呈してくることがある．それは軽症うつ病程度のこともあるし，身体症状が目立ち精神症状が隠されているような仮面うつ病（masked depression）の病態をとることもある．最近はうつのcomorbidity（併存・併病）として全般性不安障害，強迫性障害，過食症，パニック障害などが挙げられており，慢性疼痛や心身症とうつの関係についても研究が進んでいる[20]．抗不安薬が奏効しない不定愁訴が続くとき，または睡眠薬がなかなか奏効しない頑固な不眠症状があるときなどはまずうつを疑えと言っても過言ではなく，いたずらに抗不安薬を継続させることなく，早めに抗うつ薬を処方することを考慮する．抗うつ薬の効果が発現するまでには経口剤の場合，数日～1週間が必要である．しかし鎮静作用や抗不安作用，REM睡眠抑制作用の効果もあって，服用当日から心身症状や不眠が劇的に改善されることもよくある．症状が安定するまでの数カ月は維持量を定期的に服用させるようにし，減量は症状の改善，安定を見ながら徐々に行なうのが原則である．症状が改善したからといって急激に服用を中止すると多くは再発するので予め患者に治療のプロセスをよく説明しておく．ストレス要因が改善されてもうつ病を繰り返す，自己破壊的な行動が目立つ，希死念慮が疑われるなど，重症のうつ病が疑われるときは早めに専門医に紹介することも必要である．

2）自己成長のための心理的アプローチ

心身症の対応には心理社会的側面からのアプローチが最も重要である．心身の疲弊を招くライフスタイルの偏りを修正し，健康志向的なライフスタイルを身につける，意識や行動の転換を図る，ストレス耐性を高める，感情のセルフコントロールを図る，などのいわゆる「成長モデル」からのアプローチが重要である．例えば，うつの病態を改善させるには過剰な几帳面さ，完全性，執着性，メランコリー性格などの病前性格にアプローチする．また問題となるライフスタイルの修正のためには環境や状況の変化を積極的に受容し適応できるような柔軟性を養う．また，とらわれ，こだわりを捨て楽に生きる，強迫的に仕事，家事，趣味などに熱中しない，時間を決めて休養をとる，睡眠時間を確保する，など生活時間帯の調整，仕事量の調整，美徳感の見直しをはかる「認知行動療法」的アプローチが有効である[21]．

自己実現，自己成長などの基本的欲求が人間の精神的健康にとって不可欠とする「健康心理学」の考え方や，人間としての自己に深く目覚め，人間的に成長するための人生観，世界観の成長を図る「人間性心理学」の考え方も参考になる．性格のゆがみや人間関係のまずさが問題となるときは，新たに良好な対人交流を構築する「交流分析療法」も取り入れる．新しいライフスタイルの構築のために，人生脚本（幼児期に形成された無意識の人生計画ともいうべきもので，人生が有効に展開しない原因ともなる）や禁止令（本来の欲求や感情を表出することを自ら禁止してしまう考え方）から脱却し，再決断（成熟した大人の目で人生を再設計する）を促すことが必要である[22]．

3）ソーシャル・サポートの充実をはかる

　最近最も効果的なストレス緩和法は，ソーシャル・サポートシステムを利用することであると言われる。配偶者，家族，職場の上司や同僚，友人による現実的，精神的支援はストレス状態の緩和と葛藤の解決に役立つ。ストレスには前述したように個人的因子のかかわる部分も多いところから，教育的啓蒙も必要で，早期に専門家のコンサルテーションや治療が受けられるソーシャル・サポートのシステム作りも考慮されるべきである。

おわりに

　ストレス社会における心身医学の立場と役割について解説した。現代人はストレスを避けて生きて行くことはできず，いかにストレスとともに生きるか，ストレス由来の健康障害を未然に予防するか，ひいてはいかに幸福度の高い社会を構築するかなど，心身医学が対応すべき課題は多い。専門性，領域を越えた多くの臨床家，研究者の参画を期待したい。

　（参考）心身医学関係の学会，研究会
1）医学系

　現在，心身医学領域の最も中心的な学会は日本心身医学会（1960年に池見酉次郎らが日本精神身体医学会を創設，1975年，日本心身医学会と改称された）である。さらに専門性に即した心身症の研究グループも設立されており，心療内科医，内科医が中心になった心療内科学会，産科・婦人科領域を扱う女性心身医学会，歯科・口腔外科領域の心身症を扱う歯科心身医学会，心疾患や高血圧などをテーマとする循環器心身医学会，胃腸疾患や肝臓・膵臓疾患を扱う消化器心身医学会，子どもの発達や親子関係まで研究対象とする小児心身医学会などがあり，このほか皮膚科，耳鼻科・頭頚部領域，アレルギーなどより細分化された研究会発足の動きもある。また学際的なストレス研究の場である日本ストレス学会，日本行動医学会などでも心身医学は重要な研究テーマのひとつである。専門的な治療法を深める日本絶食療法学会，日本内観医学会，日本森田療法学会，日本バイオフィードバック学会，日本音楽療法学会などにも多くの心身医学系専門家が参画している。

2）心理学系

　心身医学にとり入れられている心理学理論も多い。とくに日本交流分析学会，日本自律訓練学会，日本行動療法学会の3つは，心身医学系の専門医の加入も多く，心理職の専門家との共同研究も盛んになされている。また健康心理学会，カウンセリング学会，家族療法学会などでも心身医学関連領域についての研究がなされている。

［村上　正人］

[文　献]

1) Selye H : The general adaptation syndrome and the diseases of adaptation. J Clin Endocrinol, **6** : 117-123, 1946.
2) Engel GL : The need for a new medical model : a challenge for biomedicine. Science, **196** : 129-136, 1977.
3) 日本心身医学会教育研修委員会編：心身医学の新しい診療指針．心身医，**31** : 537-576, 1991.
4) 中川哲也：心身医学の歴史．10-13，（末松弘行編：新版心身医学．朝倉書店，1994.）
5) 池見酉次郎：心療内科．中公新書，1963.
6) Sifneos PE : The prevelence of "Alexithymic" characteristics in psychosomatic patients. Psychother. and Psychosom, **22** : 225-262, 1973.
7) Friedman M, Rosenman RH : Association of overt behavior pattern with blood pressure and cardiovascular findings. JAMA, **169** : 1286-1296, 1959.
8) 村上正人，松野俊夫，桂戴作，他：健常人のストレス状態に関する研究—ストレスによる症状のあらわれ方とその対策について．心身医療，**1**(1) : 72-82, 1989.
9) 吾郷晋浩，佐々木大輔：シンポジウム／心身症における器官選択について，司会の言葉．心身医，**39** : 118, 1999.
10) 永田頌史：シンポジウム／心身症における器官選択について，気管支喘息について．心身医，**39** : 128-135, 1999.
11) 保崎秀夫：ヒステリー雑感．心身医，**39** : 112-117, 1999.
12) Alexander F : Psychosomatic Medicine, Its principle and application. Norton, New York, 1950.
13) Weiss E : Psychoanalysis einer fallses von nervosen Asthama. Internal Zeitscher fur Psychoanal, **8** : 440-445, 1922.
14) Miller H, Baucho DW : Psychosomatic studies of chilidren with allergic manifestation. I. Maternal rejection : A study of 63 cases. Psychosom Med, **10** : 275-281, 1948.
16) Temoshok L, Fox BH : Coping style and other psychosocial factors related to medical status and to prognosis in patients with cutaneous malignant melanoma. (Fox BH, Newberry BH : Impact of Psychoendocrine Systems in Cancer and Immunity. Hogrefe, Tront, 1984.)
17) McCathy C, Patchett S, Collins RM, et al. : Long-term prospective study of Helicobacter pylori in nonulcer dyspepsia, Dig. Dis. Sci, **40** : 114-119, 1995.
18) 久保千春：ストレスと神経内分泌免疫．心身医療，**6** : 10-13, 1994.
19) Balkwill FR, Burke F : The cytokine network. Immunol. Today, **10** : 299, 1989.
20) Kufman J, Charney D : Comorbidity of mood and anxiety disorders. Depress Anxiety, **12** : 69-76, 2000.
21) 内山喜久雄，坂野雄二，前田基成：行動療法．心身医，**27** (3) : 227-232, 1987.
22) 村上正人，松野俊夫，桂戴作，他：心身医療の終結期と交流分析．交流分析研究，**23** (2) : 27-30, 1998.

II部.
運動とストレス

- 9章　運動の本質とユウストレス
- 10章　運動とストレスタンパク質
- 11章　アロスタシスからみた運動ストレスと内分泌反応
- 12章　運動と心のストレス：運動が果たすストレス対処効果

9章　運動の本質とユウストレス

はじめに

　人間のからだは，分子レベルから細胞・組織・臓器固有のレベルまで各種の生命現象で構成され，これらに感覚・運動・適応・神経・内分泌の調節現象や生命延長の生殖現象が加わり，さらには高次の総合機能として精神現象が存在する．運動現象は，人間の発育期・成年期・高年期のそれぞれの過程で心やからだが最適に機能するために本質的に重要なもののひとつとされている．また近年，生命現象のひとつである適応現象はスポーツ科学の領域でも注目がされるようになってきた．それは，トレーニング負荷で適応化現象が見られるからである．身体の構造と機能は，運動負荷で拡大と強化の方向へ動き，また負荷低減や無負荷の継続で萎縮・減弱へ変化する．この適応現象は動植物学の領域ですでに知られていたが，セリエ（Hans Selye, 1907-1982）による医学領域の病態に関わる適応症候群の研究で，関心はいっそう高まることになった[1,2]．

　その後，ストレスは動物実験の段階から人間の臨床研究へ，そして最近では健康な個人の生活や人間の相互関係へと進み，さらにストレスの現代的意味やその内容から，ストレスを二側面に分けて理解することがセリエにより示された．

　ひとつはディストレスであり，他はユウストレスである。ディストレスは生体の不快・悪性ストレスをいい，ユウストレスは生体の快・良性ストレスを指す．(We must, however, differentiate within the general concept of stress between the unpleasant or harmful variety, called "distress"-from the Latin dis=bad, as in dissonance, disagreement-, and "eustress"-from the Greek eu=good, as in euphonia, euphoria-)[1]．

　ストレス時では，内分泌機能の参加が総合的に高まっており，これに関連した機能の活性化や快効果は観察されている．とくに，運動負荷の初期にはキャノン（Walter Bradford Cannon, 1891-1945）の緊急反応も発動しており，交感神経性の応答とともにアドレナリンの分泌や血圧の増大は精神性の高揚を促し，続く副腎皮質の機能亢進に移行して行くことが知られている．

　運動刺激は，人間の生活体としての身体機能の活性化に有効なだけでなく，その生活習慣化も重要である．また，好きな競技スポーツにおいては情的心の修練や技術・戦略を通じての知的心のトレーニングも期待されるところである．意欲の醸成や思考

の展開を促しながら，物事の成就や達成感を得る知的体験はストレス耐性の立場からも推奨できると考える．

本章は，発育期の運動習慣がその後のストレス耐性に重要であることを原則にして，発育期に必須の運動や心身型の鍛練と修練に触れたい．また，軽運動の活用や青年期の極限運動の体験などの意義を強調したい．セリエは，生存には挑戦あり，後退あり，そして耐え踏ん張る事態ありで，人生とはこの要素が最適に配合されて行動するところにあるといっている．特に心身ともに活発で好奇心の旺盛な発育期では，運動・スポーツによる心身の適度な錬成がストレスに耐えるモデルとして期待できると考える．

1. 幼児期からの運動

ストレスに強い身体は幼児期からの好きな運動で養成できる．ここでは，人間の観察の原点ともいうべき胎児から3歳児に至る諸文献の概要を紹介する[3-6]．胎児は，母体内の環境から影響を受け味覚や嗅覚に相当する感覚のほかに，位置・方向・速度の知覚に関わる三半規管の発達を早期に完成させる．また，母体の静的・動的な動き，言語発声による振動，血液中の糖分濃度や酸素濃度なども，各種センサーの発達を促すことになり，感度の調整をも進めるという．新生児以後のからだの発育は急速である．3歳児の身長は新生児の約2倍，体重は約4倍に達する．頭囲は成人の90%にまで発達し，この時期の中枢神経系の早期充実は個体にとっていかに重要かがわかる．

運動の発達は胎生期から始まる．胎児は胎生3カ月で現れ，その運動はすでに中枢神経系の支配下にある．新生児の運動は，吸う，握る，手足の運動などであるが，1カ月後では両眼が定まり，2カ月後では眼で移動体を追い，音の方向がわかる．足，手，首，体側反らしの運動のほかに，顔の表情や指先の運動が現れる．満1年では指先の細かい運動ができ，セーターの毛糸を集中して引っ張りながらほぐすことができる．2歳では動作・芸をまねて繰り返す．危険と思われる運動も平気で行なう．指先の運動は中枢神経系との対応があり，大脳皮質の発達に影響を与えている．1日数時間の屋外運動も可能だといわれている．運動は，強制でなく遊びのかたちが推奨されている．遊びは興味と快刺激が中心であるところから，神経-筋系の相関的な発達には最適と思われる（柔軟性，平衡性，敏捷性の形成など）．

運動は，ひとりの遊びからグループの遊びに移り，やがてルールのある教育型の運動学習に入っていく．12歳前後から，ルールのある知的な運動に関心が移っていく．また，運動への関心はやがて本格的なスポーツに移り，複雑で知的な競技スポーツやその勝敗へと関心が変わる．ただ，18歳までの発育期では，身体の相関機能は柔軟であり体力増強の可能性が最も期待されている．身体内の調和と混沌の錯綜状態こそは機能が限界を越えて拡大に至る条件でもあり，上手に変化を誘起し，また安定を計ることは適応機構の発動にも叶っている．

一方，発育期以後の成人期においては，筋力・持久力の増強などは運動強度や運動時間に比例する形で得られている．ボディビルダーの極端な例では，1日の筋力負荷に6時間を与えている（早朝1.5時間，昼休み1.5時間，夕食後3.0時間）．これらは体型の変化で表現することができ，例えば6カ月で変化の兆しがはっきり現れ，1年で他

人に見てもらいたいと思い，1.5年では小さなコンテストに出たい誘惑に駆られるという。持久力の例では，1936年のベルリン・オリンピック長距離走者の村杜講平氏のトレーニング法がある。その練習は生命への挑戦ともいえる負荷を与え続けており，不利な年齢にもかかわらず激しい負荷に自らを曝している。このような持久力形成はいずれも強力な情的心の支えと冷静な知的心の操作で達成されており，次には，この心の形成が鍛練で達成されていく事実を見ていきたい[2,7,8]。

2．情的心の形成と鍛練

人間の心は，状況への対応やその行動という経験から，情的心（Heart）と知的心（Mind）に分けて検討できると思われる。ただ，現実には総合的なメンタルトレーニングのような表現で扱うことになる。発育期の心の修練は習慣形成をも含め，将来のストレス事態に備える先行投資としての意義は大きく，ユウストレスの中心理論にもなると考えている。ここでは，最初に情的心の形成に役立つ鍛練と情的心のストレス耐性について考えたい[4,5]。

心の芽生えの基礎に相当する幼児の習慣形成は極めて重要であり，ここでは知見に沿い，脳の形成と動作・運動の相互関係などを紹介する。情的心の芽生えは発育初期にさかのぼる。身体の習慣リズムは幼児の心の形成に影響する。幼児の睡眠習慣は，新生児の終日，2歳児の14時間，3歳児の12時間などを守ることで形成され，将来の人間の習慣に重要となる。3歳児の睡眠習慣は7歳児の性格と相関するという。母体に触れる母乳保育は生後6カ月間が推奨されている。吸引運動は，舌，唇，咽候の運動の訓練に必須であり言語発達にとっても根本である。口唇や舌の運動は複雑なだけに脳機能の発達と対応があり，言語はその発達の現れでもある。6カ月後は離乳の時期であり，また体質の形成時期でもあると言われている。やわらかい物ならなんでも食べさせ，この時期にみられる偏食の習慣に気をつける，2歳児では堅いものを噛ませる習慣を取り入れ，下顎の運動や意志の訓練に役立てる。排泄の処理に関する早めの対応は運動習慣の移行によいことである。3～4歳までの間には，立ち小便の禁止や食事の間合いを利用して我慢の訓練をする。安全が十分に確認されるならば，少々の危険な遊びは生理的な機能の拡大にとって良いことになる。また，この時期にはスキンシップ，映像，音楽，言語表現などに関心が大きく，効果は絶大である。その他環境からの各種優良刺激は心をつくる材料として有効である。この間に，手を使う訓練は脳の発達を促し，鉛筆，クレヨン，ハサミなどによる加工技術や演劇，音楽，お話しなどの表現技術はすべて有効である。約5歳までの期間は言語・行動の躾を通じて主として情的心の形成に有効な時期と言われている。

からだの発育とこころの発達は，すでに胎生期から休むことなく続けられており，周囲は両者の成長のルールに従い，人生にとって大切な発育期を支援して行かねばならない。新生児の本能，3歳児・幼稚園の各しつけ，小学校の適度な訓練，中学・高校の鍛練，成人の修練などは，人生に相応した張りのある生命現象の維持のために求められる先行投資とみる。人生は，やさしさと強さがともに期待される。

3．知的心の形成と修練

　　　　ストレスに強い知的心は修練で形成できる。あらゆる競技の運用には知的心の関与が不可欠である。競技モデルの活用は知的心の発達を促し，知的心の体系的な形成に役立つ。ここでは，修練とストレスを知的心のストレス耐性として考えてみたい。
　　　　単調な運動であっても，1回毎の筋力発揮には中枢神経からのインパルスが不可欠であり，運動の継続は筋組織の適応化を誘起する。複雑な運動の典型は競技スポーツであるが，最も単調と言われる個人スポーツの陸上競技においても距離と時間の行程配分には知的作業が求められており，情的な爆発力に加えて冷静な知力によるエネルギーコントロールは重視されている。サッカーのような複雑なスポーツでは，あらかじめ個人の役割が決められている。しかし，事態や状況は個人に極端な変化を要求してくるものであり，これには状況判断や場の決断という経験的な知力が大きな貢献となる。競技のルールは個人を制約し，さらに競技状況は個人(部分)を越える全体として動くが，その中にあっても個人の知的役割は絶えず求められている。複雑系スポーツの選手であれば，個の能力と全体の能力を兼ね備える必要があり，日頃から部分の個人知力と全体の状況知力を現場の鍛錬の中で養成することは大いに期待されるところである。
　　　　知的心を形成する修練においては，まずは目標の設定および目標を絶えず意識することが重要となる。目標とは到達点（水準）のことである。水準に相当する内容はミクロからマクロまでさまざまだが，身体の体格・体力・記録の水準などは身近な例として挙げられる。技術の開発は知的心のイメージ化で動きだす。イメージの結果は動作・運動の演技や競技になり，反射的な運動の達成でプログラムは完了する。演技スポーツでは演技の構造と機能に時間要素が加わるわけで，イメージの知的構築は時間と共に当然複雑になる。この演技に先の情的心の情緒性が加われば，心身は総動員の体制になる。
　　　　現代社会の構造と機能は，競技スポーツの仕組みや成果と似ている。真剣な活動であればあるほど，事態への対応や状況の判断にシステム思考の訓練が必要となる。成人の精神ストレスは真剣な事態から発生する。精神ストレスが未然に防止されるような状況をサッカースポーツに求めるとすれば，それは真剣な対応とその成果を経験することであろう。
　　　　以上より，心身の調和は総体的に生理的な快状態と対応しており，逆に人間はその快シグナルで心身の機能的な安定を察知する。身体を手段にして心を修練し，心を働かせて身体をつくることは古くからの身近な健康法であり，いつの時代においてもストレスに強い心身をつくり上げていけるはずである。

4．ストレス緩和と運動・軽スポーツ

　　　　ストレスを緩和する技術や処方は重要な要素であり，軽運動も有効に活用のできる選択肢のひとつである。適度の運動やスポーツは，身体の調和や健康のためだけでな

く爽快な心の維持に有効であり，いわゆる心身の調和に役立つ。運動は身近な生活型の運動で十分であり，いつも活用できる動作・運動こそが最適となる。ストレスの立場からは，生活上の動作・運動がほぼストレス刺激（ストレッサー）として活用でき，結果的には生活体力の最適管理にも役立つものになる。運動量は，一般に室内の清掃や買い物等に要する総時間を目安とおいてよく，これらは身体を動かすという目的にかなっている。通常，体重調整の運動やレクリエーション運動などは，ウォームアップに相当する柔軟体操をベースに，エアロビクス，屋外速歩，なわとび，ジョギングなどが挙げられる。また，軽スポーツ型の運動には水泳，ゴルフ，ボーリング，ゲートボールなどがある。運動の強弱は距離と利用時間できまるが，単純なルールも心身に適度な緊張を生むために必要であり，推奨されている。

運動・軽スポーツの運動強度は，生理的なエネルギー指標のRMR 2.0〜4.0, 平均心拍数の100〜130拍/分程度とされている。一方，日常の運動強度は自覚的な感覚で知ることもでき，軽い発汗や軽い疲労などはひとつの目安になる。運動・軽スポーツは好きで快感覚を得るものが良く，継続による生活習慣化になりそうなものを選択する[9]。

ユウストレスは，運動に伴う総合的な快感覚と深く関係している。全身の筋総量は大きいだけに，運動性の筋感覚や末梢循環の血流効果は局所の機能改善に加えて中枢神経系の爽快感に関わり，運動継続の習慣形成に役に立つ。

一般に，運動によるストレス反応の誘発時期は警告反応期の反ショック相と考えられている。生体は，ショック相から反ショック相に進み機能の励起状態に入る。いわゆる交絡抵抗が発現する。視床下部―交感神経―アドレナリン系はすでに先行しており，下垂体前葉―副腎皮質枢軸の発動がこれに続き，ストレスの生体反応が進行することになる。

5．挑戦とそのモデル

個人は，日頃から余技を含む自己啓発型のモデルを活用している。自己の短所・長所の認識は一般に発育期で軽く，成人後は重い。成人は，また立場や状況の認識が深く，心身の行動についても重く研鑽に励んでいる。ここでは，修行などの極限行動は他の機会に譲り，日常の競技スポーツのなかから例を求めたい。

マラソンというスポーツは，健康マラソンから競技マラソンまで広く，愛好者も多くいる。生理的には，下肢筋の運動持続のために，心臓・大循環系と末梢循環系のトレーニングによる適応体制を確立することにある。心臓機能の運動適応指標には，安静時の一回拍出量（SV）の増大および安静時心拍数（HR）の低減があり，筋末梢循環系では微小血管を制御する細動脈の調節性応答および毛細血管網の拡大がある。これらは総合的にトレーニング量（年数）と適応度が体内で勘案された結果であり，最も単純な指標は先に述べた運動性徐脈として現れる。すなわち，この徐脈度は生体の適応性変化がわかる古くて新しい指標である。競技マラソントップの安静時心拍数は，男女とも競技歴初期の70〜60拍/分のレベルから数年で40拍/分，約10年で35拍/分のレベルに達し，現役中はほぼそのレベルを維持する[10]。

ところで，身体に機能的な変化を誘起し，安静時の心拍数をそこまで変える運動負

荷では，精神機能に対しても応分の負担をかけていることは想像される。また，運動による身体の適応過程は余りに緩慢なるが故に，精神機能の並行した適応性の対応も真剣に配慮すべきである。極限を戦い抜く精神力の養成はまたあらゆる事態に対処できる心の体制から生まれることにもなる。

　心を優先する古式の武道と同様に鍛錬を主とする近代スポーツも究極には心身一如が深くかかわっており，それへの到達こそはユウストレスの資産にもなる。壁を知ることで対応の心が生まれ，壁を越えることで歓喜と感謝の心身が達成される。ストレスには十分な備えになるはずである[11,12]。

おわりに

　ストレスは生命現象の歪み（刺激）すなわち，生命の危機に本質的に関係する特色を有している。からだの発育や心の発達は，生命の活動に相応する適度な刺激を連続的に受けながら，成人の構造と機能に到達する。ストレスは，発育発達の秩序（調和）のラインにあればユウストレスとして歓迎され，元気のもとになる。秩序を逸脱する過剰・過激であればディストレスとなり歓迎されず，病態へと移行していく。したがって，ストレスは心得があれば十分に対応ができ，また予防もできるはずである。

　本論は，ストレスの特質を知った上で，幼少期の心身の修練にユウストレスの概念を導入してはと思っている。適度のストレスこそは発育期の心身の栄養になる。発育期で受けた早期錬成の原則や技術は生活習慣として形成され，終生の資産となることを期待している。

〔竹宮　隆〕

〔文　献〕

1) セリエ著，杉靖三郎，田多井吉之介，藤井尚治，竹宮　隆　共訳：現代社会とストレス．法政大学出版局，1988．(Selye H：The stress of Life (Revised Edition). McGraw-Hill Book Company, Inc, New York, 1976.)
2) 竹宮　隆，石河利寛　編著：運動生理学シリーズ・運動適応の科学．杏林書院，1998．
3) 船川幡夫，今村栄一，山下　章　編著：三歳児（第2版）．医学書院，1972．
4) 猪飼道夫，須藤春一著：教育生理学（教育学叢書第17巻）．第一法規出版，1968．
5) 中　脩三：しつけ・訓練・鍛錬．101-126, (前川峯雄, 寿原健吉, 長尾十三二, 東　洋　編著：身体と教育（教育学全集第10巻）．小学館，1968．）
6) 正高信男著：0歳児がことばを獲得するとき―行動学からのアプローチ―（中公新書）．中央公論新社，1999．
7) 石河利寛, 竹宮　隆　編著：運動生理学シリーズ・持久力の科学．杏林書院，1994．
8) 中野昭一, 竹宮　隆　編著：運動生理学シリーズ・運動とエネルギーの科学．杏林書院，1996．
9) 石河利寛編著：身体活動と生活習慣病―運動生理学と生活習慣病予防・治療最新の研究―（日本臨床増刊号）．日本臨床社，2000．
10) メラーロヴィツ, メーラー著, 石川　旦, 青山昌二　共訳, 広田広一　監修：トレーニング―生物学的・医学的基礎と原理―．ベースボールマガジン，1977. Mellerowicz H, Meller W：Training-Biologische und medizinische Grumdlagen und Prinzipien des Trainings, fur Sportärzte, Rehabilitationsärzte, Präventionsärzte, Werkarzte, Feibeserzieher, Sportlehrer, Trainer, Übungsleiter und Krankengymnasten. Dritte, verbesserte Auflage. Springer Verlag, 1977.
11) 杉靖三郎：生命・健康の本質．創元社，1971．
12) 田多井吉之介：ストレス―その学説と健康設計への応用―．創元社，1980．

10章　運動とストレスタンパク質

1. 個体と細胞のストレス応答システム：生物の適応を考える3つの視点

　身体運動はさまざまな影響を身体に与える。適度な運動の継続（トレーニング）により運動を維持するシステムが改善される。運動の種類により異なるさまざまなホメオスタシスの乱れが生じ（表10-1），その変化の程度は時間が影響する。通常その乱れを最少にする方向に適応が起こる。それらの変化をもたらすしくみにストレスタンパク質が関与する可能性がでてきた。過剰なストレスは生体を破綻させるが，適度な反復ストレスには対応（適応）する。

　適応の機構を考えるには少なくとも3つの視点が必要であろう（図10-1）。ヒトを含む多細胞生物は，外部環境の中でその変化にもかかわらず内部に一定の恒常性を維持する機構を持つ。しかしホメオスタシスを維持するために，身体を構成している細胞は短期的・長期的にさまざまな応答をしなければならない（A）。応答の主体は，生体を構成するさまざまな細胞である。細胞システムはタンパク質を中心に造られており，それらはつねに合成と分解を繰り返しほぼ一定の容量を維持している（B）。タンパク質にはすべてその配列を決めているDNA・遺伝子が存在し，刺激に応じて必要な遺伝子が読まれmRNAが転写され，スプライシングを受けた後，細胞質（あるいは小胞体）においてタンパク質が合成される（C）。成熟したタンパク質ができるまでの多くの段階で正常な形の形成（フォールディング）や適正な細胞内の場所への輸送を助けるタンパク質（熱ショックタンパク質（Heat Shock Protein, HSP））が存在する。細胞ではかなりの確率（30％）で正常ではないタンパク質ができてしまい[1]，それらはHSPの助けを借りて分解されている。運動はエネルギー消費を増大し，俗に新陳代謝を高めると言われる。この過程では単にエネルギー基質となる糖や脂質が分解されるだけでなく，その分解や合成にかかわる酵素タンパク質自身の調節（生合成も含む）が問題となってくる。例えば解糖系の鍵酵素は通常細胞内濃度が低く解糖系のリミティング因子となっている。

　多くの運動適応には運動を担う組織の肥大や適応的構造的変化が起こる。有酸素運動のように一見して組織や細胞の肥大が起こらない場合においてもミトコンドリア内のタンパク質の量が増加したり，ミトコンドリア数の増加が起こることが報告されている。図10-2は繰り返し刺激に対するmRNAの蓄積モデルである。継続的運動や神経の電気刺激などによるmRNA量は刺激にすぐに応答して上昇する。この例では

表 10-1 ホメオスタシス維持に関する生体機能と関連するホルモンおよび標的器官および組織を構成する細胞内におけるストレス

ホメオスタシス維持機能	関連するホルモン・因子	維持調節関連臓器と細胞の活動	ホメオスタシス低下・破綻による細胞でのストレス
1　血糖維持	インスリン，血糖上昇ホルモン（アドレナリン・グルココルチコイド・グルカゴン・成長ホルモン・ACTH等）	膵臓，視床下部，脳下垂体（ホルモン輸送・分泌・合成促進），副腎	血糖低下：ATP減少→細胞骨格・細胞膜裏打ち構造・ミトコンドリアの不安定化 血糖上昇：タンパク質の糖化（グリケーション修飾）
2　タンパク質同化と異化：成長，生殖	成長ホルモン，エストロゲン	視床下部・脳下垂体前葉・肝臓・生殖腺，副腎（ホルモン輸送・分泌・合成促進）	新生タンパク質のケア 変性タンパク質の分解補助
3　循環調節(血圧,血流量)	バソプレッシン，オキシトシン，レニン・アンギオテンシン，ANP, VIP，アドレノメデュリン，カルジオトロフィン	心臓・血管平滑筋（収縮・伸張），心臓・血管平滑筋・腎臓（ホルモン輸送・分泌・合成促進），血管内皮細胞（NO産生・合成促進）	流れ刺激（シアストレス）（細胞膜・細胞骨格） 心拍動による伸張刺激（細胞膜・細胞骨格）
4　浸透圧調節(塩濃度,水分)	ミネラルコルチコイド	副腎・腎臓（ホルモン輸送・分泌・合成促進） 心臓	浸透圧応答（細胞膜・細胞骨格）
5　酸塩基平衡（pH）	呼吸調節因子	血液	タンパク質の変性
6　血中カルシウム濃度維持	ビタミンD，上皮小体ホルモン・カルシトニン	上皮小体・骨・副甲状腺（ホルモン輸送・分泌・合成促進） 骨格筋・脂肪組織	Ca^{2+}上昇：タンパク質分解亢進 Ca^{2+}低下：小胞体タンパク質の変性
7　温度と代謝	甲状腺ホルモン	甲状腺（ホルモン輸送・分泌・合成促進）	タンパク質のアンフォールディング
8　ストレス応答1（視床下部・交感神経・副腎）	ストレスホルモン（アドレナリン・ノルアドレナリン・グルココルチコイド）	視床下部・脳下垂体・副腎・自律神経（ホルモン輸送・分泌・合成促進）	ホルモンの分泌促進 コレステロール代謝亢進 タンパク質の合成促進（細胞膜・細胞骨格）
9　ストレス応答2（機械的刺激）	IGF, MGF, ANP	結合組織・細胞外マトリクス（ECMタンパク質の合成・輸送・分泌及び分解），骨格筋・心筋・血管・骨（ホルモン/成長因子輸送・分泌・合成促進）	細胞骨格の動態亢進 sHSP*の誘導・局在の変化
10　ストレス応答3（酸素・活性酸素）	エリスロポエチン	肝臓・腎臓・赤血球	SOD・HSPの誘導
11　ストレス応答4（紫外線・光・放射線）		皮膚・眼のレンズ（光・高周波線受容によるタンパク質/DNAの変性防御・p53の誘導）	タンパク質の変性・DNAの変異（p53の誘導）

*sHSP：small Heat Shock Protein（低分子量ストレスタンパク質）

mRNAの半減期は12時間である。またmRNAの分解も合成速度に影響されず一次関数である。新しいmRNAの新しい定常レベルの97％に達するのに5倍の半減期（つまり2.5日）が必要である。刺激がなくなるとこの適応による［mRNA］の50％が最初の半減期のうちに分解されてしまう。より安定なmRNAでは，刺激後あるいは刺激除去後，定常状態に達する時間は長く，不安定なmRNA(初期応答遺伝子のような)では速い。BとCのようにトレッドミル走を1日一回するような間欠的な運動の継続によるmRNAの蓄積効果は非常に遅い。運動によるmRNAの増加分のほと

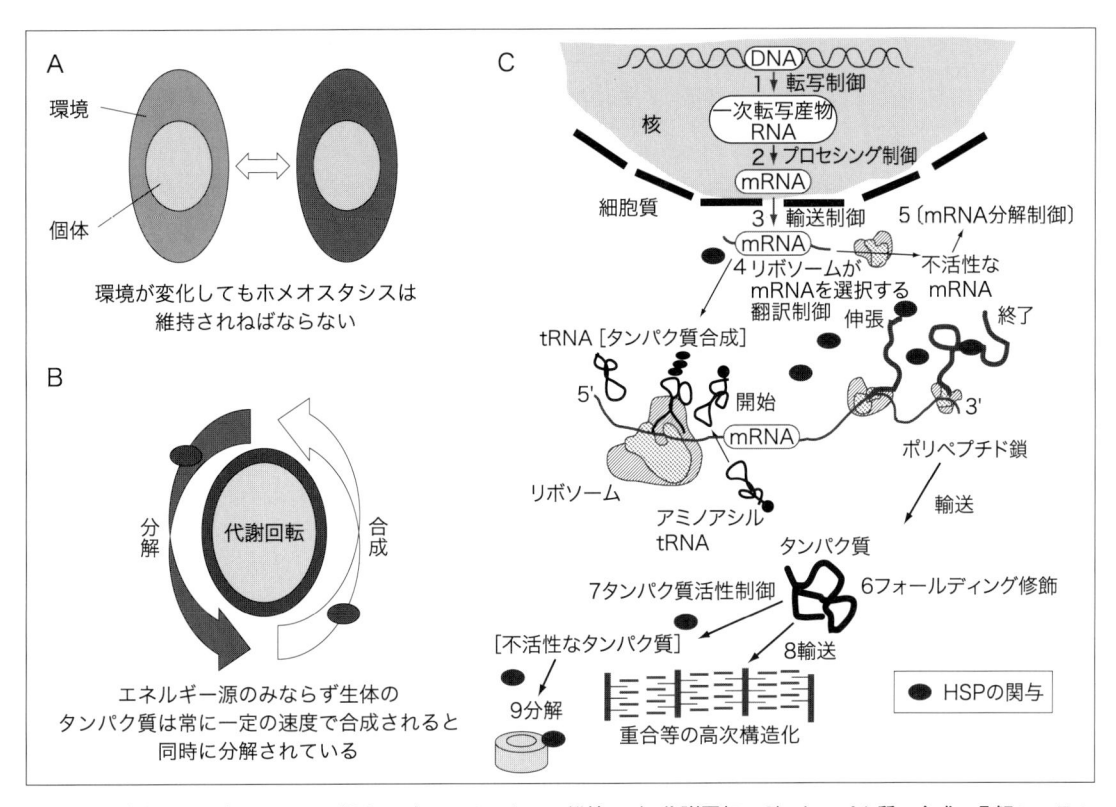

図 10-1 適応機構を考える3つの視点。A)ホメオスタシス維持，B) 代謝回転，C) タンパク質の合成・分解システム
(跡見順子，大野秀樹，伏木亨編：骨格筋と運動．杏林書院，41，2001．より引用改変)

んどは次の刺激の前になくなってしまう[2]。運動ではさまざまな遺伝子発現・タンパク質合成（および分解）が亢進することが明らかとなっている（表10-2）。その中にはストレスタンパク質も含まれる。

このようなmRNAやタンパク質の蓄積（あるいは分解）は極めて多くの段階で調節されているが，近年とくにすべての過程にストレスタンパク質が関与していることが明らかになってきた。

2．ストレスタンパク質の誘導の一般的特徴：時間経過

研究の発端から熱ショックに対して特異的に発現する一群のタンパク質として，発見された経緯もあり，熱ショックタンパク質（HSP）と呼ばれていたが，その後他の環境ストレス要因である遷移重金属，アミノ酸誘導体，エネルギー代謝阻害剤，酸化ストレス，放射線等に対しても発現が見られることからストレスタンパク質とも呼ぶようになった。このようなストレス応答の特徴は，1）一群のストレスタンパク質の発現と同時に，通常の細胞が生きるのに必用なタンパク質（House Keeping Protein）の発現が減少あるいは停止する，2）極度の激しいストレスを与える前に，マイルドなストレスを前もって与えておくと，次に激しいストレス条件を与えても生存する細

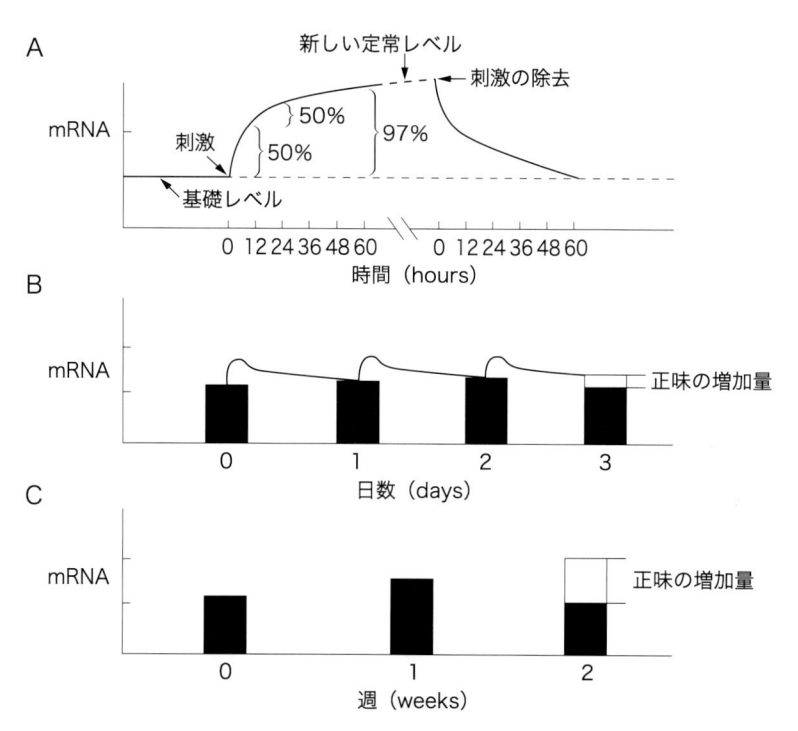

図 10-2 運動トレーニングによる mRNA 量の変化モデル

A 継続的運動（運動神経の電気刺激など）による mRNA 量の時間オーダーの変化モデル；刺激にすぐに応答して上昇する。この例では mRNA の半減期は 12 時間である。また mRNA の分解も合成速度に影響されず一次関数である。新しい mRNA の新しい定常レベルの 97％に達するのに 5 倍の半減期（つまり 2.5 日）必要である。刺激がなくなるとこの適応による［mRNA］の 50％が最初の半減期のうちに分解されてしまう。より安定な mRNA では，刺激後あるいは刺激除去後，定常状態に達する時間は長く，不安定な mRNA（初期応答遺伝子のような）では速い。B と C トレッドミル走を 1 日 1 回するような間欠的な運動の継続による mRNA の蓄積効果は非常に遅い。運動による mRNA の増加分のほとんどは次の刺激の前になくなってしまう（Rowell LB, Shepherd JT（ed.）：The American Physiological Society. Oxford University Press, 1128, 1996.）

胞が多くなる，すなわちストレスに対する耐性（tolerance）が獲得される（図 10-3）。これをストレストレランスという。図 10-3 は培養細胞に熱ショックを与えた例である。はじめから致死的な刺激を与えると細胞は全滅するが，一度マイルドな熱ショックを与えた後，さらに高い温度にさらした場合には生き残る細胞が存在する。このとき遺伝子発現が切り替わり，一群のストレスタンパク質が発現する。この現象は，漸増負荷が基本原則である運動トレーニングに対する適応効果獲得の背景にある機構と連関するかもしれない。

　運動中および運動後の細胞内タンパク質の遺伝子発現（mRNA の変化）の時間経過を見ると（図 10-4），まず数分後には前初期遺伝子（Immediately early gene, IEG）が一過性に発現し，急速に戻る（ヒトでは長時間戻らないという例も報告されている）。

表 10-2 骨格筋の収縮・張力の増減により発現調節される遺伝子

遺伝子	研究モデル	タンパク質	mRNA
■分泌性ペプチド成長因子			
ヘパリン結合増殖因子	CS	↑	
線維芽細胞成長因子（FGF）	CS	↑	
■細胞表面受容体・酵素・トランスポーター			
N-カドヘリン	EX	↓	
	DN	↑	
アセチルコリン受容体	DN	↑	
Ciliary 神経成長因子受容体	DN	↑	
β-アドレナリン受容体	CS, EX	↑	↑
アデニレートサイクラーゼ	CS	↑	
インスリン応答性糖輸送担体（GLUT 4）	CS, EX, HS	↑	↑
乳酸輸送担体（MLC）	EX	↑	
	HS	↓	
■インスリンカスケード			
PI 3-キナーゼ	E/CR	↑	
インスリン受容体基質-1（IRS-1）	E/CR	↑	↑
■細胞質輸送タンパク質			
ミオグロビン	CS	↑	↑
脂肪酸結合タンパク	CS, EX	↑	↑
■ Ca^{2+} 隔離タンパク質			
パルブアルブミン	CS	↑	↑
筋小胞体 Ca^{2+} ポンプ（Ca^{2+}-ATPase）			
速筋型→遅筋型	CS	↑	↑
遅筋型→速筋型	HS	↑	↑
■サルコメア収縮タンパク質			
ミオシン重鎖（MHC）：			
HCIIb → HCIId → HCIIa → HCI	CS, FO	↑	↑
（速筋解糖系型→遅筋酸化型）	ST, EX		
HCI → HCIIa → HCIId → HCIIb	IM, HS	↓	↓
（遅筋酸化型→速筋解糖系型）	DN		
ミオシン軽鎖			
速筋型→遅筋型アイソフォーム	CS, FO	↑	↑
トロポニンサブユニット（TnT, TnI, TnC）			
速筋型→遅筋型アイソフォーム	CS	↑	↑
α-アクチン	ST	↑	↑
■グリコーゲン代謝酵素			
ヘキソキナーゼII	ES		↑
リン酸化酵素	CS	↓	
ホスホグルコムターゼ	CS	↓	
グリコーゲン合成酵素	CS	nc	
■解糖系酵素			
ヘキソキナーゼII	CS, EX	↑	↑
PFK, Ald, CAPDH, PK, LDH	CS, EX	↓	
PDK-4	ER		↑
■ TCA 回路酵素			
クエン酸合成酵素	CS, EX	↑	
IDH, KDH, SDH, FUM, MDH	CS	↑	
■呼吸鎖酵素			
細胞核コード			
シトクロム c	EX	↑	↑

遺伝子	研究モデル	タンパク質	mRNA
NADH：シトクロム-c 酸化還元酵素	CS	↑	
succinate?：シトクロム c 酸化還元酵素	CS	↑	
シトクロム酸化酵素，サブユニット VIC	CS	↑	
			↑
P-F 1-ATPase	CS	↑	
ミトコンドリア DNA コード			
シトクロム酸化酵素，サブユニットⅢ	CS		↑
シトクロム b	CS		↑
ミトコンドリア膜リン脂質			
カルディオリピン	DN	↓	
	CS	↑	
アンカップリングタンパク質（UCP 2/3）	ES, RE E/CR	↑	
AMP キナーゼ（AMPK alpha）	E/CR	↑	
■脂肪酸代謝酵素			
CAT, NADH, THIOL	CS	↑	
中・長鎖脂肪酸アシル CoA 脱水素酵素	E/CR	↑↓	
ペルオキシソーム増殖活性受容体α（PPARα）	E/CR	↑↓**	
■アミノ酸代謝酵素			
アミノ酸アミノ基転移酵素	CS	↑	
グルタミン合成酵素	DN（GLC）	↑	↑
■ヘム生合成			
アミノレブリネート合成酵素	CS, EX	↑	ns
ヘムオキシゲナーゼ（HO-1）	ER		↑
■転写因子			
初期応答遺伝子			
c-fos, c-jun, erg-1	CS, EX, FO	↑	↑
筋分化因子（bHLH ファクター）			
MyoD，マイオジェニン	DN	↑	↑
■ストレスタンパク質			
HSP 70	EX, E/CR	↑	↑
αB-クリスタリン	HS	↓	↓
	ST, CS	↑	↑
■細胞外マトリクス改変			
Type Ⅳコラーゲン	E/CR		↑
メタロプロテアーゼ	E/CR		↑
TIMP 2（メタロプロテアーゼインヒビター）	E/CR		↑
■血管新生応答関連			
血管内皮成長因子（VEGF）	E/CR		↑
ミオグロビン	E/CR		↑
低酸素誘導因子（HIF-1）*	E/CR		↑
TGF-beta（1）	E/CR		↑
NO 合成酵素	E/CR		↑
■腫瘍壊死因子α（TNFα）	RE		↓
■成長因子			
機械刺激成長因子（MGF）	FO, CS		↑

CS，chronic stimulation 長期電気刺激；EX，exercise training 運動トレーニング；E/CR，走運動又はサイクリング；レジスタンス運動（トレーニング），RE；DN，denervation 除神経；DN（ES），denervation+direct electrical stimulation（除神経＋直接電気刺激）；HS，hindlimb suspension 後肢懸垂；FO，functional overload elicited by surgical ablation or tenotomy 機能的過負荷（筋切除あるいは腱切除による）；ST，stretch ストレッチ；IM，immobilization 不動化；↑，increase 増加；↓ decrease 減少，*低酸素下での走運動，**絶食下で運動した場合。(Rowell LB, Shepherd JT (ed.)：The American Physiological Society, Oxford University Press, 1124-1150, 1996.)

37℃ 37℃

40℃

43℃ 43℃

細胞は全滅する　　生き残る細胞が存在する

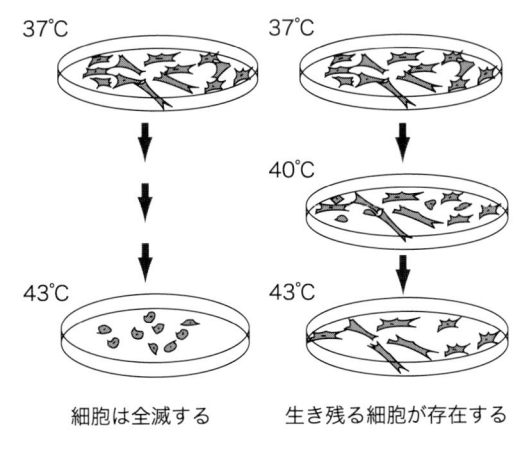

図 10-3　ストレストレランス

ストレス応答には適応が見られる。マイルドなストレスではストレス耐性が獲得される。これをストレストレランスという。はじめから致死的な刺激を与えると細胞は全滅するが，一度マイルドな熱ショックを与えた後，さらに高い温度にさらした場合には生き残る細胞が存在する。このとき遺伝子発現が切り替わり，一群のストレスタンパク質が発現する。(跡見順子，大野秀樹，伏木亨編：骨格筋と運動．杏林書院，124，2001．を引用改変)

次いでストレスタンパク質が数十分～数時間～数日にわたって発現し続けることも多い。ミトコンドリア内酸化酵素，筋原線維タンパク質，小胞体タンパク質，解糖系酵素などは遅れる。前初期遺伝子のうち遺伝子の転写因子（c-fos, c-Jun, erg-1 等）に相当する遺伝子は，必要な遺伝子が転写される前に必要であるが，それだけでなく，細胞の基幹構造をなす細胞骨格のひとつである$β$アクチン，細胞の接着タンパク質であるビンキュリンなども含まれる。興味深いことに c-fos 自身の転写にはアクチンダイナミクスが必須であることが報告されており[3]，遺伝子発現自体が細胞システムと構造的に連動していることを示唆する。ストレスタンパク質の発現のタイムコースは興味深く，その機能が他のタンパク質の一生のケアをすることであるため，ストレスタンパク質の蓄積は他のタンパク質の合成や分解が亢進するための基盤を創ることになる。

3．誘導性ストレスタンパク質と構成的発現をしているストレスタンパク質

このような運動を含む環境ストレスによる発現とは別に，筆者が研究している$α$B-クリスタリンのようにストレスを与えなくとも遅筋に恒常的に発現しているストレスタンパク質があり，最近では誘導により発現すると考えられていたストレスタンパク質もアイソフォームの異なる仲間が構成的に発現していることが明らかになってきた。すなわち時間変化することが運命づけられている生物システムの時間変化である細胞周期，細胞増殖，細胞分化，個体の発達などに応じた発現が数多く報告されている。また医学的な事象である発熱，ウイルス感染，炎症，虚血，悪性腫瘍，化学療法，

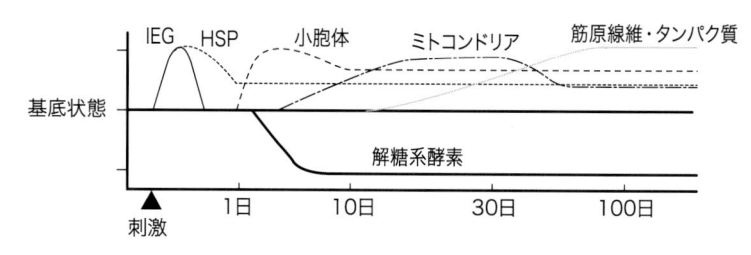

図 10-4 筋収縮刺激後の遺伝子発現の時間経過

ウサギの前脛骨筋の継続的な低頻度の電気刺激に伴う筋線維あたりのmRNAの変化をモデル化した（実線）。横軸は対数軸。前初期遺伝子（IEG）は1時間以内に増加し減少する。他の遺伝子の転写を活性化するのに必要である。解糖系の酵素は5日以内に低い新しい定常レベルに落ち着く。遅筋の筋原線維構成タンパク質のmRNAのレベルはやや遅れて新しいレベルに達する。ミトコンドリアの酸化酵素のmRNAはやや複雑で一度上昇し、その後再度新しいレベルで落ち着く。他の電気刺激実験あるいはランニング実験からHSP 70やαB-クリスタリンなどのストレスタンパク質（HSP）は、IEGに引き続きこれらの刺激終了後数時間から数日間上昇が続くと考えられる。(Rowell LB, Shepherd JT (ed.)：The American Physiological Society. Oxford University Press, 1129, 1996. より引用改変)

外科手術などの病的要因でも発現し、基本的にはタンパク質により基幹構造をつくる細胞システムから個体を形成する生物が生きていく際の必須要因であるとも言える。これらのことはストレスタンパク質の機能の多彩さを示すだけではなく、実は環境との相互作用の中で形成されてきた生命の起源、細胞の起源につながる問題であることが示されつつあるとも言える（図10-5）。ストレスタンパク質は種々の病態や凝集体を生成するような病態でも発現が亢進する。運動時にはこれらの中でもさまざまな要因が亢進しストレスタンパク質の発現を促進すると考えられる。図中に可能性のある要因を示した。ストレスタンパク質をキーワードに環境の中で揺れ動く生命という秩序を維持する原理に近づくことができるとも言える。最近はストレスタンパク質の機能は分子シャペロンであると言われる。分子シャペロンとは、現在のところ「タンパク質の正しい折りたたみや会合を介助するが、その最終機能産物に組み込まれない一群のタンパク質」として定義される。

4．ストレスタンパク質の種類と役割

ストレスタンパク質は、分子量によって分けられている。表10-3にストレスタンパク質とその細胞内局在および役割・基質となりうるタンパク質を示した。最も良く研究されているのが、哺乳類ではHSP 70（大腸菌ではDnaK/DnaJ）、HSP 90、大腸菌ではこれにGroEL/ESシステムが加わる（哺乳類でのホモログはTCP 1という。表10-3＊参照）。ストレスタンパク値は大腸菌からヒトまで良く保存されている。多くの機能タンパク質には基質特異性がある。例えばミオシンはアクチン結合タンパク質で認識配列が決まっており非常に特異性が高い。つまり細胞内にミオシンとアクチンが存在すると妨害するものがないかぎり相互作用する。ストレスタンパク質には厳密な基質特異性がない。しかし、ストレスタンパク質の役割が明らかになるにつれて機能分担をすることがわかってきた。大きく分けると細胞質に存在するHSP 70, sHSP, HSP 90、小胞体内にHSP 70のホモログのGRP 78, Bip, HSP 47, カルネキシン/カ

ルセクトリン，ミトコンドリア内にも局在しミトコンドリアへのタンパク質の移行など明らかにされている．図10-6に細胞内機能を示す．細胞質では新生タンパク質のフォールディング，輸送，タンパク質分解への移行などに必須である．分泌タンパク質（インスリンなどのペプチドホルモンやLDL受容体など）やタンパク質の修飾（糖鎖の付加やSS結合の形成など）が必要なタンパク質は小胞体内でフォールディングされる．主要な細胞外基質であるコラーゲンの輸送および3本らせん形成にはHSP 47が必須である．糖鎖の修飾にはGRP 78, Bip等が，またミトコンドリアのTCA回路を構成するタンパク質などミトコンドリア内で機能するタンパク質は，細胞質で合成されたのちミトコンドリア膜を通過する必要があるので細胞質では成熟したタンパク質にならない．細胞質およびミトコンドリア内にケアをするストレスタンパク質が存在する．アミノ酸がペプチド結合してできたタンパク質の一次構造が成熟したタンパク質に折り畳まれるのを助けるのはHSP 70である．細胞骨格を構成するタンパク質のシャペロンとしてはTCP 1がアクチンやチューブリンの新生を行ない[5]，細胞内ダイナミクス（重合・脱重合）の維持にはsHSPが関与していると考えられている．

この他におもに小胞体内で機能している変性タンパク質応答反応という熱ショックタンパク質とは別の系列に属するタンパク質ケアシステムが発見されている．主に小胞体内で機能し，unfolding protein responseを担う一群のストレスタンパク質が存在する[6]．小胞体内で品質管理している分子シャペロンの遺伝子にはHSEではなく，URE（Unfolded Protein Response Element：CCAAAN 9 CCACG）といった異なる配列に異なる転写因子が結合する[7]．小胞体内では分泌タンパク質のケアを行なって

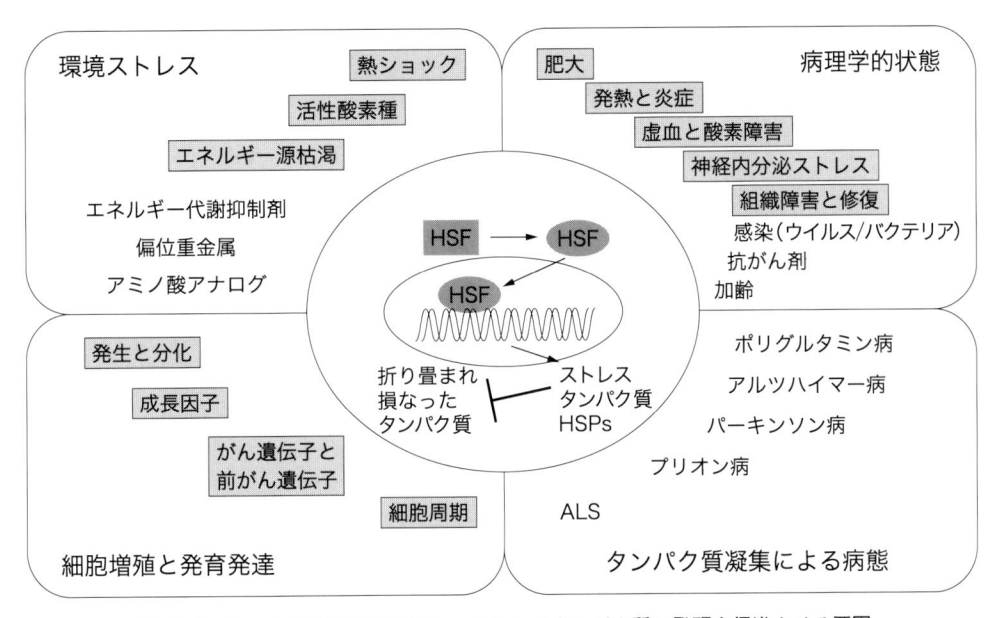

図 10-5 ストレス応答を活性化し，ストレスタンパク質の発現を促進させる要因

運動関連因子には □ をつけた（Nollen EAA, Morimoto RI：Chaperoning signaling pathways：molecular chaperones as stress-sensing 'heat shock proteins. J Cell Sci, 115：2809-2816, 2002. に跡見加筆）

いるので，運動によりホルモンの分泌（ペプチドホルモン）の亢進や小胞体内のグルコースやCa^{2+}の低下は糖鎖修飾やCa^{2+}代謝を阻害し，この応答を促進させる可能性がある。また運動の持続による代謝の促進による酵素の代謝回転の亢進などには重要な役割を果たすと考えられる。

5．ストレスタンパク質の構造と機能

ストレスタンパク質の構造はほぼ共通に基質を認識する基質結合ドメインとその基質をATPの分解と連動して解離するATP結合ドメインがある（図10-7）。また単一

表 10-3 ストレスタンパク質の種類と役割

ストレスタンパク質				細胞内局在	役割	同定されている基質
哺乳類		バクテリアホモログ				
シャペロン	コシャペロン	シャペロン	コシャペロン			
HSP 100	HSP 70/HSP 40/HSP 90			細胞質	高凝集体のリフォールディング	
HSP 90 ・HSP 90α ・HSP 90β	HSP 70/ HSP 40			細胞質 細胞質	タンパク質中間体の保持 ステロイド受容体の保持	カゼインキナーゼ・グルココルチコイド受容体 アクチン
HSP 70 ・HSP 72 ・HSC 73 ・Bip	HSP 40	DnaK	DnaJ	細胞質 細胞質 小胞体	新生タンパク質のフォールディング クラスリン小胞輸送 小胞体タンパク質のフォールディング	BAGタンパク質ファミリー 新生タンパク質 トリスケリオン カルセケストリン，IgGタンパク質
TCP 1*	Prefoldin	GroEL/GroES	HSP 10	細胞質	新生細胞骨格タンパク質のフォールディング	アクチン・チューブリン その他中等度までの分子量のタンパク質
HSP 60			GrepE	ミトコンドリア		ミトコンドリアタンパク質のフォールディング
HSP 47				小胞体??	コラーゲンのフォールディングと細胞外への分泌補助	コラーゲン
HSP 40	HSP 70	DnaJ	DnaK	細胞質	HSP 70との共同的フォールディング	中間径フィラメント
sHSP ・HSP 27 ・αB-クリスタリン		HSP 16.5		細胞質・ミトコンドリア 細胞質・核	細胞骨格の安定化 酸化ストレスによる細胞死からの保護	アクチン 中間径フィラメント・チューブリン/微小管
ヘムオキシゲナーゼ HSP 32 (HO-1)				細胞質	酸化ストレスによるタンパク質の変成の保護	

*tailless complex polypeptide 1 の略。ring complex（TRiC），chaperonin coutaining TCP 1 とも呼ばれる。大腸菌のGroEL/ES のホモログと考えられていたが，ヘテロ8量体のリングが2つ重なった構造をとり，サブファミリーが異なるシャペロニンであると考えられている。(Leroux MR, Hartl FU：Protein folding：versatility of the cytosolic chaperonin TRiC/CCT. Curr Biol, 10：R 260-R 264, 2000.)

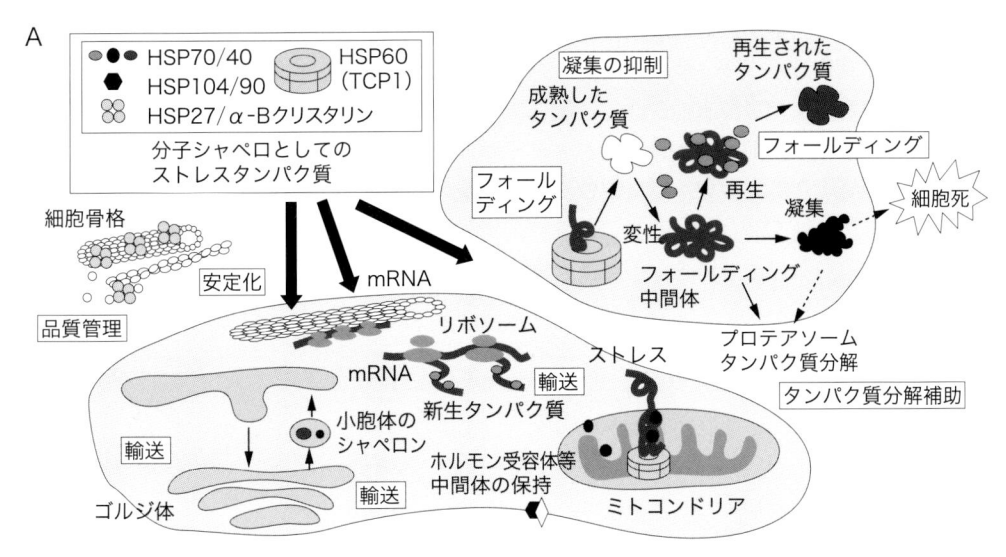

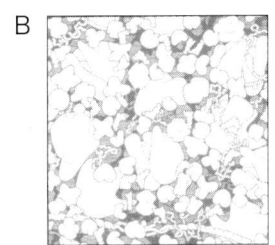

図 10-6 ストレスタンパク質の細胞内機能(A)と込み入った細胞質の中(B)
(A) 新生タンパク質のフォールディング・タンパク質の輸送・タンパク質複合体の維持・酵素などのタンパク質中間体の保持・ステロイドホルモン受容体の保持・タンパク質分解系への移行・細胞内小器官への輸送・細胞死の抑制・細胞骨格の安定化・分泌タンパク質のケア等。(B)細胞内はタンパク質で込み合っている。Goodsell[41]は"Inside a living cell"と題して，大腸菌の中が試験管内実験状況と異なりタンパク質どうしがひしめき合っている状態を仮想的に表した。一辺 100 nm。骨格筋細胞内はこれ以上の込み合い方であろう。(Goodsell DS：Inside a living cell. Trends Biochem Sci, 16：203-206, 1991.)

のタンパク質で機能する場合もある（HSP 90）が，HSP 70 には HSP 40（HSPj）などの共同で働くストレスタンパク質（コシャペロン）が必要なことが多い。またホモダイマーやテトラマーあるいは多量体(sHSP など)，あるいは TCP 1（または GroEL/ES）システムなどは 6〜8 個の異なるサブユニットで一定の籠上の構造をつくり，籠内に基質をとりこんで folding あるいは refolding する。ATP の加水分解を必要とする（図 10-7-C）。sHSP は 24〜32 量体を形成し，基質のバッファーとして機能する可能性が示唆されている。

6. ストレスタンパク質と基質との関係

身体，細胞はタンパク質により形態を維持しているといっても過言ではない。タンパク質はアミノ酸がペプチド結合でつながったものなので一本の線状構造物である。機能しうるタンパク質として成熟したタンパク質にはヘリックス様構造（α ヘリックス），シート構造（β シート）およびランダムなループ構造のほぼ 3 つの部分的な構造がみられる（図 10-8-A 右）。これを 2 次構造という。翻訳直後は形が作られていない線状の伸びた（アンフォールド：図 10-8-A 左）状態である。これを一次構造という。水溶性環境においては，基本的に疎水性アミノ酸の多い部分を内部に親水性アミノ酸を外側にした一定の成熟した立体的な構造をとる（3 次構造）。しかし，環境ストレス

により細胞内の環境が変化する（温度，pH，イオン環境，酸化還元状態等）と構造が変化し，アミノ酸の配列上，疎水性アミノ酸の多い領域が外側に曝される。水溶性環境の中では疎水性どうしが結合しやすく一旦無作為的に自身の疎水性部分どうしで，あるいは他の疎水性タンパク質や膜などと相互作用すると凝集してしまう可能性が高い。ストレスタンパク質はシャペロンとしてこの疎水性領域に結合し凝集を防ぐことが多い（B）。プリオン，ポリグルタミン，アルツハイマーなどの病態は，タンパク質の構造の異常により不溶性の繊維構造を形成する場合が多い。いかなるタンパク質も遅速はあるが，それぞれ一定の半減期を持ち分解されている。タンパク質分解酵素により認識されない構造をとると細胞内構造物を形成し，やがては細胞機能を阻害することになる（図10-3）。

細胞内には成熟したかたちをとらず中間体のままストレスタンパク質に結合して存

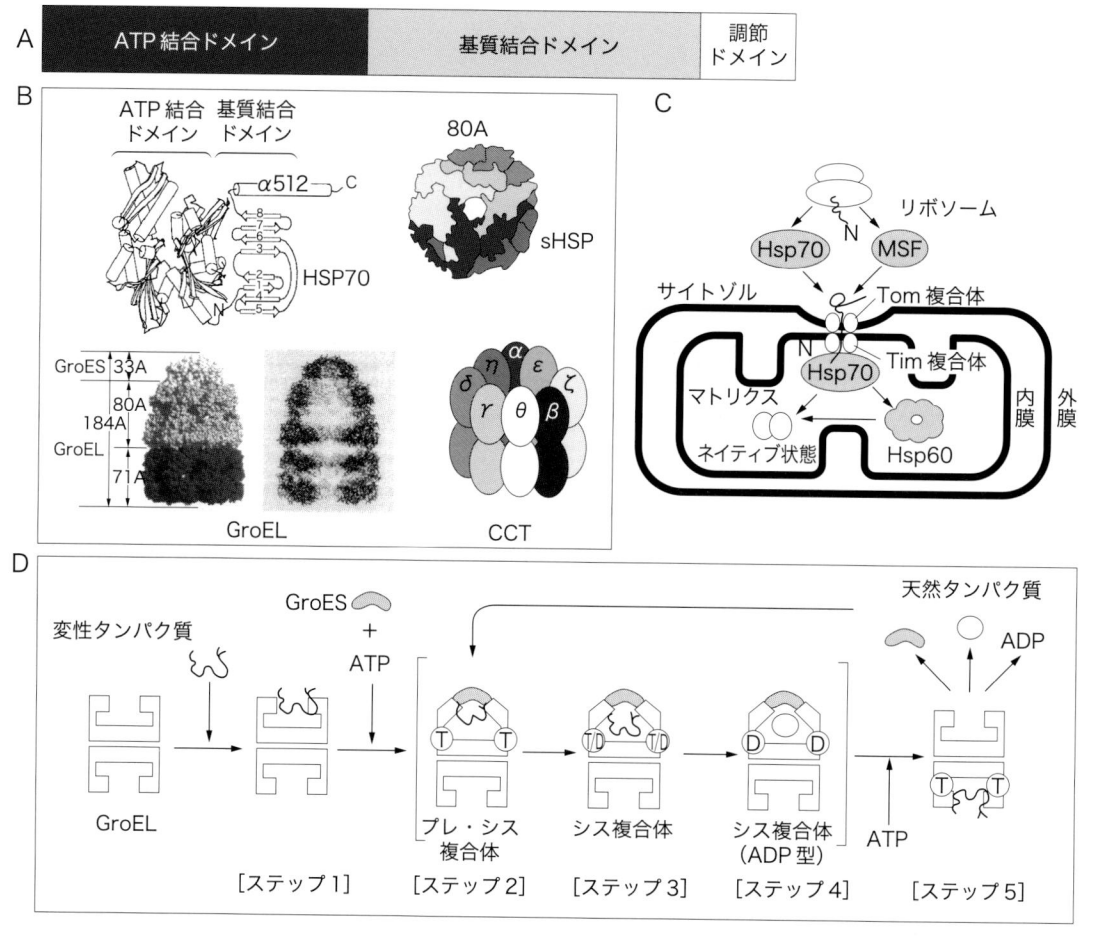

図 10-7　ストレスタンパク質の一次構造と複合体形成およびフォールディングモデル
多くのストレスタンパク質は基質結合ドメインとATP結合ドメインをもつ（A）。同ストレスタンパク質自体が複合体を形成し（オリゴマー化）機能する場合といくつかのサブユニットが一定の構造をとる場合がある（B）。ミトコンドリア内へのタンパク質の移送を助けるHSP 70とTom複合体とTim複合体（C）。GroEL/ESシステムのタンパク質フォールディングモデル（D）。（永田和宏，森正敬，吉田賢右編：分子シャペロンによる細胞機能制御．シュプリンガー・フェアラーク東京，2000．に跡見加筆）

在するタンパク質も発見されている。良く知られているのが，グルココルチコイド受容体で，HSP 90 と結合した状態で細胞質に存在し，リガンドのグルココルチコイドがくると HSP 90 を解離し，核に移行し，DNA の転写調節領域に結合する（図10-7-C）。そのほか細胞内は水溶性環境ではあるが，かなり込み入ったタンパク質複合体が構造化しているゲル状構造をとっていると考えられ（図10-6-B），新生タンパク質の多くが拡散で細胞内の目的地までいくとは考えられていない。細胞外に分泌されるコラーゲンタンパク質は，細胞外にでてはじめて螺旋3量体構造をとる。合成から3量体形成まで専用のシャペロンである HSP 47 がケアする。

　生物のシステムは酸素を利用することでエネルギーのほとんどを生み出しているが同時に活性酸素をも産出する。運動ではこれを消去する SOD（スーパーオキシドディスムターゼ）の合成をも活性化し，細胞内適応をする。運動時にはさまざまな細胞内外のホメオスタシスが乱れるが，その際のストレス因子がストレスタンパク質を誘導し，構造の不安定になりやすいタンパク質に結合し，リフォールディングあるいは分

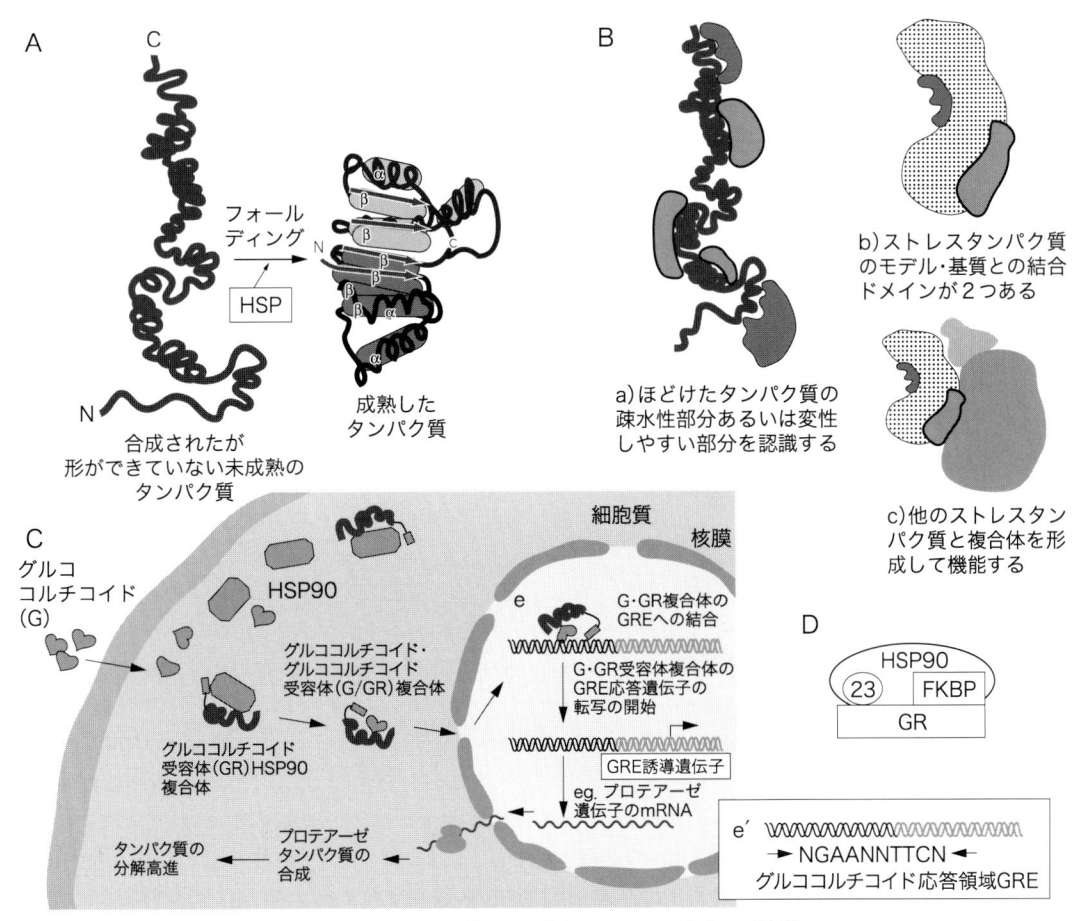

図 10-8　タンパク質の形の変化とストレスタンパク質

タンパク質の成熟モデル（A）とストレスタンパク質の基質認識とストレスタンパク質複合体形成モデル（B）およびタンパク質の中間体保持モデルとしての HSP 90 のグルココルチコイド受容複合体とその細胞内機能との連開（C）および現段階でのグルココルチコイド受容体シャペロン複合体（D）。FKBP：免疫抑制剤の受容体のひとつ，GR：グルココルチコイド受容体。

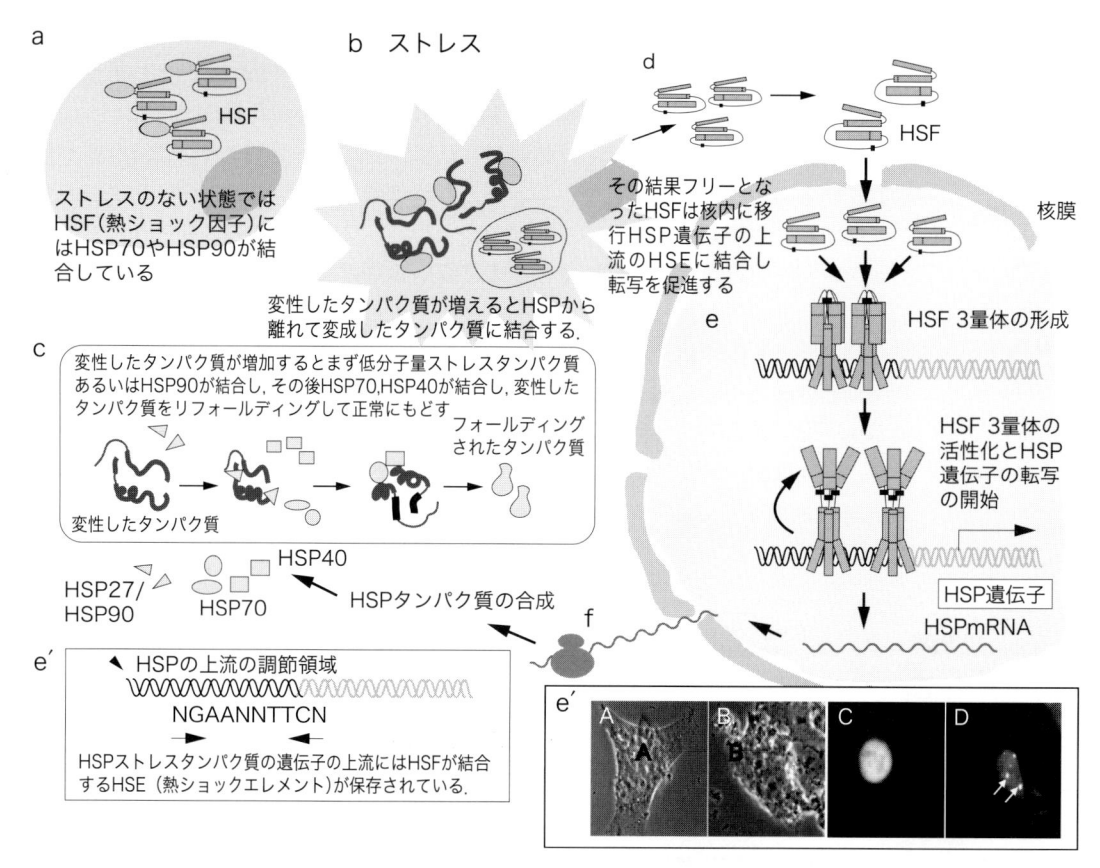

図 10-9 ストレスタンパク質（HSP）の機能と誘導機構

通常ストレスのかかっていない状態では HSPs は HSF（熱ショック因子）などに結合し細胞質に存在している (a)。ストレスがかかり変性タンパク質が生じると HSP が結合し (b)、いくつかの HSP が共同して変性したタンパク質をリフォールディングする (c)。一方、HSP から離れた HSF は核に移行し (d)、3量体で HSP 遺伝子の上流の HSE (e) に結合し、活性化されると HSP 遺伝子の mRNA が合成される (e)。mRNA は核膜腔から細胞質に移行しタンパク質が合成される (f)。四角内 e' は GFP-HSF を導入した細胞 (C) が熱ショックの数分後に核内で顆粒を形成したこと (D) を示す。A, B は位相差像。（田中・跡見，未発表）

解系への移行を促進する。

7. ストレスタンパク質の誘導

　　ストレスタンパク質の遺伝子の上流には，熱ショック因子（Heat Shock Factor：HSF）が結合する配列である熱ショックエレメント（Heat Shock Element, HSE）がある。基本的な配列は NGAANNTTCN（N はどの塩基でもよい）である。ストレスタンパク質の誘導機構を図 10-9 に示す。転写因子である熱ショック因子 HSF (a, b) という HSP 遺伝子の調節領域 HSE に結合する転写因子 (e) の核移行 (b, d, e) →3量体形成→遺伝子発現の結果(e)，HSP が合成される(f)。通常ストレスのかかっていない状態では HSPs は HSF などに結合し細胞質に局在している(a)。ストレスがかかり変性タンパク質が生じると HSP が結合し(b)，いくつかの HSP が共同して変

性したタンパク質をリフォールディングする (c)。一方，HSP から離れた HSF は核に移行し(d)，3量体で HSP 遺伝子の上流の HSE(e)に結合し，活性化されると HSP 遺伝子の mRNA が合成される (e)。mRNA は核膜腔から細胞質に移行しタンパク質が合成される (f)。ストレス後の HSF のリン酸化および3量体形成・HSE への結合は非常に早く数分で起こる。またヒトの細胞では熱ショック後 HSF の核内での顆粒形成が数秒後に観察されている (図 10-9・e'-D)。このことからストレスタンパク質の熱ショック応答はなによりも先行して起こる緊急反応であるといえる。

8. 骨格筋の収縮で引き起こされうる遺伝子発現経路とストレスタンパク質の関与

骨格筋の収縮は大きく3つの経路により細胞内遺伝子発現経路を活性化する。すなわち，1) カルモジュリン・キナーゼカスケード系，運動神経→Ca^{2+}，PKC，2) 細胞外マトリクス・細胞膜・細胞骨格系 (骨格筋ではこれらはコスタメア複合構造体を作っており，チロシンキナーゼあるいはストレッチ依存性シグナル系を活性化する)，3) 交感神経・副腎系である。これらの活動は，機械刺激の増大，ATP サイクルの増大，熱の産生による温度の上昇，細胞膜・細胞骨格の変形やダイナミクスの増大などはセラミド・プロスタグランジン代謝の増大，タンパク質の新生・変性タンパク質の増大などさまざまな代謝の亢進，シグナルカスケードの活性化を誘導し，その結果 HSF の活性化や SRE の活性化を介してストレスタンパク質の発現を亢進する (図 10-10)。

骨格筋は，たくさんの筋原線維構成タンパク質が高度に重合しサルコメア構造を作る。この構造は細胞骨格タンパク質により維持されている。細胞骨格タンパク質であるアクチンフィラメントは ATP を，微小管は GTP を加水分解しながら伸長する。とくに遅筋および骨格筋ではストレッチによるストレッチ活性化イオンチャネルの活性化と神経刺激を恒常的に受け取り緊張性の収縮を持続する。遅筋ではタンパク質の代謝回転が早く，細胞骨格に結合したさまざまなシグナル伝達分子が，収縮依存性に制御していると考えられる。細胞骨格分子自体もダイナミクスを維持していると考えられ，これらの分子のケアをしているのかもしれない。αB-クリスタリンなどの sHSP や HSP 70 の過剰発現により細胞死が抑制されることが報告されており，激しい運動時および運動後のケアをしている可能性がある。αB-クリスタリンは筋線維組成依存的に発現している[8]。

9. ストレスタンパク質の発現評価と機能評価の実験モデル

筆者が筋萎縮で特異的に減少したタンパク質として同定した αB-クリスタリンをのぞき運動あるいは不活動によるストレスタンパク質の変化に関する研究はまだ始まったばかりで，そのほとんどが骨格筋や心筋での HSP 72 の発現の変化をその抗体を用いてウェスタンブロッティングで解析している。しかし，これまで述べてきたように運動はさまざまなストレス因子を変化させるので他のストレスタンパク質も変化する可能性が高い。上記の方法以外に通常ストレスタンパク質の変化を刺激に応答し

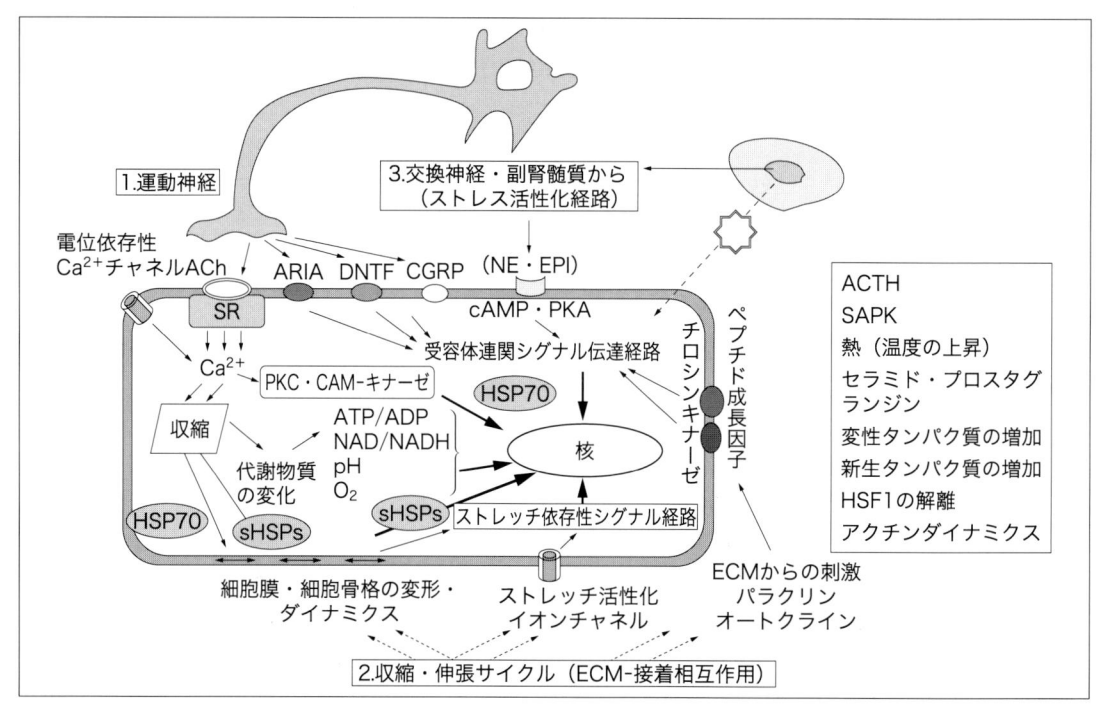

図 10-10　骨格筋の収縮で引き起こされうる遺伝子発現経路とストレスタンパク質の関与
遺伝子発現経路を活性化する3つの主要な伝達方法があげられる。すなわち1）カルモジュリンキナーゼカスケード系，運動神経→Ca^{2+}PKC，2）ECM・細胞膜・細胞骨格系（骨格筋ではこれらはコスタメア複合構造体を作っており，チロシンキナーゼあるいはストレッチ依存性シグナル系を活性化する），3）交感神経・副腎系である。これらの活動は，機械刺激の増大，ATPサイクルの増大，熱の産生による温度の上昇，細胞膜・細胞骨格の変形やダイナミクスの増大などはセラミド・プロスタグランジン代謝の増大，ストレスタンパク質の発現を亢進する。（Rowell LB, Shepherd JT　（ed.）：The American Physiological Society. Oxford University Press, 1126, 1996. より引用改変）

て合成が高まるタンパク質として調べることができる。図10-11の(A)では，^{35}Sでラベルしたメチオニンを組織あるいは細胞に取り込ませてその合成をみると対照群に比較して，いくつかの合成の増加しているタンパク質を検出することができる。mRNAの変化として網羅的にみるには，DNAマイクロアレイを用いることができる。またHSP 70やGroEL/ESシステムによる新生タンパク質の結合をみた例を(B)に示す。このシャペロンシステムは多くの中間的な分子量の新生タンパク質を結合し，フォールディングすることがわかる。このフォールディングの過程を in vitro で実験することができる(D)。この例ではモデル基質（酵素など）をグアニジン塩酸や尿素などで急激に変成させ，その一部（反応液の1/100）を必要条件（ATP，存在下）を有する緩衝液中に精製したストレスタンパク質・シャペロンとともに37℃で反応させると，(D-a)のようにシャペロンの存在下では変成が進まずタンパク質が変性すると上昇する濁度が上昇しない。また活性の測定の可能な酵素のような基質では，変性して消失した活性を取り戻す過程を追跡することができる(D-b)。αB-クリスタリンは細胞骨格のひとつであるチューブリンに対してシャペロン活性を持つ[9]。

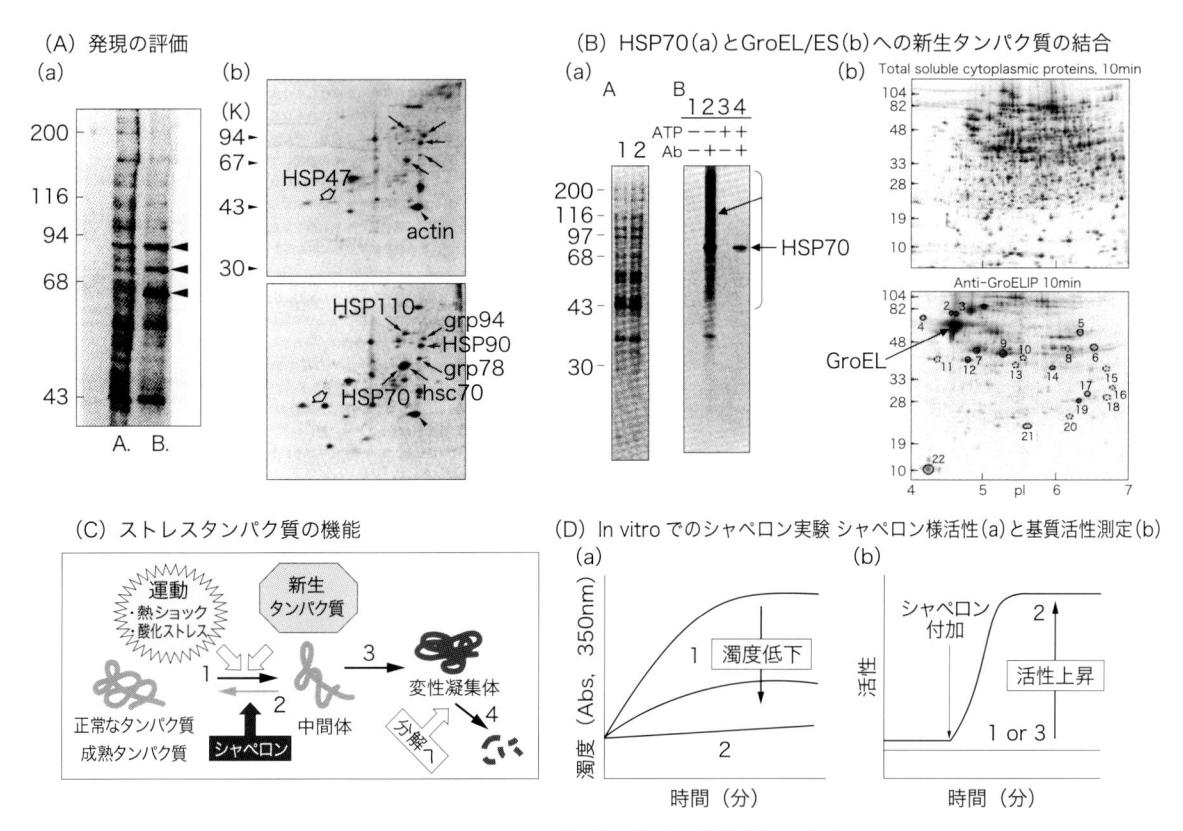

図 10-11 ストレスタンパク質の発現評価と機能評価の実験モデル

A) ストレスタンパク質の発現の評価。(a)新しく合成されたタンパク質の 1 次元・(b) 2 次元電気泳動図と HSPs の位置。(跡見順子, 他編：身体運動・栄養・健康の生命科学 Q&A 骨格筋と運動. 杏林書院, 124, 2001. 中井 彰, 永田和宏：高等動物のストレス応答. 蛋白質核酸酵素, 39：793-807, 1994.)。B) HSP 70 (a) および GroEL/ES システムへの新生合成タンパク質の結合するタンパク質, C) ストレスによるタンパク質の変成とシャペロンによる捕獲およびリフォールディングあるいは凝集体の形成か分解系の亢進, D) シャペロン実験（シャペロン様活性 (a) とタンパク質のフォールディング実験 (b), タンパク質の変性とリフォールディングモデル©：図中の数字は (a)〜(c) で対応する。(Beckmann RP, Mizzen LE, Welch WJ：Interaction of Hsp 70 with newly synthesized proteins: implications for protein folding and assembly. Science, 248, 850-854, 1990, Huory WA, Frishman D, Eckerskorn C, et al.：Identification of in vivo substrates of the chaperonin GroEL. Nature, 402：147-154, 1999.)

10. 運動と機械的刺激ストレス対応：遅筋の適応と αB-クリスタリン

αB-クリスタリンは sHSP の一群に含まれるが, 骨格筋における遺伝子発現には筋特異的発現調節領域により調節されている（図 10-12）[10]。同じ sHSP に属する HSP 27 の発現とは異なり, 筋収縮刺激によって発現が亢進する[11]。αB-クリスタリンはストレスタンパク質であるが, 筋特異的な発現をしている他のタンパク質と同様に発現調節される。この発現には骨格筋が伸張されていることが重要である（図 10-12・E）[12]。HSP 70 は熱ショックにより誘導されるタンパク質として発見されたことから, 温度が主要な誘導刺激であると考えられており, 実際に運動による HSP 72 の心筋における発現の亢進は, 低温環境では誘導されなかったという研究も報告されている[13]。また筋の萎縮モデルである後肢懸垂モデルを負荷する前に筋を暖め HSP 70 を誘導させておくとヒラメ筋の萎縮の程度が有意に減少したという報告[14]もある。骨格筋は運

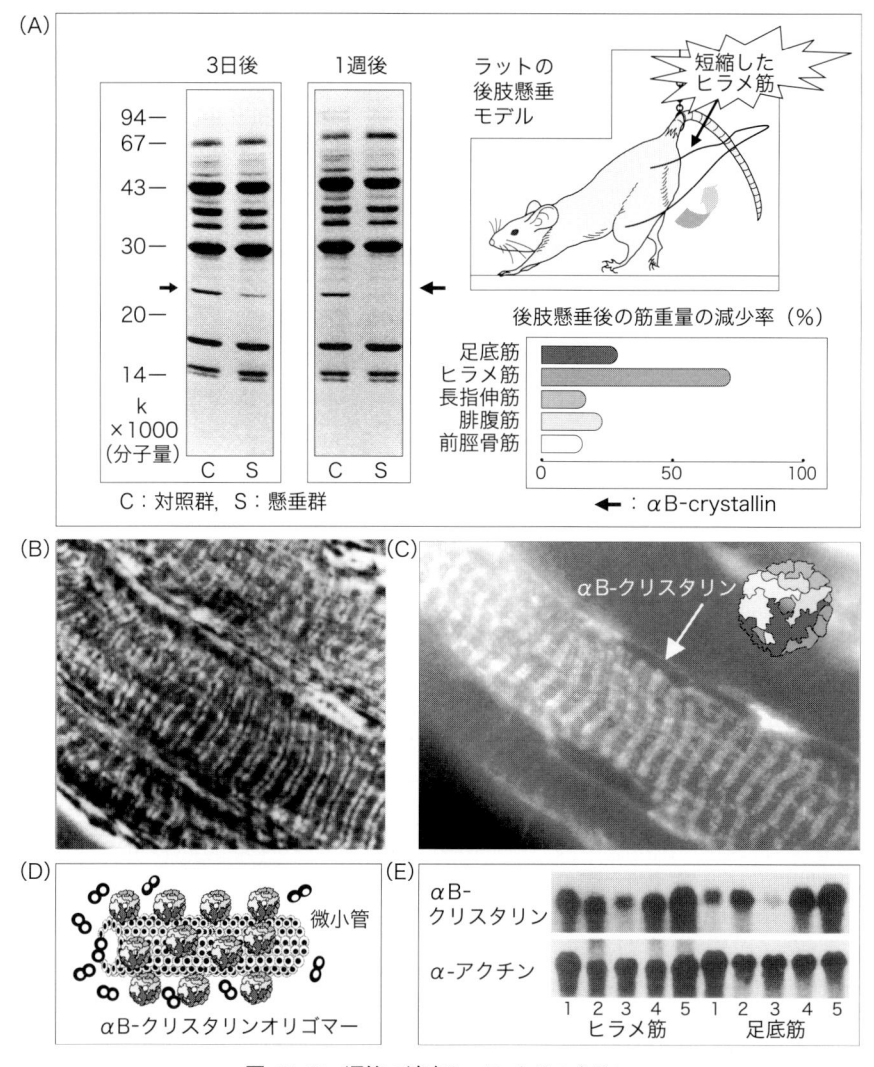

図 10-12 遅筋の適応と αB-クリスタリン
sHSP のひとつである αB-クリスタリンは後肢懸垂モデルで早期に減少する(A)が，筋の伸張ではその減少が抑制される(E)。I 帯，Z 帯に局在する (B, C：B は足底筋 (plantaris) の継断切片の位相差像，C はその抗 αB-クリスタリン抗体を用いた蛍光染色像)。中間径フィラメントおよび微小管に結合する。D は αB-クリスタリンの微小管への結合のモデル図。筋線維タイプ依存的に発現が調節されている。E は 1：コントロール，2：除神経，3：後肢懸垂，4：後肢懸垂と除神経，5：除神経ストレッチ

動時に ATP を産生すると同時にミトコンドリアの UCP (Uncoupling protein)[15-17]を発現させ熱を産生し，37°Cの体温維持に貢献していると考えられている。さまざまな折に熱産生を高めたり，運動やストレッチにより種々のストレスタンパク質の発現を高めて細胞の適応能を高めている節がある。

αB-クリスタリンは遅筋の構成タンパク質の 0.1%を占める。サルコメアの Z 帯[18]および I 帯[19,20]に局在していることが報告されているが，虚血によるわずかな pH の変化[21,22]や熱ショックで局在するという報告もある。筆者らは GFP-αB-クリスタリン (GFP (Green Fluorescent Protein) を結合させた GFP-αB-クリスタリン) を用

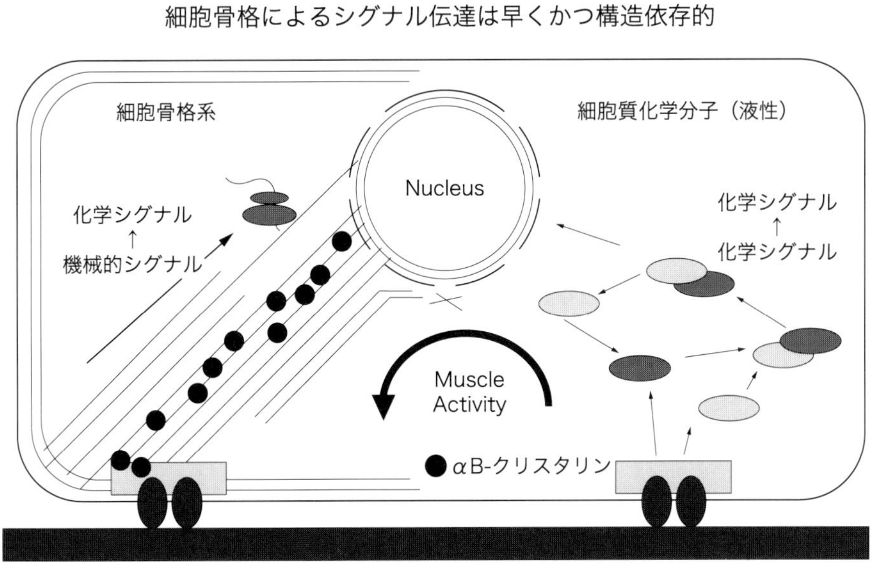

細胞骨格によるシグナル伝達は早くかつ構造依存的

図 10-13　二重の細胞内シグナル伝達モデル
(田中・跡見, 2002)

いてラット初代心筋培養細胞に発現させ，これが動的に横紋状構造を示すことを明らかにした(本発表データ)。ヒトのデスミンミオパシーの原因遺伝子として αB-クリスタリンが同定された[23]。αB-クリスタリンが同じ中間径フィラメントであるビメンチンのモノマーに結合し，フィラメントの動的特性を維持していると考えられている[24,25]。またストレス時にアクチンフィラメント[26,27]あるいはコネクチン（タイチン）と局在の一致を示すことや，微小管との一致を示す[28]ことから細胞骨格のシャペロンであることが示唆されている。さらに興味深いことには，微小管の構成要素であるチューブリン二重体にシャペロン様活性を持つ[9]。しかも微小管の動的特性を Taxol で停止すると αB-クリスタンの発現が顕著に減少する[29]。これらのことから遅筋の緊張性収縮は細胞骨格の動的特性を維持させ αB-クリスタンの構成的な発現を引き起こしているという仮説をたてることができる。今後遅筋の特性の維持に必須である原因を明らかにする必要があろう。

　筋への張力の低下（短縮）により αB-クリスタリンが低下すること，αB-クリスタリンが細胞内構造を造り張力を受容する細胞骨格のシャペロンであることから，細胞には液性因子による通常の化学反応によるシグナル伝達とともに細胞骨格という固相因子によるシグナル伝達方法があることがわかる（図10-13）。とくに運動を生み出す器官，運動を維持する器官などを構成する細胞の主要な刺激となっている細胞では，運動自体が引き起こす力学的・機械的刺激（ストレス）が，主要なシグナルとなっていると考えられる。糖尿病のような代謝性疾患に液性因子であるインスリンを介さずとも糖を取り込む機構があり，つい最近，GLUT 4 の取り込みにアクチン細胞骨格系が関与することが報告された。今後の展開が期待される。

11. 個体レベルのストレス応答系（視床下部ー交感神経系ー副腎系/免疫システム）と細胞へのストレス応答系（ストレスタンパク質の発現上昇）による個体のホメオスタシスの維持

　持久性運動のように全身的なストレスでは，運動の初期に体内の環境が大きく変化する（体温の上昇，体液・血液のpHの低下・浸透圧の増大，血糖の低下，機械的・物理的刺激の増大など：図10-14・A→B）。その変化に曝された細胞はそれぞれの細胞機能を果たす（ホルモンの分泌・糖の取り込み・水素イオンの取り込みなど）とともに，種々のストレスタンパク質を合成し始める（C）。それにより自身の細胞の活動を維持・向上させるのみならず細胞内のホメオスタシスを維持しようとする。トレーニングのように刺激が継続すると個々の細胞のストレスタンパク質のレベルは上昇し，それにより体内環境をより安定な状態に維持することができるようになる（D）。すなわち個体内環境および細胞内の両環境においてより強いストレスに対してもホメオスタシスが維持できるようになるのは，ストレスタンパク質の発現の亢進に依存するところが大きいと考えられる。このように生体はストレスに対し，個体・細胞の両レベルを連関させるとともに，短期的・長期的に適応する（図10-14）。

　スポーツや運動はそれらの生物が進化の過程で獲得してきたストレスに対する応答システムへ負荷をかけ，適応を引き出すものであるといえるかもしれない。養生訓で貝原益軒がいみじくも述べているように，「こころは悩まず身を労すべし」と述べた真意は，適応システムを生物が本来備えている系へのストレスと備えていない類のストレスでは，前者に対してはストレス適応能を獲得でき，後者に対しては，生物は適応システムをもたないのかもしれない。また適応をもたらすストレスを良いストレス，適応をもたらすことのできないストレスを悪いストレスということができるのかもしれない。身を労せず心理ストレスが増大した現代社会を生きるためには，生物システムの35億年の歴史を再度学び身の処し方を考え直す必要があるだろう。ストレスタンパク質はストレスに対して誘導することで知られたが，じつは生命システムが進化する中でシステムを持続させるのに必須な要素であった。揺れ動く時間の中で一定の安定したシステムを維持するというみごとなシステムを進化させてきたともいえる。構成的に発現しているストレスタンパク質の αB-クリスタリンでさえ，無重力負荷モデルでは抗重力筋である遅筋から顕著に減少する。このことは地球上に生きるということが生命の進化を押し進めるストレスになっているともいえる。運動をひろく地球上での生命活動の中で位置づけたこのような見地にたてば，運動適応機構の本質が見えてくるかもしれない。

　われわれは，個体のストレス応答システムと細胞のストレス応答システムを持つ。運動は中枢性にも末梢性にも制御される。運動を自分の意志で行なうのに大脳皮質由来の体性神経系があるが，同時に運動を実際に可能とさせるシステム・ストレス応答系が連動して進化してきた。セリエは病態に対するストレス応答系を汎適応症候群と称したが，神経系と内分泌系を連携して稼働させるこの系：視床下部ー脳下垂体ー交感神経系ー副腎系は運動時にもほぼ同様のバックアップ体勢を作る（図10-1）。最近，西原のグループは視床下部の食欲中枢近傍にランニングを自発的に起こさせるニュー

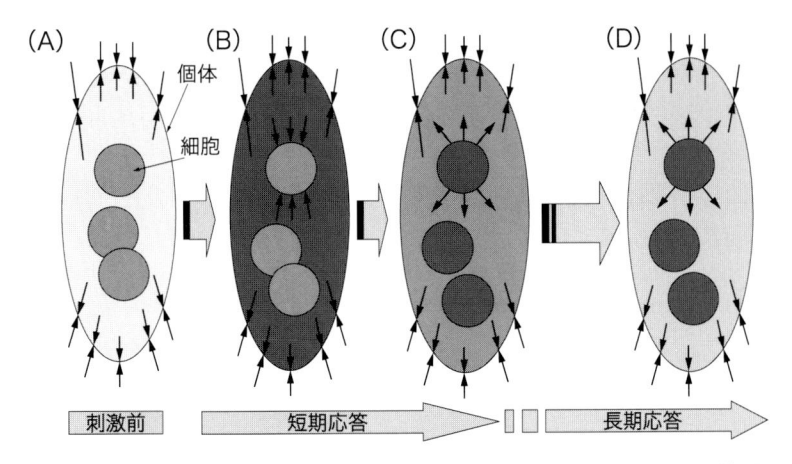

図 10-14　個体のレベルのストレス応答系(視床下部―交感神経系―副腎系/免疫システム)と細胞へのストレス応答系(ストレスタンパク質の発現上昇)による個体のホメオスタシスの維持

持久性運動のように全身的なストレスでは，運動の初期に体内の環境が大きく変化する(体温の上昇，体液・血液のpHの低下・浸透圧の増大，血糖の低下，機械的・物理的刺激の増大など：(A)→(B)。その変化に曝された細胞はそれぞれの細胞機能を果たす(ホルモンの分泌・糖の取り込み・水素イオンの取込など)とともに，種々のストレスタンパク質を合成し始める(C)。それにより自身の細胞の活動を維持高める。トレーニングのように刺激が継続すると個々の細胞のストレスタンパク質のレベルは上昇し，それにより体内環境をより安定な状態に維持することができるようになる(D)。このように生体はストレスに対し，個体・細胞の両レベルを連関させるとともに，短期的・長期的に適応する。(跡見, 2002)

ロンを発見し，ランニングニューロンと名づけた[30]。このことはランニングのような全身的な運動が少なくとも哺乳類においてシステムとして構築されていることを示す。

　心理的・社会的ストレスから身体的ストレス，さらには細胞へのストレスまでを含めて，間違いを犯す危険を顧みずにあえてストレスを定義するなら，ベルナールがいう"内部環境の恒常性"の乱れといえるであろう。生物の進化の歴史は環境と独立した内部の恒常性を維持する機能のレベルアップでもある。われわれヒトを含む多くの恒温動物は37℃で内部の恒常性を維持している。セリエが引き継いだHPA軸とは個体が体内のホメオスタシス(体温調節，ブドウ糖，pH，心拍数，血圧などが一定の範囲に保たれている状態)を維持するための応答系である。ストレスタンパク質は細胞のホメオスタシスを維持するための応答系である。いずれもシグナル伝達のように一瞬の変化というよりもタンパク質の合成分解あるいは遺伝子の転写翻訳を含む時間変化を含む長いタイムスパンの変化である(図10-2)。しかし両者がどのような相互関係にあるかについては全く不明である。

［跡見　順子］

[文　献]

1) Schubert U, Anton LC, Gibbs J, et al.: Rapid degradation of a large fraction of newly synthesized proteins by proteasomes. Nature, **404**: 770-774, 2000.
2) Williams RS, Neufer PD: Regulation of gene expression in skeletal muscle by contractile ctivity. Handbook of Physiology section 12 Exercise: Regulation and Integration of Multiple Systems. 1124-1150, (Rowell LB, Shepherd JT (ed.): The American Physiological Society. Oxford Press, 1996.)
3) Sotiropoulos A, Gineitis D, Copeland J, et al.: Signal-regulated activation of serum response factor is mediated by changes in actin dynamics. Cell, **98**: 159-169, 1999.
4) Nollen EAA, Morimoto RI: Chaperoning signaling pathways: molecular chaperones as stress-sensing 'heat shock' proteins. J Cell Sci, **115**: 2809-2816, 2002.
5) Leroux MR, Hartl FU: Protein folding: versatility of the cytosolic chaperonin TRiC/CCT.Curr Biol, **10**: R 260-R 264, 2000.
6) 永田和宏：品質管理．88-111，（永田和宏，森正敬，吉田賢右編：分子シャペロンによる細胞機能制御．シュプリンガー・フェアラーク東京，2001．)
7) Mori K: Tripartite management of unfolded proteins in the endoplasmic reticulum. Cell, **101**: 451-454, 2000.
8) Atomi Y, Toro K, Masuda T, et al.: Fiber-type-specific alphaB-crystallin distribution and its shifts with T(3) and PTU treatments in rat hindlimb muscles. J Appl Physiol, **88**: 1355-1364, 2000.
9) Arai H, Atomi Y: Chaperone activity of alpha B-crystallin suppresses tubulin aggregation through complex formation. Cell Struct Funct, **22**: 539-544, 1997.
10) Gopal-Srivastava R, Piatigorsky J: The murine alpha B-crystallin/small heat shock protein enhancer: identification of alpha BE-1, alpha BE-2, alpha BE-3, and MRF control elements. Mol Cell Biol, **13**: 7144-7152, 1993.
11) Neufer PD, Benjamin IJ: Differential expression of B-crystallin and Hsp 27 in skeletal muscle during continuous contractile activity. Relationship to myogenic regulatory factors. J Biol Chem, **271**: 24089-24095, 1996.
12) Atomi Y, Yamada S, Nishida T: Early changes of alpha B-crystallin mRNA in rat skeletal muscle to mechanical tension and denervation. Biochem Biophys Res Commun, **181**: 1323-1330, 1991.
13) Harris MB, Starnes JW: Effects of body temperature during exercise training on myocardial adaptations. Am J Physiol Heart Circ Physiol, **280**: H 2271-2280, 2001.
14) Naito H, Powers SK, Demirel HA, et al.: Heat stress attenuates skeletal muscle atrophy in hindlimb-unweighted rats. J Appl Physiol, **88**: 359-363, 2000.
15) Boss, O, Samec S, Paoloni-Giacobino A, et al.: Uncoupling protein-3: a new member of the mitochondrial carrier family with tissue-specific expression. FEBS Lett, **408**: 39-42, 1997.
16) Gong DW, He Y, Karas M, et al.: Uncoupling protein-3 is a mediator of thermogenesis regulated by thyroid hormone, beta 3-adrenergic agonists, and leptin. J Biol Chem, **272**: 24129-24132, 1997.
17) Vidal-Puig A, Solanes G, Grujic D,et al.: UCP 3: an uncoupling protein homologue expressed preferentially and abundantly in skeletal muscle and brown adipose tissue. Biochem Biophys Res Commun, **235**: 79-82, 1997.
18) Atomi Y, Yamada S, Strohman R, et al.: Alpha B-crystallin in skeletal muscle: purification and localization. J Biochem (Tokyo), **110**: 812-822, 1991.
19) Suzuki A, Sugiyama Y, Hayashi Y, et al.: MKBP, a novel member of the small heat shock protein family, binds and activates the myotonic dystrophy protein kinase. J Cell Biol, **140**: 1113-1124, 1998.
20) Bennardini F, Wrzosek A, Chiesi M: Alpha B-crystallin in cardiac tissue. Association with actin and desmin filaments. Circ Res, **71**: 288-294, 1992.
21) Golenhofen N, Htun P, Ness W,et al.: Binding of the stress protein alpha B-crystallin to cardiac myofibrils correlates with the degree of myocardial damage during ischemia/reperfusion in vivo. J Mol Cell Cardiol, **31**: 569-580, 1999.
22) Golenhofen N, Ness W, Koob R, et al.: Ischemia-induced phosphorylation and translocation of stress protein alpha B-crystallin to Z lines of myocardium. Am J Physiol, **274**: H 1457-1464, 1998.
23) Vicart P, Caron A, Guicheney P, et al.: A missense mutation in the alphaB-crystallin chaperone gene

24) Nicholl ID, Quinlan RA : Chaperone activity of alpha-crystallins modulates intermediate filament assembly. EMBO J, **13** : 945-953, 1994.

25) Perng MD, Cairns L, van den IJssel P, et al. : Intermediate filament interactions can be altered by HSP 27 and alphaB-crystallin. J Cell Sci, **112** : 2099-2112, 1999.

26) Verschuure P, Croes Y, van den IJssel PR, et al. : Translocation of small heat shock proteins to the actin cytoskeleton upon proteasomal inhibition. J Mol Cell Cardiol, **34** : 117-128, 2002.

27) Wieske M, Benndorf R, Behlke J, et al. : Defined sequence segments of the small heat shock proteins HSP 25 and alphaB-crystallin inhibit actin polymerization. Eur J Biochem, **268** : 2083-2090, 2001.

28) Atomi Y, Fujita Y, Tanaka M, et al. : Tubulin/microtubule dynamics and alpha B-crystallin. Biol Sci Space, **15** : 206-207, 2001.

29) Kato K, Ito H, Inaguma Y, et al. : Synthesis and accumulation of alphaB crystallin in C 6 glioma cells is induced by agents that promote the disassembly of microtubules. J Biol Chem, **271** : 26989-26994, 1996.

30) Narita K, Nishihara M, Takahashi M : Concomitant regulation of running activity and metabolic change by the ventromedial nucleus of the hypothalamus. Brain Res, **642** : 290-296, 1994.

31) 跡見順子, 大野秀樹, 伏木亨：骨格筋と運動. 杏林書院, 129, 2000.

32) Beckmann RP, Mizzen LE, Welch WJ : Interaction of Hsp 70 with newly synthesized proteins : implications for protein folding and assembly. Science, **248** : 850-854, 1990.

33) Bluhm WF, Martin JL, Mestril R, et al. : Specific heat shock proteins protect microtubules during simulated ischemia in cardiac myocytes. Am J Physiol, **275** : H 2243-H 2249, 1998.

34) Brady, JP, Garland DL, Green DE, et al. : AlphaB-crystallin in lens development and muscle integrity : a gene knockout approach. Invest Ophthalmol Vis Sci, **42** : 2924-2934, 2001.

35) Chen HW, Chen SC, Tsai JL, et al. : Previous hyperthermic treatment increases mitochondria oxidative enzyme activity and exercise capacity in rats. Kaohsiung J Med Sci, **15** : 572-580, 1999.

36) Das DK, Maulik N, Moraru II : Gene expression in acute myocardial stress. Induction by hypoxia, ischemia, reperfusion, hyperthermia and oxidative stress. J Mol Cell Cardiol, **27** : 181-193, 1995.

37) Essig DA, Borger DR, Jackson DA : Induction of heme oxygenase-1 (HSP 32) mRNA in skeletal muscle following contractions. Am J Physiol, **272** : C 59-67, 1997.

38) Febbraio MA, Steensberg A, Walsh R, et al. : Reduced glycogen availability is associated with an elevation in HSP 72 incontracting human skeletal muscle. J Physiol, **583** : 911-917, 2002.

39) Golenhofen N, Arbeiter A, Koob R, et al. : Ischemia-induced Association of the Stress Protein alpha B-crystallin with I-band Portion of Cardiac Titin. J Mol Cell Cardiol, **34** : 309-319, 2002.

40) Gonzalez B, Hernando R, Manso R : Stress proteins of 70 kDa in chronically exercised skeletal muscle. Pflugers Arch, **440** : 42-49, 2000.

41) Goodsell DS : Inside a living cell. Trends Biochem Sci, **16**(6) : 203-206, 1991.

42) Hamilton KL, Powers SK, Sugiura T, et al. : Short-term exercise training can improve myocardial tolerance to I/R without elevation in heat shock proteins. Am J Physiol Heart Circ Physiol, **281** : H 1346-1352, 2001.

43) Houry WA, Frishman D, Eckerskorn C, et al. : Identification of in vivo substrates of the chaperonin GroEL. Nature, **402** : 147-154, 1999.

44) Khassaf M, Child RB, McArdle A, et al. : Time course of responses of human skeletal muscle to oxidative stress induced by nondamaging exercise. J Appl Physiol, **90** : 1031-1035, 2001.

45) Kilgore JL, Musch TI, Ross CR : Physical activity, muscle, and the HSP 70 response. Can J Appl Physiol, **23** : 245-260, 1998.

46) Kim KK, Kim R, Kim SH : Crystal structure of a small heat-shock protein. Nature, **394** : 595-599, 1998.

47) Kregel KC, PL Moseley : Differential effects of exercise and heat stress on liver HSP 70 accumulation with aging. J Appl Physiol, **80** : 547-551, 1996.

48) 久保田広志：サイトゾルのシャペロニンCCT. 50-51, （永田和宏, 森正敬, 吉田賢右編：分子シャペロンによる細胞機能制御. シュプリンガー・フェアラーク東京, 2001.）

49) Liu Y, Lormes W, Baur C, et al. : Human skeletal muscle HSP 70 response to physical training depends on exercise intensity. Int J Sports Med, **21** : 351-355, 2000.

50) Llorca O, McCormack EA, Hynes G, et al.: Eukaryotic type II chaperonin CCT interacts with actin through specific subunits. Nature, **402**: 693-696, 1999.
51) Llorca O, Martin-Benito J, Grantham J, et al.: The 'sequential allosteric ring' mechanism in the eukaryotic chaperonin-assisted folding of actin and tubulin. EMBO J. **20**: 4065-4075, 2001.
52) Locke M, Noble EG: Stress proteins: the exercise response. Can J Appl Physiol, **20**: 155-167, 1995.
53) Mattson JP, Ross CR, Kilgore JL: Musch TI Induction of mitochondrial stress proteins following treadmill running. Med Sci Sports Exerc, **32**: 365-369, 2000.
54) Maulik N, Sharma HS, Das DK: Induction of the haem oxygenase gene expression during the reperfusion of ischemic rat myocardium. J Mol Cell Cardiol, **28**: 1261-1270, 1996.
55) McArdle A, Jackson MJ: Exercise, oxidative stress and ageing. J Anat 197, **4**: 539-541, 2000.
56) 中井彰，永田和宏：高等動物のストレス応答．蛋白質核酸酵素, **39**: 793-807, 1994.
57) Neufer PD, Ordway GA, Williams RS: Transient regulation of c-fos, alpha B-crystallin, and hsp 70 in muscle during recovery from contractile activity. Am J Physiol, **274**: C 341-346, 1998.
58) Paroo Z, Noble EG: Isoproterenol potentiates exercise-induction of Hsp 70 in cardiac and skeletal muscle. Cell Stress Chaperones, **4**: 199-204, 1999.
59) Puntschart A, Vogt M, Widmer HR, et al.: Hsp 70 expression in human skeletal muscle after exercise. Acta Physiol Scand, **157**: 411-417, 1996.
60) Ray PS, Martin JL, Swanson EA, et al.: Transgene overexpression of alphaB crystallin confers simultaneous protection against cardiomyocyte apoptosis and necrosis during myocardial ischemia and reperfusion. FASEB J, **15**: 393-402, 2001.
61) Salo DC, Donovan CM, Davies KJ: HSP 70 and other possible heat shock or oxidative stress proteins are induced in skeletal muscle, heart, and liver during exercise. Free Radic Biol Med, **11**: 239-246, 1991.
62) Samelman TR: Heat shock protein expression is increased in cardiac and skeletal muscles of Fischer 344 rats after endurance training. Exp Physiol, **85**: 92-102, 2000.
63) Shastry S, Toft DO, Joyner MJ: HSP 70 and HSP 90 expression in leucocytes after exercise in moderately trained humans. Acta Physiol Scand, **175**: 139-146, 2002.
64) Skidmore R, Gutierrez JA, Guerriero V, et al.: HSP 70 induction during exercise and heat stress in rats: role of internal temperature. Am J Physiol, **268**: R 92-97, 1995.
65) 田口秀樹，吉田賢右：分子シャペロンの基礎. 3-44, 永田和宏，森正敬，吉田賢右編：分子シャペロンによる細胞機能制御．シュプリンガー・フェアラーク東京, 2001.)
66) Thompson HS, Scordilis SP, Clarkson PM, et al.: A single bout of eccentric exercise increases HSP 27 and HSC/HSP 70 in human skeletal muscle. Acta Physiol Scand, **171**: 187-193, 2001.
67) Willoughby DS, Priest JW, Nelson M: Expression of the stress proteins, ubiquitin, heat shock protein 72, and myofibrillar protein content after 12 weeks of leg cycling in persons with spinal cord injury. Arch Phys Med Rehabil, **83**: 649-654, 2002.
68) Yang Q, Osinska H, Klevitsky R, et al.: Phenotypic deficits in mice expressing a myosin binding protein C lacking the titin and myosin binding domains. J Mol Cell Cardiol, **33**: 1649-1658, 2001.
69) P Arrigo, Muller WEG (eds.): Small Stress Proteins. Springer, 2002.
70) 永田和宏，森 正敬，吉田賢右編：分子シャペロンによる細胞機能制御．シュプリンガー・フェアラーク東京, 2001.
71) 跡見順子，大野秀樹，伏木亨編：骨格筋と運動．杏林書院, 2001.
72) Bengt Nolting 著，後藤祐児訳：タンパク質フォールディングのキネティクス．シュプリンガー・フェアラーク東京, 2000.
73) Latchman DS: Stress Proteins. Springer, 1999.
74) Bernd Bukau: Molecular Chaperones and Folding Catalysts. Harwood Academic Publishers, 1999.
75) Pain RH: Mechanisms of protein Folding Secound edition. OXFORD, 1998.
76) George HL, Thomas OB: Methods in ENZYMOLOGY Volume 290 Molecular Chaperones. ACADEMIC PRESS, 1998.
77) Mary-Jane Gething: Guidebook to Molecular Chaperones and Protein-Folding Catalysits. A Sambrook & Zooze Publication at Oxford University Press, 1997.
78) Willem van Eden, Douglas BY: STRESS PRO-

TEINS IN MEDICINE. Marcel Dekker, Inc, 1996.
79) (財)東京都臨床医学総合研究所　矢原一郎：平成7年度科学研究費補助金　重点領域研究　研究成果報告書　「ストレス応答の分子機構」．1996．
80) ペイン RH 編，後藤祐児，河田康志訳：タンパク質のフォールディング　原理・機構・応用．シュプリンガー・フェアラーク東京，1995．
81) 特集　ストレス蛋白質．生体の科学，**46**：298-381，1995．
82) 香川靖雄：分子シャペロンとその誘導．蛋白質核酸酵素，**39**：791-870, 1994．
83) Richard I. Morimoto, Alfred T, et al.：STRESS PROTEINS IN BILOGY AND MEDICINE. Cold Spring Harbor Laboratory Press, 1990.
84) 大村恒雄他：特集　細胞内における蛋白質局在化機構．生体の科学，**39**：542-587，1988．
85) 特集　蛋白質の細胞内輸送とソーティング．実験医学，**6**(8)：1988．
86) 永田和宏：特集　ストレス蛋白質から分子シャペロンへ．実験医学，**13**(12)：27-68 1995．
87) 由良隆：特集　ストレスタンパク質―その機能と制御．序細胞工学，**10**：321-390，1991．
88) 永田和宏監修：特集　分子シャペロン―タンパク質の誕生から死までを介添えする．細胞工学，**16**(9)：1238-1301，1997．
89) Richard I, Morimoto：Alfred T, et al.：The Bilogy of HEAT SHOCK PROTEINS and MOLECULAR CHAPERONES. Cold Spring Harbor Laboratory Press, 1994.

11章 アロスタシスからみた運動ストレスと内分泌反応

はじめに

　ストレスとは，下垂体前葉から副腎皮質刺激ホルモン（ACTH）の分泌を促進する刺激群である．ストレスがからだに及ぼす影響について，セリエは60年前すでにストレスの持つ二面性に気づいており「ストレスによって活性化した生理的機構はからだを傷つけるだけでなく，回復・保護についても機能する」と述べている．ストレスは，正負両面の効果を併せ持つ逆説的な存在であるといえる．
　運動もLT（乳酸性作業閾値）以上からACTH分泌が亢進するため「運動ストレス」となり，その効果の多様性から，さまざまな現象を含む複合的ストレスとして捉えられる．急性運動時の反応の集積である慢性運動は正負両面の効果をもたらす．正の効果（運動適応）としては，エネルギー代謝・循環促進といった身体資源を高めることに加えて，抑うつ・状態不安の減弱や快感情の増加など，運動が中枢神経系に及ぼす影響も明らかにされつつある．一方負の効果（運動不適応）としては，筋炎症の誘発や食欲不振，睡眠障害，月経かく乱などオーバートレーニングを引き起こすことも知られている．これらの両義性の原因を説明するもののひとつとして，ストレス反応時の内分泌反応を調節する機構の違いを挙げることができる．内分泌反応系はホルモンの情報伝達により機能する．一般にホルモンによる情報伝達は，血圧やpH，酸素分圧などを一定に保つといったホメオスタシスの維持に不可欠な役割を担っている．しかし運動時に劇的に変化する内分泌反応や，トレーニングにおける体の適応を考える場合，ホメオスタシスという概念だけではこれらの反応・効果をうまく説明できない．
　これを説明しうる概念としてアロスタシスが最近提唱され，利用されている．アロスタシス（allostasis，動的適応能）とは，変化することで体内環境の安定性（ホメオスタシス）を維持することを意味し，急性のストレスに対して適応していくプロセスを説明する概念として用いられる．アロスタティックロード（allostatic load）とは，その急性ストレスに機能するアロスタシスを制限する因子であり，この負荷が過剰な場合に病気などの不適応がおこると考えられる．図11-1に種々のストレスとアロスタシス，アロスタティックロードの関係について示した[1]．種々の外的，内的ストレスに対処し，よりよく生きようとすることがアロスタシスを獲得した結果であると考えられる．
　運動時に起こるさまざまな現象をこのアロスタシスという概念からみると考えやす

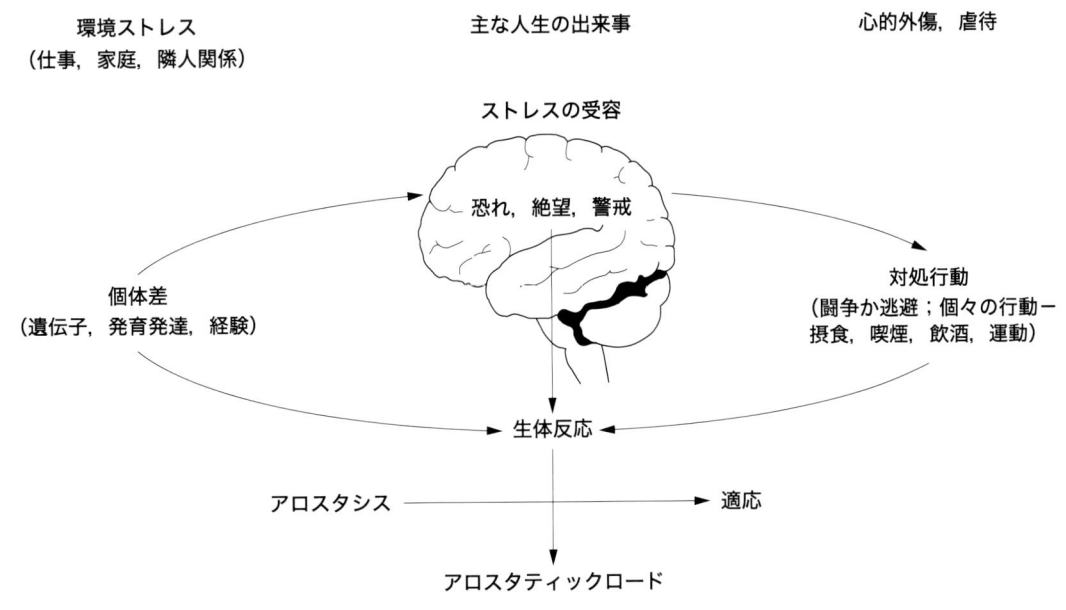

図 11-1 ストレス反応とアロスタティックロードの進行
ストレスの受容は個人の経験，遺伝，そして行動によって影響を受ける．脳がある体験をストレスとして受容したとき，生体反応と対処行動が引き起こされ，アロスタシスを誘発し，適応に至る．これらの機構の許容能を超過した場合，アロスタティックロードは蓄積し，神経，内分泌，免疫性ストレスの過剰曝露は，さまざまな組織に対して逆の作用をもたらし，病気にいたる．(McEwen BS：Protective and damaging effects of stress mediators. N Engl J Med, 338：171-9, 1998. を引用改変)

い．例えば，正の面（運動適応）は運動ストレスに対してアロスタシス機構が働いた結果もたらされるものであり，負の面（不適応）はアロスタシス機構を妨害するアロスタティックロードが増大し，身体諸機能が破綻した結果もたらされると考える．これらのことから，アロスタシスという概念は運動ストレスの多様性・両義性を整理するのに有用になる．本章ではアロスタシスという概念から，運動時の内分泌反応について考察する．

1. 急性運動時の内分泌反応

慢性運動時の効果は，急性運動時の反応の集積によってもたらされる．ここでは急性運動時に LT 強度から惹起されるホルモン分泌を中心に述べる．

LT はエネルギー供給からみると，有酸素系から解糖系である無酸素系へと移行するタイミングである．循環反応に関してもこの LT を境に心拍数などが亢進するため，運動時において LT は生体反応が亢進する変位点であると考えられる．

交感神経系・内分泌系も LT を境にその反応が亢進する．LT 以上の運動時に分泌されるホルモンを図11-2に示した．交感神経系からはノルアドレナリンやアドレナリンなどが瞬間的なストレスに応じるように血中に分泌され，血糖の増加，FFA（遊離脂肪酸）の遊離，心拍数増加や血管収縮による血圧の上昇，脳の興奮などを同時に引き起こす．一方，内分泌系では下垂体前葉から ACTH が分泌される．この ACTH

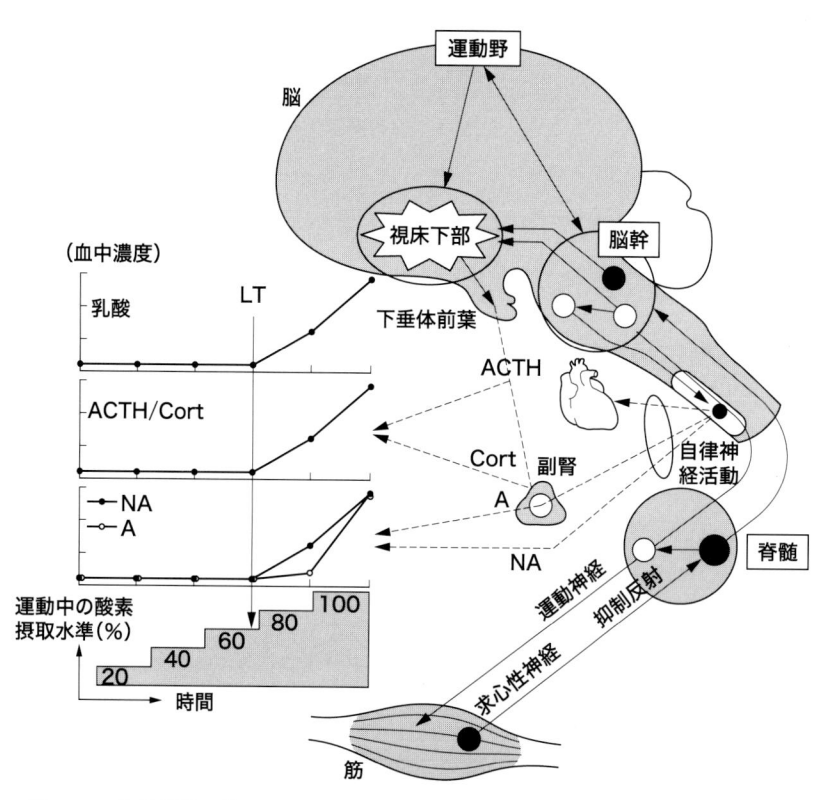

図 11-2　負荷漸増運動における LT 強度の運動に対する血中ホルモン分泌と運動時の筋—脳内機構の想定図
Cort：コルチゾール，A：アドレナリン，NA：ノルアドレナリン

表 11-1　GC の生理作用

標的組織	作用
中間代謝	
・脂肪	脂肪分解作用（許容作用）
・骨格筋	タンパク分解作用・糖輸送阻害
・肝臓	糖新生（許容作用）
神経系	
・視床下部-下垂体軸	ACTH/CRH 分泌の抑制
・胎児・新生児脳	ニューロンの発生や生存を刺激または抑制
血管	
・血管平滑筋	血管反応性の維持（許容作用）
免疫系	
・T 細胞	活動性低下（ACTH 産生低下）
・NK 細胞	細胞活性抑制
・マクロファージ	インターロイキン（IL）類，TNF，IFN 分泌抑制
・B 細胞	抗体産生抑制
腎臓	
・糸球体	糸球体濾過の抑制による Na^+ や水分貯留

は副腎皮質からのグルココルチコイド分泌を促す。このストレスホルモンであるグルココルチコイド（GC）は全身性に作用し，その濃度や作用時間などによりさまざまな効果が発現する[2]。表11-1にGCの主な生理作用を示した。その生理作用としては，中間代謝，神経系，免疫系への作用，そして許容作用などが挙げられる。許容作用（permissive action）とは，他の生理作用の必要条件として働く作用を指す。脂肪分解作用や血管収縮作用などはGCそのものが反応を引き起こすのではなく，カテコールアミンによる脂肪分解や血管収縮作用の必要条件として働く。運動時に，これらのホルモンがLT付近を境に分泌を亢進することで，運動時に大きく変動する体内の生理反応を支えているといえる。

2．急性運動ストレス時の内分泌反応調節機構

ストレス時のHPA軸の興奮とその後のフィードバック機構を図11-3に示した。下垂体前葉から分泌されるACTHは，上位の調節機構である視床下部によりその分泌反応は調節されている。ストレスのメルクマールとして非特異的に分泌される

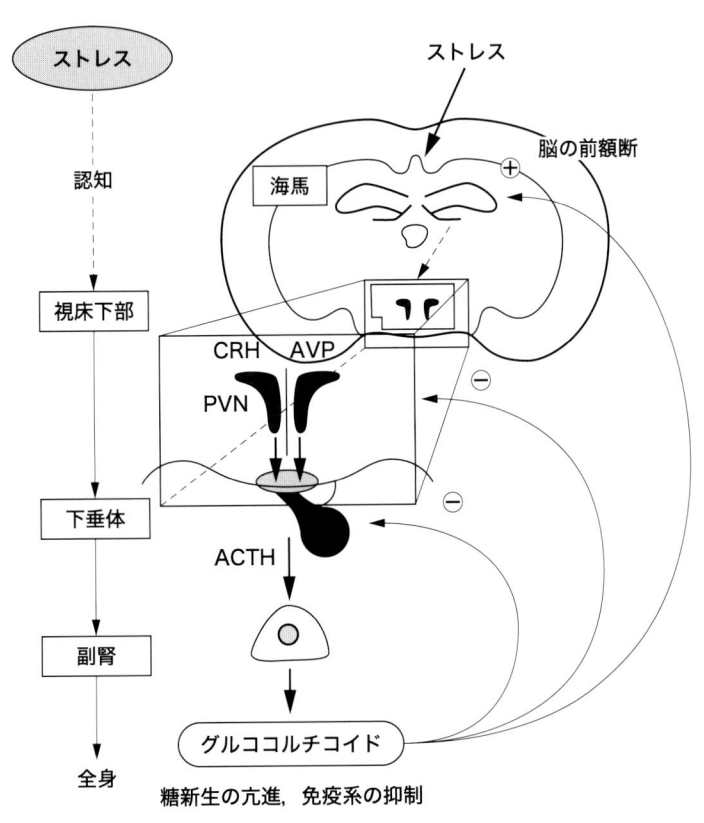

図 11-3 ストレスによる視床下部一下垂体前葉一副腎軸の興奮
海馬にはグルココルチコイドの受容体が豊富にある。安静時には海馬は視床下部に抑制的に作用すると考えられている。

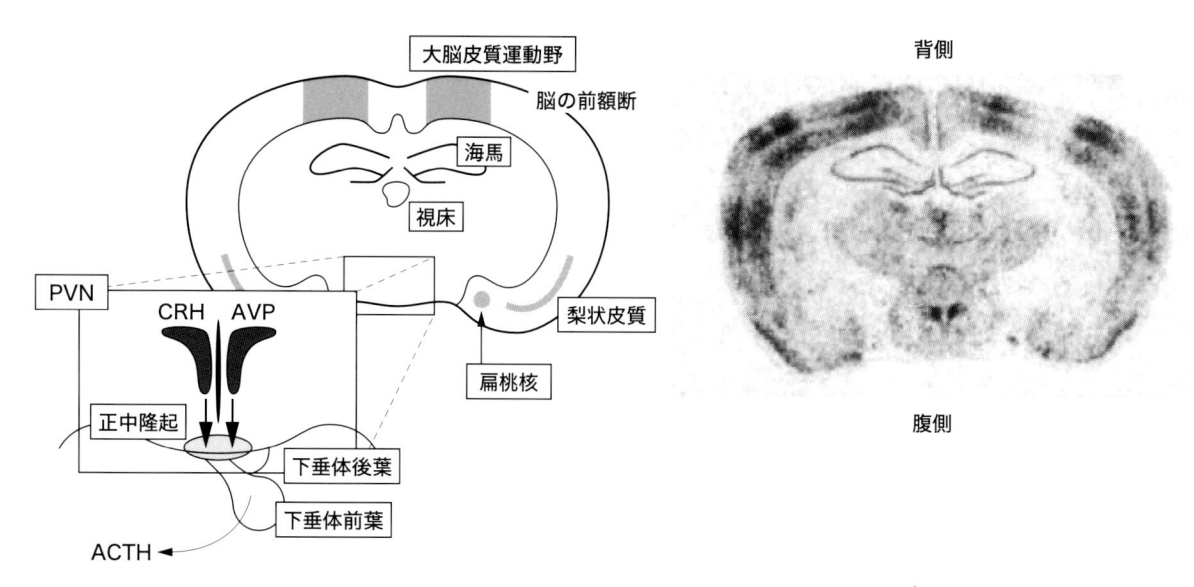

図 11-4　走運動ストレス時の視床下部 PVN とその他の脳領域における c-fos mRNA の発現
黒く可視化されている神経核を興奮したとみなす。

ACTH に対して，その上位の調節機構はストレスの種類により異なることが近年報告されている[3]。このため運動時に惹起されるストレス反応を手がかりに脳内の調節機構を探ることで，運動が脳にどのような影響を及ぼすかを想定できると考えられているが，その研究はまだ端緒についたばかりである。ここでは比較的研究の進んでいる ACTH 分泌における調節機構に関して概観する。

1) 急性運動時の視床下部の興奮

運動ストレス時には，ACTH 分泌を調節している視床下部も興奮していると考えられる。図 11-4 はラットの走運動ストレスモデルを用いて，LT 強度以上でどの神経核が興奮（脳の働きは種々の神経核が興奮することにより機能する）しているかを細胞興奮のマーカーである c-fos 原癌遺伝子の mRNA（c-fos mRNA）の発現から捉えたものである。c-fos mRNA はさまざまな刺激によって神経細胞が興奮する時に，一過性にこの遺伝子が核内で転写されタンパクがつくられることから，神経科学領域で頻繁に利用されている。図 11-4 右の写真はラットの前額断切片で，黒く可視化されているところが c-fos mRNA が発現した部位であり，これを脳の奮興部位とみなす。中でも腹側内側部に位置し，両側性に黒く可視化されている部位として視床下部室傍核（Paraventricular nucleus，PVN）がある。この神経核は下垂体前葉からの ACTH 分泌を最終的に調節する最も重要な神経核として知られている。視床下部では他にも腹内側核，外側野なども興奮しているため，ACTH 分泌が惹起される LT 強度以上の走運動は脳内の視床下部を興奮させる閾値でもあることがわかる。他に運動時に興奮が顕著な部位には視床・海馬などの大脳辺縁系，梨状皮質，大脳皮質運動野などがある。これらは，走運動ストレスに特異的な脳内情報伝達に関わる部位として重要である。

2）急性運動ストレスの脳内調節

先述したように，ストレス反応は最終的にはPVNが興奮することにより惹起される。PVNの興奮は強度依存的であるため，おそらく運動に関連した遠心性あるいは求心性の要因がPVNを刺激しているものと考えられる。図11-2に運動ストレスで想定される脳機構について示した。これをもとに脳機構の具体的要因について述べる。

(1) 運動野からの遠心性調節

遠心性調節の代表として皮質からの中枢指令がある。中枢指令の貢献は，ヒトでクラーレを少量局所投与し，半仰臥位の姿勢で自転車運動を行なわせた際のACTH分泌応答の変化から検討されている。クラーレは神経—筋間のシグナル伝達を阻害するため中枢指令が脊髄の α 運動神経に達してもそこから筋に伝わりにくくなり，筋力発揮が減弱する。このため投与後に投与前と同じ筋力発揮をしても相対的負荷が増加することから，筋求心性入力が同じでも中枢指令が大きくなる条件を準備できる。実験の結果ACTH分泌が有意に増加したことから運動皮質由来の遠心性信号が運動時のACTH分泌に関与することが確認された[4]。

(2) 活動筋からの求心性調節

筋収縮による心血管系の応答やストレス反応は，筋からの求心性線維であるグループIII，グループIV線維を介して行なわれることがわかっている。これらの感覚神経は骨格筋内にポリモーダル受容器が存在し，筋内の機械的変化，化学的変化などの複合的刺激によって興奮すると考えられている。動物実験ではこの神経末端を切断し電気刺激を施すとACTH分泌が増加することが報告されている[5]。その際，ACTHと同じ前駆体遺伝子（POMC）から作られる β エンドルフィン分泌も増加した。ヒトでもグループIII，グループIV線維の求心性入力を減弱させる硬膜外麻酔を用いて，筋求心性入力の重要性が検討されている[6]。中枢指令が同じで，筋求心性入力が減弱しているこの条件下では，成長ホルモン（GH）の分泌は変わらなかったが，ACTH, β エンドルフィン分泌は抑制された。これらの結果は，運動時に分泌が増加する下垂体POMC由来のホルモンであるACTH, β エンドルフィンの分泌現象には，活動筋から脊髄→脳幹→視床下部に至る脳内経路が関与することを示唆している。

運動時の視床下部にいたる脳内調節機構に関しては不明な部分が多い。われわれも細胞興奮の指標となる c-fos などを用いてその詳細を検討中であり，今後の研究が望まれる。

3）急性運動ストレスの特異性

PVNの神経細胞では種々のACTH分泌促進物質が産生されている。遠心性，求心性入力はPVNに伝達され，ここから放出されるACTH分泌促進物質により，下垂体前葉からのACTH分泌が調節されると考えられる。ここでは，PVNにおけるACTH分泌調節について述べる。

ACTH分泌の最も強力な刺激因子としては副腎皮質刺激ホルモン放出ホルモン（CRH）があげられ，多くのストレスで主要な役割を担っているとされる。この他の刺激因子としてはAVP，オキシトシン（OT）あるいは血中カテコールアミンなどもCRHと協同してACTH分泌を引き起こす。CRH, AVP, OT産生細胞はともにPVNに局在する。CRHはPVNの内側に位置する小細胞群で合成され，正中隆起を介して

下垂体前葉にのみ作用する。一方 AVP は下垂体後葉と前葉に別々に投射する神経が同定されている。後葉に投射する神経は PVN 外側部の大細胞群に局在するのに対し，正中隆起へ投射する神経は CRH と同じ PVN の小細胞群に局在する。この小細胞系に局在する AVP 産生細胞のほとんどが CRH も産生する細胞である[7,8]。この小細胞神経細胞群に由来すると思われる CRH/AVP の分泌比率がストレスの条件で異なることがわかっている。

運動時の ACTH 分泌における CRH や AVP の関与はウマやラットの走運動モデルを用いて検討されている。Alexander[9]らはウマの下垂体静脈血を非外科侵襲的に採血できる方法を用いて運動時の下垂体静脈中の CRH, VP, そして ACTH を同時に測定することにより，ACTH 分泌における CRH，AVP の関与について検討している。下垂体静脈は視床下部と下垂体をつなぐ下垂体門脈の下流にあるため，視床下部正中隆起部から放出される種々の神経ホルモンの濃度を反映する。実験ではウマをト

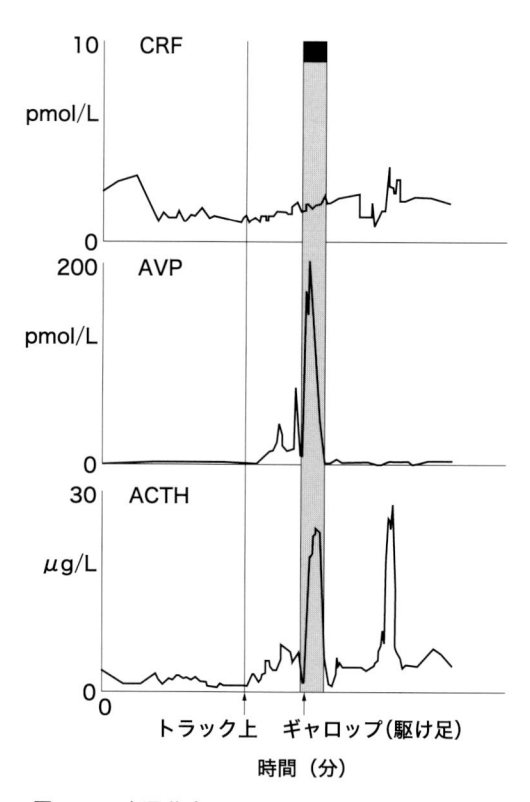

図 11-5　走運動時の馬の下垂体静脈血から得られた CRH, AVP, ACTH 血中濃度変化

5 分間の駆け足の間，30 秒毎に採血し，駆け足修了後を 30〜100 分採血した。(Alexander SL, Irvine CH, Ellis MJ, et al.: The effect of acute exercise on the secretion of corticotropin-releasing factor, arginine vasopressin, and adrenocorticotropin as measured in pituitary venous blood from the horse. Endocrinology, 128：65-72, 1991.)

ラックで走らせトロッティング（早歩き）からギャロッピング（駆け足）へと速度を上げた。ギャロッピングが始まると同時に，下垂体静脈中の AVP，ACTH 濃度は急激に上昇し，AVP 濃度は安静時の 52 倍，ACTH 濃度は 24 倍にまで増加した。AVP 濃度の増加は ACTH 分泌よりも 30〜90 秒先行することがわかった。対照的に CRH の濃度は増加しなかった（図 11-5）。これは走速度依存的な ACTH 分泌の増加には CRH よりも AVP の貢献が大きいことを示している。

　われわれもラットを用いたモデルで，走運動時の ACTH 分泌における CRH, AVP の関与について検討している[10]。走行学習させておいたラットにトレッドミル走行をさせるという走運動モデルを用い，頚静脈にカテーテルを挿入した後に走行時に採血を行なった結果，血中 ACTH 濃度は速度依存的に増加し，LT レベルを超えると有意に増加した。この時に CRH や AVP に対する特異的な受容体拮抗薬の投与効果を調べると，CRH の関与は運動初期には一部あっても，全体としては AVP の関与がより大きいという結果が得られた。それらをもとに運動時の視床下部調節について想定される機構を図 11-6 にまとめた。CRH の ACTH 分泌に対する貢献は最初からあるものの，それ以後の速度・時間依存的な ACTH 分泌増加への貢献は少なく，むしろ AVP の貢献が大きくなることが考えられた。ここではカテコールアミンの貢献が高

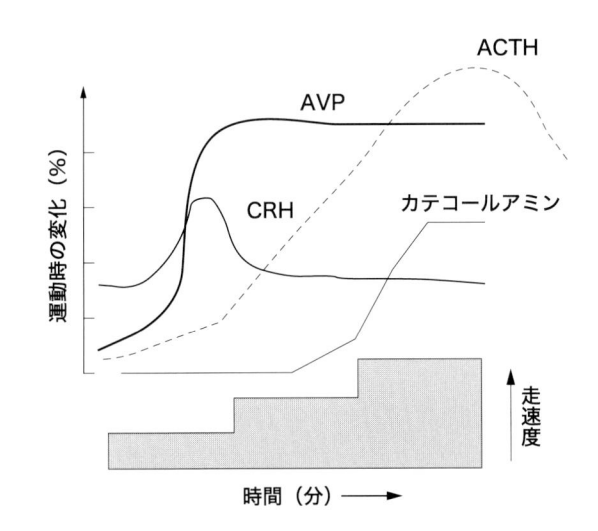

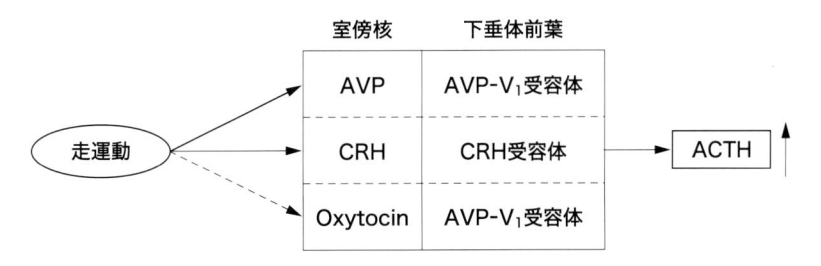

図 11-6　ラットのランニングモデルにおける視床下部 ACTH 放出因子およびカテコールアミンの動態とそれらの ACTH 分泌への貢献を示す想定図

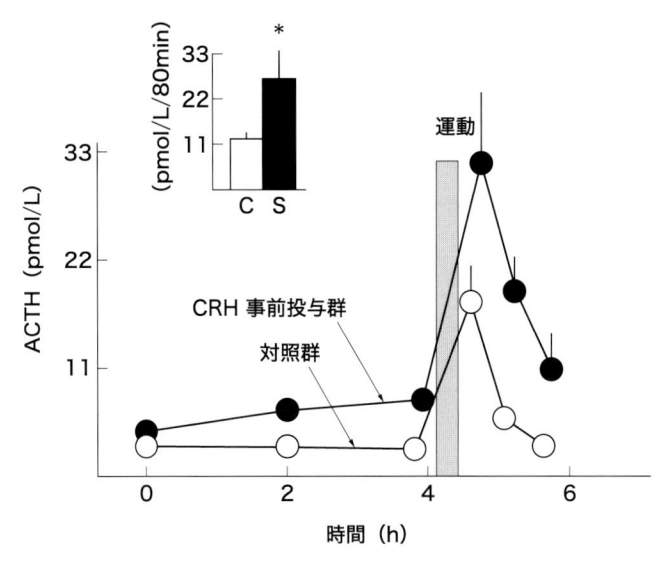

図 11-7 CRH を i.v. 投与し，CRH 受容体が占有された状態で運動したときの ACTH ○ と C が生理食塩水を注入した群，● と S が CRH を注入した群

(Smoak B, Deuster P, Rabin D：Corticotropin-releasing hormone is not the sole factor mediating exercise-induced adrenocorticotropin release in humans. J Clin Endocrinol Metab, 73：302-306, 1991.)

強度で高まることを示しているが，これは交感神経遮断薬(カテコールアミン枯渇薬)の効果を検討した実験結果をもとに作成したものである。ただし，カテコールアミンによる ACTH 分泌促進はラットではあっても，ヒトでは少ないとされている。

ヒトにおいても Smoak らが CRH を使って ACTH 分泌における刺激因子の関与を検討している[11]。健常なヒトにトレッドミルによる高強度運動を行なわせ，ACTH を含むホルモン分泌動態を検討した。あらかじめ高濃度の CRH を血中に持続注入し，ACTH 分泌を促す CRH 受容体を占有させ，下降調節 (down regulation) の状態に置く。その状態で，運動時の ACTH 分泌応答が減弱すれば，その低下分は実際には CRH が貢献していたはずの分であることがわかる。結果は，ACTH 分泌応答は減弱しなかった。他のストレス関連ホルモンの成長ホルモン，プロラクチンも不変だった（図11-7）。この結果は例えば AVP など視床下部 CRH 以外の因子の関与を示唆している。

4）運動ストレスの生理的意義

このように運動時の ACTH 分泌に関しては多くのストレスで最も重要な働きを持つ CRH ではなく，AVP が主要に作用することが考えられる。これは CRH, AVP の脳内における作用を考えると興味深い。この両ペプチドは PVN 小細胞内で共存する場合が多いが，その中枢作用動態をみると CRH-AVP は互いの働きを抑制し合う[12]。実験的にラットの脳内に AVP を投与すると正中隆起部の CRH 濃度は AVP 濃度依存的に低下する。CRH を過剰に脳内に投与すると，胃酸分泌抑制, 性ホルモンの低下, 摂食行動減少，徐波睡眠の減少，痙攣の誘発，不安惹起作用などが生じ，一部うつ病

に類似した症状が起こる[13]。一方AVPは中隔海馬系に作用し，記憶の固定・想起に必須な役割を持つことが知られている[14]。またAVPはCRH存在下で下垂体前葉からのACTH分泌を促し，CRHのACTH分泌能を増強させる[15]。このためAVPはCRHの過剰分泌を防ぐ働きがあると考えられる。心理的研究では，運動が心理・社会的ストレスによる不安や不定愁訴を軽減する効果のあることが報告されている[16]。これらの理由としてストレス反応時の脳内調節機構の違いが背景にあると想定すると，運動ストレスの特異性を解き明かすことが，運動の持つ生理的意義を解明することにつながると考えられる。

3．アロスタシスからみるトレーニング効果・オーバートレーニング

1）トレーニングによる運動ストレス適応
(1) 運動適応

トレーニングにおける運動適応は安静時のストレスホルモンをみることで評価することができる。慢性的な運動トレーニングは血中のGC濃度を増加させ，ACTH分泌を減弱させる。動物を用いた実験では中程度のトレーニングを開始すると4〜6週間後に副腎皮質の束状層や網状層が肥大するが，その後トレーニングを継続した場合には萎縮し元に戻ることが明らかにされている。われわれのラットを用いた実験でも，安静時の血漿コルチコステロン濃度，副腎重量はトレーニング4週間後で増加し，10週間後に元の安静レベルに戻ることを確認している。外因性のCRHに対するACTH分泌量はトレーニング4週間で減少し，10週間後に対処群と同じ値まで減少した[17]（図11-8）。ヒトにおいても，トレーニング開始より4週間ほどで副腎の肥大や血漿コルチゾール濃度の上昇が起き，その後トレーニングを継続すると元にもどることが確認されている[18]。適応を運動ストレスに対する血中GCレベルの部分的あるいは完全な回復と定義するなら，このトレーニングによる運動ストレスへの適応には，4週間以上の期間が必要になる。トレーニングによるこうした血中グルココルチコイドの増加は，副腎皮質の球状層の肥大を伴う。運動による血中のACTHレベルの増加が球状層のグルココルチコイドの合成・分泌を繰り返し刺激し，適応することにより細胞が代償的に肥大し，結果としてGC分泌が増加したものと考えられている。さらに，増加したGCが回復するのは，運動に対するストレス反応自体の減弱が関係するかもしれない。実際にトレーニングを継続している鍛錬者群は，対照群と較べて絶対強度におけるACTH分泌は減弱する[19]。このようなACTH分泌減弱機構として収縮する筋の肥大や酵素活性の向上によって，同一強度に対する筋肉からの求心性入力が減弱することも想定される[20]。また持久的なトレーニング後のカテコールアミンを見た研究では，3週間で低下しており，交感神経—副腎系はHPA軸よりも適応が早い可能性がある[21]。

(2) 運動不適応

運動不適応とは，アロスタシスが運動ストレス時に正常に機能しないことによってもたらされた，オーバートレーニング状態のことを指す。オーバートレーニング状態は，運動負荷が大きすぎたり，負荷後の回復が不十分なまま運動を続けた時に起こり，

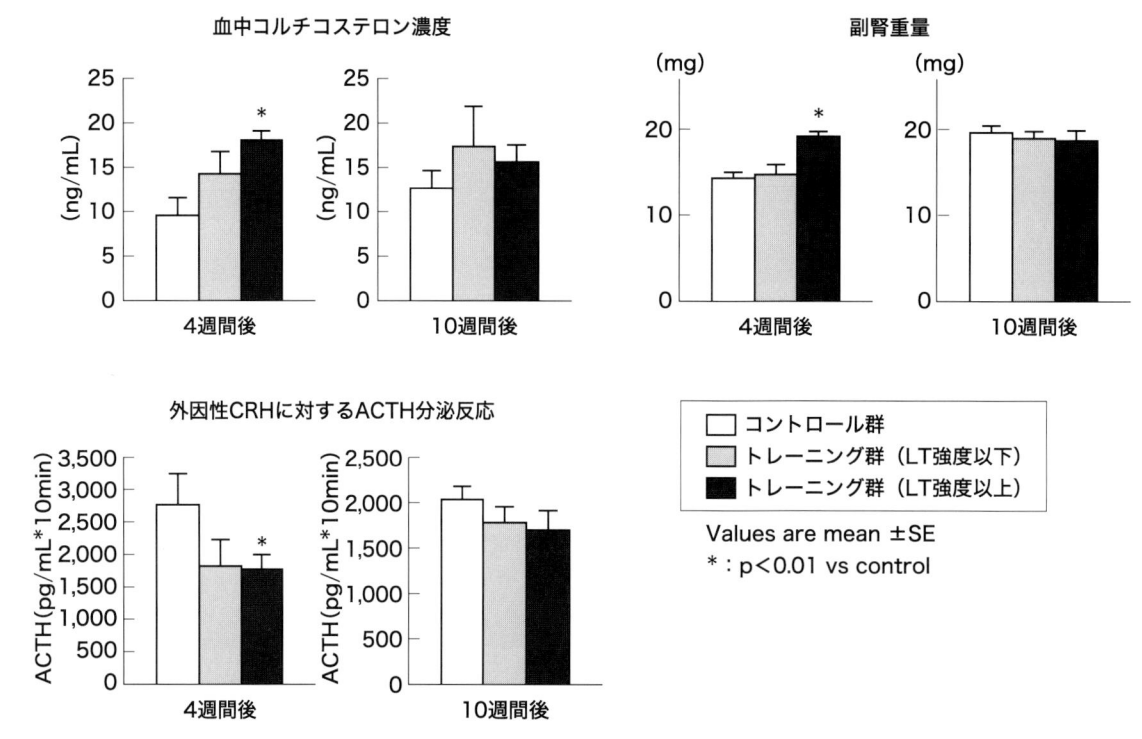

図 11-8 トレーニングにおけるコルチコステロン濃度，副腎重量と ACTH 分泌反応の変化
(Yoshizato H：Adaptive changes in ACTH responsiveness in hypothalamo-pituitary-adrenal axis during prolonged running exercise, submitted, 2001.)

慢性的な疲労感やパフォーマンスの低下を伴う[22]。トレーニングすると運動器系や肝臓などにおける機械的・化学的エネルギー効率などの増加が視床下部に入る求心性入力を低下させ，HPA 軸の興奮性を減弱させる。しかしオーバートレーニングになると，筋なども炎症を起こしエネルギー供給も追いつかないため，代謝も異化的になる。そうなると筋からの求心性入力はむしろ増加し，視床下部への興奮入力が増加することで HPA 軸の興奮が慢性化し，それが原因で血中コルチゾールの慢性的な増加を引き起こすことも考えられる（図 11-9）。アロスタシスの概念からオーバートレーニングについて考察する場合，オーバートレーニングはアロスタティックロードが超過した結果起こると考えられる。

2) 運動適応・不適応における脳内機構

運動ストレスの慢性化（トレーニング）は他のストレスと異なり，体力やパフォーマンスを高めるだけでなく，抑うつや状態不安を軽減する（運動適応）。しかし一方で体調不良，情緒不安定など種々の条件の介在により非特異的なストレス効果が顕在し，セリエの言う汎適応症候群に陥る場合もある（運動不適応）[23]。これは運動ストレス反応時の脳内機構が異なることが原因のひとつであると考えられる。図 11-10 に急性の絶対的運動負荷時の HPA 軸の興奮性がトレーニングによりどのように変容するかを想定して示した。トレーニング開始当初上昇する GC は筋肉からの求心性入力の減少などにより，ある一定の期間を経て減弱する。視床下部より上位の海馬には GC 受容体

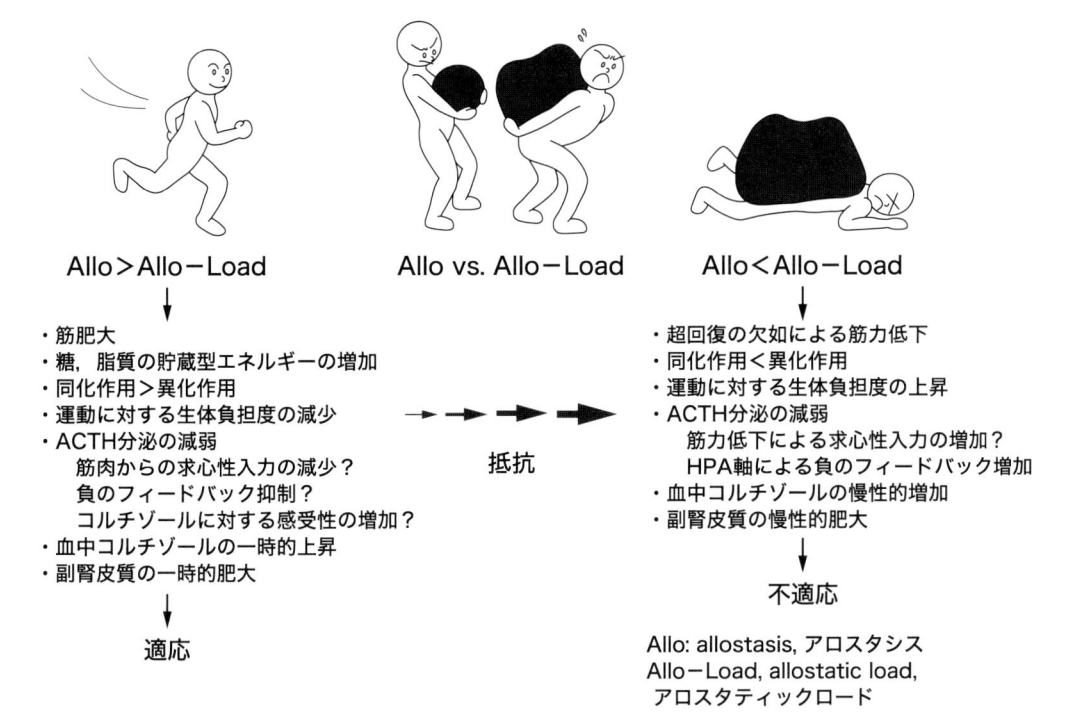

図 11-9　トレーニング効果におけるアロスタシス，アロスタティックロード

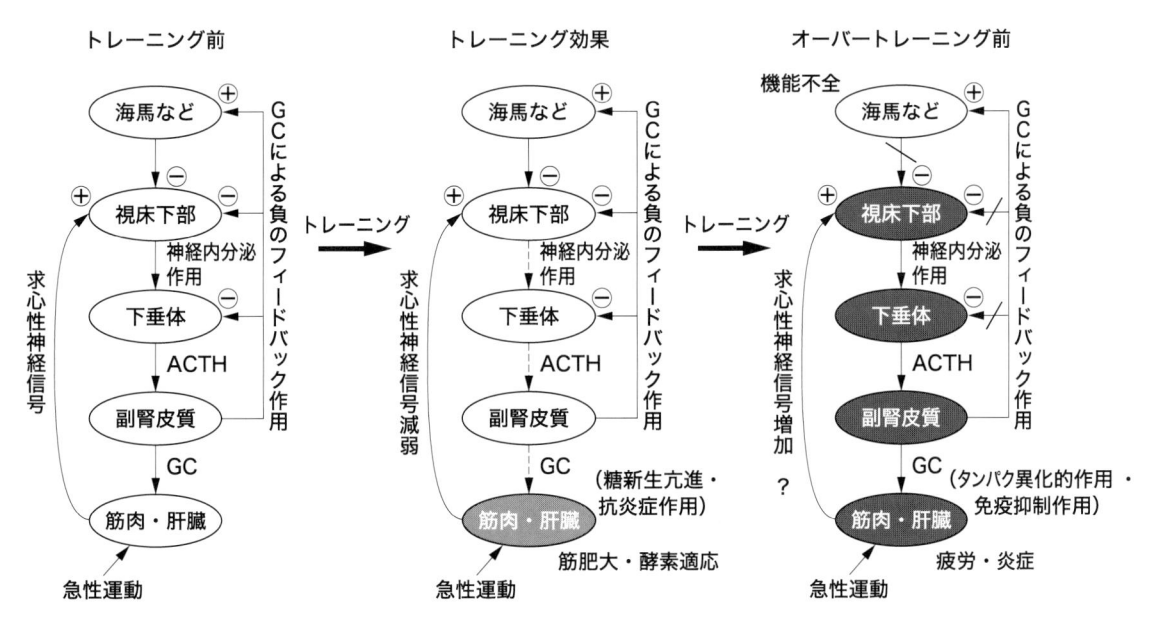

Allo＞Allo−Load
・筋肥大
・糖，脂質の貯蔵型エネルギーの増加
・同化作用＞異化作用
・運動に対する生体負担度の減少
・ACTH分泌の減弱
　　筋肉からの求心性入力の減少？
　　負のフィードバック抑制？
　　コルチゾールに対する感受性の増加？
・血中コルチゾールの一時的上昇
・副腎皮質の一時的肥大

↓
適応

Allo vs. Allo−Load

抵抗

Allo＜Allo−Load
・超回復の欠如による筋力低下
・同化作用＜異化作用
・運動に対する生体負担度の上昇
・ACTH分泌の減弱
　　筋力低下による求心性入力の増加？
　　HPA軸による負のフィードバック増加
・血中コルチゾールの慢性的増加
・副腎皮質の慢性的肥大

↓
不適応

Allo: allostasis, アロスタシス
Allo−Load, allostatic load, アロスタティックロード

図 11-10　急性運動時のHPA軸の反応に及ぼすトレーニングの影響

A 室傍核におけるCRH mRNAの発現

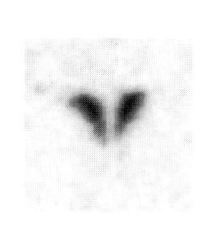

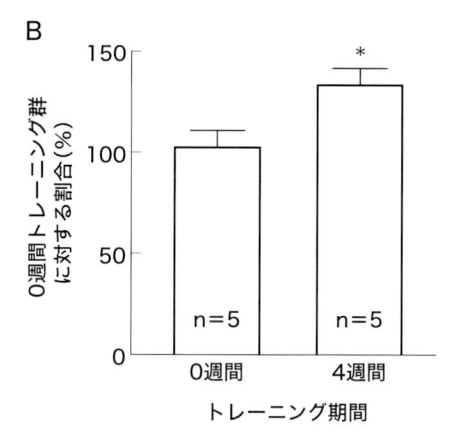

図 11-11　ラット脳内室傍核における CRH mRNA 発現
　　　A：CRH mRNA 発現を示す X 線フィルムの画像
　　　B：走行トレーニングにより引き起こされる
　　　　 CRH mRNA 発現量の増加
(Kawashima H, et al.: Up-regulation of hypothalamic CRH mARNA in rats in the adaptation to an intense endurance running training: a possible role of glucocorticoid. submitted, 2001.)

が多く発現しており，視床下部に対して常に抑制的に働いているため[24]，過剰なストレス反応を防いでいる。トレーニング効果がみられる運動適応時は，海馬を代表する種々の神経核の抑制性入力が正常に機能することで視床下部からのストレス反応は正常に保たれる。オーバートレーニング時はGCの慢性的な上昇により，海馬のGC受容体が下降調節されるため，視床下部への抑制がとれ，視床下部の過剰興奮が引き起こされる。

　ほぼ4週間でピークを示す血中GCをオーバートレーニングのひとつの指標とし，ラットにおいてその時のPVNのCRH mRNA発現量について調べた場合，安静時のCRH mRNA発現量は4週間のトレーニングで有意に増加していた[25]（図11-11）。このことから，4週間のトレーニングによりPVNにおけるCRH産生が活性化し，そのため安静時でもCRHが過剰に分泌されているであろうと推測される。CRHはその脳内投与で摂食行動の抑制，睡眠障害，不安惹起作用など，オーバートレーニング時に見られる症状と同様な効果を引き起こすホルモンであるため，オーバートレーニング時の脳内機構と深く関与していることが示唆される。オーバートレーニング時には，うつ病のような精神症状も出現する。運動によるそうしたうつ病はストレスの慢性化により生じる適応性うつ病と酷似している。適応性うつ病の主な要因には，海馬—HPA軸の異常の他に，脳全体の覚醒レベルを調節する脳幹網様体賦活系（RAS）の機能不全などが挙げられる。

　その一方で，運動は抗うつ効果を有することも報告されている[26]。このような運動効果を説明するメカニズムとして，ノルアドレナリンなどが運動により脳内でも上昇するという仮説が提案され，それに基づいた研究がなされている。ラットを用いた実験では，ランニング時に大脳を含むさまざまな部位においてノルアドレナリンの放出が増加した[27]。また8週間の自発的ランニングやトレッドミルランニングにより，大脳皮

質や海馬においてノルアドレナリンの代謝物質であるMHPGが安静時で増加する（ノルアドレナリン作用の亢進を示す）ことも示されており，運動トレーニングがノルアドレナリンによる神経伝達効率を増加することにより抑うつ状態を改善する可能性が示唆される．

　運動時の適応・不適応時に考えられる脳内機構について述べたが，これらの研究はまだ始まったばかりである．視床下部が運動時にどのような信号をうけ，アロスタシス機構を介してその情報を処理し，結果としてどんな生体反応や適応・不適応をもたらすのかを個体から分子のレベルで解明することはスポーツ科学にとっても重要な課題と考えられる．

〔征矢　英昭・大岩　奈青〕

〔文　献〕

1) McEwen BS：Protective and damaging effects of stress mediators. N Engl J Med, **338**：171-179, 1998.

2) Tharp GD：The role of glucocorticoids in exercise. Med Sci Sports, **7**：6-11, 1975.

3) Yagi K：Suppressive vasopressin response to emotional stress. Jpn J Physiol, **42**：681-703, 1992.

4) Kjaer M, Secher NH, Galbo H, et al.：Role of motor center activity for hormonal changes and substrate mobilization in humans. Am J Physiol, **253**：R 687-R 695, 1987.

5) Vissing J, Iwamoto GA, Fuchs IE：Reflex control of glucoregulatory exercise responses by group III and IV muscle afferents. Am J Physiol, **266**：R 824-R 830, 1994.

6) Kjaer M, Secher NH, Galbo H：Hormonal and metabolic responses to exercise in humans：effect of sensory nervous blockade. Am J Physiol, **257**：E 95-E 101, 1989.

7) Mouri T, Itoi K, Takahashi K：Colocalization of corticotropin-releasing factor and vasopressin in the paraventricular nucleus of the human hypothalamus. Neuroendocrinology, **57**：34-39, 1993.

8) Sawchenko PE, Swanson LW, Vale WW：Corticotropin-releasing factor：co-expression within distinct subsets of oxytocin-, vasopressin-, and neurotensin-immunoreactive neurons in the hypothalamus of the male rat. J Neurosci, **4**：1118-1129, 1984.

9) Alexander SL, Irvine CH, Ellis MJ, et al.：The effect of acute exercise on the secretion of corticotropin-releasing factor, arginine vasopressin, and adrenocorticotropin as measured in pituitary venous blood from the horse. Endocrinology, **128**：65-72, 1991.

10) Soya H：Stress respose to exercise and its hypothalamic regulation. 21-37, (Nose HaG, CV, et al (eds)：role of arginine-vasopressin, in exercise, nutritionand environmental stress. 2001.)

11) Smoak B, Deuster P, Rabin D：Corticotropin-releasing hormone is not the sole factor mediating exercise-induced adrenocorticotropin release in humans. J Clin Endocrinol Metab, **73**：302-306, 1991.

12) Wotjak CT, Kubota M, Liebsch G：Release of vasopressin within the rat paraventricular nucleus in response to emotional stress：a novel mechanism of regulating adrenocorticotropic hormone secretion? J Neurosci, **16**：7725-7732, 1996.

13) Taylor AL, Fishman LM：Corticotropin-releasing hormone. N Engl J Med, **319**：213-222, 1988.

14) de Wied D, Versteeg DH：Neurohypophyseal principles and memory. Fed Proc, **38**：2348-2354, 1979.

15) Antoni FA：Hypothalamic control of adrenocorticotropin secretion：advances since the discovery of 41-residue corticotropin-releasing factor. Endocr Rev, **7**：351-378, 1986.

16) Morgan WP：Affective beneficence of vigorous physical activity. Med Sci Sports Exerc, **17**：94-100, 1985.

17) Yoshizato H：Adaptive changes in ACTH responsiveness in hypothalamo-pituitary-adrenal axis during prolonged running exercise, submitted, 2001.

18) Tabata I, Atomi Y, Miyashita M：Bi-phasic change of serum cortisol concentration in the morning during high-intensity physical training in man. Horm Metab Res, **21**：218-219, 1989.

19) Luger A, Deuster PA, Kyle SB : Acute hypothalamic-pituitary-adrenal responses to the stress of treadmill exercise. Physiologic adaptations to physical training. N Engl J Med, **316** : 1309-1315, 1987.
20) Galbo H : Exercise physiology : humoral function. Sports Science Review, 65-93, 1992.
21) Winder WW, Hagberg JM, Hickson RC : Time course of sympathoadrenal adaptation to endurance exercise training in man. J Appl Physiol, **45** : 370-374, 1978.
22) Fry RW, Morton AR, Keast D : Overtraining in athletes. An update. Sports Med, **12** : 32-65, 1991.
23) Selye H : A syndrome produced by diverse nocuous agents. 1936. J Neuropsychiatry Clin Neurosci, **10** : 230-231, 1998.
24) Jacobson L, Sapolsky R : The role of the hippocampus in feedback regulation of the hypothalamic-pituitary-adrenocortical axis. Endocr Rev, **12** : 118-134, 1991.
25) Kawashima H, et al. : Up-regulation of hypothalamic CRH mARNA in rats in the adaptation to an intense endurance running training : a possible role of glucocorticoid. submitted, 2001.
26) Martinsen EW : Benefits of exercise for the treatment of depression. Sports Med, **9** : 380-389, 1990.
27) Pagliari R, Peyrin L : Physical conditioning in rats influences the central and peripheral catecholamine responses to sustained exercise. Eur J Appl Physiol Occup Physiol, **71** : 41-52, 1995.

12章 運動と心のストレス：
運動が果たすストレス対処効果

はじめに

　われわれは，一般に，フラストレーション，不安および怒りを感じたときにどのような行動を取るだろうか．ある人は，人と言い争いをしたり，皿を投げつけたり，飼い犬を蹴ってみたりと，いわゆる「あたりちらし」の行動にでるかもしれない．別の人は，飲酒や喫煙，さらには薬物などの逃避行動に走ることもある．しかし，これらの行動は，事態をさらに悪化させ，さらなるストレスを作り出すことになる．では，ストレスを感じた時に，スポーツウエアに着替えて外に走りに行ったり，パンチング・バッグを叩くということはどうだろうか．実は，われわれは，このような対処法が，ストレスを低減させるのに有効であることを経験的に知っている．

　運動が果たすストレス対処効果については，すでに公な立場から見解が示されてきた．Morganら[1]は，米国メンタル・ヘルス研究所専門委員会における運動に関するコンセンサスを紹介している．このコンセンサスには，ストレスに対処するために，運動が果たす可能性と限界がまとめられている．また，世界保健機関は，1996年8月に開かれた第4回身体活動，エイジングとスポーツに関する国際会議において，高齢者に対する身体活動（運動・スポーツを含む）の指針を初めて公表している[2]．この指針では，身体活動を行なうことによる恩恵を，生理的，心理的，および社会的な恩恵の3種類に分類している．とくに，心理的恩恵に関しては，効果を短期的および長期的恩恵に分け，短期的恩恵では，リラクセーションの強化，ストレスおよび不安の低減，および気分の強化の3点を挙げている．一方，長期的恩恵として，一般的安寧の獲得，メンタル・ヘルスの改善，認知機能の改善，運動の制御とパフォーマンスの向上，および技能の獲得の5点を示した．

　しかし，このように，運動が果たすストレス対処効果が国際的に認知されている一方で，これらのメカニズムに関しては十分な証明が行なわれてきたとは言えない．図12-1は，Planteら[3]の総説から，運動によるストレス対処効果，とくに心理的効果を説明する従来の仮説を示している．彼らは，これらの仮説を，生物学的メカニズムと心理学的メカニズムに分けて紹介している（詳細は，文献4）の第1章を参照）．しかし，例えばモルヒネ様物質説のように，いくつかの説は世間に広く知られているものの，科学的根拠を持った研究例は必ずしも多くはない．そのため，多くは，仮説の域を出ていないのが現状である[5]．

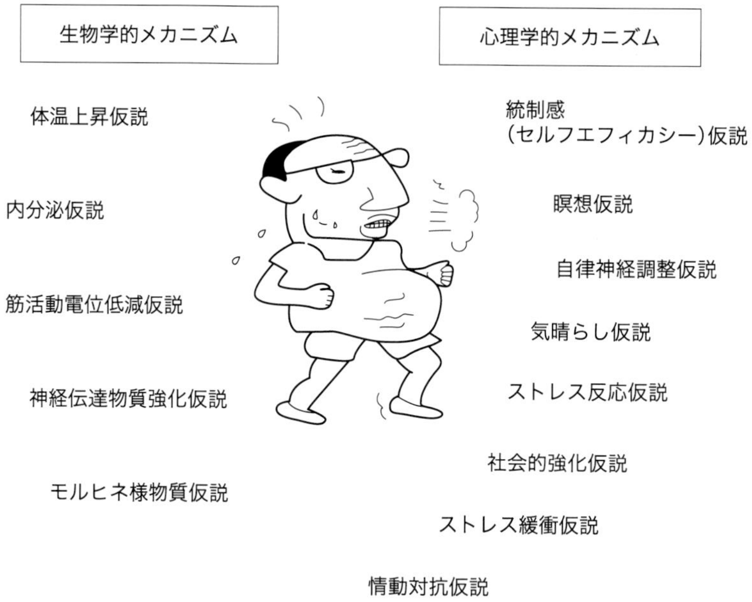

```
生物学的メカニズム              心理学的メカニズム

体温上昇仮説                    統制感
                               (セルフエフィカシー)仮説

内分泌仮説                      瞑想仮説

                               自律神経調整仮説
筋活動電位低減仮説
                               気晴らし仮説

神経伝達物質強化仮説              ストレス反応仮説

                               社会的強化仮説
モルヒネ様物質仮説
                               ストレス緩衝仮説

        情動対抗仮説
```

図 12-1 運動によるストレス対処効果に関する仮説
(Plante TG, Rodin J：Physical fitness and enhanced psychological health. Curr psychol：Research and Reviews, 9：3-24, 1991.の総説をもとに作成)

　本稿では，運動の心理学的効果に関する一般的な解説や「運動―ストレス対処効果」という一義的な捉え方をする解説を他[6-8]に譲ることとし，運動が果たすストレス対処の役割をその対象例から説明を試みることにする。すなわち，本稿では，運動がストレス対処の手段となり得るために，運動がストレスの構成要素のうち，どの部分に作用するのかということに焦点を絞って解説を行ないたい。その理由として，従来の運動と心のストレスを扱った研究の中では，図 12-1 に見られるように，多くの仮説がストレスの種類や状況および内容に無関係に使用されており，方法論や仮説の選択が統一されていないことによる。そのため，本稿で述べるストレスの構成要素にあわせた研究の紹介は，これらの問題を整理し，運動が果たすストレス対処効果の役割を明確にすると思われる。まず，読者が後の解説で理解しやすいように，運動の心理的効果は，従来，どのように測定されてきたかについて簡単に述べる。次に，本稿の目的である運動のストレスへの役割別対処法，すなわち，心理学的ストレス・モデルからストレスのどの部分に運動の実践が有効なのかを考え，これらの役割にそった研究の成果を解説する。最後に，将来の展望として，ストレス対処を目的とした運動の行ない方について述べ，本章のまとめとしたい。

1. 運動のストレス対処効果の測定

　　運動が心理学的および生理学的なストレス症状の低減に効果があることは多くの研究で証明されている。しかし，その効果検証のために用いられている測定内容は，研究の観点によって異なる。心理学を研究する者は，ストレス下にある人の行動および

情動に興味を示す。また，運動生理学の研究者は，コルチゾールのような生化学的反応に興味を示し，行動学者は，不眠や大食のようなストレス行動を起こさせる環境要因に注目する。ストレスは多くの観点から研究が行なわれているために，研究者が扱う測定内容もそれぞれの興味によって変化する。本節では，運動のストレス対処に関わって測定される内容を，心理学的測度および生化学的・生理学的測度に分けて簡単に解説する。

1）心理学的測度

ストレス研究で扱われている精神物理学的尺度は，例えば敵意やA型行動パターン（後述）のようなストレス反応を測定するものから，不安や抑うつのように一般的な状態要因を測定するものまで多岐にわたっている。その中でも，運動研究に用いられてきた代表的な尺度は，不安の測定である。とくに，多く用いられている不安尺度は，Spielbergerら[9]が開発した「状態—特性不安質問表(State-Trait Anxiety Inventory, STAI)[10]」である。STAIは，2つの尺度から成っており，ひとつは性格特性に含まれる「特性不安尺度」，もうひとつは現在の状況的不安を測定する「状態不安尺度」が含まれている。運動の心理的効果を測定する際には，一過性の効果と長期的効果に分けて取り扱れており，一般には一過性の効果を状態不安尺度で，一方，長期的運動の効果は特性不安尺度を用いて不安の測定が行なわれている。

STAIの次に頻繁に運動研究で使用されている尺度は，気分状態プロフィール(Profile of Mood States, POMS)と呼ばれる質問表である[11,12]。POMSは，緊張—不安，抑うつ—落ち込み，怒り—敵意，活気，疲労，および混乱の6下位尺度から成る質問表で，運動による気分変化の効果を調べる際に広く使用されている[13]。また，運動によるストレス症状の改善を調べる研究では，Derogatis[14]がHopkins Symptom Check List-90 (SCL-90) のような症状調査を行なっている。

最近では，これら一般心理学で使用されている測度とは別に運動独自の心理的効果を調べる尺度も開発されてきた。例えば，McAuleyら[15]が開発したSubjective Exercise Experiences ScaleやGauvinら[16]が開発したExercise-Induced Feeling Inventoryでは，不安や緊張といった特定の心理学的変数ではなく，運動に伴って現れる心理学的反応，例えば高揚感や落ち着き感のようなやや組織化された心理学的反応を調べている。わが国でも，荒井ら[17]，竹中[7]によって早稲田大学運動関連感情調査尺度 (Waseda Affect Scale of Exercise and Durable Activity, WASEDA) が開発されており，運動独自の心理的効果検証に使用されている。WASEDAは，否定的感情(4項目)，高揚感(4項目)，および落ち着き感(4項目)の3つの下位尺度からなり，それぞれの下位尺度の点数は下位尺度を示す項目の合計得点として算出される。被験者に心拍数120拍の定脈自転車エルゴメータ運動を20分間行なわせ，運動開始前と終了後の得点を比較した結果，運動終了後に高揚感および落ち着き感が増加し，一方，否定的感情は減少した。

2）生化学的・生理学的測度

運動とストレスを扱う研究で用いられているストレスの生化学的測度として代表的なものに，コルチゾール，カテコールアミン，およびエンドルフィンがある。例えば，Rudolphら[18]やSothmann[19]の研究では，定期的な運動習慣によって，運動を行なった

際のコルチゾールやカテコールアミンの分泌反応が低下することを確かめている。また，運動の強度や持続時間によって，快感情をもたらすと考えられている血漿βエンドルフィンの反応も測定されている[20,21]。

運動のストレス対処効果を検証するために使用されている生理学的測度として，最も頻繁に用いられている指標は，収縮期・拡張期血圧，心拍数，および皮膚温に代表される心臓血管系反応である[22-24]。他の測定指標としては，脳波活動や筋電位活動があり，運動終了後に安静時の筋電位活動が低減するというdeVries[25]の代表的な研究が存在する。

2．ストレス対処の考え方

ストレス対処の方略は，一般に，ストレス・マネジメントと呼ばれている。医療モデルにおけるストレス・マネジメントとは，現在生起しているストレス反応の減少，あるいはストレス反応の生起に対する抵抗力の増加を目的とした介入と定義されている[26]。この定義によれば，前者は血圧や心拍数の上昇のようなストレス反応や，またその反応が顕在化してしまったストレス症状，例えば高血圧のような症状の緩和を目的とした対症療法として，後者は「備える」という対処資源を増強させた予防措置の方策と見ることができる。

一方，心理学的モデルで考えるストレス・マネジメントでは，ストレスの考え方が若干異なる。心理学的モデルでは，外部からの刺激をすべて，いきなりストレスという捉え方をしないで，外部からの刺激や要求を経験する本人が感じる脅威の程度やコ

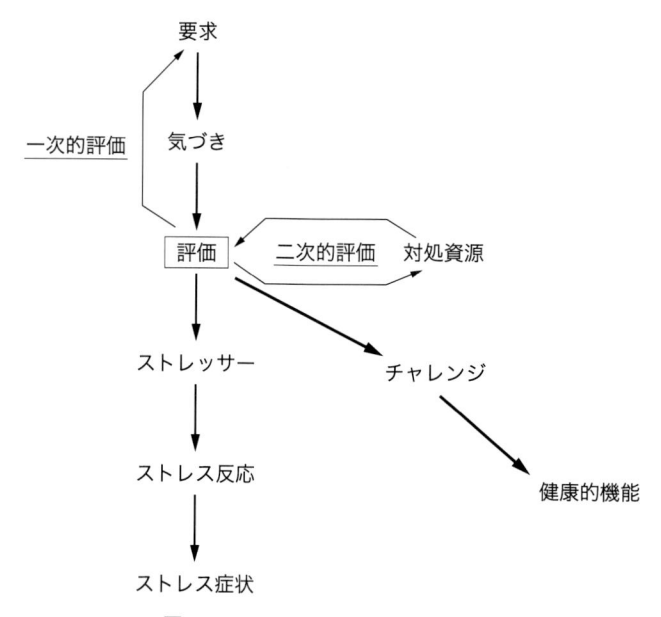

図 12-2 心理学的ストレス・モデル
(Matheny KB, Aycock DW, McCarthyCJ：Stress in school-aged children and youth. Educational Psychol Rev, 5：109-134, 1993.)

ントロールの可能性によって，また，自分にその刺激や要求を克服する能力があるかという見方によって，それをストレッサー（ストレス源）と見なすか否かが決定される。これらは，「認知的評価」と呼ばれている。図12-2は，Mathenyら[27]が示したストレス・モデルである。彼らは，Lazarusの一連の研究を基にして，図のようなモデルを作成した。彼らによれば，自己への要求，生活の変化，役割の要求，およびイライラ事から成る「要求」がストレスの開始点であり，意識的な気づきを伴わない条件づけられたストレス反応を除いて，人は，まず，これらの要求に気づき，その気づきによって事の重度や重要性を見積もり（一次的評価），それらの要求に対処するための資源が存在するかどうかの判断を行なう（二次的評価）。もし，その人の対処資源が，その要求を対処するのに適当ならば，その要求はチャレンジと見なされ，健康状態が維持される。しかし，要求と対処資源の見積もりが一致せず，資源に対して要求があまりにも強ければ，その要求はストレッサーと見なされ，ストレス反応が生起し，最終的にストレス反応が顕在化してストレス症状が導かれる。

このモデルに従えば，ストレスに関して5つの対処法が考えられる。第1の対応は，外部からの刺激や要求からうまく逃げる，または避ける方略を身につけることである。外部からの刺激や要求がなければ，ストレスとはならない。第2に，外部からの刺激や要求を，自分にとって，脅威と見なさないように認知を変化させることである。これを「認知的方略」と呼ぶ。第3の対応は，対処資源を確立しておくことで，外部からの刺激や要求に対してコントロール感を持っておれば，それらをストレッサーと見なすことはない。次に，不幸にも外部からの刺激や要求をストレッサーと認めてしまった際には，心身ともにストレス反応が現れる。このストレス反応を緩和させる方法が第4の対応と考えられる。最後に，第5の対応として，ストレス反応が顕在化し，高血圧や不眠のような症状として継続している場合への対応である。

3．ストレス対処に果たす運動の役割

心理学的ストレス・モデルから運動のストレス対処の役割を考えてみることにする。第1の対応は，現実に，われわれはさまざまなストレスを避けることができないために実際的な解決方策にはならない。そのため，運動の役割を述べる際には，第2から第5にわたる4つの対応に焦点を絞ることとする。まず，運動を行なうことによって，現実の問題に対して気晴らしを生じさせ，エネルギーが向かう方向を変えてやることは，第2の認知的評価に働きかけることになる。次に，第3の対応として，日常における運動や身体活動の習慣づけによって，体力やエネルギーの保持を導くだけでなく，精神的な粘り強さを形作る。そのため，ストレスに対する対処資源としても有効となる。さらに，第4の対応として，ストレスによって生起する身体の反応は，運動を行なった際に生じる反応と極めて類似している[28]。そのため，運動を行なうことによって，短期的にはそれらの反応を相殺し，長期的にはそれらの反応に慣れておくことができる。最後に，第5の対応として，運動療法的な取り組みが考えられる。以上，第2から第5の対応に関する従来の研究について，1）認知を変化させるための運動の役割，2）対処資源を強化するという運動の役割，3）ストレス反応を抑える運動

の役割，および4）ストレス症状を緩和する運動の役割，の4つの役割に分けて，関連研究を紹介する。

1）認知を変化させるための運動の役割

運動が認知に作用するという最も古い仮説は，Bahrkeら[29]が提出した気晴らし仮説（distraction hypothesis）である。この仮説では，人は運動を行なうことによって，一時的に，当面の情動的関心事から注意を逸らせたり，ストレスフルな刺激からの休息となることを示している。Bahrkeらは，最大酸素摂取量の70％の強度でのトレッドミル走，瞑想，および読書の効果を状態不安の得点で比較し，運動は他の気晴らし方略と同じように効果的であることを証明した。他の研究でも，運動は，いくつかの認知的介入，例えば安静，瞑想，およびリラクセーションと同じくらい状態不安を低減させることが報告されている[22]。しかしながら，運動と他の認知的介入では，状態不安を低減させるメカニズムが異なることは明白である。そのことに関して，Morganら[30]は，この気晴らし仮説による説明は，他の心理学的および生理学的メカニズムと反駁するというよりは，むしろ，補完的に他のメカニズムと共同で作用すると述べている。

認知を変化させるための運動の役割については，気晴らし仮説よりはむしろセルフエフィカシー理論（図12-1では，統制感仮説としている）の方がうまく適合する。セルフエフィカシーとは，ある具体的な状況で，ある課題に対して適切な行動を成功裡に遂行できるという予測および確信のことである[31]。セルフエフィカシーは，対象とする課題に特異的に働き，身体活動や運動の内容に関して「できる」という統制感や制御感に相当する。運動は，不安やストレス反応に関係する多様な変数に影響を与えることはすでに証明されており[32]，とくに，セルフエフィカシーの増強は不安の低減に効果がある。

Bandura[33]によれば，ある状況における要求を満足させるために必要な活動を成功裡に行なう能力を持っているという信念は，行動に影響を与えるだけでなく，予想されるストレスや実際のストレスに対する思考パターンおよび情動反応にも影響を与える。従来の運動以外の研究では，セルフエフィカシーが高くなると不安や抑うつのレベルが低下することが知られている[34,35]。また，Ewartら[36]は，心臓疾患の患者において，感情とセルフエフィカシーとの互恵的関係を示唆している。健常者を対象にした最近の研究においても，運動実践によって誘発される感情の反応にセルフエフィカシーがメディエーター（第3の心理社会的変数）としての役割を果たしていることが証明されている[37-39]。

長期的運動プログラムに関してもこの互恵的関係は支持されている。McAuleyら[40]の研究では，座位中心の生活を送っている56名の中年男性および58名の女性が5カ月の運動プログラムに参加し，プログラム開始時および終了時に体格不安，セルフエフィカシー，文化社会的変数が測定された。この研究では，運動プログラムへの参加は，セルフエフィカシーを増強させ，これらのセルフエフィカシーの変化の程度によって体格不安の低減が予測できた。この結果は，性および体脂肪，体重などの影響をコントロールした後にも見られた。また，高齢者を対象にして，一過性の運動を行なう際の人的環境（グループ対個人）と運動強度の心理的効果について調べたMcAuleyら[41]の研究においても，歩行課題に対するセルフエフィカシーの増強は質問紙で測定

した肯定的感情を増加させ，否定的感情を低減させた。

　以上，外部からの刺激，または要求を，脅威と評価しないように，認知に働きかける運動の役割を気晴らし仮説とセルフエフィカシー理論から説明した。

2）対処資源を強化するという運動の役割

　われわれは，日常生活においてさまざまなストレスを経験している。このようなストレスは，後片づけをしていて大切なコップを割ってしまった，友達と喧嘩したなどの日常イライラ事の内容から，失職や近親者の死など重大な出来事への遭遇にまで及ぶ。このようなストレスは，「ライフ・ストレス」と呼ばれている。運動習慣をもっていたり，体力が高いと，このライフ・ストレスへの影響が変わってくるのだろうか。

　Brown[42]は，体力の高低とライフ・ストレスの影響をストレス緩衝モデルから見ている。彼は，110名の大学生を対象にして，質問表で調査したライフ・ストレスの程度，自転車エルゴメータで測定した有酸素性体力，および大学健康センターのデータ（1年間に通った回数）の3変数の関係を探った。従来，われわれは，ライフ・ストレスが高いと病気になりやすく，また体力が低いと病気になりやすいというように，2変数間の関係に注目してきた。しかし，Brownは，ライフ・ストレスが低い場合には，病気に対する体力の影響は変わらず，一方ライフ・ストレスが高い場合には，体力が低い者の方が高い者よりも病気になりやすいことを確かめた。Brownの研究は，運動による体力の増強が，ストレスが高い時に特異的に効果を発揮し，体力がストレスの影響に緩衝作用としての役割を果たしていることを示している。

　しかし，Carmackら[43]の最近の研究では，体力ではなく，運動やスポーツの身体活動量がストレスへの緩衝効果を持つことを示している。彼らは，135名の大学生を対象に，週あたりで見た些細なストレスを測定する質問表，気分を測定するPOMS，身体的症状を測定する質問表，および日常の身体活動を測定する質問表をそれぞれ行なわせ，あわせてトレッドミルを利用した最大酸素摂取量（体力）を測定した。その結果，身体活動量は，些細なストレスに伴う身体的症状や不安（POMSの緊張―不安）に対して緩衝効果を示したものの，体力そのものの効果は見られなかった。これらの研究は，通院回数（Brownの研究）と身体的症状（Carmackらの研究）というように用いられた指標が異なるものの，体力，または運動がライフ・ストレスに対して対処資源となり，そのことによって，ストレス緩衝作用の役割を果たしている研究としてきわめて興味深い。

3）ストレス反応を抑える運動の役割

　われわれの身体はさまざまなストレスに対して敏感に反応する。例えば，人前で重要な発表を行なう前には，血圧や心拍数の上昇，呼吸数の増加のような形で身体に現れ，ドキドキ，ハラハラするような心理的反応と随伴する[24]。この反応は，ストレス研究において，「闘争か逃走反応」として知られており[44]，対象に対して，戦えるように，また逃亡できるように身体が備えていると言われている。緊急の要求，挑戦，あるいは脅威は，われわれの原始的な脳である視床下部を賦活させ，その信号は副腎髄質に神経インパルスの形で送られる。この刺激に反応して，副腎髄質はカテコールアミンとして知られているアドレナリンとノルアドレナリンを分泌し，身体に原始的な反応を起こさせる[45]。このような反応は「ストレス反応」と呼ばれている。

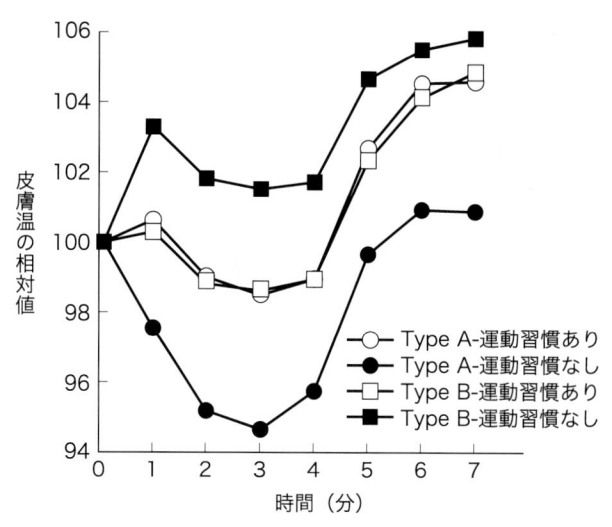

図 12-3 TABP タイプと運動習慣の有無から見た皮膚温の
　　　　反応
(竹中晃二, 岡浩一朗, 上地昭広, 他：健常タイプA者の心臓
血管系ストレス反応に及ぼす運動習慣の効果：横断的検討.
体育学研究, 46：553-567, 2001.)

　欧米を中心とする研究では，定期的な運動習慣によって，これらのストレス反応を抑制することが可能であるという報告が見られるようになっている[3,46,47]。この種の研究の方法として，体力を高低によって被験者を2群に分け，ストレス反応を比較するという横断的研究が見られる一方で，長期的な運動プログラムの実施前後にストレス反応を比較するという縦断的研究も行なわれている。両者ともストレス反応の測定は主に実験室で行なわれ，心理的ストレス課題として，例えば被験者に暗算課題やコンピュータを利用した複雑な課題を行なわせ，その際の生理学的指標を測定している。横断的研究においては，有酸素性体力の高い者は，低い者と比較して，課題遂行中の生理学的反応（例えば，血圧の上昇）が小さかったり，課題後の反応の回復が早いことが確認されている。また，縦断的研究でも，体力のなかった被験者が長期的な運動トレーニングを行なうことで，体力の改善のみならず，心理社会的ストレス課題に対する生理学的反応も抑制できるようになることを示している[23]。これらの結果は，単に，定期的な運動を行なうことによって体力が改善し，長期的適応によって，安静時の心拍数の低下や最大下の運動への余剰感が増加したことを示しているのではない。これらの生理心理学的研究の成果は，定期的な運動が，ストレス反応の緩和に有効に作用し，またこの反応が顕在化することを防止する役割を果たしていることを示唆している。

　図12-3は，竹中ら[48]が行なったA型行動パターン（Type A behavior pattern, TABP）と運動習慣の関係を見た研究結果である。TABPは，虚血性心疾患（coronary heart disease, CHD）の進行にかかわる心理社会的な危険因子として注目を集めている行動形態で，Friedman[49]は，このTABPを「自己の環境から最も短期間に，あまり定かでない事柄の中からある限られた事柄を得るために，かなり慢性的に奮闘努力す

る人たちに見られる活動と情緒が混合したもの」と定義している。TABPの中でもとくに際立った特徴としては，時間切迫感と敵意があげられる。その他のTABPの特徴としては，気が短いことや慢性的な焦燥感などがあげられる。TABPを強く示す者（タイプA者）が心理的ストレスに対して過剰な反応を示し，そのためにCHDへのなりやすさを増強させているならば，この反応性を抑制するであろう運動の効果は重要な意味をもつ。すなわち，運動習慣の保持や体力の増強は，タイプA者が特有に持っている心理的ストレスに対する過剰な生理心理学的反応を抑制し，CHD予防に貢献する。竹中らは，TABPタイプと運動習慣の有無によって群分けした4群（Type A-運動習慣あり群，Type A-運動習慣なし群，Type B-運動習慣あり群，Type B-運動習慣なし群）について，時間の経過に伴って現れる指先の皮膚温の変化を比較した。図12-3の中，横軸の時間を表す0は，ベースラインにおける平均値を示し，その値を100とした相対値で全体を示している。時間の1～3分目は，コンピュータ課題を行なっている間の反応，4～7分目は課題を止め，回復期に入った時の反応を示している。皮膚温は心臓血管系の反応のひとつであり，心理的ストレス課題に対して，一般に，低下を示す。しかし，タイプA者で運動習慣のない群に注目すると，その減少量は他の群に比べて大きいことがわかる。一方，タイプA者で運動習慣のある群ではそのような傾向は見られない。同じ反応しやすいタイプA者でも，運動習慣を持つことによって過剰な反応性が抑制されている。運動の効果が心理的ストレスへの反応抑制となって現れた。

4）ストレス症状を緩和する運動の役割

　毎日の骨の折れる仕事の積み重ねや人間関係の悪さなどの社会心理的ストレスが重なると，これらに対するストレス反応が顕在化し，例えば高血圧などのストレス症状に発展する。ここでは，ストレス反応が顕在化したストレス症状として，睡眠問題，月経異常，およびうつ病に対する運動の効果について述べる。

　睡眠問題は，現代人にとって深刻な悩みの種となっている。十分な睡眠を取れないでいると，抑うつ気分だけでなく，何かを行なおうという動機づけまで低下していく。しかも，睡眠は，疾患罹患率と大きく関係する[50]。もし本当に適度な運動が睡眠を促進するならば，また定期的な運動習慣が睡眠問題の解決に貢献するならば，薬物などの副作用なしに行なえる運動は誰もに奨励されるべきである。しかし，運動と睡眠の関係を扱った研究は多く見られるものの，それらの結果は必ずしも一致しているわけではない。従来の研究では，身体活動が多いほど睡眠の質，例えば脳波で測定された各睡眠ステージの長さが変化したり，睡眠潜時，総睡眠時間，REM睡眠への潜時に影響を与えることが報告されている。しかし，従来の研究では，運動と睡眠の因果関係が明確でないことが問題であった。すなわち，人々は，睡眠の質が良いために，運動や身体活動が多い，また体力が高いということも考えられる。

　Kingら[51]は，先の問題を解決するために，無作為化統制実験デザインを使用して研究を行なっている。彼女らは，慢性的な睡眠問題を抱え，座位中心の生活を送る50歳から76歳までの女性29名と男性14名を対象に，対象者を無作為に実験群および統制群に振り分けた。その後，実験群は，1回60分，週4回の16週間の有酸素運動を行ない，16週間の後に，通常の生活を送っていた統制群と睡眠状態が比較された。その結

果，運動を行なった実験群の入眠潜時（ベッドに横になってから眠りに落ちるまでの時間）および睡眠時間は，統制群と比較して，16週間後に顕著に改善を示した。しかし，睡眠には，光刺激などさまざまな要因が影響しており，運動の影響だけでは説明しきれない。実際，高齢者の運動習慣保持者と座位生活者の睡眠を比較したBrassingtonら[52]の研究では，不安，抑うつ，ストレス，および身体症状の全変数を統計的にコントロールすれば，運動による睡眠変数の効果はわずかしか見られないという報告も行なわれている。

月経は，女性の身体が持つ正確で複雑なリズムである。通常，月経中においては月経痛をはじめ，集中力低下や作業率低下などの症状が現れ，不快な思いをする女性が多い。このような月経に関連する問題は人によってさまざまに現れ，例えば月経中においては，腹痛，腰痛，頭痛，吐き気などを伴う人も多い。それらの症状が病的に強く，仕事に支障をきたす場合を総称して「月経困難症」と言う。これらの症状は，社会心理的ストレスによって増強される。Steegeら[53]は，彼らが開発した月経症状質問表（Menstrual Symptom Questionnaire, MSQ）を使用して，月経前症状を示す中年女性の月経症状に対して有酸素運動がどのような効果を持つのかについて縦断的な研究を行なっている。彼らは，健常な閉経前の女性23名を，3カ月にわたって，有酸素運動と筋力トレーニングを行なう2群に分けた。3カ月間のトレーニングが終了後，有酸素運動群の女性は有酸素性能力を改善したが，体力トレーニング群の女性は改善しなかった。彼らは先の月経症状質問表の得点を検討した結果，体力トレーニング群においては，質問表の23項目のうち，身体症状に関する3項目のみが有意な改善効果を認め，一方，有酸素運動群においては，うつ傾向などの精神的症状を含めて18項目に有意な改善効果が存在した。

最近，米国では，うつ病の治療に，薬物療法と並行して運動療法が行なわれるようになっており，いくつかの報告では治療効果をあげている。例えば，Harrisら[54]は，抑うつ患者にカウンセリングとジョギングを併用した治療を行ない，カウンセリングだけを施した患者と比較して，質問調査によって得られる抑うつ得点を有意に改善させたことを報告している。抑うつ症状の緩和のために，運動の形式，頻度，強度，および持続時間などの明確な指針は見当たらないものの，多くの研究者が運動の抗うつ作用に興味を持つ点は，抗うつ剤と比較して副作用の危険性が極めて少ないこと，またそのコストの低さにある。うつ病患者への運動療法を従来から積極的に行なってきたMartinsen[55]の最近の総説によれば，運動療法による抑うつの改善度は，従来から行なわれてきた伝統的治療法とそれほど差がないこと，また，その際，運動の種類，例えば有酸素運動と無酸素運動との比較においても，うつ患者の抑うつの改善度に差がないことを報告している。さらに，うつ患者の運動の効果に関しては，運動の内容に注意を向けるよりも，むしろ，彼らに運動を行なわせることによって，いかに安寧の感覚や統制感を与え，さらに自尊心を増強させることでできるかが重要である。すなわち，「どのような」運動を行なわせるというよりは，同じ運動でも「どのように」行なわせるかが重要であると思われる。わが国においても，いくつかの医療機関において，運動をレクリエーションの一環として行なっているものの，その治療効果が強く期待されているわけではない。今後，臨床面で運動の適用が進んで行くことを望みた

い。

　以上のように，いくつかのストレス症状の緩和に運動が果たす役割が確認されてきた。

4．将来に向けて：ストレス対処を目的とした運動の行ない方

　われわれは，運動やスポーツを行なうと，むしゃくしゃしたり，落ち込んだりするような否定的な感情が解消され，また楽しくほっとするような肯定的な感情を持つことを期待する。しかし，このような感情変化は，いつも期待通りに起こるわけではない。このような感情変化が起こるためには，メカニズムに関する多様な仮説が示すように，個人的，状況的，および環境的要因が複雑に絡み合った結果として生じている。現在までのところ，どのような運動やスポーツを行なえば，望むような反応変化が生じるのかという疑問には答えることはできないが，運動が果たすストレス対処の効果に関して，多くの研究が少なくとも以下のような共通項を提出している[7,8,56]。

　①スピードや重量などの物理的な運動強度の影響は少ない。
　②最大酸素摂取量や心拍数で測定されるような生理的強度の影響は少ない。
　③物理的，生理的運動強度に対する主観的な努力の程度（例えば主観的運動強度）の影響は少ない。
　④その時に行なっている運動負荷を，どう感じているかに注意を向け，その内容を肯定的に認知すると効果が大きい。

　すなわち，運動・スポーツによって心理学的な恩恵を得るためには，「今行なっていることをどう感じているか」という認知的評価が肯定的かどうかが重要なポイントとなっている。すなわち，運動を行なっている最中に，その運動をどのくらい「よい感覚」と捉えているかが，運動終了後に起こる爽快感などの心理学的反応変数に影響を与えている。簡単に言えば，宿題を忘れて罰として走らされるジョギングは，罰自体が不快感情なので，行なっている運動やそれに伴う反応を不快に捉えてしまう。一方，おしゃべりを楽しみながら行なうウオーキングは快感情をもたらす。今後は，メカニズムの解明とは別に，ストレス対処効果を最大限にする運動の行ない方も研究を行なう必要がある。

　　　　　　　　　　　　　　　　　　　　　　　　　　　　　　　　　　［竹中　晃二］

［文　献］

1) Morgan WP, Goldston SE：Exercise and mental health. Hemisphere Publishing Corporation, Washington DC, 1987.
2) Chodzko-Zajko WJ：The World Health Organization Guidelines for promoting physical activity among older persons. Journal of Aging and Physical Activity, **5**：1-8, 1997.
3) Plante TG, Rodin J：Physical fitness and enhanced psychological health. Curr Psychol：Research and Reviews, **9**：3-24, 1991.
4) 竹中晃二：健康スポーツの心理学. 大修館書店, 1998.
5) Anderson MB, Sutherland G：Working out those tensions. exercise and the reduction of stress. 19-31,（Mostofsky DI, Zaichkowsky LD（Eds.）：Medical and psychological aspects of sport and exercise. Fitness Information Technology, Inc.：Morgantown, 2001.）
6) 竹中晃二：健康と運動. 111-123,（島井哲志編：健康

心理学. 培風館, 1997.）

7) 竹中晃二：運動・スポーツとメンタル・ヘルス. 臨床スポーツ医学, **17**：277-280, 1999.

8) 竹中晃二：運動・スポーツセラピィ. 300-310,（上田雅夫 監修：スポーツ心理学ハンドブック. 実務教育出版, 2000.）

9) Spielberger CD, Gorsuch RL, Lushene RE：STAI manual for the State-Trait Anxiety Inventory. Palo Alto：Consulting Psychologists Press, 1970.

10) 古賀愛人：状態不安と特性不安の問題. 心理学評論, **23**：269-292, 1980.

11) McNair DM, Lorr M, Droppleman LF：Manual for the profile of mood states. Educational and Industrial Testing Service：San Diego, CA,1971.

12) マクネイア, 他著, 横山和仁, 荒記俊一訳：日本版 POMS. 金子書房, 1991.

13) Takenaka K：Effects of aerobic exercise and biofeedback on mood state. 体育学研究, **37**：375-383, 1993.

14) Derogatis LS：SCL-90. Administration, scoring, and interpretation manual (rev. ed.), Baltimore：Clinical Psychometrics Research Unit, Johns Hopkins University School of Medicine, 1980.

15) McAuley E, Courneya KS：The subjective exercise experiences scale (SEES)：Development and preliminary validation. J Sport Exerc Psychol, **16**：163-177, 1994.

16) Gauvin L, Rejeski WJ：The Exercise-Induced Feeling Inventory：Development and initial validation. J Sport Exerc Psychol, **15**：403-423, 1993.

17) 荒井弘和, 竹中晃二, 岡浩一朗：一過性運動に用いる感情尺度：尺度の開発と運動時における感情の検討. 健康心理学研究, 2002（印刷中）.

18) Rudolph DL, McAuley E：Self-efficacy and salivary cortisol responses to acute exercise in physically active and less active adults. J Sport Exerc Psychol, **17**：206-213, 1995.

19) Sothmann MS：Catecholamines, behavioral stress, and exercise. Introduction to the symposium. Med Sci Sports Exerc, **23**：836-838, 1991.

20) Goldfarf AH, Hatfield BD, Armstrong D, et al.：Plasma beta-endorphin concentration：Response to intensity and duration of exercise. Med Sci Sports Exerc, **22**：241-244, 1990.

21) Goldfarf AH, Hatfield BD, Potts J, et al.：Beta-endorphin time course response to intensity of exercise. Int J Sports Med, **12**：264-268, 1991.

22) Petruzzello SJ, Landers DM, Hatfield BD, et al.：Meta-analysis on the anxiety-reducing effects of acute and chronic exercise. Sports Med, **11**：143-182, 1991.

23) Takenaka K：Psychophysiological reactivity to stress and aerobic fitness. 体育学研究, **37**：229-242, 1992.

24) 竹中晃二：ストレス反応の測定. 体育の科学, **45**：943-948, 1995.

25) deVries HA：Tension reduction with exercise. 99-104,（Morgan WP, Goldston SE (Eds.), Exercise and mental health. Hemisphere Publishing Corporation, Washington DC, 1987.）

26) 佐藤昭夫, 朝長正徳：ストレスの仕組みと積極的対応. 藤田企画出版, 1991.

27) Matheny KB, Aycock DW, McCarthy CJ：Stress in school-aged children and youth. Educational Psychol Rev, **5**：109-134, 1993.

28) Blumenthal JA, McCubbin JA：Physical exercise as stress management.（Baum A, Singer JE (Eds.)：Handbook of psychology and health, Lawrence Erlbaum Associates, Publishers：Hillsdale, New Jersey, 303-333, 1987.）

29) Bahrke MS, Morgan WP：Anxiety reduction following exercise and meditation. Cognitive Therapy and Research 2, 323-333, 1978.

30) Morgan WP, O'Connor RJ：Psychological effects of exercise and sport. 671-689,（Ryan AJ, Allman F (eds.), Sports medicine, Academic Press, Orlando,1989.

31) Bandura A：Self-efficacy. Toward a unifying theory of behavioral change. Psychol Rev, **84**：191-215, 1977.

32) Sime W：Guidelines for clinical applications of exercise therapy for mental health. 159-187,（Van Raalte JL, Brewer BW (Eds.), Exploring sport and exercise psychology. Washington, DC：American Psychological Association, 1996.）

33) Bandura A：Self-efficacy mechanisms in physiological activation and health promoting behavior. In J. Madden (Ed.), Neurobiology of learning, emotion, and affect. Raven Press, New York, 229-269, 1991.

34) Bandura A：Social foundations of thought and action. Englewood Cliffs, NJ：Prentice-Hall, 1986.

35) Bandura A, Cioffi D, Taylor CB, Brouillard ME：Perceived self-efficacy in coping with cognitive stressors and opioid activation. J Consult Clin Psychol, **53**：406-414, 1992.

36) Ewart CK：Self-efficacy and recovery from heart

attack. Implications for a social cognitive analysis of exercise and emotion. 203-226, (Maddux JE (Ed.)：Self-efficacy, adaptation, and adjustment：Theory, research, and application. Plenum Press, New York, 1995.)

37) Bozoian S, Rejeski WJ, McAuley E：Self-efficacy influences feeling states associated with acute exercise. J Sport Exerc Psychol, **16**：326-333, 1994.

38) McAuley E, Courneya KS：Self efficacy relationships with affective and exertion responses to exercise. J Appl Soc Psychol, **22**：312-326, 1992.

39) McAuley E, Rudolph DL：Physical activity, aging and psychological well-being. J Aging Physic Activ, **3**：67-96, 1995.

40) McAuley E, Shaffer SM, Rudolph D：Affective responses to acute exercise in elderly impaired males：The moderating effects of self-efficacy and age. Int J Aging Hum Dev, **41**：13-27, 1995.

41) McAuley E, Blissmer B, Katula J, et al.：Exercise environment, self-efficacy, and affective responses to acute exercise in older adults. Psychol Health, **15**：341-355, 2000.

42) Brown JD：Staying fit and staying well. Physical fitness as a moderator of life stress. J Pers Soc Psychol, **60**：553-561, 1991.

43) Carmack CL, Boudreaux E, Amaral-Melendez M, et al.：Aerobic fitness and leisure physical activity as moderators of the stress-illness relation. Ann Behav Med, **21**(3)：251-257, 1999.

44) Cannon WB：Bodily changes in pain, hunger, fear and rage. second edition, Bradford：Boston, 1953.

45) 竹中晃二　監訳：ガイドブックストレスマネジメント．信山社出版, 1995. (Patel C：The complete guide to stress management. Plenum Press, 1991.)

46) Crews DJ, Landers DM：A meta-analytic review of aerobic fitness and reactivity to psychological stressors. Med Sci Sports Exerc, **19**：S 114-S 120, 1987.

47) Takenaka K, Zaichkowsky LD：Effects of an acute bout of exercise on physiologic reactivity to psychological stress. 404-407, (Kikuchi T, Sakuma H, Saito I, et al. (eds.)：Biobehavioral self-regur-ation：Eastern and western perspectives, Springer, London, 1995.)

48) 竹中晃二，岡浩一朗，上地昭広，他：健常タイプA者の心臓血管系ストレス反応に及ぼす運動習慣の効果：横断的検討．体育学研究, **46**：553-567, 2001.

49) Friedman M：Pathogenesis of coronary artery disease. McGraw-Hill, New York, 1969.

50) National Commission of Sleep Disorders Research Wake up America：National sleep alert. Rockville：U.S. Department of Health and Human Services, 1993.

51) King AC, Oman RE, Brassington GS, et al.：Moderate-intensity exercise and self-rated quality of sleep in older adults：A randomized controlled trial. J Am Med Assoc, **277**：32-37, 1997.

52) Brassington GS, Hicks RA：Aerobic exercise and self-reported sleep quality in elderly individuals. J Aging Physical Activity, **3**：120-134, 1995.

53) Steege JF, Blumenthal JA：The effects of aerobic exercise on premenstrual symptoms in middle-aged women：a preliminary study. J Psychosom Res, **37**：127-133, 1993.

54) Harris DV：Comparative effectiveness of running therapy and psychotherapy. 123-130, (Morgan WP, Goldston SE(Eds.), Exercise and Mental Health. Hemisphere Publishing Corporation, Washington DC,1987.)

55) Matinsen EW：The role of exercise in the management of depression. 203-212, (Mostofsky DI, Zaichkowsky LD (Eds.) Medical and psychological aspects of sport and exercise. Morgantown：Fitness Information Technology, Inc, 2001.)

56) 竹中晃二：運動がメンタル・ヘルスに与える影響．保健の科学, **41**：899-904, 1999.

57) Gorsuch RL, Lushene R：State-Trait Anxiety Inventory manual. Consulting Psychologists press：Palo Alto, CA, 1970.

58) モーガン著，竹中晃二，征矢英昭，他訳：身体活動とメンタルヘルス．大修館書店, 1999. (Morgan WP：Physical activity and mental health. Taylor & Francis, Spielberger CD, New York,1997.)

III部.
運動環境とストレス

13章　低圧・低酸素とストレス
14章　高圧・高酸素とストレス
15章　体温調節とストレス
16章　暑熱環境とストレス
17章　寒冷環境とストレス

13章　低圧・低酸素とストレス

はじめに

　ほとんどすべての生物にとって酸素は生命の維持に不可欠な分子であり，われわれヒトも例外ではない。それ故，生体は外部環境および生体内の酸素レベル低下（低酸素ストレス）に対しさまざまな応答を示し適応をはかろうとする。例えば，低酸素暴露の急性期では換気を亢進させ，肺における酸素取り込みを増加させる一方，慢性期では腎におけるエリスロポエチン（Epo）の産生を亢進させることにより造血を促し組織への酸素輸送を改善しようとする。このような低酸素ストレス応答の前提として，生体が低酸素を感知することが重要であるが，最近になって低酸素感知機構の分子メカニズムが明らかになりつつある。本稿では，生体の低酸素ストレス応答の発生機序，さらには，それらと運動との関連について最新の知見を基に概説したい。

1. 低圧・低酸素ストレス

　低圧・低酸素（hypobaric hypoxia）とは，高所に代表されるように，大気圧の減少にともない生体内への酸素取り込みの駆動力である大気中の酸素分圧が低下し（図13-1[1]），その結果酸素の生体内取り込みが制限される環境特性を指している。これは1気圧下で大気中の酸素濃度が低下している場合（hypoxic hypoxia）とは区別されるべきであろうが，生体の低酸素ストレス応答を考える上で特に両者を区別する必要はない。いずれにしても，低酸素環境下では動脈血の酸素含量が低下し（hypoxemia），血液による酸素輸送量が減少するため組織が酸素不足となる。Hypoxemiaの発生は，一般に，血液による酸素運搬の主役であるヘモグロビンと酸素の結合（動脈血酸素飽和度，SaO_2）の非観血的測定から知ることができる（図13-2[2]）。高所移動に伴いhypoxemiaが長時間続くと，全身性の症状として急性高山病（acute mountain sickness, AMS）と呼ばれる，頭痛，吐き気，めまい，倦怠感などの初期症状が現れ，重篤な場合は肺水腫や脳浮腫を発症し死に至る[3]。このような全身性の低酸素ストレスの他に，虚血性疾患に代表される生体内局所の低酸素ストレスも機能不全や組織の壊死を招く。とくに脳や心臓といった重要な臓器での組織低酸素は死に直結する病態である。つまり，全身性であれ局所性であれ，低酸素は生体に最も危険なストレスを与える要因のひとつなのである。

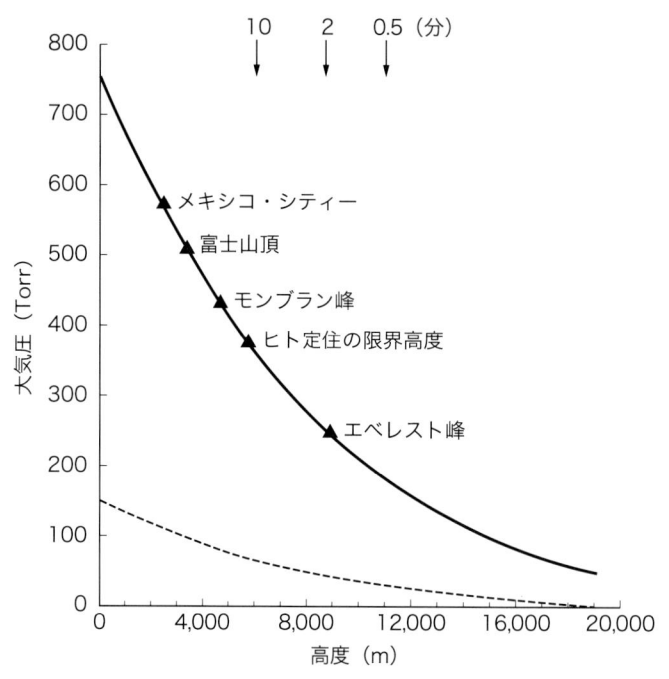

図 13-1 高度上昇に伴なう大気圧(実線)と酸素分圧(点線)の減少
矢印上の数値はおおよそ意識が喪失するまでの時間(分)を示す。
(Casa RM, Waterhouse JM (ed.):Human Physiology-age, stress, and the environment-, Oxford University Press Inc, 157-180, 1994.)

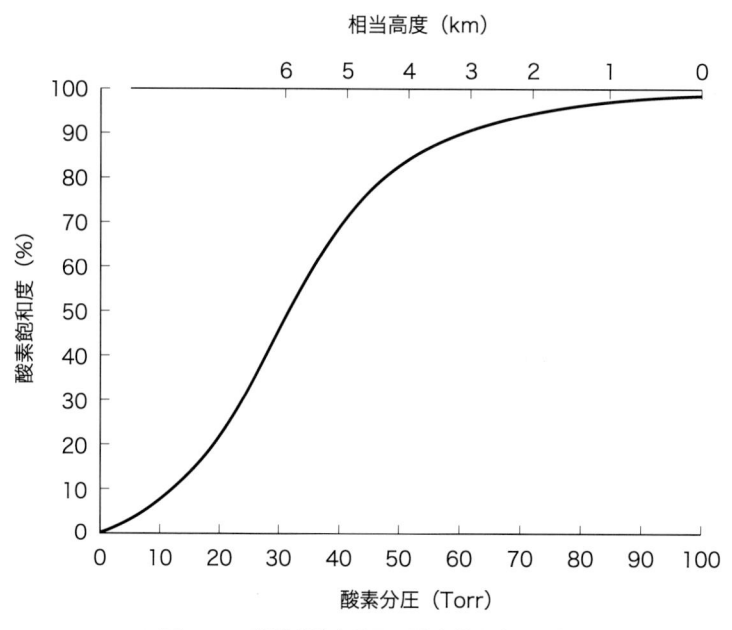

図 13-2 動脈血酸素分圧と酸素飽和度の関係
(池上晴夫:身体機能の調節性. 朝倉書店, 1997.)

2. 低酸素ストレスに対する生体の応答

アンデスやヒマラヤ・チベット地域には標高5,000 m（約1/2気圧）もの高所に定住している民族がいる。また平地住民においても，必ずしも体力レベルが格段に優れていなくとも8,000 m以上もの高峰（約1/3気圧）に無酸素登頂可能なことが知られている。これらの事実は，ヒトが低酸素ストレスに対し高い適応力を備えていることを意味している。次項では，生体の低酸素適応に重要な低酸素ストレス応答が，どのような機序で発現するのかをとくに低酸素への感知という視点から述べる。

1）低酸素ストレスに対する急性応答

(1) 換気応答

ヒトが低酸素に暴露されると換気量は直ちに増大する。古くから，この換気亢進は主に頸動脈体（carotid body）化学受容器の作用によることが判明していた。頸動脈体は，左右の総頸動脈分岐部にありⅠ型とⅡ型細胞から構成される。Ⅱ型細胞は支持細胞であり，Ⅰ型細胞が動脈血中の酸素分圧（他にも二酸化炭素分圧やpH）を感知する化学受容体細胞である。急性低酸素暴露時にみられる換気の亢進は，おおよそ次のような分子機序によるものと思われる[4]。頸動脈体のⅠ型細胞に存在するNAD(P)H oxidaseは，正常酸素分圧下において活性酸素（O_2^-）を一定量生成している。O_2^-はSOD（superoxide dismutase）によりH_2O_2となり，最終的に細胞内の酸化還元状態（redox state）は酸化に傾く。このような状態では電位依存性カリウムチャネル（K_v^+ channel）は開いた傾向にある。ところが，低酸素下ではNAD(P)H oxidaseによるO_2^-生成量が減少するため，細胞内のH_2O_2も減少しredox stateは還元状態に傾く。このような状態ではK_v^+チャネルが抑制され膜電位は脱分極する。その結果，細胞内Ca^{2+}濃度が上昇し神経伝達物質が放出される。この求心性シグナルが呼吸中枢に伝達され換気が亢進するのだという。ここでは，ヘムタンパクであるNAD(P)H oxidaseが酸素センサーの役割を担っていると想定されている。

最近，低酸素下において増加する脱酸素化ヘモグロビン由来の一酸化窒素関連分子が呼吸中枢刺激作用を有することが報告された[5]。したがって，低酸素に対する換気亢進は頸動脈体による神経性の制御に加え，血液を介した液性のバックアップ機構により調節されている可能性がある。

(2) 血流調節

低酸素下での血流増加には神経性および液性調節さらには自己調節（autoregulation）が関与する。とくにautoregulationと呼ばれる局所性の要因による制御は運動との関係から重要である。例えば，組織が酸素不足になる状態ではATPの合成が阻害され，その代謝産物であるアデノシンが血管平滑筋細胞に作用し血管拡張をもたらす。この他にも乳酸やH^+などの代謝産物，さらには細胞外K^+濃度の上昇による血管拡張が知られている。

このような古典的な機序に加えてEllsworthら[6]は，厳しい低酸素下では赤血球よりATPが放出され，これが血管内皮細胞のP_{2y}受容体を介してNOやプロスタサイクリンなどの内皮由来の血管拡張因子（EDRF）の生成を促すことを示し，赤血球に起

因する局所血流調節機構の存在を示した。この仮説は，低酸素下における下肢活動筋の血流量および血管抵抗が，動脈血酸素分圧ではなく動脈血酸素含量および SaO_2 と相関するとのGonzález-Alonso ら[7]の報告とも矛盾しない。低酸素下では重要な臓器への血流が選択的に増加するという血流の再配分がみられる。運動時にも心筋や活動筋への血流の再配分が起こる。Ellsworth ら[6]と González-Alonso ら[7]の所見は，この様な局所血管応答に関わる赤血球の新たな役割を示唆している。

(3) 低酸素性肺血管収縮 (hypoxic pulmonary vasoconstriction, HPV)

　低酸素に際し肺動脈以外の体血管は拡張するが，肺を低酸素ガスで換気すると肺血管は収縮し著しい肺動脈圧の上昇（肺高血圧）を示す。この現象を低酸素性肺血管収縮（HPV）という[8]。HPVは低換気の肺胞（したがって，肺胞気の酸素分圧が低い肺胞）への血流を減少させることで換気と血流のバランス（換気血流比）を正常に保ち，ガス交換効率を改善するという生理的調節機序と理解される。しかしながら，それが長期に続けば右心不全[9]や肺水腫等の悪影響をもたらす。HPVの分子機序として，低酸素時の K^+ チャネル抑制による膜電位の脱分極が Ca^{2+} チャネルを活性化し，最終的に肺血管平滑筋の収縮をもたらすとの説が提唱されている[10]。ただし，酸素センサーの詳細は不明である。

2）低酸素に対する慢性応答

　ここで述べる慢性応答とは，慢性的な低酸素ストレスに抵抗するために，遺伝子・タンパクレベルで合目的な変化が起こることをいう。例えば慢性低酸素に対し，造血や血管新生により組織への酸素輸送を増加させたり，あるいは解糖系酵素や細胞膜上の糖輸送体を増加させることでエネルギー代謝を維持しようとする反応がその例である。以下に，低酸素を感知する細胞内酸素センサーと細胞内酸素センサーから遺伝子発現の間の情報伝達系について述べる。

(1) ヘムタンパク酸素センサー

　これまでのところ酸素センサーが唯一同定されているのはバクテリアのFixLと呼ばれるヘムタンパクだけである。しかし，哺乳類の酸素センサーもヘムタンパクから成る可能性が示唆されている。1988年にGoldbergら[11]が，酸素よりヘムとの親和性がはるかに高い一酸化炭素（CO）が，低酸素時にみられる遺伝子発現を阻害すること，また，ヘムタンパクに含まれる Fe^{2+} との置換が可能とされる2価遷移金属の Co^{2+} などにより正常酸素下においても低酸素関連遺伝子の発現が誘導されること，一方，この Co^{2+} による遺伝子発現の誘導はCOにより阻害されないこと，さらには，低酸素による遺伝子誘導がヘム合成阻害剤である4,6-dioxoheptanoic acidで抑制されること，などを報告した。以上の結果より，正常酸素下ではある種のヘムタンパクが酸素分子と結合しているが，低酸素下でそれが脱酸素型になることで低酸素が感知されると仮説した。彼らの提案した分子機序については，後述するHIF-1の酸素感受性の発見以降あまりかえりみられない傾向にあるが，個々の細胞に酸素センサーが内在することを明らかにした点において彼らの業績は輝かしいものがある。

(2) HIF-1

　Hypoxia inducible factor-1（HIF-1）は，1990年代初頭にSemenzaとWangによって発見された転写因子である[12]。HIF-1はヒトやげっ歯類のほとんどすべての細

胞に発現していることから，重要な生理的役割を担っていると想像される[13]。現在までHIF-1により制御されていることが確認されている遺伝子には，造血作用を持つEpo，エネルギー代謝の維持に働く解糖系酵素や糖輸送体，血管新生にかかわる血管内皮増殖因子(VEGF)，血管の緊張を制御する一酸化窒素合成酵素など，低酸素への適応に極めて重要なものが挙げられる。これら低酸素に応答する遺伝子には，3'側にコア配列5'-TACGTG-3'を持つエンハンサー領域の低酸素応答領域(hypoxia response element, HRE)が存在する。HIF-1はこの配列に結合することで標的遺伝子の発現を活性化している。HIF-1はHIF-1αおよびHIF-1βという2つのサブユニットからなるヘテロダイマーである。両者はともにN末端側にbasic-helix-loop-helix (bHLH) ドメイン，分子の中ほどにPAS (PerArntSim) ドメインという特徴的なモチーフを有している。HIF-1β (Arntともいう) は正常酸素分圧下においても細胞質に存在し，一方HIF-1αは酸素分子依存性にユビキチン―プロテアソーム系により分解されるという性質を持つ。すなわち低酸素下ではHIF-1αが安定化されHIF-1βと細胞質で二量体を形成した後，核内でHREと結合し標的遺伝子の発現が

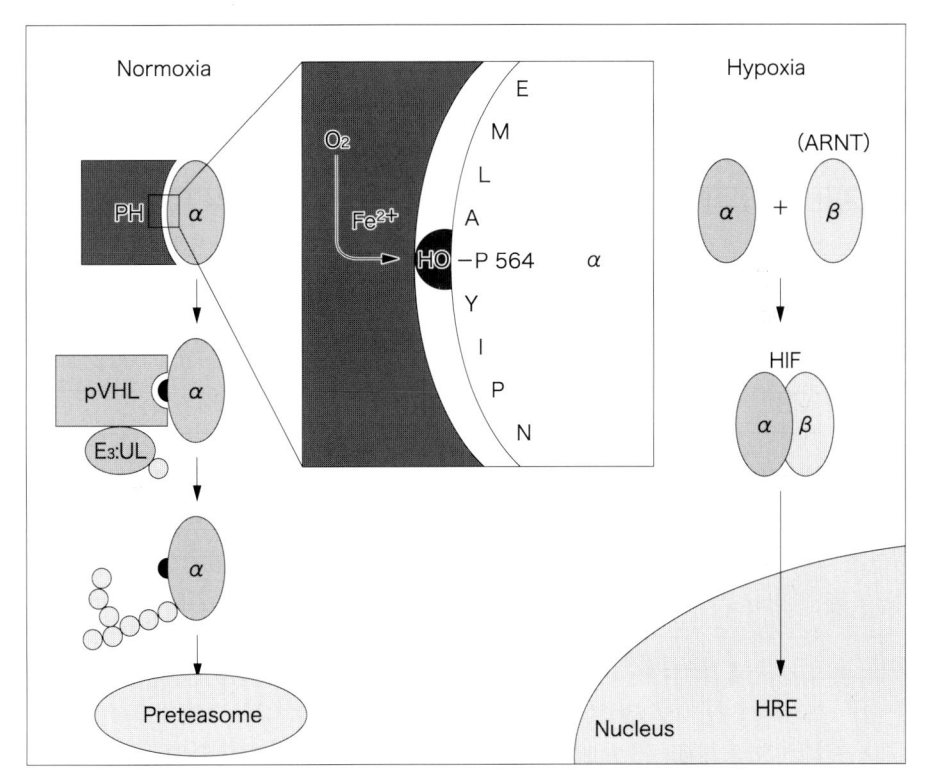

図13-3　HIF-1αの制御機構

PHは酸素分子存在下(normoxia)でHIF-1α内564番目のアミノ酸残基を水酸化する。このような修飾を受けたHIF-1αはpVHLと結合するためE3ユビキチンリガーゼ(UL)により標識され，ユビキチン・プロテアソーム系により分解される。低酸素(hypoxia)下ではこのようなHIF-1αの分解が進行しないためHIF-1βと二量体を形成しHIF-1複合体となる。詳細は本文を参照されたい。
(Zhn H, Bunn HF：Signal transduction. How do cells sense oxygen? Science, 292：449-451, 2001. より引用改変)

活性化される。

　これら一連のシナリオにおいてごく最近まで不明であった点は，どのような機序により HIF-1α の分解が酸素により調節されるかということであった。この問題は 2001 年 4 月 20 号の Scinece 誌において，英国オックスフォード大[14]と米国ハーバード大[15]の 2 つの独立したグループにより同様の結果が示されたことでかなりの部分が解決されたといえる。ここで大きなヒントとなったのは，腎透明細胞がんや褐色細胞種をはじめとする種々の良性，悪性腫瘍などにみられる常染色体優性遺伝性疾患である von Hippel-Lindau（VHL）病である。これまで HIF-1α の分解に VHL 病の原因遺伝子の産物である pVHL（VHL 腫瘍抑制タンパク）が関与することが指摘されていたが，今回 pVHL と HIF-1α の結合に HIF-1α 内のある種のアミノ酸の水酸化が必須であることが判明したのである[14,15]。この反応を触媒する酵素が prolyl hydroxylase（PH）であり，他に補基質として酸素と二価鉄が必須である。以上より，低酸素下では pVHL と HIF-1α の結合が阻害され，ユビキチンリガーゼによるユビキチン化とその後のプロテアソームによる分解が進行しない（図 13-3）[16]。

　これら一連の分子機序では，HIF-1α と酸素分子の直接反応により細胞内酸素レベルが感知される。したがって，酸素センサーと HIF-1 間の情報伝達系は必要とされないと解釈できる。これらの所見は先に述べたヘムタンパク酸素センサーを否定するものではなく，さらに HIF-1 も酸素以外のさまざまな因子により調節を受けており，今後の展開が期待される。

3．低酸素ストレスと運動

　運動により，筋・呼吸・循環系をはじめとして生体機能のリモデリングが起こる。ある期間，運動を継続的に行なうと，活動筋や心臓に筋肥大や血管新生が認められる。このようなリモデリングは，新規タンパクの合成が前提となるため遺伝子レベルの変化が不可欠である。実際，運動によりインスリン様成長因子（IGF）や VEGF などの細胞の成長や増殖にかかわるさまざまな遺伝子発現が誘導される。これら運動による遺伝子発現の分子メカニズムは明らかでないが，運動に伴う血流速度の変化，細胞へのメカニカルストレス，ホルモン分泌量，組織温度などの変動が関与しているものと思われる[13,17,18]。

　他に，低酸素ストレスもこのような遺伝子発現と関連している。例えば，運動時には，程度の差こそあれエネルギー代謝の亢進と酸素供給のバランスが崩れるため，活動筋組織中に低酸素が招来されやすい。さらに活動部位の組織に十分な酸素供給がある場合でも，心筋細胞のような比較的大型の細胞では，代謝亢進に伴い細胞中心部に酸素欠乏領域が形成される可能性がある[19,20]。運動時の組織酸素レベルの低下は，HIF-1α の分解を抑制し HIF-1 の制御下にある多くの遺伝子発現を促進することが予想される。このような仮説は，IGF，VEGF，解糖系酵素，糖輸送体などを含む運動誘導性の遺伝子の多くが，低酸素単独の刺激でも誘導されるとの事実とも合致する。例えば Breen ら[21]は，運動によるラット腓腹筋の VEGF mRNA 発現量が，低酸素下で運動することにより正常酸素下に比べ顕著に増加することを示し，運動による遺伝

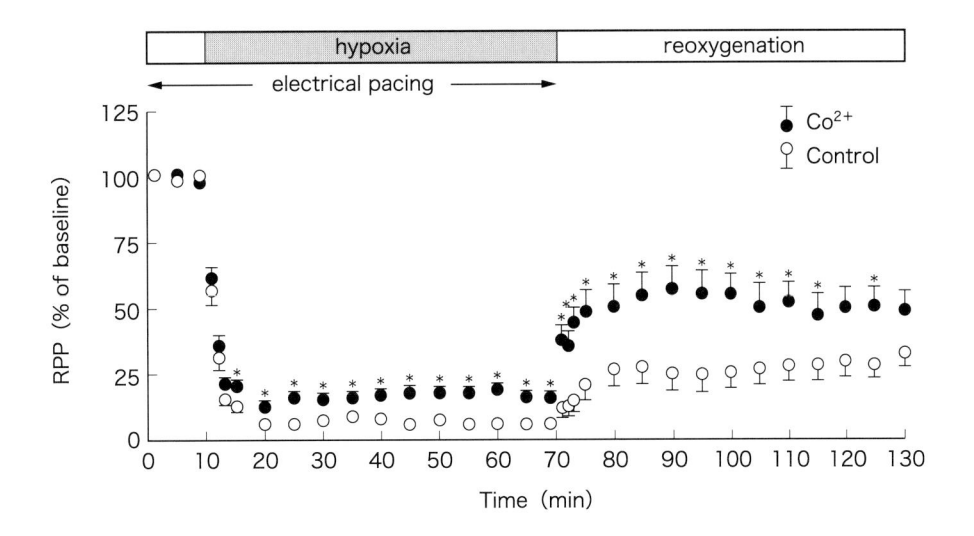

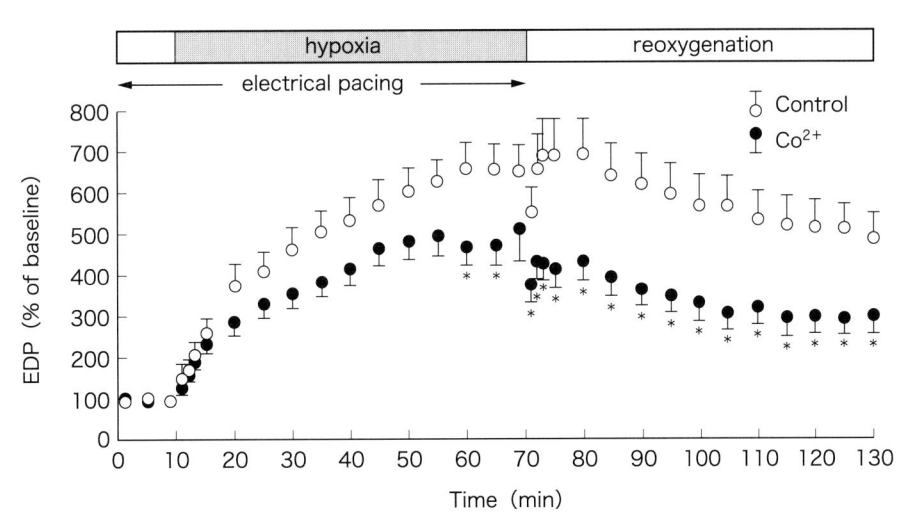

図 13-4 低酸素（hypoxia）―再酸素化（reoxygenation）時における低濃度 Co^{2+} 慢性投与の心機能に与える影響
値はすべて低酸素灌流前値（baseline）で規格化した。＊はグループ間の有意差（$p<0.05$）を示す。
(Endoh H, Kaneko T, Nakamura H, et al.: Improved cardiac contractile functions in hypoxia-reoxygenation in rats treated with low concentration Co^{2+}. Am J Physiol Heart Circ Physiol, 279 : H 2713-H 2719, 2000.)

子発現の誘導は活動筋への低酸素負荷に応じ調節されると結論した。また Gustafsson ら[22]は，膝屈伸運動による外側広筋の VEGFmRNA の増加量が HIF-1 αmRNA の増加量と相関することを見出し，運動による遺伝子発現の制御に HIF-1 が関与しているであろうことをはじめて示した。これらの所見は低酸素応答タンパクのひとつである VEGF の遺伝子応答から得られたものだが，運動による種々の遺伝子発現の調節機構に，低酸素および HIF-1 を介した経路が存在することを強く示唆している。

これまでにも，運動を低酸素下で行なうと，運動刺激と低酸素刺激の相乗効果によりさまざまな有益性を引き出せることが指摘されてきた[23,24,25]。高所トレーニングはその最たる例であり，今日でも多くの世界レベルの持久系競技者が実施し十分な成果を挙げている。一方，このような全身性の低酸素負荷を用いた運動の他に，最近，局所に血流阻害を施した条件下での筋運動が注目されている。東大のIshiiら[26]のグループは，上腕基部に弾性ラバーベルトを巻き血流を阻害した腕において16週間の屈曲運動による形態的・機能的変化について検討した。阻血側の腕には対照とした阻血を施さない反体側の腕よりも20％以上も軽い負荷を荷した。阻血側の腕では軽い負荷を用いたのにもかかわらず，筋断面積や最大筋力の増加率は対照側と同等であった。この研究では，遺伝子・分子レベルの検討が行なわれていなかったが組織レベルの低酸素が遺伝子レベルでの適応現象さらには形態的・機能的適応を生ぜしめた可能性が高い。

他方，筆者らは生体に直接低酸素負荷を与えずに，耐低酸素ストレスを発現させる戦略を模索している[27]。ここでわれわれが着目したのは，正常酸素下においてHIF-1の活性化が可能なCo^{2+}の存在である。ラットに低濃度のCo^{2+}を慢性投与すると，ヘマトクリットは約30日以内に著しい上昇を示す。これはCo^{2+}がHIF-1を介しEpo遺伝子発現を促進した結果，造血が促されたものと考えられる。次に，このようなラットの心臓を摘出した後，低酸素ガスで飽和した溶液で灌流すると，Co^{2+}非投与ラットの心臓と比較し心臓の収縮機能に顕著な低酸素耐性がもたらされることがわかった。図13-4に両群の心臓の低酸素灌流時と再酸素化時における心機能の経時変化を示す。RPPとEDPはそれぞれ心臓の仕事量と細胞内のエネルギー状態を反映する指標である。図13-4に示す通りCo^{2+}投与群では低酸素液による灌流時のRPPの低下が対照群より少なくEDPの上昇も抑制された。また，RPPおよびEDPの再酸素化時の回復もCo^{2+}投与群が良好であった。さらにCo^{2+}投与ラット心臓の遺伝子発現をRT-PCR法により検索したところ，VEGF，解糖系酵素，Glut-1（心筋に存在する糖輸送体）などのmRNA発現が，Co^{2+}投与後1週間程度で誘導されることが確認された。

以上の結果は，人為的にHIF-1の活性化とそれに続く遺伝子発現を誘導することにより低酸素負荷を与えなくとも心臓に低酸素耐性を付与できることを示唆している。これらの結果は，重金属による障害の危険性が伴うため，直ちにヒトに応用できるものではない。しかしながら，HIF-1は低酸素や運動により生じるストレスへの適応に重要な多くの遺伝子発現を制御していると同時に，がん細胞の増殖にもかかわっていることが示されている。すなわち，将来何らかの方法により，HIF-1そのもの，もしくはその情報伝達系を操作することで低酸素関連遺伝子を制御することができるようになれば，それらの多くのストレスから生体を防御することが可能になるであろう。

［遠藤　洋志・浅野　勝己・高橋　英嗣］

［文　献］

1) Minor DS：Life at altitude. 157-180, (Casa RM, Waterhouse JM (ed.)：Human Physiology-age, stress, and the environment-, Oxford University Press Inc, 1994.)
2) 池上晴夫：高地と運動. 122-133, (池上晴夫編：身体機能の調節性, 朝倉書店, 1997.)

3) Ward MP, Milledge JS, West JB : Acute mountain sickness. 215-232, (High Altitude Medicine and Physiology (3 rd Ed), Oxford Univesity Press Inc, 2000.)
4) Acker H : Mechanisms and meaning of cellular oxygen sensing in the organism. Respir Physiol, **95** : 1-10, 1994.
5) Lipton AJ, Johnson MA, Macdonald T, et al. : S-nitrosothiols signal of the ventilatory response to hypoxia. Nature, **413** : 171-174, 2001.
6) Ellsworth ML, Forrester T, Ellis CG, et al. : The erythrocyte as a regulator of vascular tone. Am J Physiol Heart Circ Physiol, **269** : H 2155-H 2161, 1995.
7) González-Alonso J, Richardson RS, Saltin B : Exercising skeletal muscle blood flow in humans responds to reduction in arterial oxyhaemoglobin, but not to altered free oxygen. J Physiol, **530** : 331-341, 2001.
8) Euler V, Lijestrand US : Observation on pulmonary arterial blood pressure in the cat. Acta Physiol Scand, **12** : 301-320, 1946.
9) 酒井秋男, 上田五雨, 小林俊夫 : 動物の高地への順応. 日本胸部臨床, **48** : 647-654, 1988.
10) Archer SL, Weir EK, Reeve HL, et al : Molecular identification of O_2 sensors and O_2-sensitive potassium channels in the pulmonary circulation. Adv Exp Med Biol, **475** : 219-240, 2000.
11) Goldberg MA. Dunning SP, Bunn HF : Regulation of the erythropoietin gene : Evidence that the oxygen sensor is a heme protein. Science, **242** : 1412-1415, 1988.
12) Semenza GL, Wang GL : A nuclear factor induced by hypoxia via de novo protein synthesis binds to the human erythropoietin gene enhancer at a site required for transcriptional activation. Mol Cell Biol, **12** : 5447-5454, 1992.
13) 髙橋英嗣, 土居勝彦 : hypoxia inducible factor-1 の応答は? 96-97, (大野秀樹, 及川恒之, 石井直方編 : 運動と遺伝子. 大修館書店, 2001.)
14) Jaakkola P, Mole DR, Tian YM, et al. : Targeting of HIF-α to the von Hippel-Lindau ubiquitylation complex by O_2-regulated prolyl hydroxylation. Science, **292** : 468-472, 2001.
15) Ivan M, Kondo K, Yang H, et al. : HIF-α targeted for VHL-mediated destruction by proline hydroxylation : implications for O_2 sensing. Science, **292** : 464-468, 2001.
16) Zhu H, Bunn HF : Signal transduction. How do cells sense oxygen? Science, **292** : 449-451, 2001.
17) Baar K, Blough E, Dineen B, et al : Transcriptional regulation in response to exercise. Exerc Sport Sci Rev, **27** : 333-379, 1999.
18) Carson JA, Booth FW : Molecular biology of exercise. 251-264, (Garrett WE, Kirkendall DT (ed) : Exercise and Sport Science, Lippincott Williams & Wilkins, 2000.)
19) Takahashi E, Sato K, Endoh H, et al. : Direct observation of radial intracellular Po_2 gradients in a single cardiomyocyte of the rat. Am J Physiol Heart Circ Physiol, **275** : H 225-H 233, 1998.
20) Takahashi E, Endoh H, Doi K : Intracellular gradient of O_2 supply to mitochondria in actively respiring single cardiomyocyte of rat. Am J Physiol Heart Circ Physiol, **276** : H 718-H 724, 1999.
21) Breen EC, Johnson EC, Wagner H, et al. : Angiogenic growth factor mRNA responses in muscle to a single bout of exercise. J Appl Physiol, **81** : 355-361, 1996.
22) Gustafsson T, Puntschart A, Kaijser L, et al. : Exercise-induced expression of angiogenesis-related transcription and growth factors in human skeletal muscle. Am J Physiol Heart Circ Physiol, **227** : H 679-H 685, 1998.
23) Roskamm H, Landry F, Samek L, et al. : Effects of a standardized ergometer training program at three different altitudes. J Appl Physiol, **27** : 840-847, 1969.
24) Asano K, Kumazaki Y, Suganuma I, et al. : Effect of simulated altitude training and climbing on aerobic work capacity. 428-434, (Ueda G (ed) : High Altitude Medicine, Shinshu Univ Press, 1992.)
25) Asano K, Mizuno K, Endoh H, et al. : Effects of simulated altitude training on aerobic work capacity in the Himalayan climbers. Progress in Mountain Medicine and High Altitude Physiology, 258-263, 1998.
26) Takarada Y, Takazawa H, Sato Y, et al. : Effects of resistance exercise combined with moderate vascular occlusion on muscular function in humans. J Appl Physiol, **88** : 2097-2106, 2000.
27) Endoh H, Kaneko T, Nakamura H, et al. : Improved cardiac contractile functions in hypoxia-reoxygenation in rats treated with low concentration Co^{2+}. Am J Physiol Heart Circ Physiol, **279** : H 2713-H 2719, 2000.

14章　高圧・高酸素とストレス

要　旨

　潜水/潜函作業や高圧酸素治療において，ヒトは必然的に高圧・高酸素環境に曝されることになる。これまでの潜水・高圧医学領域の研究では，高圧ガスの生理学的作用が解析され，潜水病（減圧症）の発生メカニズムや高圧酸素療法の治療効果などが明快に説明されてきている。しかし，高圧・高酸素環境が生体に及ぼす影響は多岐にわたるため，未だ多くの未解決の問題を抱えているのも事実である。高圧・高酸素環境に適応すべく，生体は実に巧妙な生理学的反応を起こす。ところが，ストレスがあるレベルを超えると，その結果は機能異常あるいは病的変化として現れてくる。本稿では，高圧・高酸素ストレスによって引き起こされる主要な症候について概説するとともに，その生理学的なメカニズムについての検証を試みた。

はじめに

　日常生活において急激な圧変動の影響を受けることは一見少ないように思われる。しかし，航空機への搭乗，高層ビルにおける高速エレベータの使用，特急列車乗車時のトンネル通過など意外に圧変動に出会うチャンスがあるのに気が付く。また，気圧の変動によりしばしば膠原病の病状が変化することも良く知られた現象である。高圧・高酸素環境という異常環境は，いわばこのような圧変化の延長線上にあるが，特殊環境下ではその程度が極端な形で現れた時の生理学的変化について考察する必要がある。圧環境の変化が生体に及ぼす影響を考える際には，それが圧そのものによる影響であるのか，あるいは圧変化に附随する別の要因であるのかを区別する必要がある。そこで本稿では，高圧・高酸素環境が生体の生理機能に及ぼす効果を，加圧不活性ガス（inert gas）による影響，静水圧そのもの（hydrostatic pressure）の増加による影響，高圧酸素（hyperbaric oxygen）による影響などに分けて考え，多方面から論じてみた。

　高圧によるストレスと高酸素（ここでは特に高圧酸素と呼ばれる状態を中心に取り上げる）によるストレスとは元来異なる性質のものである。したがって，本稿ではこれらの生理学的作用をできるだけ別々の観点から紹介することにした。しかしながら実際上は，これら2つの要因が密接にかかわりあって分離することが不可能な場合や，

圧力と酸素の相加/相乗効果により生理学的作用が現れる場合もあることも事実である。

1. 高圧によるストレスが生体に及ぼす影響

　　高圧ストレスが生体に及ぼす影響には，一般のスクーバ潜水や潜函作業等にみられる数気圧程度以内の環境圧変化で起きる変化と，深海飽和潜水[注1]等で経験する異常高圧（場合によっては数十気圧に及ぶ）で初めて起きる変化とがある。また，高圧による影響には，圧力（高圧ガス）による物理的影響，静水圧（圧力自体）による影響，呼吸ガスの高圧薬理作用やガス組成の特性に基づく影響などが考えられる。さらには，絶対圧の影響で起きる場合と，圧の変化速度が発生要因に関与してくる場合とが存在する。これら高圧によるストレスについて，症候的，生理作用的側面からいくつかの重要な事象に分けて紹介してみたい。

　　注1) 飽和潜水とは，呼吸ガス中に含まれる不活性ガス（窒素やヘリウム等が用いられる）の体内への溶け込みが飽和状態に達する潜水方法をさす。一般に，不活性ガスの体内への溶け込みは加圧深度や滞底時間が増加するとともに増える。したがって，深々度の潜水では必然的に不活性ガスの溶け込みは大きくなり，減圧症（減圧に伴う溶け込んだガスの気泡化による組織傷害が主な原因）の発生を予防するためには，ごく短時間の潜水であっても長時間の減圧を要する。また，少しの滞底時間の延長が減圧時間の大幅な増加に繋がる。しかし，ある一定の深度でおよそ24時間経過すれば，体内への不活性ガスの溶け込みは飽和状態に達するので，その後は潜水作業時間の長さに関係なく減圧に要する時間は一定である。したがって，飽和潜水では滞底時間を長く取ることができ，潜水効率（全潜水時間に対する実潜水作業時間の割合いのこと）の良い潜水が行なえる。しかし，潜水員が長期間滞在するための大掛かりな潜水装置を使う必要があり，限られた施設でしか行なえない。日本では，海上自衛隊等で行なわれている。

1）圧外傷（barotrauma）・減圧症（decompression sickness, DCS ; decompression illness, DCI）

　　われわれは通常大気圧下（およそ1気圧＝101.3 kPa）の環境で生活している。潜水では10 m潜る毎に環境圧（水圧）は約1気圧ずつ増加する。したがって，潜水中はこの圧力の増加が種々の物理学的・生理学的影響を与える。液体や固体は潜水に伴う加圧による容積変化の割合いはほとんど無視できる程度であるが，気体は圧力に反比例して容積が少なくなる（ボイルの法則）。このような点から，生体内では大半の組織は圧による容積変化の影響を受けることは少ないが，中耳，副鼻腔，肺などの含気組織は圧変化の影響をもろに受ける。例えば，中耳腔は硬い骨組織の中に存在し，外耳とは鼓膜で，内耳とは正円窓で隔てられている。また，耳管を通じて上咽頭と連絡して

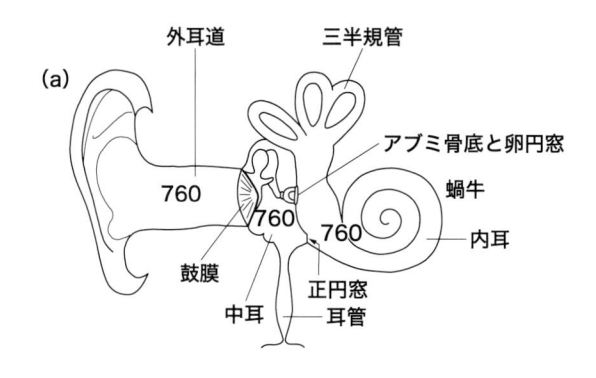

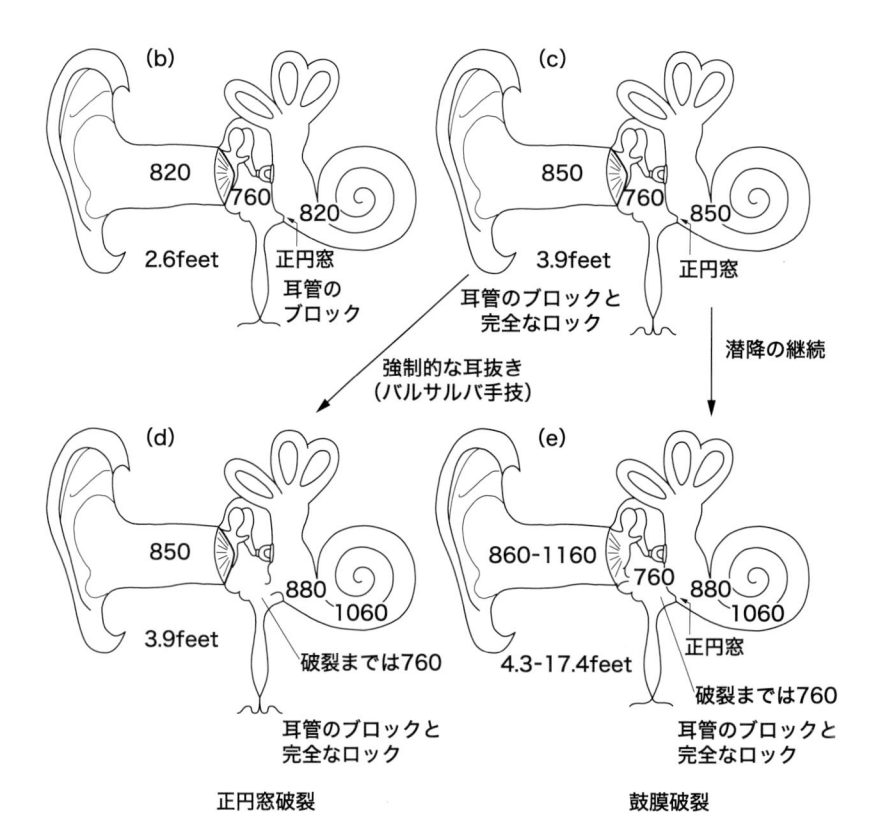

図 14-1 潜降中に起る中耳・内耳外傷のメカニズム

(a) 大気圧下（水面）では外耳・中耳・内耳ともに 760 mmHg（1 気圧）で均圧している。
(b) 潜降時，外耳圧・内耳圧は上昇するが，耳管機能が悪いと開口部がブロックされ中耳腔は 760 mmHg のままである。(c) さらに潜降すると耳管開口部は完全にロックされる。
(d) この状態で強制的に valsalva maneuver（耳抜き操作）を行なうと正円窓が破裂し，内耳圧外傷を起こす。(e) 耳管開口部がロックされたまま潜降を続けると，鼓膜破裂に至る（中耳スクイズ）。3.3 Feet≒1 m（Bennett P, Elliott D (ed.)：The Physiology and Medicine of Diving, 4th Edition, 267-300, W. B. Saunders Company Ltd., 1993.）

いる。外耳，中耳，内耳の圧は，常圧下（水面）では同じで各々760 mmHg を示す。潜降とともに外耳圧，内耳圧は上昇するので，潜水員は「耳抜き操作」により中耳腔を均圧する必要がある。ところが，耳管機能に異常があって中耳腔を均圧できない場合には圧外傷が起きる可能性がある[1]（図14-1）。例えば，咽頭の耳管開口部に炎症等があり耳管通気が妨げられた場合には，潜降とともに外耳，内耳の圧力は増すが，中耳は均圧できないために 760 mmHg のままに留まる。この段階でさらに潜降を続けると圧力のさらなる増加のために耳管は完全にブロックされ，中耳は閉鎖腔となり空気の通り道を失う。したがって，鼓膜は中耳腔側に強く引き寄せられる。さらに潜降を続けると，ついには圧不均衡に耐えられなくなり鼓膜破裂に至る。これを中耳圧外傷（中耳スクイズ）と呼ぶ。また，耳管がブロックされた状態で強制的に耳抜き操作（いわゆる valsalva maneuver）を行なうと正円窓の破裂を招くことがある（内耳圧外傷）。副鼻腔の開口部がブロックされた場合にも同様の圧外傷が起こりうる（副鼻腔スクイズ）。これとは逆に，加圧中は傷害なく経過した場合でも，耳管や副鼻腔の開口部のブロックのために浮上中（減圧時）にガス膨張による圧外傷が起きることがある。これを逆スクイズと呼んでいる。また，肺では浮上中に急激なガス膨張により肺胞破裂を起こす場合がある(肺圧外傷)。その原因としては，息を吐かずに急速に浮上した場合や，粘液栓のためにチェックバルブ機構が働いて肺に過膨張を招いた場合などが挙げられる。肺胞破裂による気泡が血流内（特に左心系）に入った場合には，空気塞栓症を起こし重症な脳・神経障害を引き起こすことがある。また，縦隔気腫，皮下気腫や気胸を起こすこともある。以上のような圧外傷は，ガスの容積変化に起因しているが，ボイルの法則からもわかるとおり容積変化は水面に近いところで最も大きい。したがって，その多くが 10 m 以下という浅い深度で起きている。

　加圧と気体についての関係のもうひとつの特徴は，呼吸中の不活性ガスの体内への溶け込みはガス分圧に比例することである（ヘンリーの法則）。加圧と伴に不活性ガスの分圧は上昇することから，潜水深度が深くなるほど体内への溶け込みは大きくなる。例えば，窒素には麻酔作用（nitrogen narcosis と呼ぶ）があり，ガス分圧の増加に伴いこの麻酔作用も大きくなることが知られている。実際の潜水作業においては，この麻酔作用が判断力等の脳高次機能を障害するので，空気潜水や窒素―酸素潜水においては潜水深度を制限するひとつの要因となっている。

　体内に溶け込んだ不活性ガスが引き起こすもうひとつの重要な障害に，減圧症（decompression sickness）がある。これは一義的には，潜水後の上昇（減圧）に伴う過飽和不活性ガスの気泡化による組織障害である。したがって，加圧中に症状が出現することはない。症状は，皮膚症状や四肢の痛み（I型減圧症），四肢の知覚・運動障害や膀胱直腸障害（脊髄型減圧症），痙攣発作や意識障害などの脳障害（脳型減圧症），息切れ・呼吸困難や胸痛（チョークス），めまい・吐気・難聴（内耳型減圧症）等である。気泡は組織や毛細血管内で発生し，血流を介して肺に戻ってくる。それゆえ，気泡は通常は肺毛細血管で濾過されるため動脈系に出現することはほとんどない。しかし，卵円孔開存[2]があり右心系から左心系に気泡が流入する可能性があるときには，空気塞栓症と同様の機転で脳障害を引き起こすことがある。このような場合，減圧症か空気塞栓症かの区別が困難あるいは両者の発症機転が混在しているものと考えられ

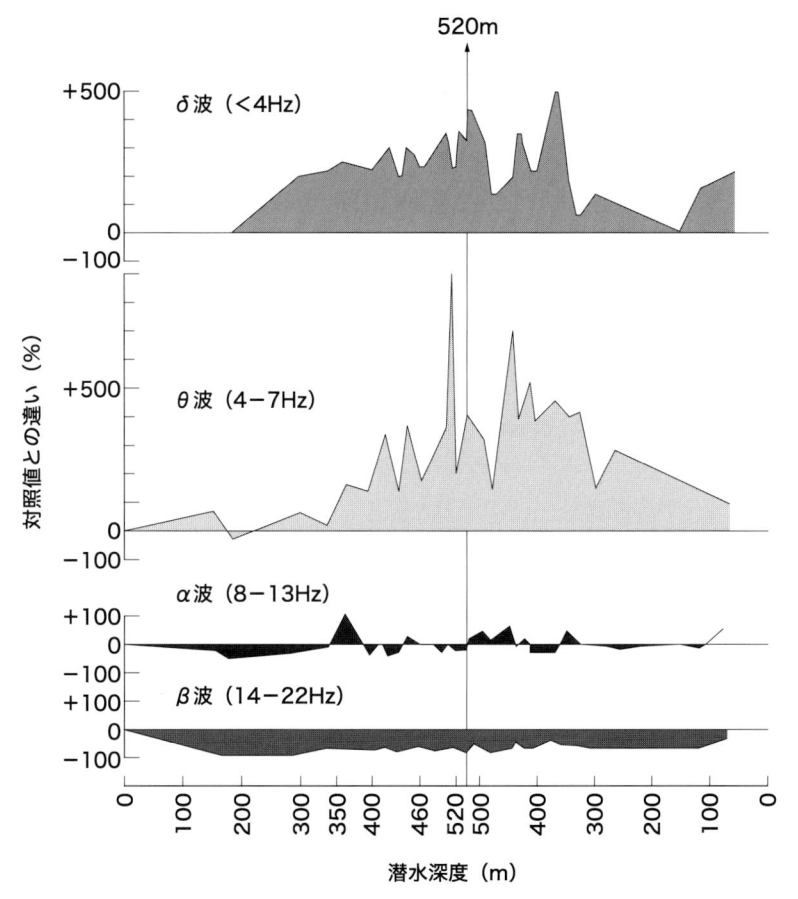

図 14-2 高圧神経症候群における脳波変化
1970年11月にフランスの潜水会社 COMEX において行なわれた飽和潜水実験（Physalie V）での脳波記録の解析を示す。前頭部誘導の脳波の周波数解析で、加圧に伴い θ 波（4-7 Hz）と δ 波（<4 Hz）の頻度が増加し α 波（8-13 Hz）と β 波（14-22 Hz）の頻度は逆に減少しているのがわかる。(Lambertsen CJ (ed.)：Proc. V th Symp. Underwater Physiology. Fed. Am. Socs Exp. Biol, 21-33, 1976. より引用改変)

る。最近ではこのような病態を減圧障害（decompression illness）と呼んでいる[3]。気泡が減圧症の病態形成にどのように関与しているかの詳細は今もって不明であるが、一時的な気泡塞栓による末梢組織の虚血、これに伴う二次的な血管内皮障害、凝固機能亢進、補体の活性化、プロスタグランジン経路の活性化などが密接にかかわっているものと想定されている。

2）高圧神経症候群（high pressure nervous syndrome, HPNS）

ヘリウムは窒素に比べて脂質への可溶性が低いことから、加圧時の麻酔効果が少ないことが知られている。したがって1960年代の初頭までは、ヘリウムガスを用いた潜水では400mを超すような深い深度の潜水を行なわない限り narcosis（麻酔作用）は起きないものと考えられていた。しかし1965年 Bennett により、もっと浅い深度（183mと244mの2回の潜水）でも神経系への障害が起きることが報告された[4]。それ以

来，数多くの飽和潜水で神経症状についての検証がなされ，現在では一般に 150～200 m（16～21 絶対気圧に相当）以上の深度の潜水では神経障害が起きるものと考えられている。このような高圧下では，運動や知的活動に障害が起こり，潜水員の精神機能・計算能力や精密作業能力の明らかな低下が認められる。また，めまい，吐気，嘔吐や振戦といった症状も随伴してみられる。このような高圧に伴う神経症状は，高圧神経症候群とよばれる[5]。高圧ストレスが脳に及ぼす影響は，他覚的には脳波の変化（徐波の出現）として捕らえることができる[6]（図 14-2）。潜降時の加圧速度を遅くしたり一定の保圧時間を設けたりすると神経症状が改善することから，高圧神経症候群発生メカニズムにはヘリウムの薬理学的効果ではなく静水圧変化（増加）の割合が強く関与しているものと考えられている。ヘリウム加圧は細胞膜を圧縮することにより神経細胞の容積減少をもたらし，神経機能を障害する。一方，窒素は，加圧により細胞への溶け込みが促進し，神経細胞を膨張させることにより麻酔効果を現す。事実，ヘリウム－酸素に窒素を添加した三種混合ガス（He-N_2-O_2 trimix gas）を用いた潜水では，窒素による麻酔効果が高圧神経症候群の症状を軽減することがわかっている[7]。また，高圧神経症候群に対する感受性には個人差が存在することが報告されており[8]，脳波測定により高圧作業に対する適性判断をする試みもなされている。

　ジアゼパムやケタミンなどいくつかの鎮静剤や麻酔薬には，高圧神経症候群を抑制する効果があることが知られている。その薬理学的基盤として抑制性神経伝達物質である gamma amino butyric acid（GABA）の分泌促進および興奮性神経伝達物質である N-methyl-D-aspartate（NMDA）に対する拮抗作用が考えられており[9,10]，中枢神経内の神経伝達物質の変化が高圧神経症候群発現に強くかかわっていることを示唆している。また，ドパミン作働性の神経伝達物質とアミノ酸作働性の神経伝達物質との相互作用が神経症状発現に影響を与えているとする考え方も出てきている[11]。しかしながら，高圧神経症候群における神経症状発現の分子メカニズムについては，今のところ確定的な結論は得られていない。

3）加圧関節痛（hyperbaric arthralgia）

　本症候は，加圧時の関節音と関節痛を主症状とするもので，1941 年に初めて報告[12]されて以来，高圧神経症候群と同様，深々度潜水を行なう際にみられる症状として注目されている。好発部位は，肩関節，膝関節，手関節，股関節，腰部などである。動作時に明らかな疼痛を自覚するものから関節の不快感や違和感として感じられるものまでさまざまであるが，実際の潜水作業に支障を来す場合は少ない。その発生メカニズムは必ずしも明らかではないが，加圧による骨・軟骨・潤滑層の圧縮率の違いによる歪み，浸透圧の変化による関節液の移動，潤滑性の変化によるキャビテーション現象の促進などが主因と考えられている[13]。関節音の頻度には差がないにもかかわらず，空気潜水に比べてヘリウム酸素潜水で関節痛の発生頻度が高いことから，窒素ガスによる麻酔効果が発症をマスキングしている可能性がある。加圧深度は症状の発生と深く関連し，堂本らの報告によれば，飽和深度 100 m の潜水ではその発生頻度は 20％程度に留まるが，飽和深度の増加とともにその発生率は上昇し，330 m を超す深度での発生率は実に 80％に達する[14]。一般に，関節痛は加圧中に出現し一日～数日で症状が消失する。しかし，関節痛が長期にわたって持続するケースも報告されており，減圧症

における関節痛と区別する上でも経過観察は重要である。今までのところ，加圧関節痛を訴える者に骨壊死の発生が多いという報告はなく，加圧関節痛の訴えが全く認められない骨幹部にも病変が及ぶ骨壊死とは明らかにメカニズムを異にするものと考えられている。

4）水，電解質と内分泌系の高圧環境への反応/高圧利尿（hyperbaric diuresis）

高圧環境における水，電解質と内分泌系の反応に関する研究は，1967年Hamiltonが飽和潜水中にダイバーに利尿が起きることを報告したことに端を発する[15]。それまで，潜水による水浸（water immersion）や体位の変化により血液分布の変化が起こり利尿作用が現れることは良く知られていたが，飽和潜水実験によりドライな環境下でも圧力の影響により利尿が促進されることが示されたのである。高圧環境下では，血漿の希釈により浸透圧の低下が誘発され，バソプレッシン分泌の減少を招くために自由水の喪失が促進されるのが利尿のメカニズムと考えられている[16]。バソプレッシン放出量の減少により利尿がもたらされる点は，高山病（低圧環境下）にみられる利尿のメカニズムと似ているが，それとは異なり高圧環境では長期曝露後も生体の総水分量にはほとんど変化を来さない。その理由として，ヘリウムガス環境による不感蒸泄の減少が尿量の増加を相殺するものと考えられている。一方，非浸透圧性の利尿誘因として考えられているのが，血管系の圧受容器を介した応答である。高圧に伴う環境ガス密度の増加は，胸腔内負圧の増大をもたらし，ひいては胸腔内血液量の増加を引き起こす。これが心肺圧受容器に働きかけてバソプレッシンの減少に結びついている可能性が挙げられる[17]。しかし，胸腔内負圧の増大は，心房性ナトリウム利尿ペプチドの働きや血漿レニン活性の減少を介して利尿を促進する働きがある一方で，バソプレッシン量には変化がみられなかったという報告もあり[18]，確定的な結論は得られていない。また，20気圧を超える環境下でいわゆる夜間利尿が増えるメカニズムについても諸説あるが細部は不明である。

一般に，高圧利尿を引き起こす環境圧の閾値は，約3気圧以上と報告されている。高圧環境における尿量は，尿浸透圧の低下と良く相関しており，尿浸透圧は環境圧力とは負の相関関係にある。また，浸透性粒子の排泄は，環境圧力と負の相関関係にある。したがって，自由水喪失が高圧利尿を説明する主な理由であり，それを引き起こしているのはバソプレッシン分泌の低下であることに間違いはない。しかし，3気圧から49.5気圧までの範囲で実際の利尿の程度はほとんど変わらなかったことが報告されており[19]，本当の意味での圧力と利尿の関係については解明されていない。

5）高圧徐脈（hyperbaric bradycardia）

いわゆる高圧徐脈とは，安静時・運動時を問わず加圧（潜水）期間を通して観察される心拍数の減少をさしている。本症候は，1936年Shillingらにより報告[20]されて以来数多くの潜水でそのメカニズムに対する考察がなされてきたが，Linらの一連の仕事[21-23]を中心として次第にその全貌が明らかになってきている。高圧徐脈のメカニズムとしては，酸素依存性のものと非依存性のものとが想定されているが，その大部分は酸素依存性の機構で説明できる（図14-3）。加圧中にもたらされる血液中の高酸素分圧（high PO_2）により，全身性の末梢血管収縮と迷走神経によって介在される圧受容器反射が起き，結果として徐脈が誘発される。また，高酸素分圧は化学受容器の働き

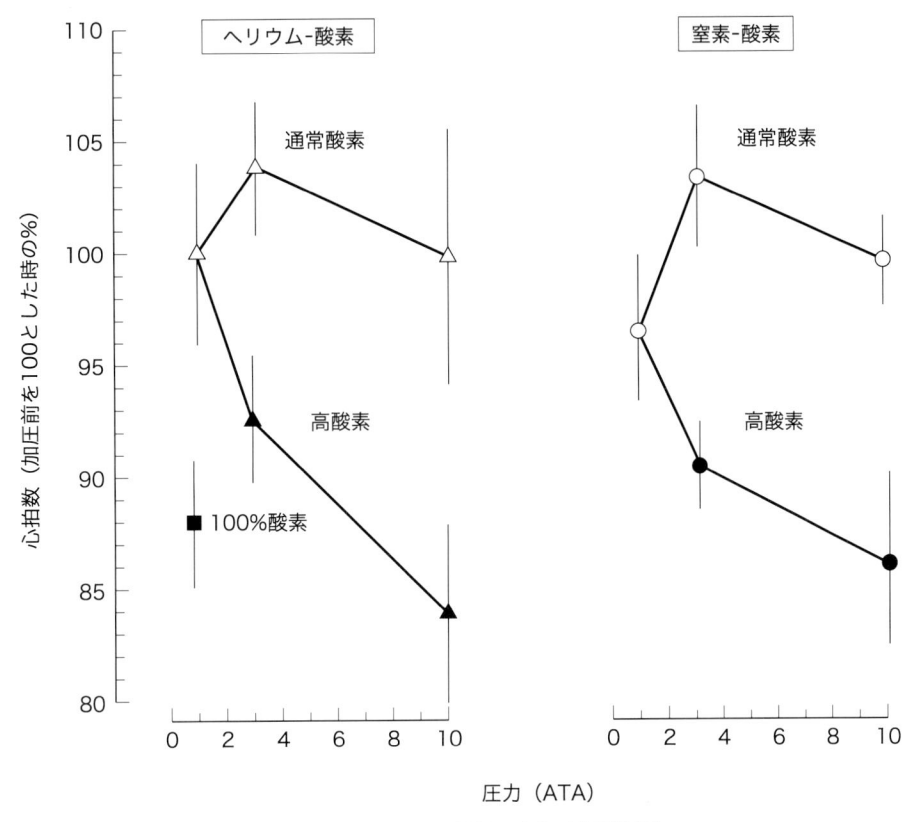

図 14-3　高圧時の心拍数の変化（高圧徐脈）
不活性ガスの種類によらず，ヘリウム潜水，窒素潜水いずれにおいても酸素依存性のメカニズムにより高圧徐脈が起きているのがわかる。図はラットを用いての実験結果。(Shida KK, Lin YC：Contribution of environmental factors in development of hyperbaric bradycardia. J Appl Physiol, 50：731-735, 1981. より引用改変)

を抑制することにより交感神経活動を低下させる働きもある。一方，酸素非依存性の要因としては，高圧そのものやガス密度の増加，不活性ガスの溶け込みの増大などが考えられる。心電図のR-R間隔変動のスペクトル解析は自律神経の状態を反映する解析法として用いられており，高周波域（HF：0.25 Hz）と低周波域（LF：0.1 Hz）の2つのピークを示すことが知られている。高圧時にはLF：HF比が減少することから，交感神経の緊張が低下していることが示唆されている。また，高圧による呼吸ガス密度の上昇は，呼気時間の延長をもたらし心拍数に影響を与える可能性も考えられている。さらに，呼吸抵抗の増大は胸腔内圧の増大ひいては中心血液量の増加をもたらすために心血管系の条件反応の変化（cardiovascular deconditioning）が起きるものと考えられている。しかし，ヒトでのデータと動物を用いた実験とで結果の解釈に違いがあることや，酸素の影響を完全に排除した実験系を組むことが難しいことから，酸素非依存性機構についての確定的な結論は出ていない。

6）高圧下における呼吸機能

　加圧とともに呼吸ガス密度は増加する。したがって，潜水（高圧）時の呼吸機能は，

呼吸ガス密度の影響を大きく受けるものと考えられる[24]。一般に，気道における呼吸ガスは，流速が遅い場合には層流（laminar flow）を形成する。このとき，流速は気道中心部の方が粘膜に接する周辺部分よりも速くなる。したがって，流速(flow：V)は以下の式で表され，

$V = \Delta P K \eta^{-1}$ （ΔP=pressure drop driving flow, K=constant, η=gas viscosity）

粘性の影響は受けるがガス密度の影響は受けない。

しかし，ガスの流速が速くなれば，この規則的なパターンは崩れ乱流（turbulent flow）となる。また，呼気時には，末梢から中枢へとガスが合流するために中枢部ではより流速が速くなる傾向(convective acceleration)にある。したがって，流速(V)は以下の式で表され，

$V = \sqrt{\Delta P}/\sqrt{\rho} \times K'$ （ΔP=pressure driving flow, K'=constant, ρ=gas density）

ガス密度の影響を大きく受けることになる。

つまり，安静時呼吸のように肺のボリューム変化が少なくてすむ場合には，ガスの流れは層流となりガス密度の影響を受けない。一方，運動時など肺のボリューム変化が大きい場合には，流速や呼吸抵抗はガス密度に大きく依存することになる。このような理由から，最大努力換気量（maximum voluntary ventilation, MVV）は最大呼気流量（maximum expiratory flow, MEF）に依存する，つまり呼吸ガス密度によって規定されるものと考えられる。実際の報告もこれを裏づけるものとなっている[24]（図14-4）。例えば，4絶対気圧下（深度30 mの潜水に相当）では，ガス密度は大気圧下の

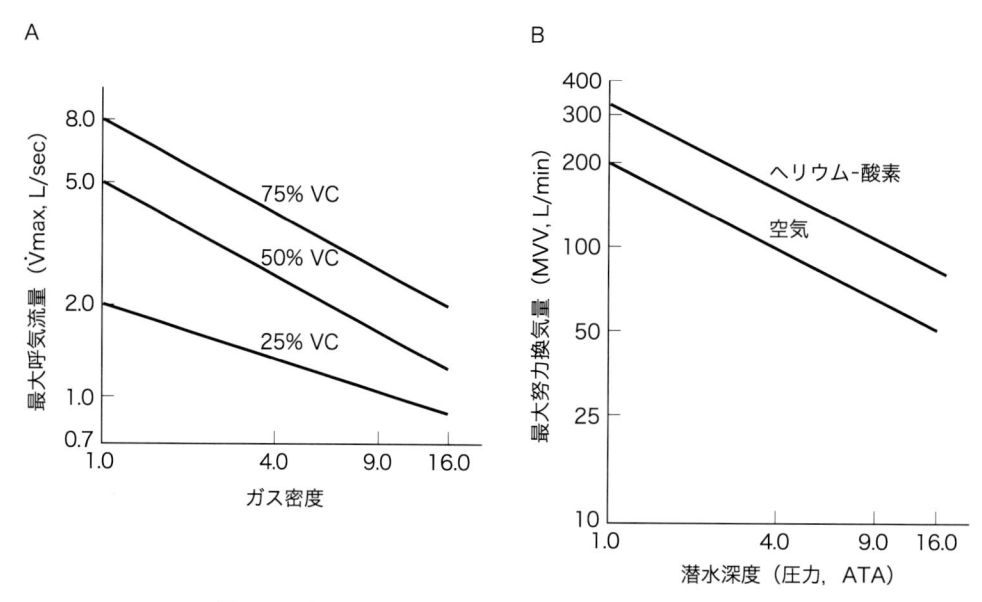

図 14-4 加圧に伴うガス密度の増加が呼吸機能に及ぼす影響

(A) ガス密度と最大呼気流量（$\dot{V}_{max}$）の関係。ガス密度の増加とともに呼気流量が減少しているのがわかる。ガス密度が4倍の時50% VCおよび75% VCにおいて呼気流量はおよそ半分に減少している。(B) 潜水深度と最大努力換気量（MVV）の関係。MVVは4 ATAにおいておよそ半分に減少している。ヘリウム—酸素ガス（80% He, 20% O_2）を用いた潜水では空気潜水に比べてMVVを大幅に改善できることがわかる。(Shilling CW, Carlston CB, Mathias RA (ed.)：The Physician's Guide to Diving Medicine. Plenum Press, 71-85, 1984. より引用改変)

図 14-5　加圧深度とフローボリューム曲線の関係

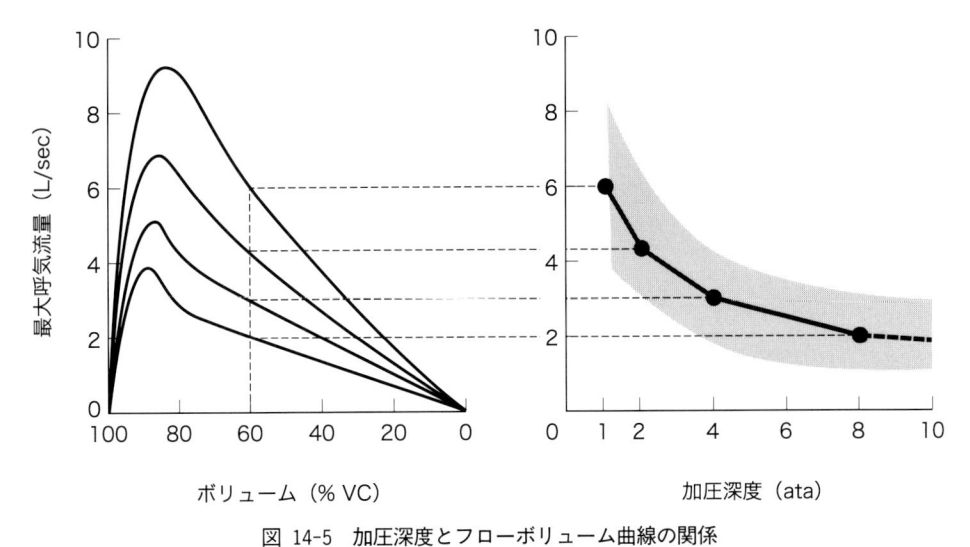

1, 2, 4, 7.8 ata における空気呼吸時の最大呼気流量と肺ボリュームとの関係を表している。(Bennett P, Elliott D (ed.): The Physiology and Medicine of Diving, 4th Edition. W. B. Saunders Company Ltd., 77-120, 1993. より引用改変)

4倍となるが，この時の MEF および MVV はおよそ半分程度になっていることがわかる。潜水時のフローボリューム曲線を描いてみると，同様に深度（圧）依存性に呼吸機能が制限されてくることがわかる[25]（図 14-5）。また，Hashimoto らの研究から，実際にはガス密度増加による呼吸抵抗は，呼気流量を減少させるばかりでなく吸気流量に対しても同様の減少効果があることがわかっている[26]。

以上のように，空気または窒素―酸素を用いた潜水では，窒素麻酔（nitrogen narcosis）だけでなくガス密度増加による呼吸機能の低下が深々度潜水作業を行なう上での大きな制限要因となっている。ヘリウムガスは，窒素に比べて粘性はやや大きいものの分子量がおよそ7分の1であり[27]（表14-1），ガス密度増加による呼吸機能への影響を大きく減ずることが期待できる（図14-4 B）。したがって，深々度潜水においては呼吸ガスとしてヘリウム―酸素ガスが多用されている。500 m を超えるようなさらに深い深度の潜水では，ヘリウムを用いても呼吸抵抗はかなりの程度に上る。この場合には，さらに分子量の低い水素を用いた潜水が考案されている。フランスの COMEX 社によって行なわれた水素―酸素潜水（Hydra計画）においては，有人で71気圧（700 m）まで潜ることに成功している[28]。

実際の潜水作業は水中で行なわれるため，呼吸機能を考える上では水浸（water immersion）や体位が胸郭，肺に及ぼす影響を考慮する必要がある。これには，多数の要因が関与してくるが，究極的には圧そのものによる直接的な影響と血液分布のシフトによる間接的な影響とに分けて考えられる。最も顕著な例は素潜り（breath hold diving）の場合で，潜水による加圧とともに含気組織である肺は縮小するが，胸郭はある一定の限度を超えて収縮することはできない。したがって，胸膜腔には圧の歪みによる漏気や出血などの圧外傷（いわゆる肺スクイズ）が起きる可能性が考えられる。この考えに基づくと，残気量（RV）：全肺気量（TLC）の比が素潜りの潜水限界深度

表 14-1 潜水に用いられる不活性ガスの性状比較

特徴	(単位)	測定条件	H_2	He	N_2
分子量	(10^{-3}kg/mol)	—	2.016	4.0026	28.0134
圧縮性	(なし)	37℃, 50 atm	1.030	1.023	0.999
粘性	(μP)	37℃, 1 atm	9.10	20.3	18.3
水に対する溶解度	(mol/m³. bar)	37℃, 1 atm	0.73	0.38	0.56
油に対する溶解度	(mol/m³. bar)	37℃, 1 atm	1.95	0.66	2.63
比熱	(J/mol. °K)	37℃, 1 atm	28.9	20.8	29.1
熱伝導度	(W/m. °K)	37℃, 1 atm	0.187	0.156	0.026

(Imbert G：Safe Deep Sea Diving Using Hydrogen. Marine Technol Soc J, 23：26-33, 1989. より引用改変)

を規定する要因になる。しかし，実際には胸腔内への血液のシフトが起こり，胸腔内の歪みを代償することにより残気量をさらに小さくすることを可能にしている[29]。実際，100 m を超える深々度の素潜りでもとくに大きな肺障害を起こすことなく潜水を行なった例が報告されている。

7) 高圧ストレスが免疫系に及ぼす影響

高圧や潜水が免疫系に及ぼす影響については，以前から興味が持たれているもののその研究の歴史は浅い[30]。これまで，高圧酸素 (hyperbaric oxygen, HBO) ストレス後の末梢血白血球数，リンパ球増殖能，リンパ球サブセット変化，サイトカインや免疫グロブリンなどの液性成分変化などが調べられてきており，そのほとんどが免疫抑制的に働くと報告している[31,32]。潜水や高圧酸素治療などでヒトが高圧環境を経験する場合には，通常酸素分圧の上昇を伴っている。したがって，純粋な意味での高圧ストレスが免疫系に及ぼす影響に関する報告はごく限られている。Shinomiya らは，飽和潜水中の潜水員の末梢血リンパ球サブセットの経時的追跡を行ない，高圧ストレスにより T 細胞特に CD 4＋T 細胞の減少や CD 4：CD 8 比の低下が起きることを初めて報告した[33](図 14-6)。またその後の研究により，このような免疫系の変化の程度は圧力（潜水深度）と逆相関することが示され，免疫系に対する影響が酸素ではなく圧自体の影響によって引き起こされることが証明された[34]。さらに，Th_1/Th_2 分画の解析では Th_1 分画の減少がみられないこと，また natural killer 細胞分画は逆に増加傾向にあることなどから，免疫抑制状況下でも感染防御や細胞性応答などは比較的保たれた状態にあるものと類推されている[35]。このような圧依存性の免疫系の変化のメカニズムとしては，①加圧によるストレスが神経―免疫系と関連の深いカテコールアミンやコルチゾールなどのストレスホルモン分泌の変化を招き，これによって免疫細胞の機能や可動性が変化するとする考え方，②特定のサブセットの再配分に伴う免疫細胞の組織分布の変化，③特定の細胞分画の細胞死の促進や細胞増殖の変化，④細胞の加減圧処理過程に伴う artifact などが仮説として挙げられている。しかしながら，本当のところは良くわかっていない。

8) 高圧ストレスと熱ショックタンパク応答

高圧に対する生物のストレス応答は，主に細菌や酵母を用いたモデルにより解析が進められてきた[36]。種々の微生物に 300〜500 気圧という異常高圧ストレスをかける

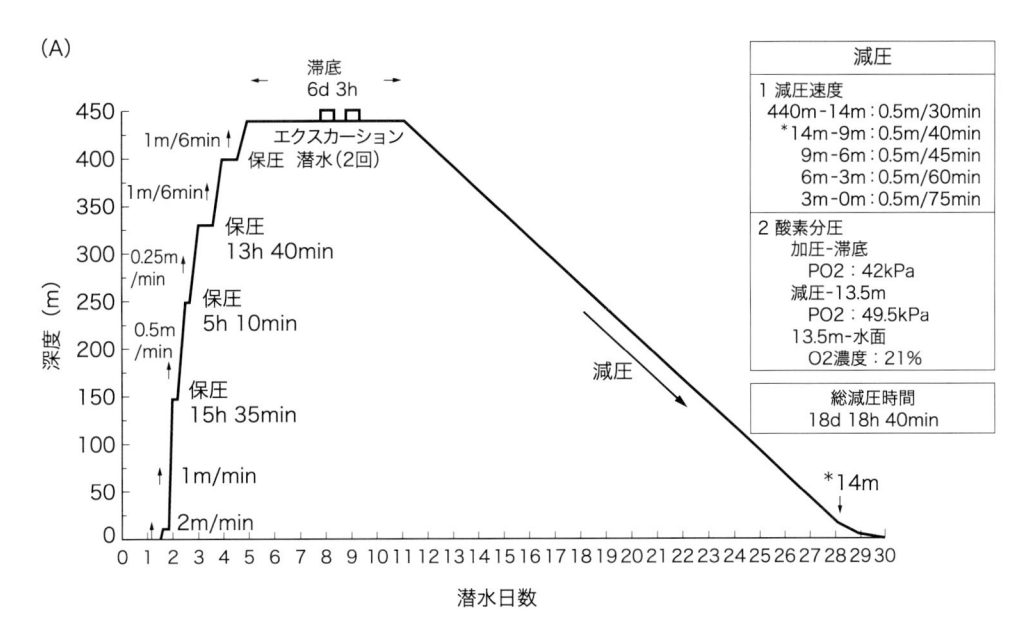

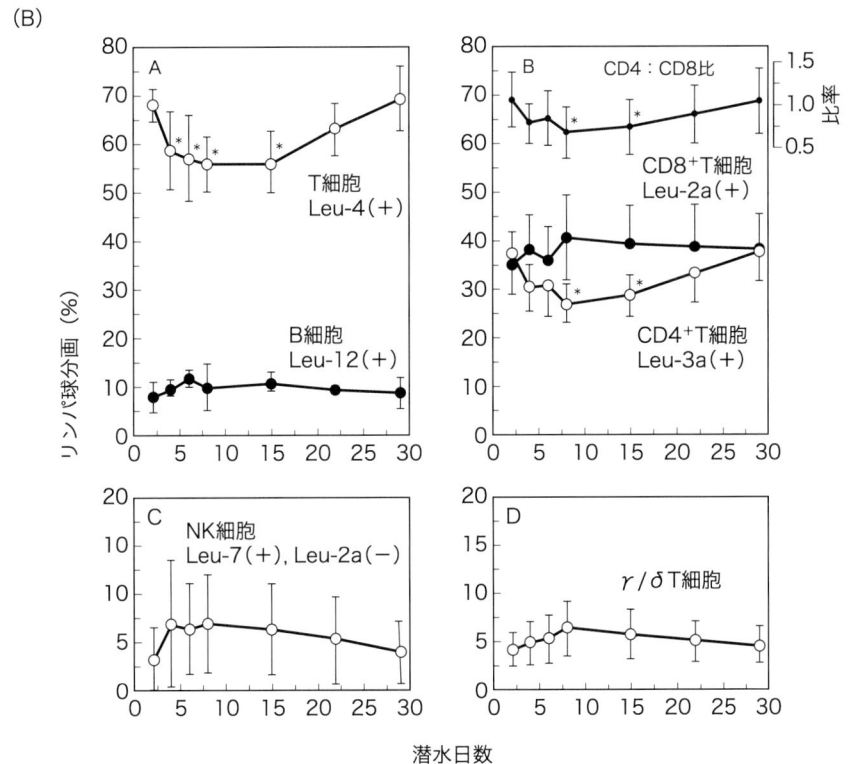

図 14-6 飽和潜水時の免疫系の変化

(A) 440 m 飽和潜水の加減圧プロトコール。HPNS（高圧神経症候群）の出現を抑制するために，深度とともに加圧速度を減少し数段階の保圧期間を設けた。最大保圧深度(440 m)滞在中に2回のエクスカーション潜水(450 mまで)を行なった。減圧スケジュールについてはR. Vann博士から供与いただいたDuke-GKSS法を用いた。(B) 440 m 飽和潜水中の末梢血リンパ球サブセット変化。加圧に伴って，T細胞，$CD4^+$T細胞の割合が有意に減少しているのがわかる。また，これに伴ってCD4：CD8比も減少していることがわかる。NK細胞や$\gamma\delta$T細胞の割合はこれとは逆に加圧中は増加傾向にある。図中のデータは，5人の潜水員の値を平均値±標準偏差で表したものである（*$p<0.05$）。加圧時の免疫系の変化は可逆的なもので，減圧と伴に元に復帰し，潜水終了時には潜水前とほぼ同じレベルにまで回復している。(Shinomiya N, Suzuki S, Hashimoto A, et al.: Effects of deep saturation diving on the lymphocyte subsets of healthy divers. Undersea Hyper Med, 21：277-286, 1994.)

と,増殖の停止がみられる。これはDNA複製,特にその開始が妨げられることによる。RNA合成はさらに圧耐性が高く700気圧程度まで障害されない。これとは逆に,タンパク合成は圧による影響を比較的受け易いものと考えられている。大腸菌を用いた実験では,高圧下(546気圧,55,304 kPa)で誘導されるタンパクの多くが熱ショックタンパクであり,高圧に対する細胞応答の大部分が熱ショックタンパク応答と同様の経路を用いていることが示唆されている[37]。高圧ストレスにより誘導されるDnaKやGroEL等の分子は,シャペロン分子としての働きを持っており,おそらく高圧下での折り畳みが不十分なタンパク分子を基質としているものと考えられている。また,熱ストレス下において誘導される転写因子 $\sigma 32$[38]も,圧耐性に関わる重要な分子のひとつであると考えられている。さらに,酵母を用いた実験でも,熱ショックの前処理によって誘導されたタンパク(HSP 104)が圧耐性を上昇させ得ることがわかっている[39]。一方,哺乳動物細胞を用いた実験においては,85〜200 MPa(850〜2,000気圧)の高圧曝露によりアポトーシスというタイプの細胞死が誘導されることが報告されている[40]。高圧ストレスは細胞にp 38-MAPKの活性化やp 53の発現増強をもたらすことが知られており,おそらくこれらのシグナル経路がアポトーシス促進に働いているものと考えられている。この他にも,高圧(5〜40 MPa)により正常の皮膚線維芽細胞にIL-6,IL-8等のサイトカイン産生が誘導されたという報告もみられる[41]。

しかしながら,高圧ストレスが個体レベルに及ぼす影響を熱ショックタンパク応答の見地から調べた報告はほとんどみられない。Matsuoらは,高圧ストレス下における免疫系の変化と熱ショックタンパク変化を比較し,400 m飽和潜水(4.1 Mpa,41気圧)中にみられるストレスタンパク発現増加は免疫系の変化とは相関せず,圧の影響というよりは蓄積性の酸素ストレスに起因していると結論づけている[42]。したがって,どのくらいの圧変化で個体レベルでの熱ショックタンパク応答の変化が起きるのかは今のところ明らかではない。

2. 高酸素によるストレスが生体に及ぼす影響

酸素を利用した好気的代謝は,嫌気的代謝に比べてエネルギー効率が圧倒的に良く,生物に多大な発展と繁栄をもたらした。しかし一方では,酸素が種々の化学反応を起こす際に,通常の酸素よりも反応性に富むいわゆる「活性酸素」が産生され,生体に毒性をもたらす。これに対し生物は,活性酸素に対する防御機構を働かせることによってその毒性の消去にあたっている。酸素に対するストレス応答や傷害の程度は,攻撃側である活性酸素産生量と防御側である除去機構とのバランスのもとに決定される。常圧下の酸素ストレスの影響については,酸化還元や呼吸機能などの生化学・生理学的側面ばかりでなく,熱ショックタンパク応答やストレス応答性遺伝子発現を中心とした分子生物学的側面からもすでに数多くの報告がある。したがって,ここでは高酸素によるストレスを,特に高圧酸素(hyperbaric oxygen, HBO)が生体に及ぼす影響に焦点を当てて論じてみたい。

1) 高圧酸素の生理学的作用(治療効果)

通常の酸素療法等にみられる常圧下での高酸素は,赤血球内のヘモグロビンの酸素

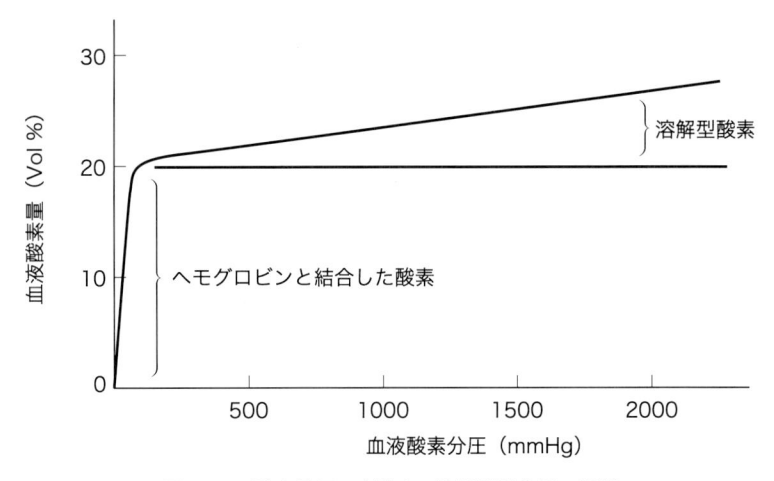

図 14-7　酸素分圧と血液中の溶解型酸素量の関係
ヘモグロビンが酸素で完全に飽和された後は，溶解型酸素は圧依存性に（圧に比例して）増えて行くことがわかる．(Flynn ET, Catron PW, Bayne CG (ed.)：Diving medical officer, Student guide course A-6 A-0010, Lesson 13 Carbon monoxide intoxicatoon Direction of Chief Naval Technical Training, 13.1-13.9, 1981. より引用改変)

表 14-2　高圧酸素療法の主な適応疾患

1. 空気（動脈ガス）塞栓症
2. 一酸化炭素中毒
3. ガス壊疽
4. 挫滅創，コンパートメント症候群，急性の外傷性虚血
5. 減圧症
6. 創傷治癒に問題を抱えている傷（治癒促進）
7. 出血性の貧血（例外的なもの）
8. 壊疽性の軟部組織感染症
9. 難治性の骨髄炎
10. 放射線による組織障害（潰瘍など）
11. 皮膚移植，皮膚弁（生着困難例）
12. 熱傷

(Bennett P, Elliot D (ed.)：The Physiology and Medicine of Diving. W. B. Saunders Co. Ltd., 542-562, 1993. より引用改変)

結合量を増し，酸素運搬能を高める効果を有する．これに対して，高圧酸素の場合には，ヘンリーの法則により溶解型の酸素量が圧依存性に増加（2.3 vol%/ata）するため，100%酸素吸入を行なった場合には，理論上は約2,000 mmHg（2.63 ata）で溶解型酸素のみで生体が必要な酸素量（$2.3 \times 2.63 \fallingdotseq 6.0$ vol%）を供給できることになる[43]（図14-7）．このことは豚を用いた実験で実際に証明されている[44]．しかしその一方で，高酸素（血液酸素分圧の増加）は心拍出量の低下や末梢血管抵抗の増大を招くため，臓器や組織への血流が低下し，溶解型酸素の増加による効果を相殺するのではないか

という矛盾点も抱えている．正常組織においては，確かに予想どおり酸素分圧の上昇により血管抵抗性は増すが，虚血巣など障害を抱える血管では，組織低酸素症が改善されるまでは血管抵抗は増大しないことが報告されており[45]，高圧酸素療法が低酸素組織に対する有効な手段であるという根拠ともなっている．また，高圧酸素には障害組織に起こる肉芽反応を促進する働きもあり，食細胞による微生物の処理，コラーゲン合成の促進，コラーゲンの架橋形成による組織強度の増加などがその主な作用点だと考えられている．このような高圧酸素の利点を応用して，種々の疾患に対して高圧酸素療法が行なわれている[46]（表14-2）．

2）酸素中毒（oxygen toxicity）

酸素の毒性は，種々の化学反応の際に反応性に富む「活性酸素」と呼ばれる活性分子群が産生されることによる．活性酸素には，フリーラジカルと呼ばれる不対電子を持つ分子群（superoxide anion：$O_2^{\cdot -}$，hydroxyl radical：$HO^{\cdot}$，peroxyl radical：$HO_2^{\cdot}$ など）やその前駆体（hydrogen peroxide：H_2O_2，singlet oxygen：$^1O_2$ など）が含まれる．フリーラジカルは通常環境下でもある一定の頻度で産生されるが，高圧酸素条件下ではその産生が飛躍的に増す．細胞内のフリーラジカルの産生場所は主としてミトコンドリアの電子伝達系であるが，それ以外にも細胞膜，細胞質，小胞などで産生される．不安定なフリーラジカルは周囲の分子と容易に反応し，安定な分子へと変換される．この際に過酸化を受けた脂質やタンパク分子はその本来の機能が阻害される．また，フリーラジカルによりDNAに直接的な障害が及ぶ場合もある．これらフリーラジカルに対する自然処理機構として，superoxide dismutase（SOD），catalase，reduced glutathione（還元型グルタチオン）などが解毒（還元）作用を行なっており，組織障害の程度は産生されたフリーラジカルの量とこれに対する解毒作用のバランス

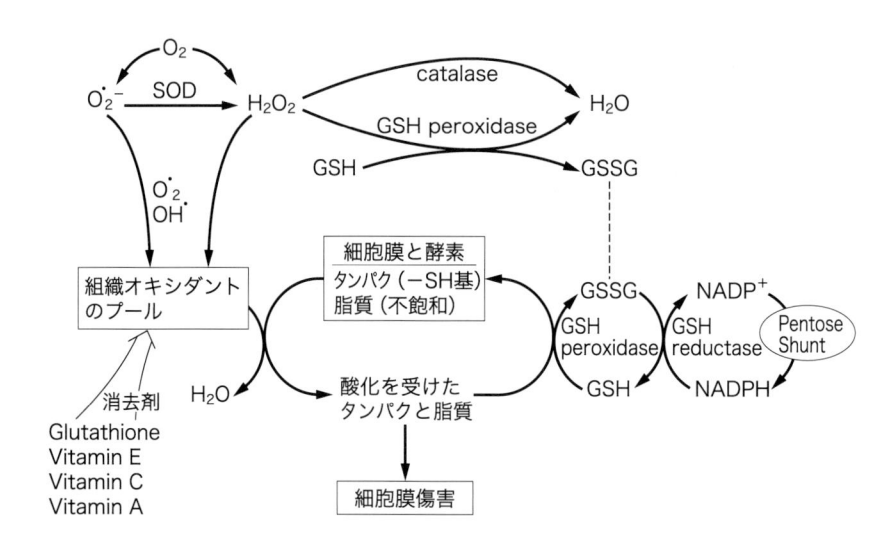

図14-8 オキシダントとアンチオキシダントとの関係
酸素中毒の要因となるフリーラジカルの生成とそれらの消去に当たるSOD，catalase，GSH（還元型グルタチオン）の関係を表している．酸化型グルタチオン（GSSG）から還元型グルタチオンへの再生はNADPHの存在下にGSH reductaseが触媒する．(Fishman AD, Renkin EM (ed.)：Pulmonary Edema. American Physiological Society, 207-216, 1979.)

のもとに決まる[47,48]（図14-8）。

　高圧酸素下では，フリーラジカルの過剰状態が引き起こされやすく，さまざまな臨床症状を呈する。中でもとくに酸素による障害を受けやすい組織として知られているのが，脳（中枢神経系）と肺である。歴史的には，脳酸素中毒は1878年のPaul Bertの動物での痙攣の報告に，肺酸素中毒は1899年のSmithの間質性肺炎の報告に端を発する。脳酸素中毒は，高酸素分圧に曝露後比較的短時間で起きてくる症状で，視野狭窄，耳鳴り，めまい，吐気，嘔吐，筋肉の痙攣などを主徴とする。このような多彩な症状は全身痙攣の前駆症状として表れるが，時に痙攣発作が初発症状である場合もある。一方，肺酸素中毒は，蓄積性の変化[注2]として現れるため，比較的低い酸素分圧（ただし，0.5 ataよりも高いことが必要条件）の曝露であっても酸素負荷の絶対量を考慮する必要がある。初発症状は胸痛，息切れであるが，進行すると気管支炎様症状が顕著となってくる。他覚的には肺活量の減少として捉えることができる。

　注2）肺酸素中毒を引き起こす酸素量を客観的に表す単位としてunit pulmonary toxicity dose（UPTD）が用いられる。UPTDはClarkとLambertsenによって示された肺活量減少と吸入酸素分圧，曝露時間の関係[49]をもとに導き出されている。本仮説では，吸入酸素分圧と曝露時間は反比例の関係にあるとしており，UPTDは以下の式で求められる。
　$UPTD = (0.5/PO_2 - 0.5)^{-0.833} \times t$
　（ただし，PO_2の単位はata，時間tの単位は分とする）
　本仮説では，吸入酸素分圧が0.5 ata以下の場合は考慮に入れていない（肺酸素中毒障害が起きないものとしている）。また，肺活量の減少とUPTDの関係は図14-9のようになる[50]。

　酸素中毒の発症メカニズムは，今もって完全に解明されている訳ではないが，生化学的な代謝機構との関係からいくつかの仮説が立てられている。そのひとつが抑制性神経伝達物質であるgamma-aminobutyric acid（GABA）の代謝に関係するもので，脳酸素中毒症状に先立って脳内GABA濃度が低下するという報告である[51]。GABAはグルタミン酸デカルボキシラーゼ（glutamic acid decarboxylase, GAD）の触媒作用により，グルタミン酸の脱炭酸反応を経て生成される。GADはSH基を有する酸素ラジカルの標的酵素であり，GAD活性の低下がGABAの低下に直接的にかかわっているものと考えられている[52]。GABAはまた，GABA-α-ケトグルタル酸トランスアミナーゼ（GABA-α-ketoglutarate transaminase, GABA-T）の触媒作用によりα-ケトグルタル酸と反応してコハク酸とグルタミン酸に変換される。酸素ストレスがGABA-Tを介する代謝経路（GABA shunt）を促進し，GABAの減少をもたらす可能性も指摘されている。GABA shuntはラジカルの最大の産生場であるミトコンドリア内で行なわれる。したがって，高圧酸素下でのミトコンドリア膜透過性の亢進が，さらにGABAの減少を促進しているものと考えられる。このようなGABAの減少の一方で，興奮性神経伝達物質であるグルタミン酸は増加し，脳の興奮性の亢進に寄与

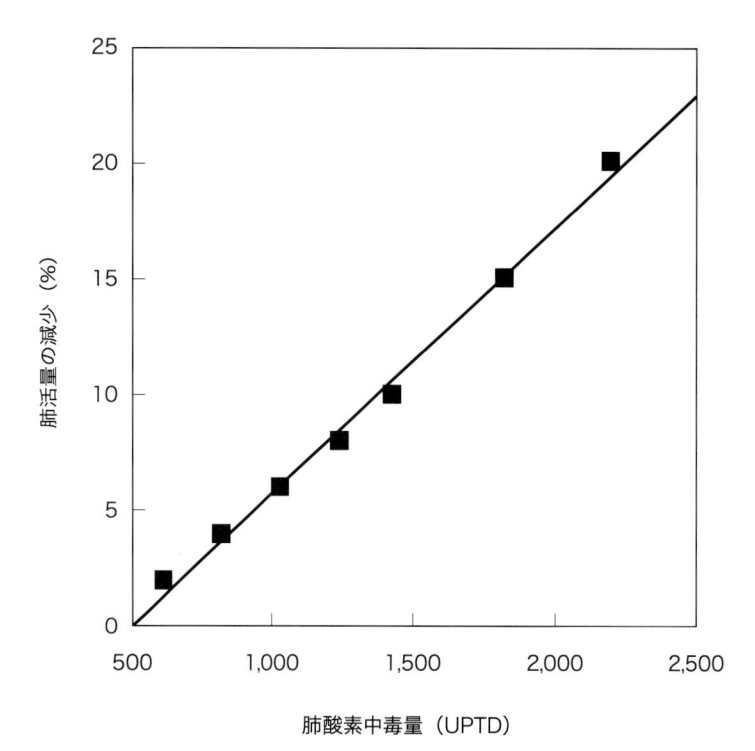

図 14-9　UPTDと肺活量減少との関係

米海軍の指針では，肺活量の減少が10%となる1425 UPTDを上限とし，それ以上の酸素曝露（潜水作業）を続けないよう指導している。(Flynn ET, Catron PW, Bayne CG：Diving medical officer, Student guide course A-6 A-0010, Lesson 12 The unit pulmonary toxicity dose. Direction of Chief of Naval Technical Training, 12.1-12.6, 1981. をもとに作成)

している[53]。しかしながら，GABAとグルタミン酸とのバランスの観点だけでは説明できない実験結果も数多く報告されてきており，脳酸素中毒を取りまく神経伝達物質の関与については不明な点が多い。

　もうひとつの脳酸素中毒発症メカニズムの仮説として，細胞膜に存在する能動輸送システムの不活性化が挙げられる。フリーラジカルの産生は，脂質の過酸化をもたらし細胞膜自体を障害するとともに[54]，Na^+K^+-ATPaseなど膜輸送にかかわる酵素活性にも障害を及ぼす[55]。脳の神経細胞における膜輸送機能の低下は，脱分極にかかわるK^+イオンと興奮性神経伝達物質であるグルタミン酸の細胞外蓄積を招き，脳の興奮性を高める方向に働いているものと考えられる。

　一方，肺酸素中毒発症のメカニズムとしては，肺毛細血管内皮細胞に対する酸素毒性がその主因と考えられている。内皮細胞の障害は，細胞内への5-hydroxy-tryptamineやノルエピネフリンの取り込みを低下させる[56,57]。また，アンギオテンシン転換酵素の活性を低下させ，血圧調整機能にも影響を及ぼす[58]。内皮細胞の障害はまた毛細血管透過性の亢進をもたらし，間質へのタンパクや浸出液の貯留を引き起こすことにより呼吸機能の低下をもたらす。

3) 高圧酸素の分子生物学

高圧酸素が生体に及ぼす影響については，以前は生理学的，生化学的な面を中心に研究がなされてきたが，近年の分子生物学の進歩によりその影響をタンパクや遺伝子など分子レベルでの変化として捕らえることが可能となってきた[59]。ここでは，高圧酸素が細胞に及ぼす影響について，分子上の重要な視点として接着分子，一酸化窒素（nitric oxide, NO）および一酸化窒素合成酵素（NO synthase, NOS），熱ショックタンパク（Heat Shock Protein, HSP）応答などについて触れてみたい。

(1) 高圧酸素と接着分子

高圧酸素曝露は血管内皮細胞に接着分子発現の増強をもたらし[60-62]，好中球などの食細胞の接着性の亢進が炎症反応を促進し組織障害に繋がるものと考えられている。とくに，高圧酸素の長期曝露は，間質性肺炎や肺の線維化など重篤な不可逆性の肺変化を引き起こすことが知られている。しかしその一方で，治療レベルの高圧酸素曝露は逆に好中球の内皮細胞への接着を阻害し抗炎症性に働くことから，傷害組織の酸素化，抗炎症作用などの面で有効性が示されている[63]。これは，cyclic GMP 合成の低下により好中球 β_2-integrin 発現の低下が起きているとするもので，ICAM-1 に対する接着性低下の直接的な証拠となっている。このような高圧酸素による白血球の内皮細胞への接着抑制作用は，一酸化炭素（CO）中毒によって傷害を受けた脳などとくに障害血管部位で有意に効果があることが示されている。傷害部位における高圧酸素への感受性の違いは Buras らによっても明らかにされており，血管内皮細胞は低酸素や低血糖などのストレスに曝されると好中球の接着性が高まるが，高圧酸素処置によりその接着を抑制できることが報告されている[64]。そのメカニズムとしては，高圧酸素が内皮型 NOS（endothelial NOS, eNOS）の産生を高めることにより ICAM-1 発現を負に調節しているものと考えられている。

(2) 虚血再灌流傷害と高圧酸素

虚血組織に血液の再灌流が起きると，梗塞部周辺にさらなるダメージを与え傷害部分の組織量を増やしてしまう。これを，虚血再灌流傷害と呼ぶ。その詳細なメカニズムは不明な点もあるが，一般に再灌流後のラジカルや NO 産生の亢進が血管内皮細胞の傷害，血管の透過性の増大をもたらすためであると考えられている。実際に，脳虚血後再灌流モデルにおいて，NOS 阻害剤の投与により梗塞巣を大幅に減少することができたという報告や[65]，penumbra 領域（梗塞巣周辺の組織で電気的には静止状態にあるがまだ生存している部分）の活性酸素上昇が NOS 阻害剤によって抑制されたという報告があり[66]，NO と活性酸素がその病態形成に深くかかわっていることを示している。高圧酸素曝露は，内皮細胞およびその近傍での NO や酸素ラジカルの産生を増加させるというのが一般的な見解であり，理論上は高圧酸素は虚血傷害組織に対して有害であることが予想される。しかしながら，多くの論文で虚血再灌流傷害に対する高圧酸素治療の有効性が報告されており，臨床的応用も試みられている。ただし，今もってなおその証拠となる明確なメカニズムが示されていないのが現状である。ひとつの仮説としては，NO は場合によってはラジカルに対して保護的な作用を発揮するという見方があり[67-69]，細胞内でラジカル消去剤として働いていることが示唆されている。

虚血再灌流傷害におけるもうひとつの注目すべき点は，虚血耐性にかかわる因子の存在である。神経細胞が虚血傷害から回復するためには，早期にタンパクの合成を正常化する必要がある。熱ショックタンパク（HSP）は，正常なタンパクの高次構造維持に必須の役割を果たすシャペロン機能を担う細胞内タンパクで，虚血傷害を受けた細胞に速やかに発現して機能することが予想される。HSP 70 が cortical penumbra において特異的に発現しているとの報告[70]や，回復可能な程度のダメージの神経細胞に優先的に発現しているという報告[71]はこのことを裏付けている。ラットを用いた実験では，短期間の benign ischemia 前処置により著明な虚血耐性の増加がみられることが報告されており，その分子的基盤としてニューロンにおける早期の HSP 70 発現増加と長期に渡る glia 細胞を中心とした HSP 27 の発現増強が観察されている[72,73]。このような虚血耐性にかかわる熱ショックタンパク応答と高圧酸素との関係について調べた報告は少ないが，近年，Wada らはアレチネズミを用いて虚血処置前に HBO を施し有意な虚血耐性を得ることに成功している[74]。この実験では，5 回の高圧酸素前処置により虚血後の海馬 CA 1 領域の神経細胞のアポトーシスが有意に抑制されており，虚血耐性と神経細胞の保存に HSP 72 発現増強が強く関与していることが示唆されている。

　ヒトリンパ球を用いた実験においても，高圧酸素曝露後には HSP 70 発現が増強し酸化ストレスに対して細胞保護的に働くことが示されている[75]。また，Shinkai らの報告によれば，適度な酸素ストレスは HSP 72/73 発現を増加させるが，逆に過度の酸素ストレスでは HSP 72/73 発現が減少することから[76]，高圧酸素に対する熱ショックタンパク応答には酸素ストレスの程度が重要な意味を持っていることが示されている。

［四ノ宮成祥］

［文　献］

1) Farmer JC Jr：11 Otological and paranasal sinus problems in diving. 267-300, (Bennett P, Elliott D (ed.)： The Physiology and Medicine of Diving, 4th Edition. W. B. Saunders Company Ltd., 1993.)

2) Moon RE, Camporesi EM, Kisslo JA：Patent foramen ovale and decompression sickness in divers. Lancet, **1**：513-514, 1989.

3) Dutka AJ：Clinical findings in decompression illness：a proposed terminology. 1-9, (Moon RE, Sheffield PJ, (ed.)：Treatment of decompression illness. Fourty-fifth Workshop of the Undersea and Hyperbaric Medical Society, 1996.)

4) Bennett PB：Psychometric Impairment in Men Breathing Oxygen-Helium at Increased Pressures. Medical Research Council, RN Personnel Research Committee, Underwater Physiology Subcommittee, Report No. 251, 1965.

5) Bennett PB, Rostain JC：8 The high pressure nervous syndrome. 194-237, (Bennett P, Elliott D (ed.)：The Physiology and Medicine of Diving, 4th edition. W. B. Saunders Company Ltd, 1993.)

6) Fructus XR, Agarate C, Naquet R, et al.：Postponing the high pressure nervous syndrome (HPNS) to 1640 feet and beyond. 21-33, (Lambertsen CJ (ed.)：Proc. V th Symp. Underwater Physiology. Fed. Am. Socs Exp. Biol., 1976.)

7) Bennett PB, Blenkarn GD, Roby J, et al.：Suppression of the high pressure nervous syndrome in human deep dives by He-N_2-O_2. Undersea Biomed. Res., **1**：221-237, 1974.

8) Rostain JC, Lemaire C, Gardette-Chauffour MC, et al.：Estimation of human susceptibility to the high pressure nervous syndrome. J Appl Physiol, **54**：1063-1070, 1983.

9) Rostain JC, Wardley-Smith B, Halset MJ：Effects of sodium-valproate on HPNS in rats：The probable role of GABA. 601-605, (Bachrach AJ, Matzen MM (ed.)：Proc. VIII th Symp. Underwater Physiol-

ogy. Undersea Medical Society, 1984.)
10) Zinebi F, Fagni L, Hugon M : Excitatory and inhibitory amino acids involved in the high pressure nervous syndrome : epileptic activity and hyperexcitability. Amino Acids, **1** : 47-56, 1991.
11) Abraini JH, Fechtali T : A hypothesis regarding possible interactions between the pressure-induced disorders in dopaminergic and aminoacidergic transmission. Neurosci. Biobehav. Rev., **16** : 597-602, 1992.
12) Case EM, Haldane JB : Human physiology under high pressure. J Hyg, **41** : 225-249, 1941.
13) Bradley ME : Chapter III Physiology of Diving J. Hyperbaric Arthralgia. 190-192, (Shilling CW, Carlston CB, Mathias RA (ed.) : The Physician's Guide to Diving Medicine, Plenum Press, 1984.)
14) 堂本英治, 藤井茂範, 伊藤正孝, 他 : 飽和潜水時の加圧関節痛についての検討. 日本高気圧環境医学会雑誌, **30** : 85-91, 1995.
15) Hamilton RW : Physical responses at rest and exercise during saturation 20 atmospheres of He-O_2. 361-374, (Lambertsen CJ (ed.) : Underwater Physiology, Proceedings of the Third Symposium on Under Water Physiology, 1967.
16) Hong SK, Claybaugh JR, Frattali V, et al. : Hana Kai II : A 17-day dry saturation dive at 18.6 ATA. III. Body fluid balance. Undersea Biomed. Res., **4** : 247-265, 1977.
17) Raymond LW, Raymond NS, Frattali VP, et al. : Is the weight loss of hyperbaric habitation a disorder of osmoregulation? Aviat. Space Environ Med, **51** : 397-401, 1980.
18) Tanaka H, Sagawa K, Miki K, et al. : Sympathetic nerve activity and urinary responses during continuous negative pressure breathing in humans. Am J Physiol, **261** : R 276-R 282, 1991.
19) Hong SK, Bennett PB, Shiraki K, et al. : Chapt 44, Mixed-gas saturation diving, Part V., The Hyperbaric Environment. 1023-1045, (Blatteis CM, Fregley MJ, (ed.) : Handbook of Physiology, Section 4 : Adaptation to the Environment. American Physiological Society, Oxford Press, 1995.)
20) Schilling CW, Hawkins JA, Hansen RA : The influence of increased barometric pressure on the pulse rate and arterial blood pressure. U.S. Navy Med Bull, **34** : 39-47, 1936.
21) Shida KK, Lin YC. : Contribution of environmental factors in development of hyperbaric bradycardia. J Appl Physiol, **50** : 731-735, 1981.
22) Lin YC, Shida KK. : Mechanisms of hyperbaric bradycardia. Chin J Physiol, **31** : 1-22, 1988.
23) Yamazaki F, Shiraki K, Sagawa S, et al. : Assessment of cardiac autonomic nervous activities during heliox exposure at 24 atm abs. Aviat. Space Environ Med, **69** : 643-646, 1998.
24) Anthonisen NR : III Physiology of Diving. A. Respiration. 71-85, (Shilling CW, Carlston CB, Mathias RA (ed.) : The Physician's Guide to Diving Medicine. Plenum Press, 1984.)
25) Lanphier EH, Camporesi EM : 5 Respiration and exertion. 77-120, (Bennett P and Elliott D (ed.) : The Physiology and Medicine of Diving, 4th Edition, W. B. Saunders Company Ltd., 1993.)
26) Hashimoto A, Tomizawa G, Nakabayashi K, et al. : Characteristics of maximal flow-volume curve change in hyperbaric conditions up to 33 ATA. Undersea Biomed. Res. (Suppl.), **18** : 97 (abstract 164), 1991.
27) Imbert G : Safe Deep Sea Diving Using Hydrogen. Marine Technol. Soc J, **23** : 26-33, 1989.
28) Lafay V, Barthelemy P, Comet B, et al. : ECG changes during the experimental human dive HYDRA 10 (71 atm/7,200 kPa). Undersea Hyperb Med, **22** : 51-60, 1995.
29) Hong SK : Chapter 6 Breath-Hold Diving. Bove AA and Davis JC ed., Diving Medicine, 2nd Edition, 59-68, W. B. Saunders Company, 1990.
30) Brenner I, Shephard RJ, Shek PN : Immune function in hyperbaric environments, diving, and decompression. Undersea Hyper Med, **26** : 27-39, 1999.
31) Saito K, Tanaka Y, Ota T, et al. : Suppressive effect of hyperbaric oxygenation on immune responses of normal and autoimmune mice. Clin Exp Immunol, **86** : 322-327, 1991.
32) Bitterman N, Bitterman H, Kinarty A, et al. : Effect of a single exposure to hyperbaric oxygen on blood mononuclear cells in human subjects. Undersea Hyper Med, **20** : 197-204, 1993.
33) Shinomiya N, Suzuki S, Hashimoto A, et al. : Effects of deep saturation diving on the lymphocyte subsets of healthy divers. Undersea Hyper Med, **21** : 277-286, 1994.
34) Shinomiya N : Effect of high pressure on human lymphocyte subsets and hsp response. 346-349, (Manghnani MH, Nellis WJ, Nicol MF, (ed.) : Science and Technology of High Pressure, Proceedings of AIRAPT-17, University Press, Hyder-

abad, India, 2000.)
35) 四ノ宮成祥：第II編細胞レベルにおける高圧バイオテクノロジー第14章高圧ストレスがヒトの免疫系に及ぼす影響. 129-138, (菅野長右ヱ門, 林力丸編：高圧バイオサイエンスとバイオテクノロジー, さんえい出版, 2000.)
36) Abe F, Kato C, Horikoshi K：Pressure-regulated metabolism in microorganisms. Trends in Microbiology, **7**：447-453, 1999.
37) Welch TJ, Farewell A, Neidhardt FC et al.：Stress response of Escherichia coli to elevated hydrostatic pressure. J Bacteriol, **175**：7170-7177, 1993.
38) Yura T, Nagai H, Mori H：Regulation of the heat-shock response in bacteria. Annu. Rev. Microbiol, **47**：321-350, 1993.
39) Iwahashi H, Obuchi K, Fujii S, et al.：Effect of temperature on the role of Hsp 104 and trehalose in barotolerance of Saccharomyces cerevisiae. FEBS Lett, **416**：1-5, 1997.
40) Takano KJ, Takano T, Yamanouchi Y, et al.：Pressure-induced apoptosis in human lymphoblasts. Exp Cell Res, **235**：155-160, 1997.
41) Koyama S, Aizawa M：Hydrostatic pressure induced interleukin-6 and-8 production by normal human dermal fibroblasts. International Conference on High Pressure Science and Technology (AIRAPT-17), Abstracts, 96, 1999.
42) Matsuo H, Shinomiya N, Suzuki S：Hyperbaric stress during saturation diving induces lymphocyte subset changes and heat shock protein expression. Undersea Hyper Med, **27**：37-41, 2000.
43) Diving medical officer, Student guide course A-6 A-0010, Lesson 13 Carbon monoxide intoxication. Flynn ET, Catron PW, Bayne CG (ed.)：Direction of Chief of Naval Technical Training. 13.1-13.9, 1981.
44) Boerema I, Neijne NG, Brummelkamp WK, et al.：Life without blood. J Cardiovasc Surg, **49**：291-298, 1960.
45) Kawamura M, Sakakibara K, Yusa T：Effect of increased oxygen on peripheral circulation in acute, temporary limb hypoxia. J Cardiovasc Surg, **19**：161-168, 1978.
46) Kindwall EP：Chapter 19. Clinical hyperbaric oxygen therapy. 542-562, (Bennett P, Elliot D, (ed.)：The Physiology and Medicine of Diving. W. B. Saunders Co. Ltd., 1993.)
47) 四ノ宮成祥：高圧酸素と酸素中毒. 日本高気圧環境医学会雑誌, **32**：109-123, 1997.
48) Fisher AB, Bassett DJP, Forman HJ：Oxygen toxicity of the lung：Biochemical aspects. 207-216, (Fishman AP, Renkin EM, (ed.)：Pulmonary Edema, American Physiological Society, 1979.)
49) Clark JM, Lambertsen CJ：Pulmonary oxygen toxicity：A review. Pharmacol Rev, **23**：37-133, 1971.
50) Diving medical officer, Student guide course A-6 A-0010, Lesson 12 The unit pulmonary toxicity dose. 12.1-12.6, (Flynn ET, Catron PW, Bayne CG, (ed.)：Direction of Chief of Naval Technical Training. 1981.)
51) Clark JM：Oxygen poisoning. Hyperbaric & Undersea Medicine, Volume One/Number 17, 1-12, Medical Seminars, Inc., 1981.
52) Wood JD, Watson WJ, Stacey NE：A comparative study of hyperbaric oxygen induced and drug-induced convulsions with particular reference to gamma-aminobutyric acid metabolism. J Neurochem, **13**：361-370, 1966.
53) McGee PL, Eccles JC, McGee EG：Molecular Neurobiology of the Mammalian Brain. New York：Plenum Press, 1987.
54) Dirks CD, Faiman MD：Free radical formation and lipid peroxidation in rat and mouse cerebral cortex slices exposed to high oxygen pressure. Brain Res, **248**：355-360, 1982.
55) Kovachich GB, Mishra OP：Partial inactivation of Na^+, K^+-ATPase in cortical brain slices incubated in normal Krebs-Ringer phosphate medium at 1 and 10 atm oxygen pressures. J Neurochem, **36**：333-335, 1981.
56) Block ER, Cannon JK：Effect of oxygen exposure on lung clearance of amines. Lung, **155**：287-295, 1978.
57) Block ER, Patel JM, Sheridan NS：Effect of oxygen and endotoxin on lactate dehydrogenase release, 5-hydroxytryptamine uptake, and antioxidant enzyme activities in endothelial cells. J Cell Physiol, **122**：240-248, 1985.
58) Oparil S, Daise M, Abrahams C, et al.：Hyperoxia-induced converting enzyme insufficiency in conscious rat：Cardiovascular effects. Exp Lung Res, **12**：37-56, 1987.
59) 四ノ宮成祥：高圧酸素治療の新展開—治療効果の分子メカニズム—. 日本高気圧環境医学会雑誌, **36**：177-192, 2001.
60) Bowman CM, Butler EN, Vatter AE, et al.：Hy-

peroxia injures endothelial cells in culture and causes increased neutrophil adherence. Chest, **83** : 33 S-35 S, 1983.

61) Suzuki Y, Aoki T, Takeuchi O, et al. : Effect of hyperoxia on adhesion molecule expression in human endothelial cells and neutrophils. Am. J. Physiol. Lung Cell Mol Physiol, **272** : L 418-L 425, 1997.

62) Shinomiya N, Suzuki S, Hashimoto A, et al. : Effect of hyperbaric oxygen on intercellular adhesion molecule-1 (ICAM-1) expression in murine lung. Aviat Space Environ Med, **69** : 1-7, 1998.

63) Chen Q, Banick PD, Thom SR : Functional inhibition of rat polymorphonuclear leukocyte β_2 integrins by hyperbaric oxygen is associated with impaired cGMP synthesis. J Pharmacol Exp Ther, **276** : 929-933, 1996.

64) Buras JA, Stahl GL, Svoboda KK, et al. : Hyperbaric oxygen downregulates ICAM-1 expression induced by hypoxia and hypoglycemia : the role of NOS. Am J Physiol Cell Physiol, **278** : C 292-302, 2000.

65) Gursoy-Ozdemir Y, Bolay H, Saribas O, et al. : Role of endothelial nitric oxide generation and peroxynitrite formation in reperfusion injury after focal cerebral ischemia. Stroke, **31** : 1974-1980 ; discussion 1981, 2000.

66) Solenski NJ, Kwan A : Attenuation of free radical generation during reversible focal cerebral ischemia with the nitric oxide inhibitor, L-NAME (L-N (G)-nitro-L-arginine methyl ester). Brain Res, **862** : 262-265, 2000.

67) Mason RB, Pluta RM, Walbridge S, et al. : Production of reactive oxygen species after reperfusion in vitro and in vivo : protective effect of nitric oxide. J Neurosurg, **93** : 99-107, 2000.

68) Hotta Y, Otsuka-Murakami H, Fujita M, et al. : Protective role of nitric oxide synthase against ischemia-reperfusion injury in guinea pig myocardial mitochondria. Eur J Pharmacol, **380** : 37-48, 1999.

69) Utepbergenov DI, Mertsch K, Sporbert A, et al. : Nitric oxide protects blood-brain barrier in vitro from hypoxia/reoxygenation-mediated injury. FEBS Lett, **424** : 197-201, 1998.

70) Hata R, Maeda K, Hermann D, et al. : Evolution of brain infarction after transient focal cerebral ischemia in mice. J Cereb Blood Flow Metab, **20** : 937-946, 2000.

71) Tomimoto H, Takemoto O, Akiguchi I, et al. : Immunoelectron microscopic study of c-Fos, c-Jun and heat shock protein after transient cerebral ischemia in gerbils. Acta Neuropathol. (Berl), **97** : 22-30, 1999.

72) Currie RW, Ellison JA, White RF, et al. : Benign focal ischemic preconditioning induces neuronal Hsp 70 and prolonged astrogliosis with expression of Hsp 27. Brain Res, **863** : 169-181, 2000.

73) Nishi S, Taki W, Uemura Y, et al. : Ischemic tolerance due to the induction of HSP 70 in a rat ischemic recirculation model. Brain Res, **615** : 281-288, 1993.

74) Wada K, Ito M, Miyazawa T, et al. : Repeated hyperbaric oxygen induces ischemic tolerance in gerbil hippocampus. Brain Res, **740** : 15-20, 1996.

75) Dennog C, Radermacher P, Barnett YA, et al. : Antioxidant status in humans after exposure to hyperbaric oxygen. Mutat Res, **428** : 83-89, 1999.

76) Shinkai M, Shinomiya N, Suzuki S, et al. : Effects of oxygen stress on the proliferative response and heat shock protein expression of human peripheral blood lymphocytes. Proceedings of the 15th Meeting of the United States-Japan Cooperative Program in Natural Resources (UJNR), Panel on Diving Physiology 151-160, 1999.

15章 体温調節とストレス

はじめに

　　生体がストレスに曝されると一定の反応を呈してこれに対処しようとする。例えば、交感神経系の興奮による深部体温の上昇（高体温）や、血圧・心拍数の増大、ならびに視床下部―下垂体―副腎系の活性化による血漿 ACTH 濃度やグルココルチコイド濃度の上昇反応が発現する[1,2]。近年、発熱とストレスの類似性が指摘されている。すなわち、発熱時にも体温の上昇のみならず、交感神経の興奮[3]や視床下部―下垂体―副腎系の活性化[4]が起こる。筆者らは発熱をストレスのひとつとみなし、ストレスを発熱と発熱以外のストレスの2つに大別している。

　　本論説ではまず、体温とその調節機構さらにはストレスによる体温上昇について一般的な解説をする。その後で、ストレスが引き起こす体温上昇発現のメカニズムについて筆者らの研究成果を中心に考察する。

1. 体温とその調節機構とストレスによる体温上昇

1）体温

　　ヒトは恒温動物であるが、身体各部の温度が同じであるわけではない。つまり温度の分布がある。この中で体内深部は常に約37℃に保たれており、この部分の温度を深部体温と呼ぶ。一方、深部から末梢に行くに従って温度は外気温に近づいて行く。この体表に近くて外気温の影響を受けやすい部位の温度を外殻温度という。通常体温と呼んでいるのは深部体温のことである。ヒトの体内では、筋肉運動や食物摂取、あるいは基礎代謝を維持する熱産生機構により熱が発生する。一方、熱はいくつかの物理的機構［放射、伝導、対流、蒸発性熱放散］により体内から奪われる。この熱産生と熱放散とが平衡状態にある時の体温が正常体温である。しかし、熱産生が熱放散より大きいと高体温になるし、その逆では低体温になる。ではどのようにして体温は調節されているのだろうか。

2）体温調節機構

　　体温調節には3つの機構が必要と考えられる。具体的には、（1）温度の受容機構、（2）温度情報の処理・統合を行ない、目的にあった体温調節反応を発現させる機構と、（3）体温調節反応を実際に起こす効果器群の機構である。

(1) 温度受容機構

　生体は身体の表面に存在する皮膚温度受容器と，深部に存在する深部温度受容器により内外の温度状況に関する情報を得ている。

　皮膚温度受容器は，冷たさを感受する冷点あるいは暖かさを感受する温点として皮膚面にスポット状に点在する。一般に冷点が温点より圧倒的に多い。実際には冷点・温点の真下には求心性神経の自由終末があり，それぞれ冷線維や温線維として中枢へ末梢の温度情報を伝達する。

　深部温度受容器は主として中枢神経系にある。その中で最も重要なのが，視束前野・前部視床下部の温度受容ニューロンである。視床下部局所の温度が上昇したときに活動が増加する温ニューロンと，温度の下降により活動が増加する冷ニューロンが温度センサーとして働くと考えられている。そして，視束前野・前部視床下部では皮膚とは対照的に温ニューロンが冷ニューロンよりはるかに多い。視束前野・前部視床下部以外にも，中脳や延髄・脊髄にも温度受容ニューロンの存在が報告されている。また，太い血管壁や肝臓などの内臓諸器官にも温度受容器が分布している。

(2) 温度情報の処理統合と体温調節反応を発現させる機構

　温度情報の処理統合は視床下部で行なわれる。具体的には視束前野・前部視床下部が，皮膚や脊髄・延髄・中脳ひいては視床下部自身の温度情報を統合して体温を調節しているものと解される。例えば，皮膚温が高い時には低いときに比較して，視束前野・前部視床下部の温ニューロンの視床下部局所の温度に対する感受性が高い。逆に皮膚温が低い時には高い時に比べて，視束前野・前部視床下部の冷ニューロンの温度感受性が高い。このようにして内外の温度条件の変化に応じて視床下部で温度情報の統合が行なわれて適切な体温調節反応が起こる。

(3) 体温調節反応を起こす効果器群の機構

　温度情報処理により産熱が必要なときには，骨格筋の不随意的かつ周期的収縮や，骨格筋の収縮によらない熱産生が起こる。前者をふるえ熱産生，後者を非ふるえ熱産生という。ふるえ熱産生は筋肉の等尺性収縮であり，そのエネルギーのほとんどが熱に変わる。非ふるえ熱産生の代表的な効果器は，新生児期のヒトや，齧歯類の肩甲骨の間に存在する褐色脂肪組織である。この脂肪は，高い代謝率を示して体温を上昇させる。寒冷刺激により交感神経系の活動亢進が起こる結果，褐色脂肪組織の代謝が上がると考えられている。褐色脂肪組織以外では，肝臓と骨格筋が非ふるえ熱産生を行なう。

　一方，熱放散が必要な時には，皮膚温を上昇させて伝導・対流・放射などの物理的機序により熱を放散させるか，汗腺からの汗の分泌による蒸発性熱放散の亢進を引き起こす。皮膚温は皮膚血管の拡張・皮膚血流増加により上昇する。体深部の熱が皮膚表面に移動して，外界温度との温度差に応じて，伝導・対流・放射などの物理的機序により熱が放散されるのである。伝導とは，生体が接触している物体に熱が伝わることである。空気と接触している皮膚面では，対流が空気への熱伝導を助ける。皮膚に接している空気が皮膚温により暖められるとそこに空気の対流が起こり，皮膚周囲の空気が絶えず置き換わるため失われる熱量はかなり大きくなる。放射とは，接触していない物体へ熱が移行する現象を言う。蒸発性熱放散は，汗腺から分泌された汗の水

分の蒸発により起こる。水分1gあたり約0.58kcalの熱が奪われる。

　以上述べた体温調節反応は，自律神経系による調節（＝自律性体温調節）である。生体では，これに加えて行動性に体温を調節する。例えば，ヒトは暑いと感じるとクーラーのそばに行く。寒いときは，ヒーターをオンにする。これを行動性体温調節という。まるで体温のセットポイントが37度あたりに設定されているかのように，体温調節が行なわれるのである。

3）ストレスによる体温上昇
(1) 発熱

　正常体温調節時とは対照的に，発熱時にはあたかも体温のセットポイントが上昇したかのような反応が起こる。具体的には，熱産生の亢進と熱放散の抑制が起こる。例えば，発熱時にはふるえが起こり（熱産生の亢進），立毛や皮膚血管収縮（熱放散の抑制）が起こる。またヒーターに近よったり，たくさん毛布を被る。このような発熱が起こる原因として，体内に侵入した細菌などの刺激によりマクロファージが産生するタンパク質が想定されている。このタンパク質はサイトカインファミリーに属する，インターロイキン1（IL-1）やIL-6あるいは，腫瘍壊死因子（TNF）などである。これらの発熱性サイトカインがなんらかの機序で脳内あるいは脳の近傍でプロスタグランジンEを産生させ，これが最終メディエーターとして視床下部の体温調節神経回路網に作用して発熱が起こるものと理解されている。

　では，視床下部でどのような神経メカニズムが働いて発熱が起こるのだろうか。ひとつの仮説として，視束前野・前部視床下部の温度受容ニューロンの活動変調が発熱を起こすとする考え方がある。プロスタグランジンEが，同部位の温ニューロンの活動を抑制し冷ニューロンの活動を増加させるという説である。ところが，筆者らが視床下部の脳薄切標本を用いた実験では，プロスタグランジンEは温ニューロンも冷ニューロンもその活動を増加させた[5]。したがって，発熱発現のニューロンレベルでのメカニズムは未だ明らかではない。しかし，プロスタグランジンEを視床下部内に投与すると著明な発熱が起こるので，視床下部内の神経回路が発熱発現に寄与していることは間違いない。神経レベルでの発熱発現機序の解明が待たれる。

(2) 発熱以外のストレスによる体温上昇

　発熱以外のストレスによる高体温の"大部分"は，発熱とは違ったメカニズムにより発現する。例えば人に精神性ストレスが負荷されるとカーッと暑くなり体温が上昇する。精神性ストレス時には，交感神経の興奮が起こりその結果代謝が高まって体温が上昇するが，体温のセットポイントが変わらないので暑く感じると考える。このように発熱以外のストレスでは，熱産生が熱放散を上回る結果体温が上昇する点が発熱と異なる。しかし，発熱以外のストレスによる高体温は解熱薬（プロスタグランジン合成阻害薬）でその一部が抑制される[6]。発熱とそれ以外のストレスによる体温上昇の一部に同じメカニズムを介する点を忘れてはならない。

2．ストレスによる体温上昇反応発現のメカニズム

　本論説の"はじめに"で述べたように，発熱時には交感神経の興奮や視床下部―下

垂体─副腎系の活性化～ストレス反応～が起こる．したがって本論説では，発熱を炎症によるストレス，すなわち"炎症ストレス"と呼ぶ．また，発熱以外のストレスを非炎症ストレスとする．これまで述べてきた"体温とその調節機構とストレスによる体温上昇"を背景にして，ストレスによる体温上昇反応発現のメカニズムについて考察する．現在に至るまで，ストレス誘発体温上昇についての検討はごく限られた研究者しか行なっていない．本論説では，最近の筆者らの成果を紹介したい．

筆者らは，ストレス時に亢進する神経─内分泌系の活動と高体温との関係について調べた．まず，ストレス時に脳内で活動が亢進する corticotropin-releasing factor (CRF) ニューロンの役割について検討した．すでに，Fisher ら[7]は，脳内の CRF がストレス時の血圧上昇反応に関与していることを報告している．したがって，非炎症あるいは炎症ストレスによる体温上昇にも CRF が関与している可能性を想定したのである．

最近，ストレス関連ホルモンとしてアンギオテンシンⅡが注目されている．例えば，ストレスによる血圧上昇反応に脳内のアンギオテンシンⅡの関与が報告されている[8,9]．そこで筆者らは，非炎症あるいは炎症ストレス時の体温上昇反応における脳内のアンギオテンシンⅡの働きについても調べた．

1) CRF
(1) 非炎症ストレス

図 15-1 は，ラットをそのホームケージから水を張った別のケージに移し変える"ケージ交換ストレス"を行なった時の，深部体温の変動を示している[10]．ラットの腹腔内にあらかじめ体温測定用のプローブを埋め込んでおき，体温のデータをテレメトリーシステムにて解析した．図 15-1 より，ストレス負荷開始直後よりコントロール群の体温は有意に上昇したことが分かる．しかし，ストレス負荷開始時に CRF の非特異

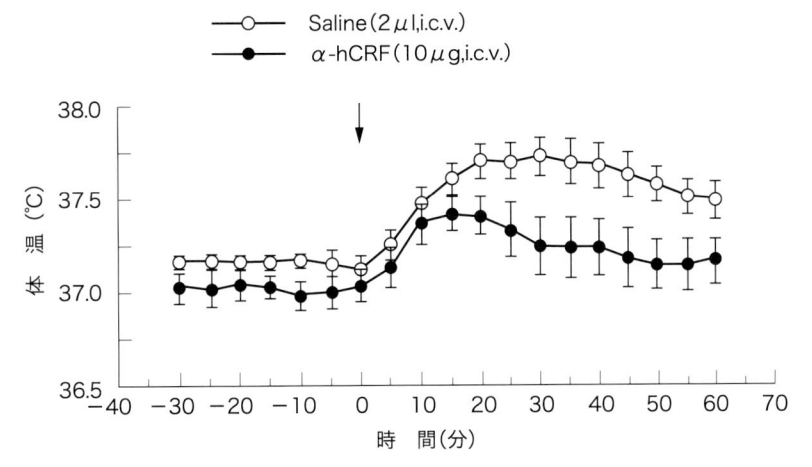

図 15-1 ケージ交換ストレスによる体温上昇反応に及ぼす α-helical CRF の効果
ラットに 60 分間のケージ交換ストレスを負荷した．α-helical CRF (10 μg) あるいは生理食塩水 (saline ; 2 μL) をストレス負荷開始直前に脳室内に投与した．矢印はストレス開始時点を示している．(Nakamori T, Morimoto A, Murakami N : Effect of a central CRF antagonist on cardiovascular and thermoregulatory responses induced by stress or IL-1 β. Am J Physiol, 265 : R 834-R 839, 1993.)

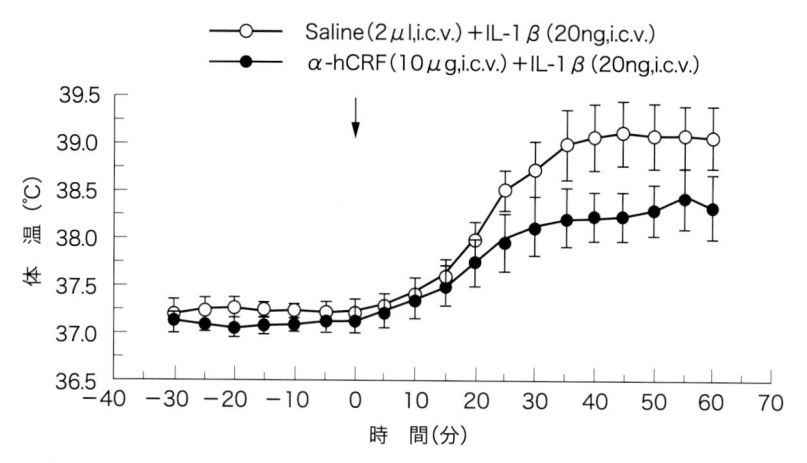

図 15-2 インターロイキン1の脳室内投与による発熱反応に及ぼす α-helical CRF の効果

ラットの脳室内にインターロイキン1β（IL-1β；20 ng）を投与した。α-helical CRF（10 μg）あるいは saline（2 μL）は IL-1β 投与直前に脳室内に投与した。矢印は IL-1β 投与の時点を示している。(Nakamori T, Morimoto A, Murakami N：Effect of a central CRF antagonist on cardiovascular and thermoregulatory responses induced by stress or IL-1β. Am J Physiol, 265：R 834-R 839, 1993.)

的受容体拮抗薬である α-helical CRF を脳室内に投与すると，ケージ交換ストレスによる体温上昇反応は著明に抑制された。すなわち，ケージ交換ストレスによる高体温反応の少なくともその一部に脳内の CRF 受容体が関与しているものと推察される。CRF の脳室内投与により非ふるえ熱産生が亢進して体温が上がる事実より[11-13]，ケージ交換ストレスにより脳内で放出された CRF がその受容体に作用して高体温の一部を発現させるものと考えられる。

上述の，ケージ交換ストレスは非炎症ストレスの一種と考えられる。では，炎症ストレスである発熱時の体温上昇にも CRF は関与しているのだろうか。

(2) 炎症ストレス

図 15-2 は，インターロイキン1をラットの脳室内に投与したときに発現する発熱反応に及ぼす α-helical CRF の効果を示している[10]。生理食塩水に続いてインターロイキン1を脳室内に投与すると，徐々に体温が上昇し 40 分後には 39 度に達する発熱を呈した。この発熱は，α-helical CRF の脳室内投与により有意に抑制された。この事実から，インターロイキン1の脳室内投与による発熱に脳内の CRF とその受容体が関与しているものと推察される。

図 15-3 は，発熱の最終メディエーターであるプロスタグランジン E_2（PGE_2）をラットの脳室内に投与したときに発現する発熱反応に及ぼす α-helical CRF の効果を示している[10]。ラットの体温は，PGE_2 の投与直後から著明に上昇し 30 分後にピークに達する一相性発熱を呈した。この時，α-helical CRF を脳室内に前投与してもこの発熱に有意な変化は観察されなかった。この所見より，脳内の CRF は PGE_2 による体温上昇に関与していないと考えられる。

以上の結果をまとめると，（ⅰ）非炎症ストレスであるケージ交換ストレスによる高

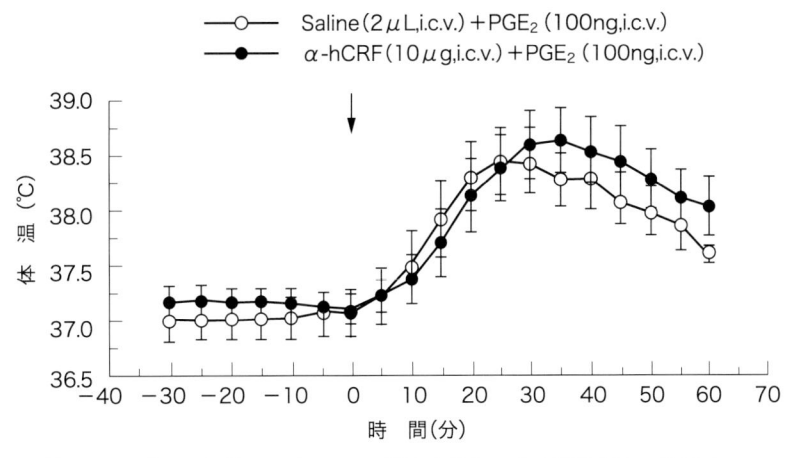

図 15-3 プロスタグランディン E_2 の脳室内投与による発熱反応に及ぼす α-helical CRF の効果

ラットの脳室内にプロスタグランジン E_2（PGE_2；100 ng）を投与した。α-helical CRF（10 μg）あるいは saline（2 μL）は PGE_2 投与直前に脳室内に投与した。矢印は PGE_2 投与の時点を示している。(Nakamori T, Morimoto A, Murakami N：Effect of a central CRF antagonist on cardiovascular and thermoregulatory responses induced by stress or IL-1 β. Am J Physiol, 265：R 834-R 839, 1993.)

体温と，炎症ストレスであるインターロイキン1脳内投与による発熱発現に脳内のCRFが貢献している。(ii) これまで，非炎症ストレスである緊縛ストレスにより，ラットの視床下部内にインターロイキン1のmRNAが誘導されることが報告されている[14]。(iii) したがって，非炎症ストレスにより脳内で誘導されたインターロイキン1がCRFの放出を刺激して，ストレス時の高体温に寄与した可能性が示唆される。

2）アンギオテンシンII（ANG II）

一般に，ANG IIは交感神経系の活動を修飾するものと理解されている。具体的には，ANG IIは交感神経末端から分泌されるノルアドレナリンの作用を促進する。ストレス時には交感神経系の活動が亢進して血圧が上昇するので，末梢のANG IIは交感神経系と協力してストレス時の血圧上昇反応を起こしているものと考えられる。一方，脳内のANG IIも同様の働きをしている。例えば，熱ストレス[9]や足電気ショックストレス[1]による血圧上昇反応は，ANG IIの1型受容体の拮抗薬の脳室内投与により抑制される。したがって，いずれかの脳部位の1型受容体が，ストレスによる血圧上昇反応発現に関与しているものと推察される。しかし，これまでストレス誘発高体温へのANG IIとその受容体の役割についての報告はない。そこで筆者らは，ストレスによる体温上昇と脳内ANG IIとの関係について検討した。

(1) 非炎症ストレス

非炎症ストレスとして，ラットをルースに不動化する拘束ストレスを負荷した。ラットは，脳内のレニン―アンギオテンシン系の活性が高い自然発症高血圧ラット（SHR）[15]とそのコントロールであるWistar-Kyoto（WKY）ラットを用いた。

図15-4は，ラットに60分間の拘束ストレスを負荷したときに観察される体温上昇反応に及ぼす，ANG IIの1型受容体の拮抗薬（losartan；10 μg と 100 μg）の脳室内

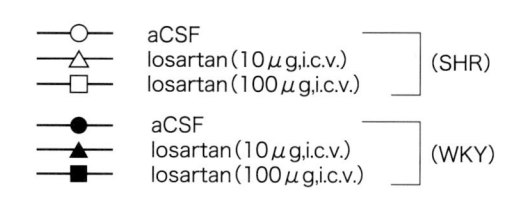

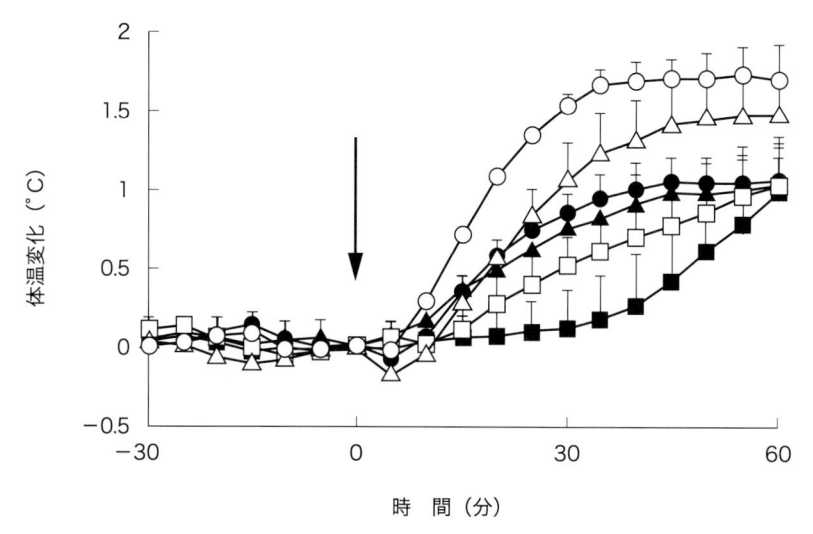

```
    ─○─  aCSF
    ─△─  losartan(10μg,i.c.v.)     ⎤
    ─□─  losartan(100μg,i.c.v.)    ⎦ (SHR)
    ─●─  aCSF
    ─▲─  losartan(10μg,i.c.v.)     ⎤
    ─■─  losartan(100μg,i.c.v.)    ⎦ (WKY)
```

図 15-4 拘束ストレスによる体温上昇反応に及ぼす losartan の効果
WKY と SHR に 60 分間の拘束ストレスを負荷した。losartan（10 μg と 100 μg）あるいは人工脳脊髄液をストレス負荷開始直前に脳室内に投与した。矢印はストレス負荷開始時点を示している。(Saiki Y, Watanabe T, Tan N, et al : Role of central ANG II-receptors in stress-induced cardiovascular and hyperthermic responses in rats. Am J Physiol, 272 : R 26-R 33, 1997.)

投与の効果を示している[16]。図 15-4 に示すように，SHR と WKY に拘束ストレスを負荷すると両者とも体温が負荷直後より著明に増加した。しかし，losartan の脳室内投与をストレス負荷直前に行なうと，SHR と WKY の呈した体温上昇反応は薬物の用量に依存して有意に抑制された。以上の知見は，脳内の 1 型受容体がストレスによる高体温反応に関与している可能性を示唆する。

さらに図 15-4 より，SHR の方が WKY よりストレスによる体温上昇反応が大きいことが分かる。すなわち，脳内のレニン―アンギオテンシン系の活性が高い SHR で高体温反応が亢進する事実は，ANG II がストレスによる体温上昇に参加している可能性を強く支持している。

以上の結果より，ストレスにより脳内のレニン―アンギオテンシン系の活性化が起こる。その結果放出された ANG II が，1 型受容体に結合することにより体温上昇反応の少なくとも一部に貢献していると考えられる。では，どのようなメカニズムで ANG II と 1 型受容体は高体温反応に貢献しているのであろうか。

筆者らは，losartan（100 μg）をラットの脳室内に投与した直後に拘束ストレスの負荷を開始した。さらにストレス負荷開始の 90 分前と開始 15 分後にラットの血液を採取した。血漿ノルアドレナリン濃度あるいは血漿アドレナリン濃度のストレス開始前

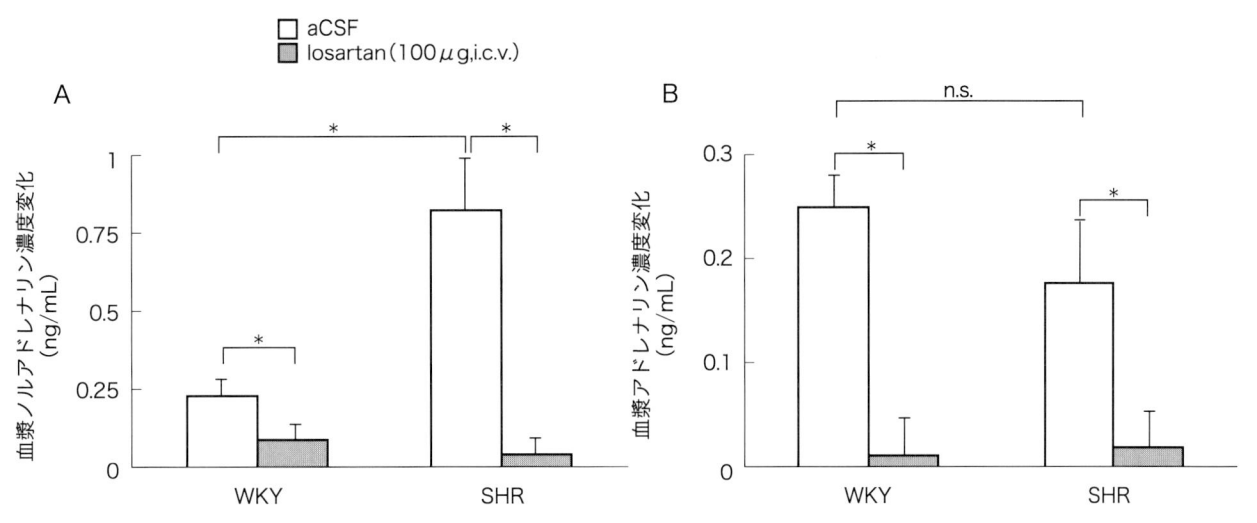

図 15-5 拘束ストレスによる血漿カテコールアミン濃度の上昇反応に及ぼす losartan の効果

WKY と SHR に拘束ストレスを負荷した。losartan (100 μg) あるいは aCSF (5 μL) をストレス負荷開始直前に脳室内に投与した。ストレス開始 90 分前と開始 15 分後に採血して血漿ノルアドレナリン (A) とアドレナリン (B) 濃度を測定し，それぞれのカテコールアミンのストレス開始前後の値の差を求めた。したがって，データはデルタ値で表してある。*$p<0.05$ (Saiki Y, Watanabe T, Tan N, et al : Role of central ANG II-receptors in stress-induced cardiovascular and hyperthermic responses in rats. Am J Physiol, 272 : R 26-R 33, 1997.)

後の値の差を計算し，その上昇反応に及ぼす losartan の効果を検討したのである。図 15-5 にその結果を示す[16]。SHR と WKY の両群とも，カテコールアミン濃度はストレスにより顕著に増加した。しかし，血漿ノルアドレナリン濃度の増加については，SHR の方がより大きな反応を呈した。一方，losartan をストレス負荷直前に脳室内に投与すると，ストレスによる血漿中ノルアドレナリンとアドレナリン濃度の増加は両群とも有意に抑制された。すなわち，SHR でストレスによる体温上昇反応が WKY より大きかった原因のひとつに，交感神経系の活性化が SHR でより顕著であったことが考えられる。また，ストレスによる体温上昇反応が脳室内の losartan により抑制されたのは，交感神経―副腎髄質系が抑制された結果であると思われる。逆に言えば，脳内の ANG II と 1 型受容体は，交感神経―副腎髄質系を賦活して拘束ストレスによる高体温反応に貢献していることが示唆される。

(2) 炎症ストレス

次に筆者らは，炎症ストレスによる発熱発現において脳内の ANG II とその受容体がどのような働きをしているかについて検討した。

まず，発熱性サイトカインのひとつであるインターロイキン 1 (IL-1) の腹腔内投与あるいは発熱の最終メディエーターであるプロスタグランジン E_2 (PGE_2) の脳室内投与により発現する発熱反応に及ぼす，losartan の脳室内投与の効果を検討した。驚いたことに，IL-1 および PGE_2 による発熱反応は losartan を脳室内に投与してもなんら影響を受けなかった (データは示していない)[17]。すなわち，脳内の 1 型受容体は発熱発現には関与しないと考えられる。この事実は，非炎症・炎症ストレスによるストレス反応発現の脳内メカニズムは必ずしも同一でないことを示している。そこで次に ANG II の 2 型受容体の拮抗薬である CGP 42112 A を脳室内に投与した。その結果，

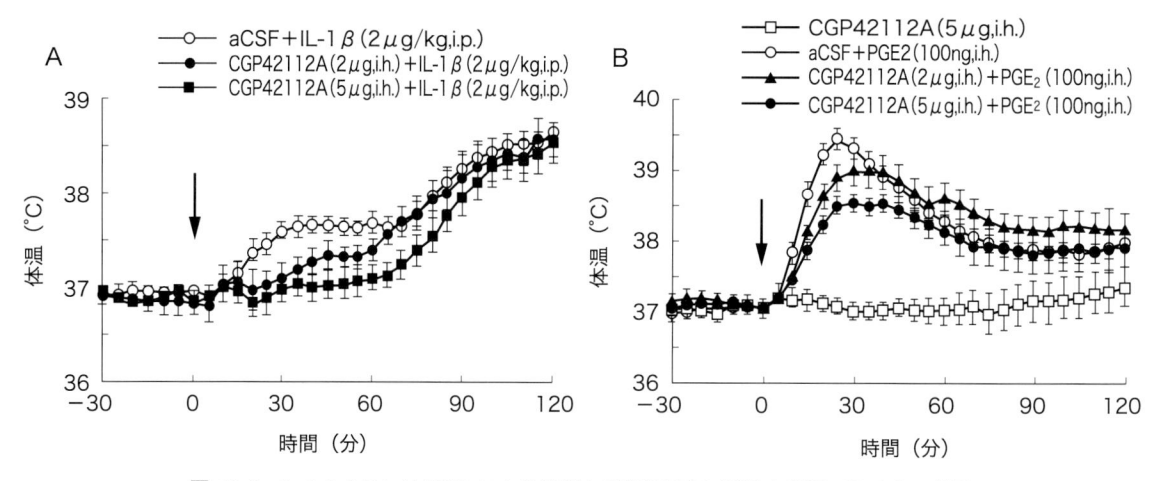

図 15-6 IL-1β あるいは PGE$_2$ により発現する発熱反応に及ぼす CGP 42112 A の効果

A：ラットの腹腔内に IL-1β（2μg/kg）を投与した。CGP 42112 A（2μg と 5μg）あるいは aCSF（0.5μL）は IL-1β 投与直前に前部視床下部内に投与した。矢印は IL-1β 投与の時点を示している。B：ラットの前部視床下部内に PGE$_2$（100 ng）を投与した。CGP 42112 A（2μg と 5μg）あるいは aCSF（0.5μL）は PGE$_2$ 投与直前に前部視床下部内に投与した。CGP 42112 A 単独の投与の効果も示している。矢印は PGE$_2$ 投与の時点を示している。(Watanabe T, Saiki Y, Sakata Y：The effect of central angiotensin II-receptor blockade on interleukin-1β-and prostaglandin E-induced fevers in rats：possible involvement of brain angiotensin II receptor in fever induction. J Pharmacol Exp Ther, 282：873-881, 1997.)

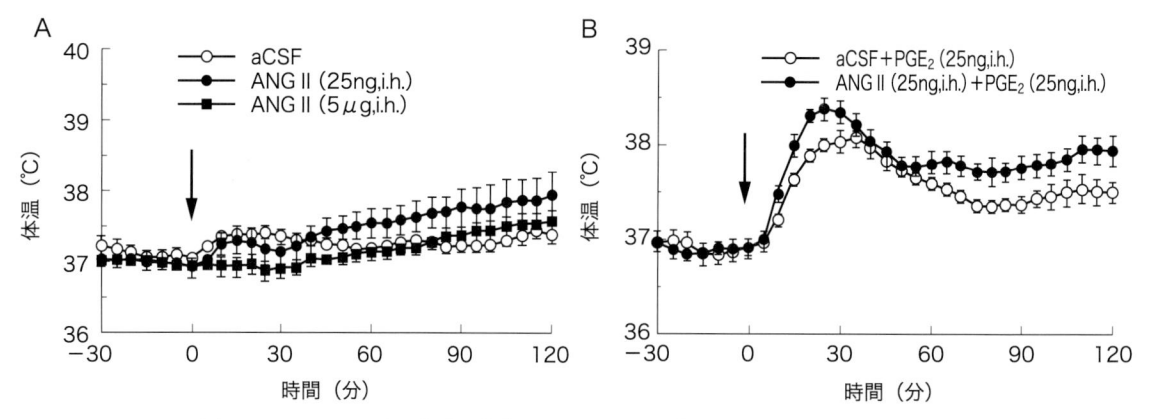

図 15-7 ANG II による体温の変動と PGE$_2$ による発熱反応に及ぼす ANG II の効果

A：ラットの前部視床下部内に ANG II（25 ng と 5μg）あるいは aCSF（0.5μL）を投与した。矢印は ANG II 投与の時点を示している。B：ラットの前部視床下部内に PGE$_2$（25 ng）を投与した。ANG II（25 ng）あるいは aCSF（0.5μL）は PGE$_2$ 投与直前に前部視床下部内に投与した。矢印は PGE$_2$ 投与の時点を示している。
(Watanabe T, Saiki Y, Sakata Y：The effect of central angiotensin II-receptor blockade on interleukin-1β-and prostaglandin E-induced fevers in rats：possible involvement of brain angiotensin II receptor in fever induction. J Pharmacol Exp Ther, 282：873-881, 1997.)

IL-1 および PGE$_2$ による発熱反応は CGP 42112 A の用量に依存して有意に抑制された（データは示していない）[17]。すなわち，いずれかの脳部位の ANG II と 2 型受容体が発熱発現に関与しているものと推察される。そこで筆者らは，発熱発現に関与する 2 型受容体がどの脳部位に存在するのかを確認するために，発熱発現に関与する視床下部内（本論説前半を参照せよ）に 2 型受容体拮抗薬を投与した。

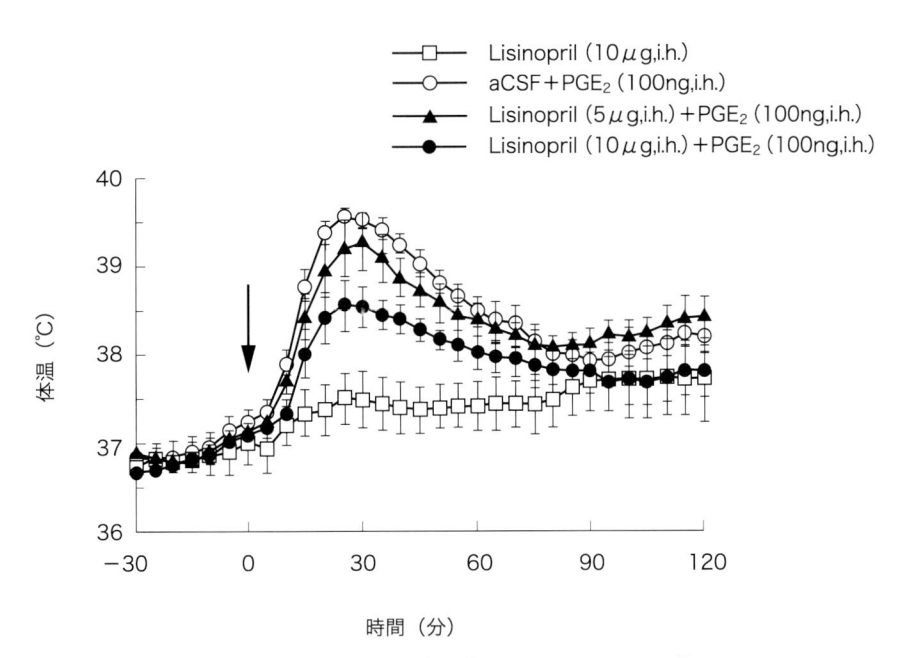

図 15-8 PGE$_2$ による発熱反応に及ぼす lisinopril の効果

ラットの前部視床下部内に PGE$_2$ (100 ng) を投与した。lisinopril (5 μg と 10 μg) あるいは aCSF (0.5 μlL) は PGE$_2$ 投与 15 分前に前部視床下部内に投与した。lisinopril 単独の投与の効果も示している。矢印は PGE$_2$ 投与の時点を示している。(Watanabe T, Saiki Y, Sakata Y：The effect of central angiotensin II-receptor blockade on interleukin-1 β-and prostaglandin E-induced fevers in rats：possible involvement of brain angiotensin II receptor in fever induction. J Pharmacol Exp Ther, 282：873-881, 1997.)

　図 15-6 は IL-1 の腹腔内投与あるいは PGE$_2$ の視床下部内投与により発現する発熱反応に及ぼす，CGP 42112 A の視床下部内投与の効果を示している[17]。CGP 42112 A を視床下部前部（視束前野・前部視床下部）に投与すると，いずれの発熱反応も薬物の用量に依存して有意に抑制された。つまり，視床下部前部の 2 型受容体が発熱発現に重要な役割を果たしていることがわかる。では，ANG II そのものが発熱を起こすのだろうか？

　図 15-7 A は ANG II を視床下部前部に局所投与したときの体温の変動を示している[17]。このように ANG II 単独では体温は上昇しない。そこで，今度は PGE$_2$ の視床下部投与の直前に ANG II を同部位に投与した。図 15-7 B は，その結果を示している[17]。ANG II は発熱を有意に増強させた。

　図 15-8 は，ANG の変換酵素阻害薬である lisinopril を視床下部前部に投与した 15 分後に PGE$_2$ を同部位に投与した時の体温の変動を示している[17]。PGE$_2$ による発熱反応は lisinopril の用量に依存して有意に抑制された。

　図 15-7 と 8 の結果から，発熱時に視床下部前部で産生される ANG II が同部位の 2 型受容体に結合して発熱反応を"促進"している事実が明らかとなった。

おわりに

　本論説の前半では，体温とその調節機構さらにはストレスによる体温上昇について一般的な解説をした．後半では，前半で得た知識を背景にストレスによる体温上昇反応発現のメカニズムについて解説した．具体的には，ストレス関連脳内ペプチドとして有名な CRF と ANG II のストレス高体温における役割に関して，筆者らの研究成果を中心に述べた．

　本論説後半で紹介した結果より，"脳内の CRF ならびに ANG II は非炎症ストレスと炎症ストレスによる体温上昇反応に貢献している"事実が明らかとなった．これら脳内ペプチドのストレス体温上昇における役割の解明は，世界で初めてであり興味深いものである．しかし，ストレスによる体温上昇に関与する脳内の系は CRF と ANG II に限られるわけではない．ストレス高体温発現に貢献する別の系，あるいは抑制する系の存在が想定される．また，ストレス高体温発現の脳からの出力系の詳細は明らかではない．ストレスによる体温上昇反応発現のメカニズムの全容の解明が待たれるところである．

［渡邊　達生］

［文　献］

1) McCubbin JA, Kaufmann PG, Nemeroff CB : Stress, Neuropeptides and Systemic Disease, 1 st ed, New York : Academic Press, 1991.
2) Stanford SC, Samon P : Stress (From Synapse to Syndrome), 1 st ed., New York : Academic Press, 1993.
3) Kannan H, Tanaka Y, Kunitake T, et al. : Activation of sympathetic outflow by recombinant human interleukin-1 β in conscious rats. Am J Physiol, **270** : R 479-R 485, 1996.
4) Watanabe T, Morimoto A, Murakami N : ACTH response in rats during biphasic fever induced by interleukin-1. Am J Physiol, **261** : R 1104-R 1108, 1991.
5) Watanabe T, Morimoto A, Murakami N : Effects of endogenous pyrogen and prostaglandin E_2 on hypothalamic neurons in rat brain slices. Can J Physiol Pharmacol, **65** : 1382-1388, 1987.
6) Morimoto A, Watanabe T, Morimoto K, et al. : Possible involvement of prostaglandins in psychological stress-induced responses in rats. J Physiol (Lond.), **443** : 421-429, 1991.
7) Fisher LA : Central actions of corticotropin-releasing factor on autonomic nervous activity and cardiovascular functioning. Ciba Found Symp, **172** : 243-253, 1993.
8) Cierco M, Israel A : Role of angiotensin AT_1 receptor in the cardiovascular response to footshock. Eur J Pharmacol, **251** : 103-106, 1994.
9) Kregel KC, Stauss H, Unger T : Modulation of autonomic nervous system adjustments to heat stress by central ANG II receptor antagonism. Am J Physiol, **266** : R 1985-R 1991, 1994.
10) Nakamori T, Morimoto A, Murakami N : Effect of a central CRF antagonist on cardiovascular and thermoregulatory responses induced by stress or IL-1 β. Am J Physiol, **265** : R 834-R 839, 1993.
11) Morimoto A, Nakamori T, Morimoto K, et al. : The central role of corticotrophin-releasing factor (CRF-41) in psychological stress in rats. J Physiol (Lond.), **460** : 221-229, 1993.
12) Rothwell NJ : Central action of CRF on metabolism and energy balance. Neurosci Biobehav Rev, **14** : 263-271, 1990.
13) Rothwell NJ : CNS regulation of thermogenesis. Crit Rev Neurobiol, **8** (1-2) : 1-10, 1994.
14) Minami M, Kuraishi Y, Yamaguchi T, et al. : Immobilization stress induces interleukin-1 beta mRNA in the rat hypothalamus. Neurosci Lett, **123** (2) : 254-256, 1991.

15) Suzuki H, Kondo K, Handa M, et al. : Role of the brain iso-renin-angiotensin system in experimental hypertension in rats. Clin Sci, **61** : 175-180, 1981.
16) Saiki Y, Watanabe T, Tan N, et al. : Role of central ANG II-receptors in stress-induced cardiovascular and hyperthermic responses in rats. Am J Physiol, **272** : R 26-R 33, 1997.
17) Watanabe T, Saiki Y, Sakata Y : The effect of central angiotensin II-receptor blockade on interleukin-1 β-and prostaglandin E-induced fevers in rats : possible involvement of brain angiotensin II receptor in fever induction. J Pharmacol Exp Ther, **282** : 873-881, 1997.

16章　暑熱環境とストレス

はじめに

　本章では，まず運動時の体温調節の概略を述べ，発汗や皮膚血流に及ぼす非温熱性因子である血液量や血漿浸透圧の影響について述べる。また，暑熱環境下での運動継続を制限する因子について最近の知見を紹介する。さらに，熱中症発症機構について概略を述べ，とくに，最近明らかになってきた腸管内細菌毒素の関与について説明を加える。最後に，暑熱ストレスに適応する過程を個体レベルと細胞レベルの両面から述べる。

1. 暑熱環境下運動時の体温調節の概略

　体温とは身体内部の温度のことであるがこれは部位によって異なる。安静時では代謝量の高い深部臓器，例えば肝臓，腎臓，消化管，脳などでは温度は高く，一方静止筋や皮膚は代謝量が低く体表面に近いので温度も低い。これら深部臓器の平均温度を核心温，一方，体表部，四肢部の温度を外殻温として区別する。ここで言う体温調節とは，核心温を一定に保つメカニズムにほかならない。
　発汗，皮膚血流の温熱性調節は視床下部の視索前野に存在する体温調節中枢の温度および皮膚温が統合され全身性に行なわれている。ただし皮膚温も発汗，皮膚血管拡張に影響を及ぼす駆動力は中枢体温の10分の1から20分の1に過ぎない。ヒトで視床下部温を測定するのは困難であることから，通常運動時の深部体温として直腸温または食道温を測定している。しかし，運動時には内臓血流が運動強度に比例して低下することを考慮すれば，直腸温より食道温の方が正確に深部体温を反映すると考えられる。
　体温は体内での熱エネルギーの産生（産熱）とその体外へ放散（放熱）とのバランスによって決定される。全エネルギー消費量のうち筋作業による仕事として利用されるエネルギー量は全体の20～30％で，残りは熱エネルギーに変換される。安静時の産熱は主に深部内臓によって行なわれ，骨格筋の代謝によるものは25％に過ぎない。しかし，わずかな運動，例えば普通速度の歩行時には，その消費エネルギーは安静時の3倍以上に達し，その80％は骨格筋による。一方，放熱は主として皮膚血流と発汗によって行なわれる。発汗を伴わない熱放散は皮膚温と外界温度との温度差に依存し，

高い皮膚血流は皮膚温を高め放熱量を増加させるのに重要である。発汗による放熱は汗が皮膚表面から蒸発する時に気化熱を体表から奪うもので，外界の環境温が30℃以上になって皮膚温との間に温度差がなくなると生体にとって唯一の放熱手段となる。

運動時にどれほどの産熱量があるか直感的にはわかりにくいが，例えば体重60 kgのヒトが120 wattsの軽いジョギング程度の運動を行なっていると仮定しよう。運動効率が20％とすると1分間あたり産生する熱量は6.8 kcalとなる。体比熱を0.83 kcal/℃・kgとすると，1分間で平均体温は0.14℃上昇し，わずか10分間で平均体温は運動前の37.0℃から38.4℃にまで上昇することになる。このように体温調節なくしては，長時間の運動は不可能である。ちなみに，運動継続可能な最高核心温度は，40℃前後と考えられている[1]。

2．皮膚血流量の調節

1）皮膚血流調節の概略

皮膚血管はその調節機構の違いから，四肢先端部（例えば，手掌，指，足底，耳，口唇，鼻の各部）と体幹部に区別される。四肢先端部の温熱性皮膚血流は交感神経によって緊張性に調節されているのに対し，体幹部の皮膚血流は交感神経由来の能動性血管拡張神経によって調節されている。最大皮膚血流量は個人によってさまざまだが，運動鍛錬者では3～5 L/minと安静時の心拍出量に相当すると言われている。

四肢先端部の皮膚血管は交感神経阻害剤である α_1-adrenergic blockade によってほぼ100％近くまで拡張する。一方，体幹部の皮膚血管は，交感神経の神経節をブロックしたり α_1-adrenergic blockade を投与してもほとんど拡張せず，体温上昇によってのみ皮膚血管が拡張することから体幹部の皮膚血管拡張は交感神経の緊張性収縮の抑制によって起こるのではなく，血管拡張性神経伝達物質が交感神経終末から分泌され，それが能動的に皮膚血管を拡張するものと考えられている。この神経伝達物質の同定に関しては，テキサス大学の Johnson らのグループによって近年精力的に研究が進められた[2]。彼らは，発汗神経終末から分泌されるアセチルコリンの阻害剤であるアトロピンでもこの皮膚血管拡張は阻害できないこと，また，ボツリヌス毒を皮下に注入すると温熱性の血管拡張を完全にブロックできることからペプチド様物質であることを推定されていることを明らかにし，VIP（vasoactive intestinal peptide）の関与の可能性を示唆している。

2）皮膚血流調節の非温熱性調節

皮膚血管は上で述べた温熱性調節の他に非温熱性因子の影響を強くうける。Adolphらは第2次世界大戦中に米国のネバダ砂漠で行なった実験から発汗による体重減少に比例して安静時の直腸温が上昇することを報告した[3]。すなわち，体重1％の減少に対して安静時の直腸温が0.25℃上昇する。これが体温調節が体液調節の影響を受けることを直接的に示した最初の報告であろう。

この脱水時の体温上昇の原因について，その後 Nadel らは皮膚血管拡張を引き起こす深部温（食道温）閾値が脱水時には高体温側に移動するとともに最大皮膚血流量も低下することを報告した[4]。すなわち，深部体温の皮膚血管拡張閾値の上昇は体温がそ

の閾値以上に上昇しないと放熱反応が起きないことを意味し，さらに，最大皮膚血流の低下はそのまま運動時の体温調節能の低下を意味する。さらに，その後の研究によって，臥位から立位へ姿勢変換を行なったり[5]，下半身陰圧法によって心臓への静脈還流量を低下させると[6]，脱水時と同様の変化が現れることや，逆に輸液によって血液量を増加させたり[7]，頚下浸水によって心臓への静脈還流量を増加させると食道温の皮膚血管拡張閾値の低下や最大皮膚血流が増加することが報告された[8]。以上の結果は手法の違いはあるが，心臓への静脈還流量の増減がそのまま食道温の皮膚血管拡張閾値と最大皮膚血流を変化せることでは軌を一にしている。

静脈還流量変化の受容機構に関しては心肺圧受容器の関与の重要性が指摘されてきた。すなわち，Ahmadら[9]は高体温を負荷したヒトに臥位の姿勢で$-20\,\mathrm{mmHg}$より軽い下半身陰圧を適用すると右心房圧は陰圧の程度に比例して低下する一方動脈血圧は変化せず，その際，右心房圧の低下に比例して皮膚血管拡張が抑制されることを報告し，これが皮膚血流調節における心肺圧受容器反射の重要性を主張する大きい根拠となっている。しかし，最近運動時の皮膚血流調節に関してこの説をそのまま適用するには，動脈血圧および右心房圧の測定精度に問題があるとして，運動時の皮膚血流調節における心肺圧受容器反射の関与を疑問視する傾向があった。

しかし，われわれは暑熱環境下での運動時の右心房圧を連続測定し，皮膚血流の増加に比例して右心房圧が低下し，運動開始直後に比べ約$2\,\mathrm{mmHg}$低下すると皮膚血管拡張抑制が起きること，さらにその際動脈圧に有意な変化がないことを報告した[10]。また，最近Nagashimaら[11]は暑熱環境下における運動時に陰圧呼吸が皮膚血流に及ぼす影響について検討した。陰圧呼吸は胸腔内の陰圧の程度が増加させ末梢との間に高い圧勾配を形成することによって，心臓への静脈還流量を非観血的に増加させる有効な手段である。その結果，図16-1に示すように，コントロール群では食道温が37.7℃以上に上昇すると体温の上昇にかかわらず皮膚血流がプラトーに達するが，一方陰圧呼吸を行なわせると食道温が37.7℃以上になってもその上昇に比例して皮膚血流が増加し続けた。その際注目すべきは陰圧呼吸時に動脈血圧が低下した点である。つまり，陰圧呼吸は心肺圧受容器を伸展することで皮膚血管は拡張させ，その結果動脈血圧が低下することがわかる。すなわち，動脈圧受容器の除伸展よりも心肺圧受容器の伸展の方が強力に皮膚血管拡張を引き起こすわけで，皮膚血流調節においては動脈血圧反射よりも心肺圧受容器反射が重要であることを再確認する結果となった。これらの脱水時の圧反射による皮膚血管拡張抑制の遠心路について，Kelloggら[12]はα_1-adrenergic blockadeの皮下投与の実験から，交感神経活動の増加によるものではなく能動性皮膚血管拡張神経の抑制によって引き起こされることを示唆している。

同様に脱水時の体液の高浸透圧が皮膚血流調節に及ぼす影響についても報告されている。汗は低張であり発汗による自由水の喪失は体液浸透圧の上昇を招く[13]。Fortneyら[14]は温熱脱水時の体液浸透圧の上昇は暑熱下運動時の体温上昇に対する皮膚血管拡張閾値を上昇させることを報告した。さらに最近Takamataら[15]はこの問題についてより詳細な検討を行なった。すなわち，高張性食塩水を輸液してあらかじめ体液浸透圧を増加させた被験者ついて，下腿を温水に浸し体温を増加させ，食道温と皮膚血管コンダクタンスの関係を求めた。その結果，図16-2に示すように体液浸透圧の上昇に

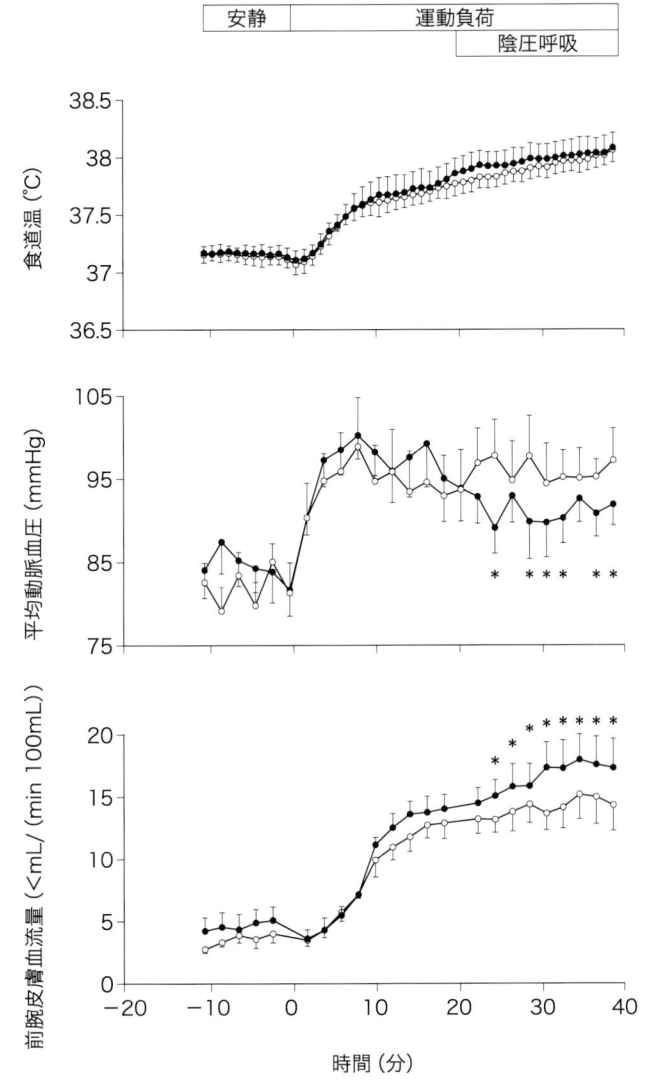

図 16-1　陰圧呼吸によって静脈還流量を増加させた場合の前腕皮膚血流量変化

気温 30℃，相対湿度 20％で最大酸素摂取量の 60％に相当する強度で運動させた場合の食道温，平均動脈圧，前腕皮膚血流量を示す。運動開始後 20 分目から陰圧呼吸をふかした群（●）ではコントロール群（○）に比べ，平均動脈圧の低下，前腕皮膚血流量の上昇が観察された。6 例の平均値と SE バーで示す。＊は両群間での有意差を示す（p, 0.05）。(Nagashima K, Nose H, Takamata A, et al.: The effect of cutaneous negative pressure breathing on skin blood flow during exercise in a hot envornment. J Appl Physiol, 84：1845-1851, 1998.)

比例して食道温の皮膚血管拡張閾値が高体温側に移動した。彼らはこのメカニズムとして，高浸透圧が直接皮膚血管に作用したものでなく視床下部の浸透圧受容器を介するものであると推測している。

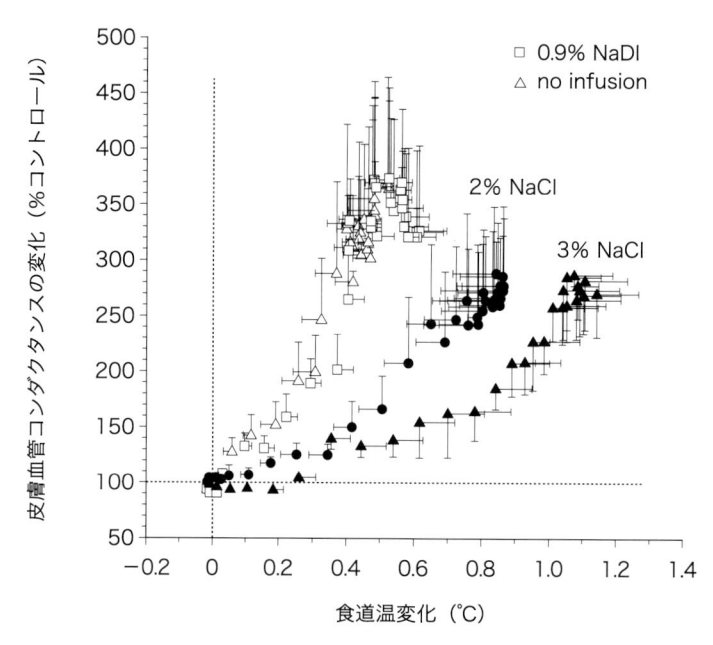

図 16-2 食道温と皮膚血管コンダクタンス変化の関係に及ぼす血漿浸透圧の影響

あらかじめ，2%，3%NaCl 溶液を輸液して血漿浸透圧をコントロールに比べ，6 mOSM，12 mOSM 上昇させた被験者について，下腿を温水に浸し，体温を上昇させた．血漿浸透圧の上昇に比例して食道温の皮膚血管拡張閾値が高体温側に移動する．6 例の平均値と SE バーで示す．(Takamata A, Nagashima K, Nose H, et al.: Osmoregulatory inhibition of thermally induced cutaneous vasodilation in passively heated humans. Am J Physiol, 273：R 197-R 204, 1997. より引用改変)

3．発汗量の調節

1）発汗機構の概略

発汗は視床下部の体温調節中枢が体温の上昇を感知して全身性に行なわれる．遠心路は choline 作動性交感神経である．汗腺のうち体温調節に関与するエクリン腺の総数は個人差が高く約 200〜500 万個と言われているが，そのうち実際に発汗に関与する能動汗腺数は日本人の場合 230 万程度である．一個あたりの汗腺の重量が 30〜40 μg なので体全体では汗腺の総量が 120〜200 g と一側の腎臓に匹敵する．汗腺は皮下組織に存在する球状の分泌部と，この分泌部と皮膚表面を結ぶ導管部よりなる．汗の分泌機序としては，まず分泌部において能動的に precursor sweat（汗の原液）が等張性に産生され，それが導管部を通過するうちに Na および Cl イオンが再吸収されて血清より低張な汗として分泌される．したがって，汗の分泌速度が上昇し，導管部での Na と Cl イオンの再吸収速度が追いつかないと汗の NaCl 濃度は血清の電解質濃度に近づく．一方，冬よりも夏の方が汗の NaCl 濃度は低く，また暑さに順化するほどその低下

程度は大きい。これは導管部でのNaClの再吸収能が亢進したためと考えられる[2]。汗の電解質濃度は0.4〜0.8%で血清の0.9%に比べて低張で，その主成分はNaCl，尿素および乳酸である。また，Kは導管部で能動的に排出される。その他の物質については血中の濃度に比例して受動的に汗中の濃度が上昇するが，尿中排出量に比べ，無視できる程度である。発汗能力は個人差が大きく，また暑熱への順化度によっても異なるが，われわれの経験によると最大1.0〜2.0 L/hr程度である。

2）発汗の非温熱性調節

発汗量も皮膚血流と同様，非温熱性因子の影響を強く受ける。Fortneyら[14]は，利尿剤の投与と高張性食塩水の投与によって，血液量を変えず浸透圧を対照群に比べ10 mOsm/kg H_2O 上昇させると運動時発汗開始の食道温閾値が0.5〜0.8℃上昇したことを報告している。また，Takamataら[6]は，安静時の被験者において，この食道温の発汗閾値の上昇は血漿浸透圧の上昇と比例することを報告している。さらに，彼らはわずかな飲水によって咽頭部分を刺激すると，血液量，血漿浸透圧が変化しなくても，この発汗抑制が解除されることから，この発汗閾値の上昇は，高血漿浸透圧の汗腺への直接作用ではなく，体温調節中枢への抑制によることを示唆している[16]。

一方，低血液量が発汗量を抑制することも報告されている。Fortneyら[17]は，利尿剤によって血漿量を500 mL（15%）減少させると，運動時の胸部，前腕部の食道温上昇に対する発汗速度の感受性が約40%減弱することを報告している。さらに，最近Mackら[18]は，運動時，下半身に－40 mmHgの陰圧を負荷すると発汗が抑制されることを報告し，圧受容器の除伸展が発汗量を抑制することを示唆している。しかし，最近Crandallら[19]は安静時の被験者を用いて，phenylephrine, sodium nitroprussideを投与して，動脈血圧を変化させて皮膚交感神経活動，発汗量を連続測定した。その結果，両者に有意な変化が観察されなかったことから，発汗は血圧反射の影響を受けないことを報告している。最近，われわれも利尿剤を用いて20%低血液量を負荷した被験者について運動時の発汗量への影響を検討した結果，有意な影響を認めず，Crandallらの報告を支持する結果を得ている[20]。

4．皮膚血流，発汗の非温熱性調節の生理的意義

脱水による血液量の減少は心臓への静脈還流量を低下させ，心臓のスターリングの法則に従って一定の有酸素運動負荷に必要な心拍出量の維持を困難にする。さらに，温熱環境下での運動では，皮膚血管拡張に伴う血液貯留が静脈還流量を低下させる。すなわち，静脈は動脈に比べて伸展性が高く，同程度の管腔内静水圧の上昇に対し動脈に比べ10倍以上の体積の増加を生じる。例えば，涼環境下で皮膚温が18℃の時に70 kgのヒトが，臥位から立位に姿勢変換した場合に重力による下肢への血液量の貯留量は400〜500 mL，さらに，皮膚温が44℃に上昇すると皮膚静脈の伸展性がさらに上昇し，皮膚血流の増加も伴ってさらに300〜400 mLの血液が下肢へ貯留することになる[21]。Fortneyら[22]は利尿剤によって血液量が400 mL減少したり，食道温が37.0℃から38.5℃に増加すると，運動時の1回心拍出量は20%減少することを報告している。したがって，脱水時の心充満圧の低下は心肺圧受容器反射を刺激し，高体温による過

剰な皮膚血管拡張を抑制する．さらに，この圧反射は動脈圧反射とともに肝臓，腎臓らの内臓血管を収縮させ[9]，温熱環境下での運動時の動脈血圧と筋血流の維持に働く[23]．また，脱水時の体液の高浸透圧が皮膚血流を抑制することに関しても，最近Nakajimaら[24]はラットを用いた実験から血圧調節における重要性を指摘している．以上，脱水時の皮膚血管拡張抑制と発汗抑制は，血液量保持，動脈血圧維持に働くと考えられる．

5. 高温環境下での運動継続の制限因子に関する最近の知見

以上，暑熱環境下での体温調節系と循環調節系との競合について述べてきたが，暑熱下運動の継続を制限する因子として，Rowellらを中心とする説が有力であった[25]．すなわち，彼らは，高体温による皮膚血管の拡張は，末梢血管への静脈血の貯留を引き起こし，これによって心臓への静脈還流量が低下するために，運動時の血圧維持，筋血流の維持を困難にする，という考え方である．しかし，この説は安静時の観察結果を運動時にも当てはめて解釈するものとして，実際運動時には，この説を支持する実験結果が存在するわけではないことが明らかになってきた．最近，暑熱環境下での運動時の制限因子についていくつか新しい説が報告されているので紹介しておく．

Nielsenら[1]は，気温40℃，相対湿度10%の暑熱環境下で，最大酸素摂取量の60%の最大酸素摂取量の運動を連続9〜12日間行ない，疲労困憊になるまでの時間と食道温を求めた．図16-3にその結果の一部を示す．初日には，運動開始後40分で運動を停止しているのに，10日目には70分まで運動時間が延長しているのがわかる．その際，注目すべき点は，暑熱順化の程度にかかわらず運動終了時の食道温がほぼ40.5℃とほぼ一定である点である．さらに，疲労困憊時にも運動開始時に比べ，一回心拍出量や心拍出量の低下が観察されなかったことから，彼女らは暑熱環境下での持続運動の制限因子として，従来定説になっている皮膚血管拡張に伴う末梢への血液貯留によって心臓への静脈還流量が低下するためではなく，体温の上昇それ自体が中枢性疲労を引き起こすためだとしている．

さらに，CoyleらのグループP[26]は，β-adrenergic blockadeを投与した被験者に暑熱環境下で最大酸素摂取量の60%の運動強度で運動させた場合の一回心拍出量を測定した．その結果，対照群では，体温上昇に伴って心拍数が上昇し一回心拍出量が低下した．一方，阻害剤投与群では体温上昇に伴う心拍数の上昇が抑制され，その結果体温上昇に伴う一回心拍出量の低下は認められなかった．以上の結果から，彼らは暑熱環境下運動時の一回心拍出量の低下は，皮膚血管への血液貯留に伴う心臓への静脈還流量の低下ではなく，高体温による心臓のペースメーカーへの直接作用によって心拍数が増加し，一回心拍出量が低下したものと報告している．

また，Gonzalez-Alonsoら[27]は，運動時の血液量の維持が，活動筋血流，皮膚血流に与える影響を検討する目的で，気温35℃，相対湿度50%の暑熱環境下で，最大酸素摂取量の60%の運動強度で運動を2時間余り行ない，運動中水分摂取を行ない血液量を維持した場合と，水分を摂取せず発汗によって脱水状態になった場合について比較した．その結果，一回心拍出量，心拍出量，動脈血圧は，血液量を維持した群では，

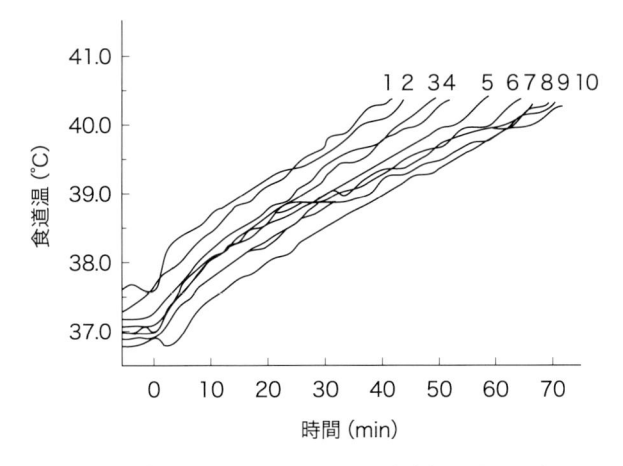

図 16-3 気温 40°C の環境下で最大酸素摂取量の 60% で
10 日間連続運動した際の食道温変化

図中の番号は運動を開始してからの日数を示す。日数がたつに
つれて食道温の上昇が抑制されるが，どの場合も食道温が 40.5°C
に到達したときに疲労困憊して運動を停止する。(Nielsen B,
Hales JRS, Strange S, et al.：Human circulatory and thermor-
egulatory adaptations with heat acclimation and exercise in a
hot, dry environment. J Physiol (Lond.), 460：467-485, 1993.)

運動終了時まで維持されたが，脱水群では血液量の減少に比例して低下した。また，活動筋血流，皮膚血流も血液量を維持した群では運動終了時まで変化しなかったが，脱水群では，心拍出量，動脈血圧と同様に血液量の減少に比例して低下した。以上の結果から，著者らは，血液量の減少は一回心拍出量の低下を引き起こし，運動時の心拍出量，動脈血圧維持を困難にするが，暑熱下運動時の皮膚血管拡張に伴う血液貯留によって一回心拍出量が減少することはない，と報告している。

以上の結果をまとめると，運動時の皮膚血管拡張に伴う末梢への血液貯留は，若干の心臓への静脈還流量の低下を引き起こすが，心肺圧受容器反射によってフィードバック的に皮膚血管拡張を抑制することから，一回心拍出量を低下させるほど多量の貯留を引き起こさないのかもしれない。さらに，運動時の筋ポンプによる静脈還流量の増大は，皮膚血管への血液貯留をも抑制するのかもしれない。いずれにせよ，皮膚血管拡張の抑制に伴う，放熱量の減少はうつ熱を引き起こし，体温上昇の運動中枢への直接作用，また心拍数の上昇によって運動継続を困難にすると考えられる。

6．高温環境下運動時の体温調節不全

1）体温調節不全の概略

上で述べたように暑熱下運動時には循環調節系と体温調節系の競合が起きる。一般的に体温調節系は循環調節系に比べ優先順位が低く，最終的には循環調節維持のために体温調節系が犠牲となる場合が多い。その結果，体温調節の劣化によって生じる体

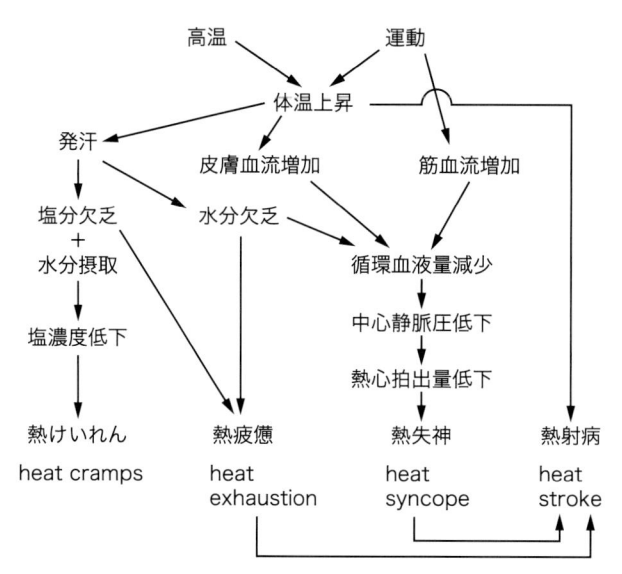

図16-4 高温環境下における運動時の生体反応とこれに伴う障害の考え方

温の急上昇は，循環調節不全と相まってさまざまな障害を引き起こす。

図16-4に高温環境下における運動時の生体反応とこれに伴う障害の考え方を示す。体温の上昇は前述のように皮膚血管拡張による末梢への血液貯留によって心臓への静脈還流量の低下を招く。さらに，発汗による血液量の減少はこの低下を加速し，これに身体運動が加わると容易に循環不全を生じ，熱失神（heat syncope）が生じる。また，高度の発汗時には脱水による疲憊（heat exhaustion by water depletion）ないしは脱塩による熱疲憊（heat exhaustion by salt depletion）が生じる。大量発汗時に水分のみを摂取すると，随意筋の有痛性痙攣を主訴とする熱痙攣（heat cramp）をきたすが，これは体液塩分の低下によるものである。暑熱障害の中で最も重篤なのは熱中症（heat stroke）である。熱中症は発汗停止など突発的な体温調節中枢の障害が特徴で，高度の体温上昇（40℃以上），頭痛，悪心，めまい，浅い頻脈，意識喪失，ショック症状が起きるとされる。しかし，最近の若い人達で運動時におきる熱中症には，発汗が認められることも多いので注意を要する。熱中症の死亡事故の剖検例から，全身諸臓器，ことに中枢神経系の浮腫，腎，肝臓の著名な変性，萎縮，あるいは壊死などの退行性変化，急性循環不全，出血傾向による変化およびDICの併発が起きることが報告されている。

2）熱中症と腸内細菌毒素

熱中症のメカニズムのひとつに，最近，Halesらを中心とする新しい説があるので紹介しておく[28]。彼らは，高体温時の内臓血流不全に伴って腸管細胞の腸内細菌毒素（lipopolysachalide, LPS）に対するバリアが破れ，その結果，血中に内毒素が放出され熱中症の予後に影響することを示唆している。

図16-5は，Kregelら[12]が行なった麻酔ラットを赤外線ランプで高体温にした場合の体内の血流分布の変化を示している。体温の上昇とともに，まず尾動脈の拡張がおき，その後上腸管膜動脈の収縮がおきる。この上腸管膜動脈の収縮は，腹部交感神経

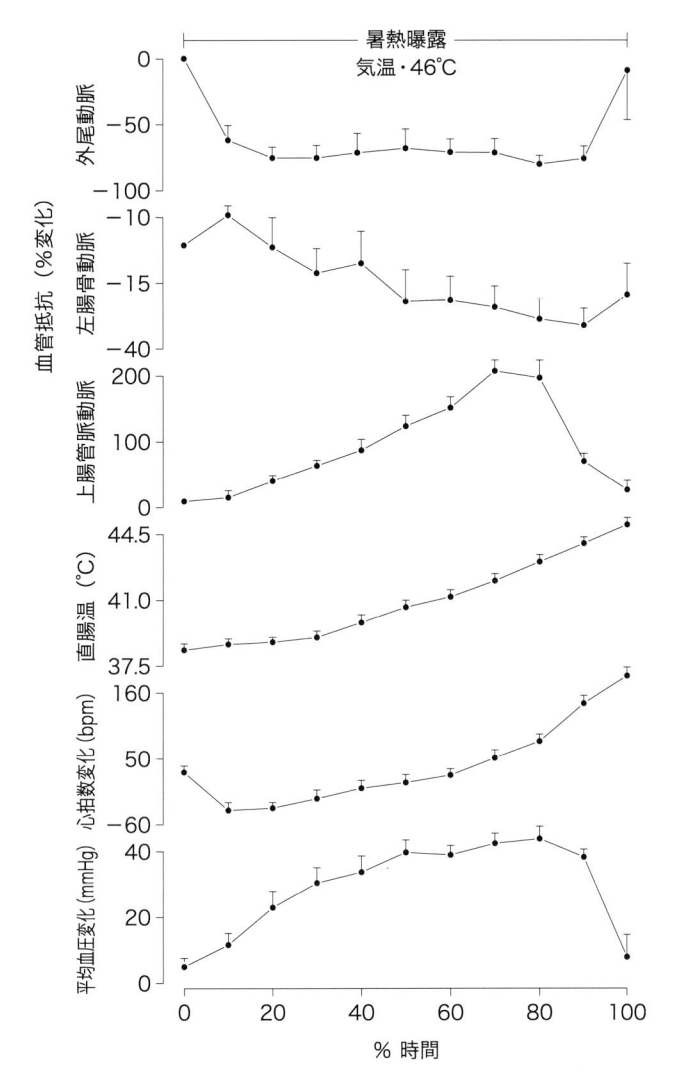

図 16-5 麻酔ラットを赤外線ランプで体温を上昇させた際の，外尾動脈（皮膚血管），左腸骨動脈（筋血管），上腸管脈動脈（内臓血管）の血管抵抗，および直腸温，心拍数，平均血圧変化を％ヒーティング時間で表す

直腸温が41℃を越える辺りから上腸管脈動脈の血管抵抗が急激に低下し，それに伴って血圧が低下して死に至る。(Kregel KC, Wall PT, et al.：Peripheral vascular resistance to hyperthermia in the rat. J Appl Physiol, 64：2582-2588, 1988.)

活動の上昇と比例することが知られている。この際の上腸管脈動脈の収縮は血圧を維持し，心拍数の上昇と相まってより多くの血液を尾動脈に流し，体温を放散するのに合目的な反応といえる。しかし，直腸温が41℃を越えると，急激な上腸管膜動脈の拡張がおき，それに伴って血圧が急激に低下し，死に至る。Takamataら[29]は，この際の血流の再分布における心肺圧受容器反射の重要性について報告しているが，体温の直接作用による交感神経活動の上昇の重要性を示唆する研究者もいる[28]。

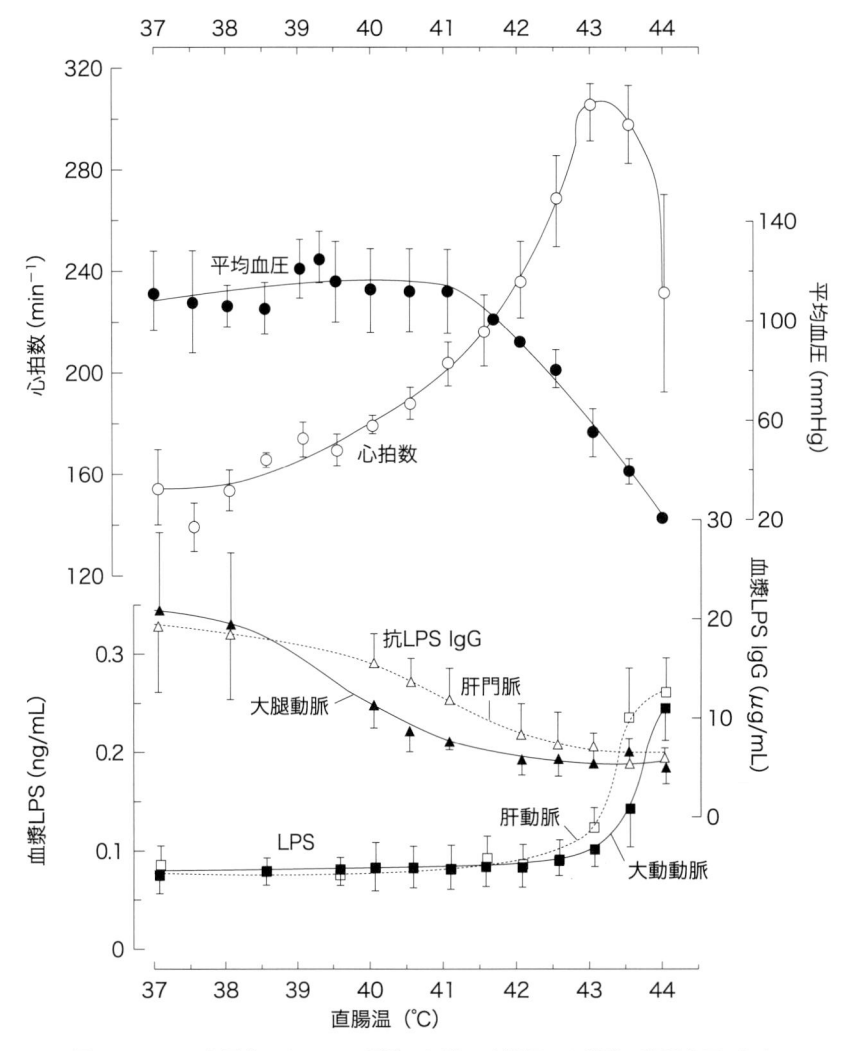

図 16-6 サルを暑熱ストレスに曝露した際の直腸温と心拍数,動脈血圧,および肝門脈,大腿動脈血中の LPS と抗 LPS 抗体濃度

直腸温が 40℃を越える辺りから抗体濃度の動静脈差が顕著となり,さらに直腸温が 43℃を越えると血中 LPS 濃度が急激に上昇する。(Gathiram P, Wells MT, Raidoo D, et al.: Portal and systemic arterial plasma lipopolysacharide concentrations in heat stressed primates. Circ Shock, 25: 223-230, 1988.)

さて,このような急激な内臓血流の低下に伴って,腸管細胞の LPS に対する透過性が亢進し,血液中の LPS 濃度が上昇することになる。図 16-6 はサルを暑熱曝露した際の心拍数,平均動脈圧,血中 LPS および抗 LPS 抗体の門脈と大腿動脈の血中濃度を表している[30]。図からわかるように,直腸温が 40℃を越えるあたりから門脈血中の抗 LPS 抗体が上昇し,直腸温が 41℃を越えるあたりから平均動脈血圧の低下とともに門脈血中の LPS 濃度の上昇が起きている。このような血中 LPS の上昇は,視床下部の体温調節中枢に働き「発熱反応」を引き起こす。すなわち,産熱の上昇および発汗,皮膚血管拡張の抑制である。さらに,血中 LPS の上昇はいわゆる内毒素性ショッ

ク，DICを引き起こし，最悪の場合死亡する。

　Brock-Utneら[31]は，暑い日に行なわれた走行距離89.5 kmのウルトラマラソンの参加者の中で，救急テントに運ばれた患者について，症状と血中LPSとの関連を報告している。参加者10,486人のうち，完走者が9,611人で，そのうち何らかの不調を訴えて救急テントに搬送されたのが340人であった。彼らは，血中LPS濃度を基準として，患者を2群に分けている。ひとつは低LPS群（患者の18%），もう一方は高LPS群（82%）である。低LPS群は，血中の抗LPS抗体が高く，暑熱障害の症状の軽く，レースの成績も良く，搬送後2時間で回復した。一方，高LPS群は，抗LPS抗体が低く，暑熱障害の症状も重く，レース成績も悪く，回復も2時間以上で遅い患者では2日を要した。

　以上の結果から，体温が40℃以上になると，単に体温調節系，循環調節系の破綻だけではなく，腸管壁の細菌毒素に対するバリアが壊れるために重篤な感染性の合併症を引き起こすと考えられる。

7．暑熱適応

1）個体における暑熱適応

　暑熱環境に滞在したり，その環境で運動トレーニングを行なうと発汗能，最大皮膚血流量が増加し，暑熱ストレスへの耐性ができる。Robertsら[32]は，気温35℃の環境下で最大酸素摂取量の75%に相当する運動強度で10日間の暑熱順化トレーニングを行なった。その結果，食道温の皮膚血管拡張閾値が低体温側に移動することや，一定の体温上昇に対する皮膚血流増加の勾配が急峻になることを報告されている。また，最近Yoshidaら[33]は大学の体育系クラブに所属する学生の横断的な研究から，各被験者の血液量と最大皮膚血流量の間に高い正の相関関係があることを報告している。さらに，Sawkaら[34]は，赤血球体積の増加が運動時の筋血流を節約させ，その分皮膚血流量が増加することを報告し，体温調節における赤血球体積の重要性を示唆する結果を報告している。このように，暑熱適応による放熱量増加機構には，温熱性体温調節の亢進の他に血液量増加など，非温熱性因子の関与も考えられる。

　最近，Takenoら[35]は，持久性トレーニングによる血液量増加が体温調節能に与える明らかにする目的で，20名の男性大学生被験者を，平圧涼（610 m，20℃），低圧涼（2,000 m，20℃），平圧暑熱（610 m，30℃），低圧暑熱（2,000 m，30℃）の4群に5名ずつわけ，それぞれの環境条件で最大酸素摂取量の60%の運動強度で毎日1時間，計10日間，自転車エルゴメータによる運動トレーニングを行なった。低圧環境下で運動トレーニングを行なった理由は，高地トレーニングによる赤血球体積の増加が皮膚血管拡張能に与える影響を検討するためである。

　図16-7は，トレーニング前後で，高度610 m，気温30℃，相対湿度50%の環境条件で，トレーニング前の最大酸素摂取量の60%の強度で運動させた場合の食道温と皮膚血流量の関係を示す。トレーニング後には，低圧涼群以外のすべての群で高体温時の皮膚血流反応が亢進しており，中でも低圧暑熱群で最も高かった。また，トレーニング後には，4群すべてで血漿量が100〜200 mL増加し，また，低圧2群のみで赤血球

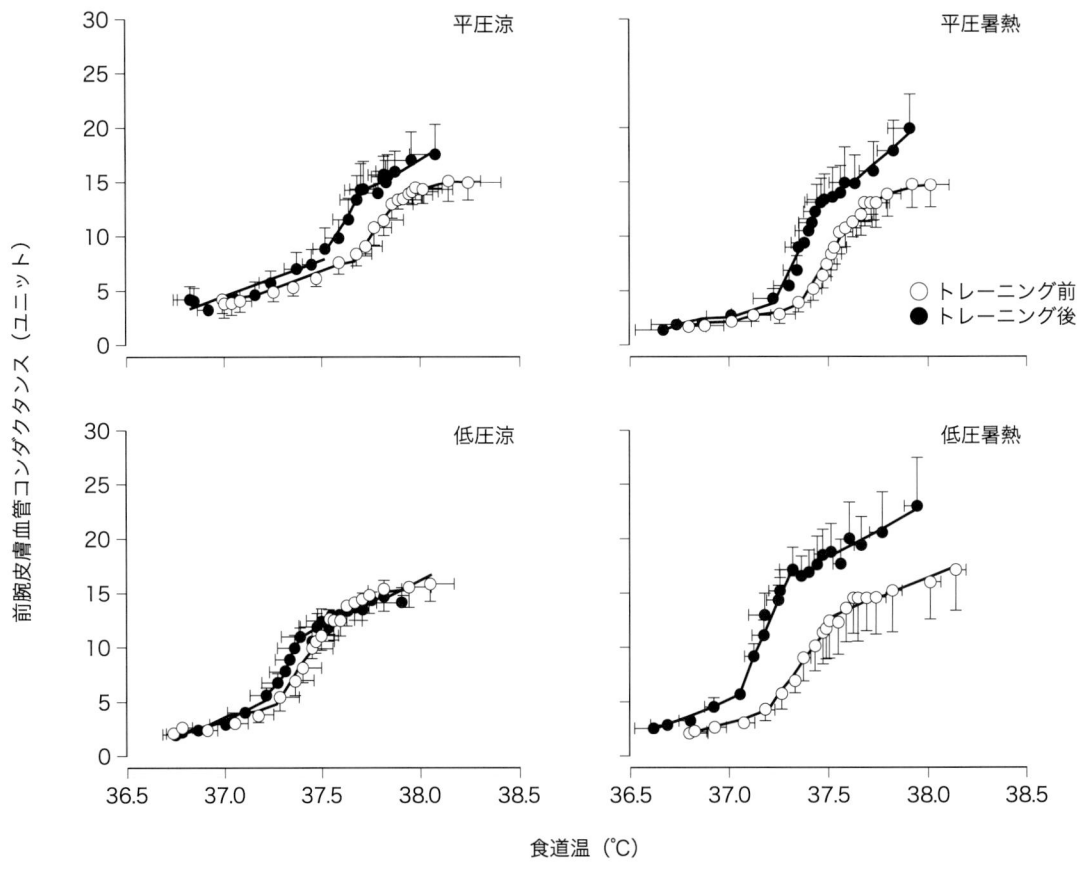

図 16-7 4つの異なった環境条件

平圧涼（610 m, 20℃），平圧暑熱（610 m, 30℃），低圧涼（2000 m, 20℃），低圧暑熱（2000 m, 30℃）で最大酸素摂取量の 60％の運動強度で 10 日間，持久性トレーニングをした後，610 m, 30℃の環境下で，トレーニング前の最大酸素摂取量の 60％の運動強度で運動した際の食道温と前腕皮膚血流との関係。トレーニング前値（○）後値（●）をそれぞれ 5 例の平均値と SE で示す。(Takeno Y, Kamijo Y, Nose H：Thermoregulatory and aerobic changes after endurance training in a hypobaric hypoxic and warm environment. J Appl Physiol, 91：1520-1528, 2001.)

体積が 60〜100 mL 増加した。すなわち，平圧 2 群では血漿量が同程度増加したにもかかわらず平圧暑熱群で皮膚血管拡張能が亢進したこと，また，低圧 2 群では血漿量，赤血球量が共に増加したにもかかわらず低圧涼環境では皮膚血管拡張能が劣化し，逆に低圧暑熱環境では亢進したことから，著者らは運動時の皮膚血管拡張能を決定する因子として，血液量以外の要因，例えばトレーニング中の気温，気圧が 1 次的因子であり，血液量増加は，脱水による影響を防止するなど，2 次的因子として作用することを報告している。

2）細胞における暑熱適応

培養細胞を 42℃以上の高温に曝露すると，細胞種によって違いはあるが，時間が経過するにつれ生存率が低下する[36]。しかし，一定時間高温にその細胞を曝露した後，同様の熱ストレスを負荷すると，その生存時間が延長する。例えば，ネズミの線維芽細胞では曝露後 12 分間で初期値の 1/e（37％）にまで細胞数が減少する。しかし，この

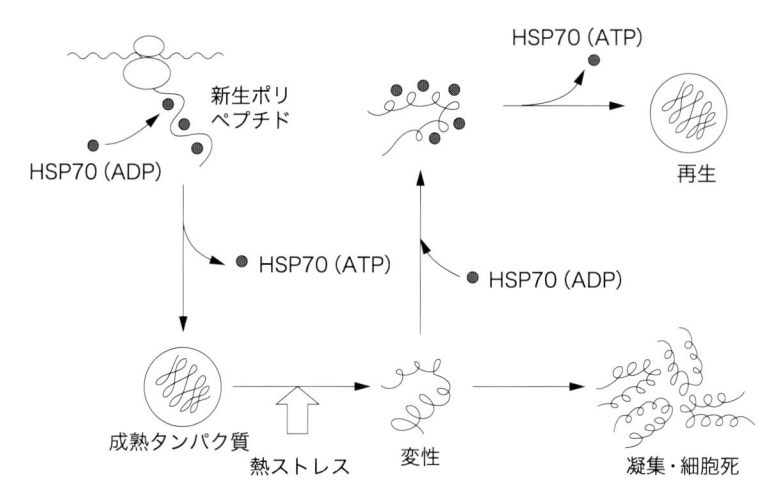

図 16-8　**分子シャペロンとしての熱ショックタンパク質**
　成熟タンパク質に熱ストレスが加わると変性がおき凝集がおき，それは細胞死へとつながる。これを防ぐために熱ショックタンパク質（HSP 70）は，一度変性したタンパク質の巻き戻し（refolding）を介添え（shaperone）することで，その再生を促す。さらに，HPS は，熱ストレスが加わらない場合でもリボソーム上で生成された新生ペプチドが正常な立体構造を作るのにも貢献している。（永田和宏：ストレス蛋白質から分子シャペロンへ．実験医学，13：27-36，1995）

　細胞を 42℃で 1.5〜2 時間曝露して，その後再び 42℃で培養すると，生存時間が 2 倍以上延長する。このメカニズムのひとつとして細胞内に熱ショックタンパク（Heat Shock Protein, HSP）が誘導されたためと考えられている。この HSP は，分子量は数十キロダルトンで，高温負荷の他，虚血，酸化ストレス，炎症などによっても誘導される。HSP の発現する生物種は細菌から昆虫，哺乳類までと広く，生物誕生以来，そのストレス応答に極めて重要な役割を果たしてきたと考えられる。

　その生理的役割としては，いわゆる「分子シャペロン（介添え役）」として働くことが知られている[37]。図 16-8 で示すように，通常，可溶性のタンパク質は，親水性のアミノ酸側鎖を表面に露出し，疎水性のアミノ酸側鎖を分子内部に包み込む形で存在している。しかし，細胞に熱がかかるとそのエネルギーによって疎水性側鎖が表面に露出するとタンパク質は可溶性を失い凝集する。そのため，細胞は正常な機能を営むことができず死滅する。HSP は，このような変性したタンパク質の一部（ペプチド）に結合して凝集を抑えるばかりでなく，変性したペプチドを徐々に解離してまきもどし（refolding）を行ない正常な構造へと導くことが明らかにされている。その後の研究の結果，熱以外によるストレス，例えば，細胞内の pH 変化や活性酸素によるタンパク質変性の防止にも HSP が関与していることが明らかとなり，さらに外部ストレスがかからない正常細胞においても，リボソーム上での新生ペプチドが合成された際，それが正しい立体構造を形成するように，「介添え役」として働くことが知られている。

　これらの細胞レベルの研究結果から，熱中症の予防のみならず[28]，骨格筋の廃用性萎縮の防止[38]などにおける HSP の役割についても新しいデータがでつつある。

まとめ

以上，運動時の暑熱ストレスについて概説した．最近の免疫学，細胞生物学の進歩によって，この分野にも新しい展開が数多く見られる．熱中症が社会問題となりつつある昨今，より多くの研究者がこの分野に興味を持っていただけるとありがたい．

［能勢　博］

［文　献］

1) Nielsen B, Hales JRS, Strange S, et al.：Human circulatory and thermoregulatory adaptations with heat acclimation and exercise in a hot, dry environment. J Physiol (Lond.), **460**：467-485, 1993.
2) Johnson JM, Proppe DW：Cardiovascular adjustment to heat stress. (Fregly MJ, Blatteis CM：Handbook of Physiology, section 4, Environmental Physiology, vol 1. Oxford University Press, New York, 215-243, 1996.)
3) Adolph EF：Physiology of man in the desert, Interscience, New York, 1947.
4) Nadel ER, Fortney SM, Wenger CW：Effect of hydration state on circulation and thermal regulations. J Appl Physiol, **49**：715-721, 1980.
5) Johnson JM, Rowell LB, Brengelmann GL：Modification of the skin blood flow-body temperature relationship by up right exercise. J Appl Physiol, **37**：880-886, 1974.
6) Mack GW, Nose H, Nadel ER：Role of cardiopulmonary baroreflexes during dynamic exercise. J Appl Physiol, **65**：1827-1832, 1988.
7) Nose H, Mack GW, Shi X, et al.：Effect of saline infusion during exercise on thermal and circulatory regulations. J Appl Physiol, **69**：609-616, 1990.
8) Nielsen B, Rowell LB, Bonde-Petersen F：Cardiovascular responses to heat stress and blood volume replacements during exercise in man. Eur. J Appl Physiol Occu Physiol, **52**：370-374, 1984.
9) Ahmad M, Blomqvist CG, Mullins CB, et al.：Left ventricular function during lower body negative pressure. Aviat. Space Environ. Med, **48**：512-515, 1977.
10) Nose H, Takamata A, Mack GW, et al.：Right atrial pressure and forearm blood flow during prolonged exercise in a hot environment. Pfluegers Archiv, **426**：177-182, 1994.
11) Nagashima K, Nose H, Takamata A, et al.：The effect of cutaneous negative pressure breathing on skin blood flow during exercise in a hot environment. J Appl Physiol, **84**：1845-1851, 1998.
12) Kregel KC, Wall PT, Gisolfi CV：Peripheral vascular resistance to hyperthermia in the rat. J Appl Physiol, **64**：2582-2588, 1988.
13) Nose H, Mack GW, Shi X, et al.：Shift in body fluid compartments after dehydration in humans. J Appl Physiol, **65**：318-324, 1988.
14) Fortney SM, Wenger CB, Bove JR, et al.：Effect of hyperosmolality on control of blood flow and sweating. J Appl Physiol, **57**：1688-1695, 1984.
15) Takamata A, Nagashima K, Nose H, et al.：Osmoregulatory inhibition of thermally induced cutaneous vasodilation in passively heated humans. Am J Physiol, **273**：R 197-R 204, 1997.
16) Takamata A, Mack GW, Gillen CM, et al.：Osmoregulatory modulation of thermal sweating in humans：reflex effects of drinking. Am J Physiol, **268**：R 414-R 422, 1995.
17) Fortney SM, Nadel ER, Wenger CB, et al.：Effect of blood volume on sweating rate and body fluids in exercising humans. J Appl Physiol, **51**：1594-1600, 1981.
18) Mack GW, Nisiyasu T, Shi X：Baroreceptor modulation of cutaneous vasodilator and sudomotor responses to thermal stress in humans. J Physiol (Lond.), **483**：537-547, 1995.
19) Crandall CG, Wilson TE, Cui J：Absence of baroreflex modulation of skin sympathetic nerve activity and sweat rate during whole body heating in humans. Proceedings of the Australian Physiological and Phramacological Society. Supplement 1, **31**：18 P, 2001.
20) Nose H, Kamijo Y, Okumoto T, et al.：Effects of hyperosmolality on body temperature and arterial regulations during exercise in the humans. Proceedings of the Australian Physiological and

Phramacological Society. Supplement 1, **31**: 114 P, 2001.
21) Gauer OH, Thron HL: Postural changes in the circulation. (Hamilton WF (ed.): Handbook of Physiology, Circulation, sect. 2, vol. 3, Am. Physiol Soc, Washington D. C., 2409-2439, 1965.)
22) Fortney SM, Wenger CB, Bove JR, et al.: Effects of plasma volume on forearm venous and stroke volume during exercise. J Appl Physiol, **55**: 884-890, 1983.
23) Savard GK, Nielsen B, Laszczynska J, et al.: Muscle blood flow is not reduced in humans during moderate exercise and heat stress. J Appl Physiol, **64**: 649-657, 1988.
24) Nakajima Y, Nose H, Takamata A: Plasma hyperosmolality and arterial pressure regulation during heating in dehydrated and awake rats. Am J Physiol, **275**: R 1703-R 1711, 1998.
25) Rowell LB: The cutaneous circulation. 185-199, (Rich TC and Patton HD (eds.),: Physiology and Biophysics II. Circulation, Respiration, and Fluid Balance. chapt 12, WB Saunders Co, Philadelphia, 1974.)
26) Frizsche RG, Switzer TW, Hodgkinson BJ, et al.: Stroke volume decline during prolonged exercise is influenced by the increase in heart rate. J Appl Physiol, **86**: 799-805, 1999.
27) Gonzalez-Alonso J, Calbet JAL, Nielsen B: Muscle blood flow is reduced with dehydration during prolonged exercise in humans. J Physiol (Lond.), **513**: 895-905, 1998.
28) Hales JRS, Hubbbard SW, Gaffin SL: Limitation of heat tolerance. (Fregly MJ and Blatteis CMIn: Handbook of Physiology, section 4, Environmental Physiology, vol 1. Oxford University Press, New York, pp 285-355, 1996.)
29) Takamata A, Nose H, Mack GR, et al.: Control of total peripheral resistance during hyperthermia in rats, J Appl Physiol, **69**: 1087-1092, 1990.
30) Gathiram P, Wells MT, Raidoo D, et al.: Portal and systemic arterial plasma lipopolysacharide concentrations in heat stressed primates. Circ Shock, **25**: 223-230, 1988.
31) Brock-Utne, Gaffin GSL, Wells MT, et al.: Endotoxaemia in exhausted runners following a long distnce race. S Afr Med J, **73**: 533-536, 1988.
32) Roberts MF, Wenger CB, Stolwijk JA, et al.: Skin blood flow and sweating changes following exercise training and heat acclimation. J Appl Physiol, **43**: 133-137, 1977.
33) Yoshida T, Nagashima K, Nose H, et al.: Relationship between aerobic power, blood volume, and thermoregulatory responses to exercise-heat stress. Med Sci Sports Exerc, **29**: 867-873, 1997.
34) Sawka MN, Dennice RC, Gonzalez RR, et al.: Influence of polycythemia on blood volume and thermoregulation during exercise heat stress. J Appl Physiol, **62**: 912-918, 1987.
35) Takeno Y, Kamijo Y, Nose H: Thermoregulatory and aerobic changes after endurance training in a hypobaric hypoxic and warm environment. J Appl Physiol, **91**: 1520-1528, 2001.
36) Hayashi S, Kano E, Hatashita M, et al.: Fundamental aspects of hyperthermia on cellular and molecular levels. In: Thermotherapy for Neoplasia, Inflammation, and Pain, ed. by Kosaka M, Sugahara T, Schmidt KL et al., Springer Verlag, Tokyo, 335-345, 2001.
37) 永田和宏: ストレス蛋白質から分子シャペロンへ. 実験医学, **13**: 27-36, 1995.
38) Naito H, Power SK, Demirel H, et al.: Heat stress attenuates skeletal muscle atrophy in hindlimb-unweighted rats. J Appl Physiol, **88**: 359-363, 2000.
39) Kellogg FL Jr, Johnson JM, Kosiba WA: Baroreflex control of the cutaneous active vasodilator system in humans. Circ Res, **66**: 1420-1426, 1990.
40) 森本武利, 能勢博: 運動と暑熱. カレントテラピー, **9**: 1310-1313, 1991.

17章　寒冷環境とストレス

はじめに

　生体をとり巻く環境因子は，そのすべてが生体の自律神経機能や運動のパフォーマンス（performance）に対し，ストレス刺激となって修飾・影響を及ぼしていることは周知である。そうであるなら，運動パフォーマンスの効果から環境ストレスの特徴を判定することは可能か？　つまり，運動パフォーマンスを向上・促進する環境ストレスはどんなものが考えられるのか？　本稿ではこれらの視点に立って寒冷ストレスが生体機能に及ぼす影響を中心に，運動パフォーマンスと寒冷適応の関連を含めて解説し，健康科学や体力医学分野の研究・教育の参考に資したい。

1. 寒冷ストレスと運動パフォーマンス

　健康増進，体力増強を含めてあらゆる競技スポーツのトレーニング（プロトコール）を作成する場合に，暑熱・寒冷のいずれの環境がその特定の競技に適合しているか興味のある選択問題である。周知のように，ヒトの体は暑熱・寒冷のいずれの環境にも適応できる能力を内存し，かつ暑熱と寒冷環境に同時に適応できる能力もある。一般には，競技の開催される場所，時期に合わせた環境条件を想定してトレーニング・プログラムを作成するケースが多い。果たして，寒冷環境ではどのような運動パフォーマンスが展開され得るのか，また暑熱環境下でのそれらとは如何なる関係があるか？極めて興味ある課題である。

1) 温度感受性と寒冷応答

　地球環境因子の中で生体機能への影響が最も大きいのは暑熱・寒冷の温度因子であり，就中，寒冷刺激に対する生体の応答は迅速・微細かつ精巧に制御（control）された優れた対寒反応（cold defense mechanism）と言えよう。すなわち，寒冷シグナルの受容および体温調節中枢への伝達と体熱産生反応の誘起・奏効のプロセスは，末梢皮膚温度受容に続く脳における中枢温度受容と体温調節中枢での温度情報の統合かつ神経内分泌連関を介する骨格筋の反射活動および皮膚血管収縮（体熱産生や体熱保存反応）による自律神経機能（autonomic effector mechanism）の駆動である。

　図17-1に生体内の温度受容器の分布を示す[1]。皮膚に存在する末梢性温度受容器（冷点：Krause corpusle，温点：Ruffini corpusle）は自由神経終末（free ending）

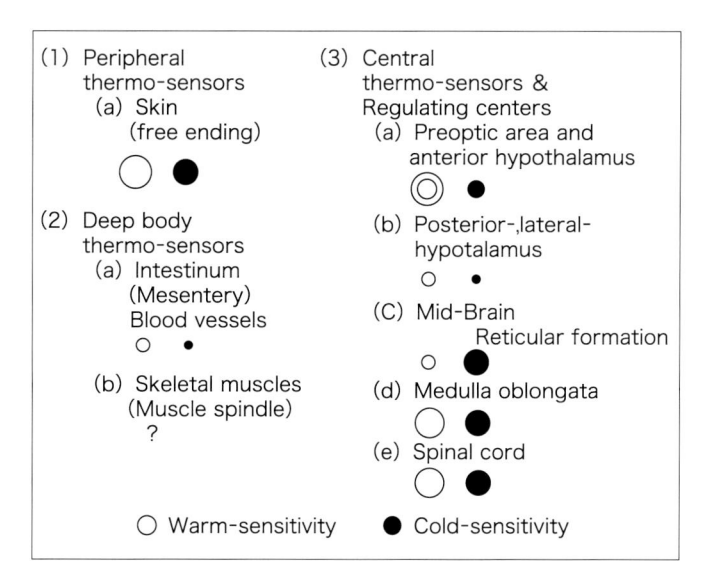

```
(1) Peripheral              (3) Central
    thermo-sensors              thermo-sensors &
    (a) Skin                    Regulating centers
        (free ending)           (a) Preoptic area and
        ○   ●                       anterior hypothalamus
                                    ◎   ●
(2) Deep body
    thermo-sensors          (b) Posterior-,lateral-
    (a) Intestinum              hypotalamus
        (Mesentery)             ○   •
        Blood vessels
        ○ •                 (C) Mid-Brain
                                Reticular formation
    (b) Skeletal muscles        ○   ●
        (Muscle spindle)
        ?                   (d) Medulla oblongata
                                ○   ●

                            (e) Spinal cord
                                ○   ●

        ○ Warm-sensitivity      ● Cold-sensitivity
```

図 17-1 温度感受性組織（ニューロン）の体内分布（小坂. 1985）

表 17-1 ヒト皮膚に分布する冷点と温点の比較

	冷点（Krause corpusle）	温点（Ruffini corpusle）
鼻　部	8-13/cm^2	1-2/cm^2
胸　部	9-10.2/cm^2	0.3/cm^2
前腕部	6-7.5/cm^2	0.3-0.4/cm^2
指背部	7-8個/cm^2	1.6個/cm^2

（中野昭一編：図解生理学. 医学書院, 537, 1981.）

であるが，平均分布密度は前者が 8～13/cm^2，後者は 1～2/cm^2 と冷点の方が多い（表 17-1 参照）[2]。中枢性温度受容ニューロンは主として脳から中枢神経幹軸にわたって分布するが，冷受容細胞（cold neuron）は温受容細胞（warm neuron）に比して高密度である。このことは，生体では対寒反応（cold defense mechanism）が対暑反応（warm defense mechanism）に比して優位（dominant）を示す証左である。そのため，ヒトが温環境から移動して冷環境に暴露された時の対寒反応（寒冷ふるえ発現）は迅速かつ強力である。一方ヒトが冷環境から移動して暑熱環境に暴露された場合の対暑反応（発汗誘発）は全身の血液温が上昇するのに 10～15 分の潜時を要し，その反応量は段階的増加を示す遅延反応である[1]。男性の cold defense mechanism が女性のそれに比し迅速でかつ反応量も大きい事実は，男性では体表脂肪層が薄く，体熱保存反応が小さいために寒冷ふるえによる体熱産生の増大をはかる要がある。北川らによる日本人の一流スポーツ選手の体脂肪率を図 17-2 に示す[3]。すなわち図 17-2 の上段には各種運動種目別男子の体脂肪率，下段に女子の体脂肪率の値が比較してある。この図から，男女とも長時間にわたって体を支えたり，体重の軽さが必要とされる陸上競技の走・跳種目や器械体操選手の体脂肪率は小さく，一方，発達した筋肉や重い体重が有利な投てき種目などの体脂肪率は大きい[3]。総じて，男子は女子に比して体脂肪率は低く，

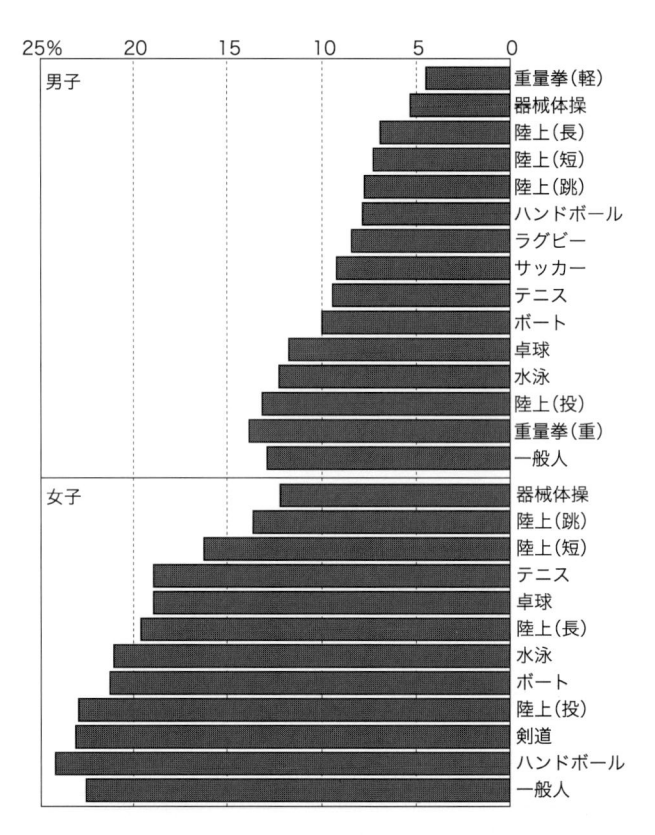

▶ 対象は全日本学生選手権入賞以上オリンピック代表選手までの競技実績を持つ男子81名，女子58名の選手．

図 17-2　一流選手の体脂肪率

(北川薫：スポーツにおける栄養と体づくり，臨床スポーツ医学 4：1331-1336, 1987.)

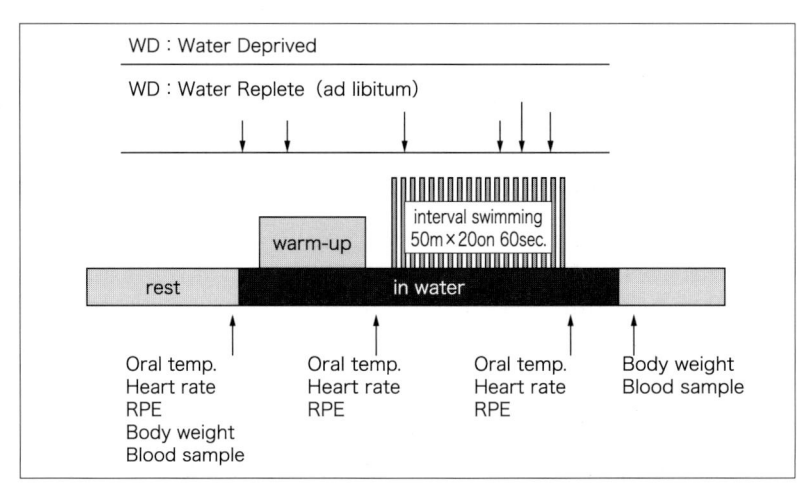

図 17-3　実験プロトコール

(Taimura A, Matsumoto T, Kosaka M, et al.：Effects of fluid ingestion during intermittent high intensity swimming exercise on thermoregulatory responses and performance. Trop Med, 41 (2)：65-73, 1999.)

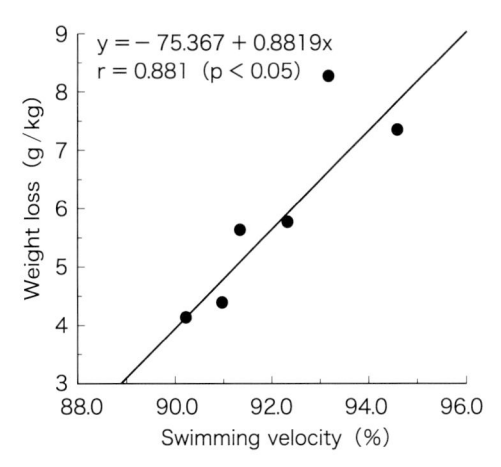

図 17-4　1,500 m 自由形水泳選手の泳速度と発汗量の相関

運動種目からみると水泳など低温環境の種目では体脂肪率は男女ともに高い。

2）水環境下の運動パフォーマンス[4]

　高強度の運動では，代謝亢進による熱生産増加で高体温が引き起こされ，多量の発汗により体重減少や循環機能が低下し運動能力の低下が誘起される。脱水や運動能力の低下を防ぐためには，水分摂取により体液を維持することが重要である。田井村ら[4]は，水泳中の飲水が体温調節機能，循環機能および水泳パフォーマンス（水泳タイム）に及ぼす影響を検討している[4]。被験者は実験協力の承諾が得られた大学男子水泳選手で，図17-3に示すプロトコルのように，実験1では，平均水温 29.95 ± 0.05°Cの条件で50 mインターバル泳を行なわせ，測定は水泳パフォーマンスの指標となる50 mインターバル泳のタイム，体温（口腔温），心拍数，RPE（主観的運動強度），体重および血液分析（血中乳酸，血漿量，血漿浸透圧）。各被験者には自由飲水と非飲水の二通りの条件で，3日間の間隔を置き，同時刻の2日間にわたり，計2回のインターバル泳を行なっている。実験2では，水泳速度と体温変化量，発汗量の関連を検討するために平均水温 30.4 ± 0.20°Cの条件で最大下速度での1,500 m泳を行なわせ，実験1と同様のプロトコルで水泳前後の体温，心拍数，体重を測定し以下の結果を得ている。①水泳前後の心拍数，体温変化は自由飲水時，非飲水時とも有意に上昇。体温変化量は自由飲水時に小さかったが，両条件間に有意な差はない。②体重減少量と飲水量から求めた発汗量は，自由飲水時がわずかに多かったが，両条件とも同程度であった。③自由飲水時における飲水率は 26.7 ± 4.08%であった。④インターバル泳の平均タイムは自由飲水時が有意に速く，RPEは自由飲水時が有意に低い。⑤両条件とも水泳前後に血漿量が減少し，血漿浸透圧が上昇したが，その変化の程度には有意な差はない。⑥図17-4に示すように，実験2において水泳速度と発汗量との間に有意な関連があり，泳速度の上昇に伴い発汗量が上昇する。これらの結果は，長時間の陸上運動での報告において，発汗量は飲水量や飲水の成分に影響されないこと，また，酸素摂取能力の高い被験者においては発汗量が少ないとの報告と異なる。田井村らの研究で，水温約30℃での高強度運動においても，発汗量などの体温調節機能諸値に統計的に有

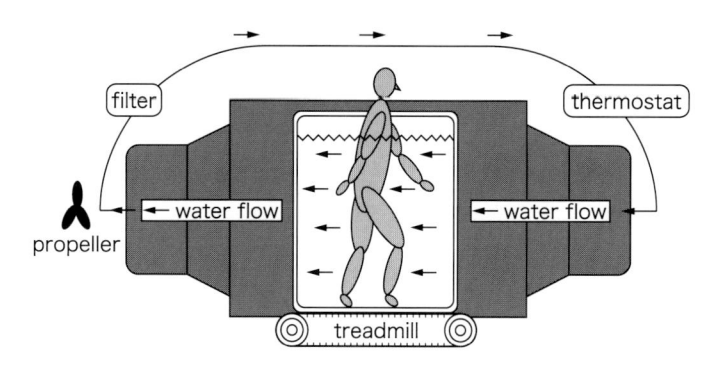

図 17-5 回流水槽内トレッドミルを用いた歩行運動の図

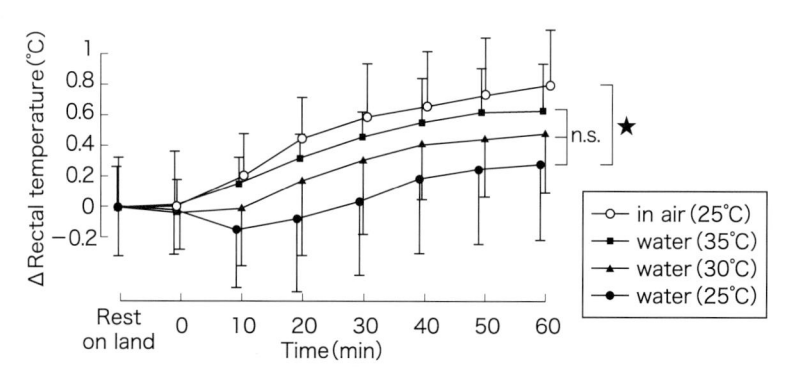

図 17-6 気温 25℃および水温 25℃, 30℃, 35℃条件下でのトレッドミル歩行時の平均直腸温の変化

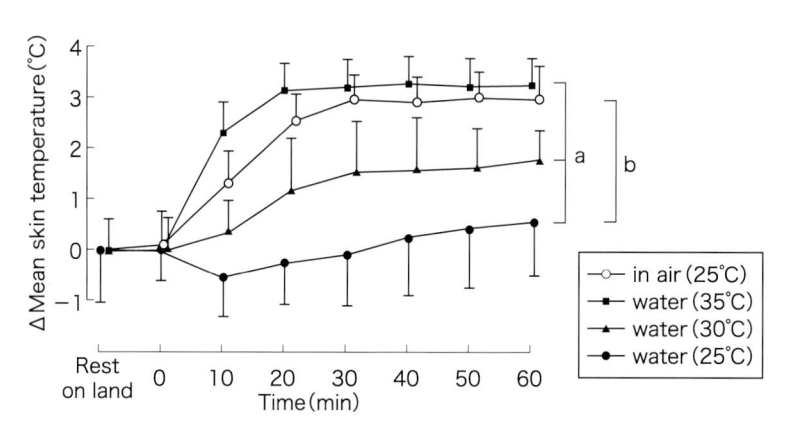

図 17-7 気温 25℃および水温 25℃, 30℃, 35℃条件下でのトレッドミル歩行時の平均皮膚温の変化

意な差異がなかった理由として，田井村らは，被験者が十分にトレーニングを積んだ選手であり，またインターバル泳における実際の水泳時間が 12 分程であったことで，その運動量が体温調節機能に影響を及ぼす閾値以下であったものと推測している。1,500 m 泳時の水泳速度と発汗量との間に有意な関連があり，泳速度の上昇に伴い発

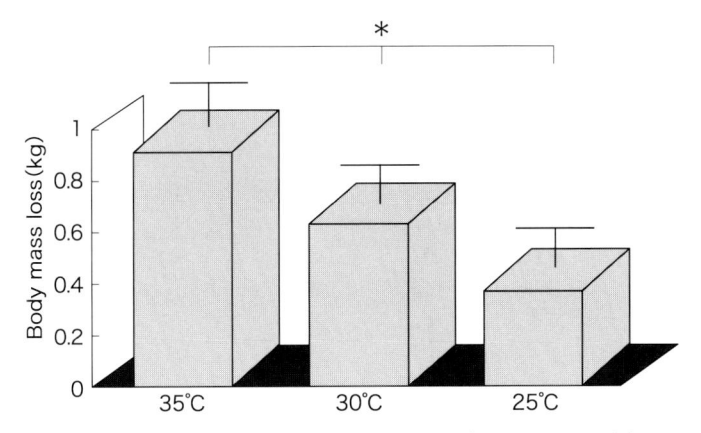

図 17-8 水温 25℃, 30℃, 35℃条件下での水中トレッドミル歩行前後平均体重の差異

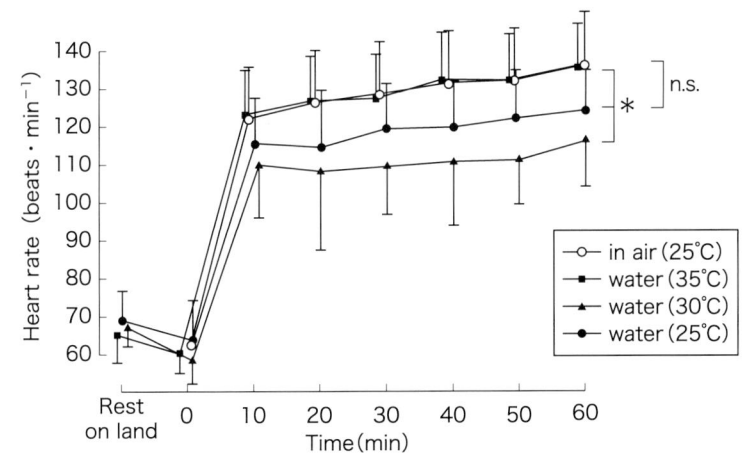

図 17-9 気温 25℃および水温 25℃, 30℃, 35℃条件下でのトレッドミル歩行時の平均心拍数の変化

汗量が上昇することは，水泳の時間や強度の増加に伴い体温調節機能に影響が及ぶと考えてよい[4]。

3) 水環境下の生体機能解析[5]

清水ら[5]は，水中歩行時における水温条件の違いが体温調節および生理学的諸反応に及ぼす影響について報告している。被験者は，定期的にトレーニングを行なっている男子大学生8名。実験は30分間の陸上安静後，25, 30, 35℃に設定された水温条件下で60分間歩行運動。図17-5に示すように，実験には，回流水槽内にトレッドミルを設置した水中運動負荷装置が用いられている。実験中の被験者には，歩行速度に同調した水流が負荷され，運動強度は，事前に実施した陸上トレッドミル走行から算出した $\dot{V}O_2max$ の50％強度の歩行速度に設定し，水位は，各被験者の剣状突起位である。

直腸温は，図17-6に示すように，水温間に有意差はなかったが，陸水間では有意差

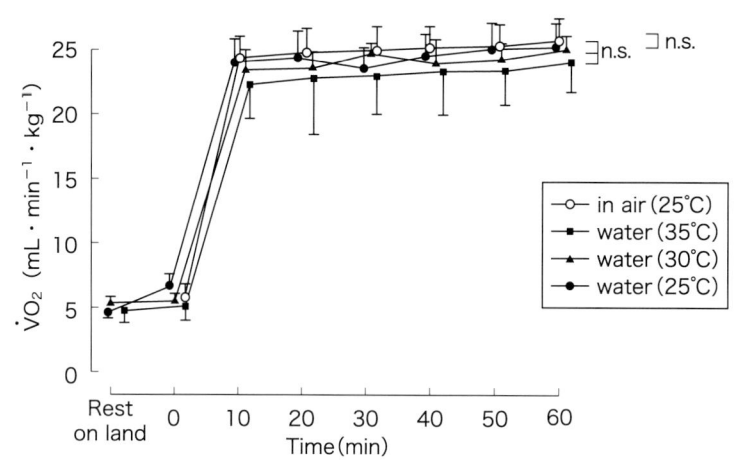

図 17-10 気温 25℃および水温 25℃, 30℃, 35℃条件下でのトレッドミル歩行時の平均酸素消費量の変化

あり。平均皮膚温では，図 17-7 に示すように，水温間および陸水間ともに有意差あり。体重減少量は，図 17-8 に示すように，水温間に有意差あり。水温が高いほど体重減少量が多くなる傾向を示す。心拍数は，図 17-9 に示すように，水温間に有意差を認めたが，陸水間には有意差なし。定常状態時の心拍数を水温間で比較すると 35℃＞25℃＞30℃の順に高い。酸素摂取量は，図 17-10 に示すように，水温間および陸水間での有意差はなかった。

以上の結果から，長時間にわたる水中歩行時の水温は，30℃を中心とした温度帯が運動中の熱ストレスを亢進しない thermo-neutral として標準化できることが示唆される。また，水中歩行は陸上歩行と比較して一定の運動強度に対し，心臓血管系のストレスをやわらげるような患者に好ましい循環機能リハビリテーションになることが考えられる[5]。

2. 中性環境温下の中等度運動負荷による運動パフォーマンスの修飾

山内ら[6]は，長期温度適応の機序を解明するため，①発汗の中枢性活動の指標である平均体温と汗拍出頻度の関係，②発汗の末梢性活動を示す汗拍出頻度と局所発汗量の関係，③身体運動による暑熱順化に関連する平均皮膚温などのパラメータについて長期運動鍛錬者と非鍛錬者で比較検討している。運動鍛錬者 6 名（鍛錬群）と非運動鍛錬者 5 名（非鍛錬群）の男性を被験者とし，室温 23℃，相対湿度 60％の実験室内で，被験者は自転車エルゴメータ上にて 30 分以上座位安静の後，80 W，30 分間の自転車運動を負荷した。運動負荷中，胸部，大腿部の局所発汗量(相対湿度)，汗拍出頻度を連続測定。鼓膜温，皮膚温（胸部，前腕部，下腿部）をサーミスタ温度計にて測定し，心拍数，酸素摂取量と共に連続記録し，以下の結果を得た[6]。①被験者の身体的特徴は鍛錬群において，最大酸素摂取量のみが有意に高値であった。②運動前と運動終了時の心拍数は非鍛錬群に比較し，鍛錬群で有意に低く，酸素摂取量は両群間に有意差な

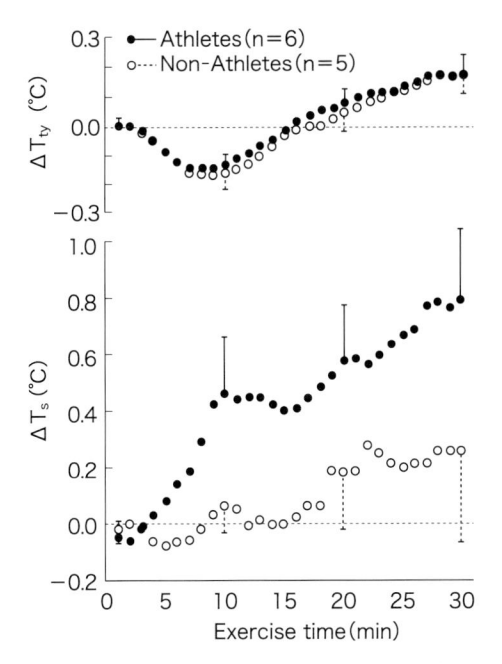

図 17-11 運動鍛錬者（n=6）と非運動鍛錬者（n=6）の運動負荷中の鼓膜温（上段）および平均皮膚温（下段）の変化

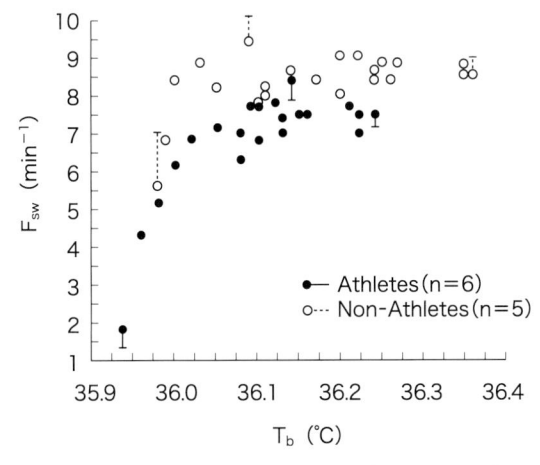

図 17-12 運動鍛錬者と非運動鍛錬者における平均体温と発汗発射頻度の相関

し。③図 17-11 の上段に示すように，運動開始時の鼓膜温および運動終了時の鼓膜温の上昇には両群間に有意差なし。④平均皮膚温は，図 17-11 の下段に示すように，運動開始時では両群間に有意差はないが，運動開始直後の初期降下の回復時間が鍛錬群で有意に短く，その後の上昇度は大きい。⑤平均皮膚温の運動終了時の上昇は鍛錬群が 0.80±0.26℃，非鍛錬群が 0.26±0.33℃ で有意差あり。⑥全身発汗量は非鍛錬群に

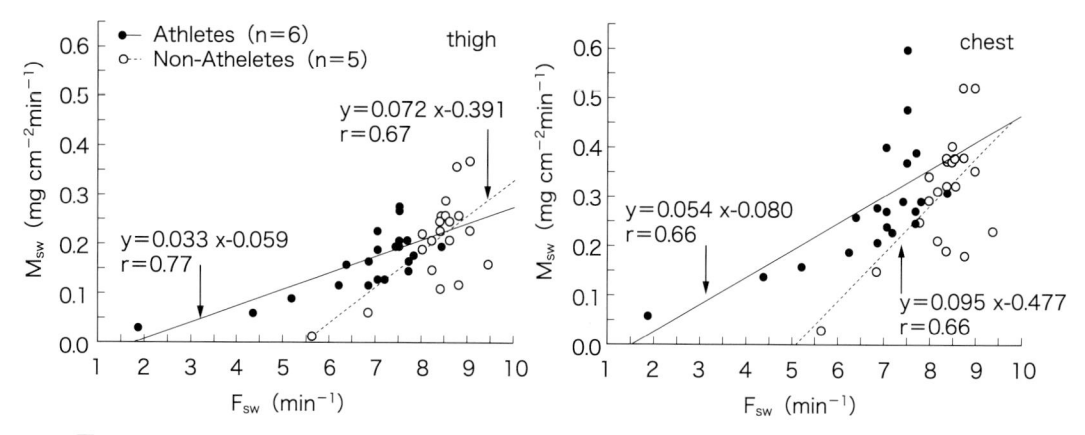

図 17-13 運動鍛錬者と非運動鍛錬者の大腿部（上段）および胸部（下段）における局所発汗量と発汗発射頻度の相関

比べて鍛錬群において少量で，発汗潜時は長いが，いずれも有意差なし。⑦図 17-12 に示すように，一定の平均体温に対する汗拍出頻度は鍛錬群において低値を示し，運動時発汗中の平均拍出頻度も有意に低値であった。⑧図 17-13 に示すように，汗拍出頻度に対する大腿部・胸部の局所発汗量の関係は回帰直線の傾きに大腿部・胸部ともに，被験者両群間で有意差が認められ，非鍛錬群に比べて鍛錬群の傾きが緩やかである。これらの結果から，鍛錬群と非鍛錬群は軽い運動負荷中の中枢温度の変化がほぼ等しく，鍛錬群は非鍛錬群に比較して平均皮膚温が大きく上昇し，全身発汗量はやや少なく，また，発汗の中枢性活動の指標である平均体温に対する汗拍出頻度は鍛錬者で少なく，末梢性活動の指標である汗拍出頻度に対する局所発汗量の回帰直線の傾きも小さく，広範囲の拍出頻度による段階的な発汗量が調節されてる。この事実は，運動鍛錬者が非蒸散性熱放散を拡大し，無効発汗量を抑制するタイプの体温調節能を備えていることを示す。このような少量の発汗で体温を一定に保つ暑熱適応は体液調節の面からも優れており，熱帯地住民に見られる長期暑熱順化の知見とよく類似している[6]。山内らの研究では，長期運動鍛錬者は非運動鍛錬者よりも皮膚血流調節による非蒸散性熱放散能や発汗の中枢性機序により発汗の調節能が優れていることを示す。これは，長期運動鍛錬者による暑熱順化では，中枢性自律神経機能に包含される発汗機能に適応変化が生じた結果であることを示唆する[6]。では，長期運動鍛錬者による寒冷順化ではどのような中枢性自律神経機能の適応性の修飾が起こっているのか興味のある話題である。運動と寒冷順化の交叉適応については本稿の最後に記述する。

3．低温条件における運動の強度と血清遊離脂肪酸（FFA）濃度の関係[7]

長時間の運動には，そのエネルギー源の補給として脂質代謝が関与してくる。その関与の度合は，血液中に見いだされる遊離脂肪酸濃度（FFA）を指標として見ることができる。血中の FFA 濃度に影響を与える因子として運動時間，環境温度，運動強度の変化が考えられる。一般に，低・中強度での運動の際，運動時間と延長により FFA

表 17-2 環境温及び運動強度の変化時の血糖値

環境温度	運動強度	安静時	運動終了時	運動終了10分目	運動終了30分目
5℃	70%$\dot{V}O_2$max	93±6	92±3	95±2	90±3
	50%$\dot{V}O_2$max	95±2	93±6	92±8	88±3
	30%$\dot{V}O_2$max	91±3	94±5	96±4	96±6
15℃	70%$\dot{V}O_2$max	99±8	94±6	97±10	92±7
	50%$\dot{V}O_2$max	96±4	85±5	91±6	96±3
	30%$\dot{V}O_2$max	85±20	85±5	93±5	95±5
25℃	70%$\dot{V}O_2$max	92±4	98±11	101±7	90±2
	50%$\dot{V}O_2$max	98±7	95±10	98±7	95±5
	30%$\dot{V}O^2$max	93±4	98±3	95±3	93±4

(表17-2, 図17-14〜17の出典：森井秀樹, 田口貞善, 広田広一：環境温度および運動強度の違いが血清遊離脂肪酸(FFA)濃度に及ぼす影響. 体育の科学, 42(2)：135-139, 1992.)

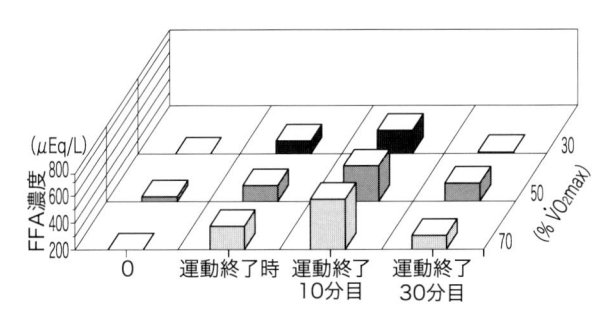

図 17-14　25℃時における血清FFA濃度の変化

濃度は上昇を示す。また，FFA濃度は，運動時間と運動強度のほか，環境温度によっても影響をうける。とくに寒冷環境下で著しい増加を示すと報告されている。ここでは環境温度（5℃，15℃，25℃）と運動強度（30%，50%，70% $\dot{V}O_2$max）の条件をいろいろと組み合わせた，森井ら[7]の研究を紹介するが，これら条件が血清FFA濃度に及ぼす影響について解析を加えている。

1）血糖値について

本稿では，エネルギー源としての炭水化物の代謝については割愛するが，表17-2は諸条件下での被験者の血糖値の変化を示したものである(平均値±標準偏差)。いずれの環境温度および運動強度においても時間経過による変化は認められず，生体内のホメオスタシスの概念に従って，75〜100 mg/dL の正常範囲内での変動を示した[7]。

2）血清遊離脂肪酸（FFA）・環境温度・運動強度の関係について

(1) 同一環境温度下における運動強度の影響[7]

図17-14は，環境温度25℃におけるFFA濃度の変化を示す。いずれの運動強度においても30分間の運動によって増加し，運動終了後10分ではさらに急激な増加(380±50，490±50，610±90 µEq/L，それぞれ30，50，70% $\dot{V}O_2$ max)を示し，その後低

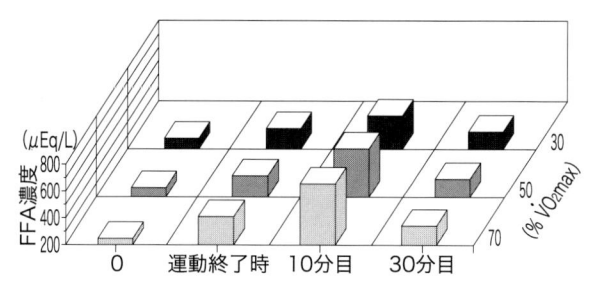

図 17-15　15℃時における血清 FFA 濃度の変化

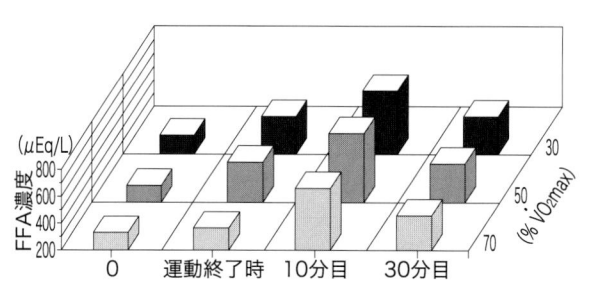

図 17-16　5℃時における血清 FFA 濃度の変化

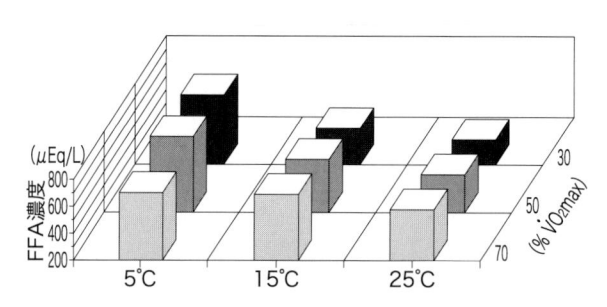

図 17-17　運動終了 10 分目における血清 FFA 濃度の変化

下という経過が観察できる。15℃, 5℃の環境温度下においても同様の経過が認められる。運動終了 10 分目の値は，運動強度が大きいほど高い値を示し，30% $\dot{V}O_2$ max（380±50 μEq/L）と 50% $\dot{V}O_2$ max（490±50 μEq/L），50% $\dot{V}O_2$ max と 70% $\dot{V}O_2$ max（610±90 μEq/L）の間にそれぞれ有意差（$p<0.01$, $p<0.05$）がある[7]。

　図 17-15 は，環境温度 15℃における FFA 濃度の変化を示す。25℃時同様の変化が認められ，運動終了 10 分目の値においても，30% $\dot{V}O_2$ max（460±70 μEq/L）と 50% $\dot{V}O_2$ max（590±80 μEq/L），50% $\dot{V}O_2$ max と 70% $\dot{V}O_2$ max（710±100 μEq/L）の間に有意差（$p<0.05$）がある。

　図 17-16 は，環境温度 5℃における FFA 濃度の変化を示す。増減傾向については，他の環境温度に準ずるが運動終了 10 分目の値（730±90, 770±100, 710±140 μEq/L, それぞれ 30, 50, 70% $\dot{V}O_2$ max）は，25℃, 15℃とは異なり運動強度による差を認

めなかった。さらに，運動終了30分目の値は，いずれの強度においても安静値への回復がなく430〜650 μEq/L と安静値に比べ高値（p＜0.01）を示す[7]。

(2) 同一運動強度下における環境温度の影響

さらに森井ら[7]は，運動強度を一定にして環境温度を変えたらFFA濃度にどのような影響が見られるか同じ図17-14〜16の3個の資料をもとに解析している（図17-17）。30，50% $\dot{V}O_2$ max では，運動終了時，10分目，30分目とそれぞれにおいて環境温度の低下によるFFA濃度の増加が見られる。特に，運動終了10分目の値は5℃（30% $\dot{V}O_2$ max：730±90 μEq/L；50% $\dot{V}O_2$ max：770±100 μEq/L）と15℃（30% $\dot{V}O_2$ max：460±70 μEq/L；50% $\dot{V}O_2$ max：590±80 μEq/L），15℃と25℃（30% $\dot{V}O_2$ max：380±50 μEq/L；50% $\dot{V}O_2$ max：490±50 μEq/L）の間にそれぞれ有意差（p＜0.01，p＜0.05）がある。しかしながら，70% $\dot{V}O_2$ max においては，運動終了30分目の値で5℃（490±60 μEq/L）と25℃（310±50 μEq/L）に有意な差（p＜0.01）があるものの運動終了10分目の値には，有意な差はない[7]。

3）低温環境条件での運動による脂質代謝の促進[7]

森井らの研究における運動強度・環境温度のすべての組合せに示された運動による血清FFA濃度の増加傾向，運動終了後10分の急激な増加，ついで低下という経過パターンはこれまでの，先行研究と一致する。運動によるFFA濃度の増加傾向について，喜多ら[8]は，筋組織細胞へのFFAの取り込み量の増加に由来するものであり，運動後の一過性の増加（運動終了10分目）は，運動中のFFAの増加した動員量を示すものであり，運動中の脂質燃焼量をも反映していると報告している[8]。また，寒冷環境下（5℃）において運動強度による差を認めなかった。これは，5℃という寒冷環境が生体に対するストレスとして働きカテコールアミンなどの脂質動員ホルモンの分泌を増加させた結果であり，運動強度の要因よりも環境温度による要因が強く脂質動員に働いたものと考えられる[7,8]。

これに反して，運動強度が70% $\dot{V}O_2$ max の際には環境温度による差を認めなかった。これは30分間という運動時間の際，高強度運動とされる70% $\dot{V}O_2$ max では，FFA濃度の増加を抑制するなんらかの因子が働いているのではないかと考えられる。これに関して堤ら[9,10,11]は，心拍数が120〜130拍/分以下の運動範囲内であれば強度の増加にともない血中FFA濃度も上昇するが，心拍数が130拍/分以上の運動では血中乳酸が増加し，これによりFFAの動員が抑制されると報告している[9,10,11]。森井らの研究での70% $\dot{V}O_2$ max 時の平均心拍数が，158.8拍/分とかなり高い値であったことから抑制因子としての乳酸が増加し，環境温度の違いによる差がなかったと考えられる[7]。

森井らの研究での30分間の運動時間の際，血中に見いだされるFFA濃度は，運動強度を高めるにともない増加し，高強度運動とされる70% $\dot{V}O_2$ max 時に高濃度を認めている。しかしながら，30%，50% $\dot{V}O_2$ max という低・中強度の運動であっても寒冷環境下で運動を実施した場合FFA濃度は，高強度運動時同様高値を示し，運動強度による差はなかった[7]。以上の結果より，森井らは，寒冷環境下でも運動は，運動の強度に関係なく脂質代謝を促進すると報告している。

4. 運動と寒冷順化の交叉適応 (cross adaptation)[12]

　　　　　特定の環境因子に対して適応を獲得した生体に，その環境因子への適応だけでなく，これまで適応の機会のなかった他の環境因子の変化に対する生体機能変動に対する恒常性維持機能が変化する交叉適応という現象がみられる。他の環境因子に対する恒常性維持機能が促進するとき正の交叉適応 (positive cross adaptation) といい，減弱するときは負の交叉適応 (negative cross adaptation) という。複雑にからみあって変化する自然環境において，どのような交叉適応が発現しているかを知ることは生体全体の適応能を明らかにするうえで重要である[12]。

　　　　　非温熱性ストレスである間欠的反復性拘束ストレスは，褐色脂肪組織機能を亢進して寒冷適応能を発現して，耐寒性を改善する[13]。拘束ストレスと寒冷刺激が共通の調節因子を賦活化することによる正の交叉適応によるものと考えられる。また過食，運動トレーニングも寒冷適応能を促進する，一方，低酸素順化は寒冷に対する恒常性維持機能を減弱する[14]。その他寒冷順化は暑熱に対する体温調節機能を低下させる，しかし，暑熱順化は寒冷に対する体温調節機能に影響しない，低酸素順化の運動耐性への影響，運動トレーニングの低酸素耐性への影響，暑熱順化の低酸素耐性への影響に正の交叉適応がみられる，寒冷順化は寒冷下で運動時の体温維持機能を低下させることなどが報告されている[12]。

おわりに

　　　　　運動強度を増せば運動パフォーマンスも段階的に向上し，70% $\dot{V}O_2$max の高強度の運動は環境温度変化を凌駕する運動パフォーマンスを発揮する。さらに，冷環境(5℃)の増強は，生体の循環機能や脂質代謝の促進を誘起し，中程度の運動時の生体変化を越える。

　　　　　一方，運動鍛錬や寒冷適応の間には正の交叉適応 (positive cross adaptation) が生まれることは興味深い。最後に本稿の記載内容が健康科学や体力医学分野の研究・教育のお役に立てば望外の幸せである。

　　　　　　　　　　　［小坂　光男・山根　　基・加藤　貴英・松本　　実・松井　信夫］

[文　献]

1) 小坂光男：温熱の生理作用．日歯麻誌，**15**(4)：669-676，1987．
2) 中野昭一：図解生理学．医学書院，1-500，1981．
3) 北川薫：スポーツにおける栄養と体づくり．臨床スポーツ医学 4：1331-1336，1987．
4) Taimura A, Matsumoto T, Kosaka M, et al.: Effects of fluid ingestion during intermittent high intensity swimming exercise on thermoregulatory responses and performance. Trop Med, **41** (2): 65-73, 1999.
5) Shimizu T, Kosaka M, Fujishima K: Human thermoregulatory responses during prolonged walking in water at 25, 30 and 35℃. Eur J Appl Physiol, **78**: 473-478, 1998.
6) Yamauchi M, Matsumoto T, Kosaka M, et al.: Sweating economy by graded control in well-trained athletes. Pfluegers. Arch-Eur J Physiol, **433**: 675-678, 1997.

7) 森井秀樹, 田口貞善, 広田公一：環境温度および運動強度の違いが血清遊離脂肪酸（FFA）濃度に及ぼす影響. 体育の科学, **42**（2）135-139, 1992.
8) 喜多尚武, 後藤芳雄, 堤達也：運動負荷時の血清遊離脂肪酸・血糖・血中乳酸の変動に及ぼす環境温度の影響. 体力科学, **5**：26-38, 1975.
9) 堤達也, 後藤芳雄, 喜多尚武, 他：血清電解, 質の季節変動並びに寒冷刺激による生理学的変動に及ぼす季節の影響. 体力研究, **22**：19-30, 1971.
10) 堤達也, 後藤芳雄, 青木和江：寒冷刺激時の血清遊離脂肪酸（FFA）, 血糖並びに血清電解質の変動. 体力科学, **19**：56-60, 1970.
11) 堤　達也, 後藤芳雄, 喜多尚武, 他：運動強度と血清遊離脂肪酸（FFA）, 血糖, 血中脂肪酸の変動. 体力研究, **22**：1-18, 1971.
12) 黒島晨汎：環境生理学. 理工学社, 1-180, 1981.
13) Kuroshima A：Brown adipose tissue thermo genesis as physiological strateges for adaptation. Jap J Physiol, **43**：117-139, 1993.
14) Kuroshima A, Habara H, Uehara A, et al.：Cross adaptation between stress and cold in rats. Pfluegers. Arch-Eur J Physiol, **402**：402-408, 1984.

IV部.
ストレス緩和

18章　音楽療法とストレス緩和
19章　香り刺激とストレス緩和
20章　積極的休養とストレス緩和
21章　職場におけるストレス緩和

18章　音楽療法とストレス緩和

はじめに

　この章では，最近，日本でも急速に進展している「音楽療法」について，1．定義と現況，2．人間の感性と情動と音楽，3．生体刺激としての音と音楽構成要素，4．音楽療法はなぜ効くのか―心理学的見地から―，5．音楽療法はなぜ効くのか―生理学的見地から―，6．ヒーリングミュージックとストレスホルモンの研究，7．ストレス緩和と音楽療法，という構成で解説する。

1．音楽療法の定義と現況

　音楽療法とは，音楽の持つ生理的，心理的，社会的機能を活用して，心身の障害の回復，機能の維持改善，QOL（Quality of Life，生命・生活の質）の向上をめざし，意図的に行なわれる治療技法のひとつである[1]。

　音楽療法の歴史をたどると，文化人類学的見地から音楽の起源までさかのぼることになる。現在までのところ，出土した最古の楽器はシベリア南部ハカッシア遺跡からの約34,000年前の骨の笛とされる[2]。ヒトはすでにホモサピエンスであり，音には神秘的・呪術的な力が潜んでいると信仰されていた。病人がでると，呪術者が治療者となって儀式のなかで，その病人に固有の音を見つけ出し，その音によって悪霊を克服した。この「類が類に働く like acts on like」[3]という古代の同質呪術原理は，現代の音楽療法にも適用される原理となっている。

　紙面の都合で時代は飛ぶが，「音楽療法」という名称で手法が確立したのはアメリカが最も早く，1950年のことであった。第二次世界大戦に従軍した帰還兵たちの心身症が，どのような医薬治療でも回復させられず，音楽療法によってのみ治癒できた事実から体系化した。その後イギリスはじめヨーロッパに広まり，日本には1960年代に東京芸術大学名誉教授・桜林仁らにより導入された[4]。先駆者たちによる試行錯誤的実践期を経て，1995年に，音楽心理学ないし音楽系出身者と医療関係者とが提携して，全日本音楽療法連盟を発足させ（会長は聖路加国際病院理事長・日野原重明氏），さらに，2001年に日本音楽療法学会が発足した。音楽療法士の資格認定制度が始まり，これまでに578名が認定されて全国で活動するに至っている。2002年現在は，音楽療法士の国家資格化と健康保険点数取得に向けて活動中というのが日本の現状である。

ちなみに世界の現況としては，3年おきに開催される「世界音楽療法会議」[5]が第9回を迎え，1999年にワシントンで開催された。朝7時半から夜の11時まで6日間にわたって，7時間の教育コース5件，5時間の教育コース21件，同時進行する1時間の口述発表が62件，2時間のポスター発表59件というハードスケジュールで，夜はドラムのセッションやヒーリング体験，ダンスのパフォーマンスなど非常に盛りだくさんで，世界数十カ国からの参加者は何と2,500人に及んだという。日本からも，筆者を含めて7名が研究発表を行なった。

この会議で討議された「音楽療法」の内容は非常に多岐にわたっている。年齢的には新生児から高齢者まで，教育や研究の対象は，例えば「統合的な健康ケア―音楽と医学の対話」「老人学」「自閉症」「心理学的トラウマへのアプローチ」「がん患者の即興的歌唱」「リズムと歌による記憶喪失へのアクセス」「ストレス・マネージメント」「GIM (Guided Imagery and Music 音楽によるイメージ誘導法)」「神経学的音楽療法の新分野：神経分析学的・科学的・療法的基盤」「脳損傷患者のリハビリテーション」「音楽と脳：音楽療法を成功させる鍵」「新生児集中治療室で」「ホスピスで」などで，やや変わったところでは「ロシアにおける音楽精神療法の新技法」「南インドの音楽と音楽家の療法的特性」「伝統的な中国医学理論」など，エスニックな領域も取り上げられた。

ポスター発表では当然ながら「量的研究」が多く，例えば「がん患者のコルチゾールとQOL水準に及ぼすGIM法の効果」とか「精神分裂病のために」「うつ病治療のため」「失語症者のため」，そして日本から「高齢者音楽療法後のNK (natural killer) 細胞活動の変化」，筆者による「ヒーリングミュージックによる内分泌的変化」，面白いテーマとして，「モーツァルトの特殊効果に対する証拠の欠落」「音楽で援助するお産：未来のプロトコールのために」などがあった。総括すると，ひとつのテーマに対し十分に時間をかけて深く追求するという姿勢に，さすがに成熟した音楽療法を感じさせた。

音楽療法は本来，芸術と科学を統合したものであるが，現在の傾向として，一方では脳神経生理学研究や，日本から参加した内分泌的研究のように科学的なものと，もう一方では，かなりの数に及んだ，GIMとか，ヒーリング体験といった，スピリチュアリティ（霊性）に重点をおいた音楽療法の実践があって，科学性と芸術性ないしミラクル（Boxillはそのようなタイトルの著書を出版した）とが両極化していく傾向も感じられた。この両極性は，音楽療法にとってかなり難しい重要課題と言えるかもしれない。

2．人間の感性と情動と音楽

前述で，世界最先端の音楽療法をいきなり紹介してしまったので，戸惑われたかもしれない。ここからは，「なぜ音楽療法が可能なのか」について，まず人間の感性と情動の側面から考察していきたい。

筆者は「感性」というものを，図18-1に示したように捉えている[6]。人間は五感や体性感覚などの感覚器から入力された情報（ここでは音楽）に対してさまざまな反応

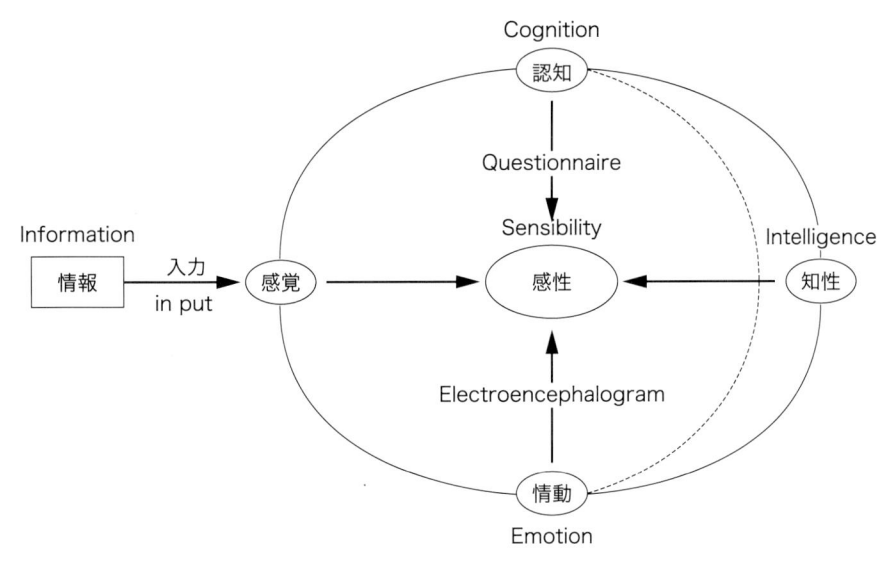

図 18-1 感性の構造
(貫行子：バイオミュージックの不思議な力─音楽でストレス解消─．音楽之友社，29，1992．)

をする。これを情動(emotion)反応という。その際，感覚的な判断だけではなく，個々人が生きてきた環境や教育の条件によって培われた知性的なもの，つまり，個人に特有な文化が即時の判断に大きく影響する。また，外部から入力した情報の処理という観点からは，認知 (cognition) ともかかわり合う。認知とは知覚した情報を認識することであり，認知して共感し得る場合と，共感し得ない場合があることを考えると，情・意機能とも密接に関連し合うことになる。したがって「感性」とは，感覚や，相互に影響し合う認知，情動，知性を統合した高次の構造体であると捉えることができよう。その感性を測定する，つまり数値に変換する技法としては，「認知」に関しては心理学的研究方法で，「情動」に関して生理学的研究方法でアプローチできると考えている。

その理論的根拠は，もともと人間は「心身一如」[7]（注：東洋的思想で，心身は相互に影響し合うひとつの存在であるとし，病気に対し西洋的な身体医学に加えて心理学的要因を重視する。現代の心身医学はこの思想から誕生した）の有機体なので，例えば音楽を聴いて感動するとき，自分では意識されなくても，脳や体の中では生理学的な変化が生じている。この変化が，「感性」で述べた「情動反応」に相当するのである。

例えば，心身がストレス状態に陥っているときに，その心理的状況と生理的指標を測定しておき，音楽刺激を与えてそれらの指標を再測定する。もちろん実験条件を厳密にしなければならないことは言うまでもないが，そこで変化があれば，それをストレスに対する音楽による影響として解釈することができよう。

3．生体刺激としての音と音楽構成要素

次に音楽療法として，音楽を機能的に適用する際の，音と音楽の諸要素の特性につ

いて述べる。

音の基本要素は，知覚される物理的側面から，音色，音高，音の大きさ，音の長さの4つに分類される。音楽では，これらの音要素をさまざまに組み合わせて，通常，音楽の三要素と言われるメロディ，リズム，ハーモニーを形成する。それら構成要素のより複雑な絡み合いによって多種多様な音楽が生まれることになる。療法的に言えば，心身を活性化する傾向を持つ音楽と，沈静化する傾向を持つ音楽とが存在する。

1）音色（timbre）

音色は聴き手に与える印象に大きな役割を果たす要素である。例えば，同じメロディでも，琴で奏でられるか，人の声で歌われるか，荘厳なパイプオルガンで鳴るかを想像してみるとわかりやすい。また，自分自身の感情の変化に伴って，自分の声の調子が変わるのを意識する。リラクセーションに大きくかかわることが実証されている。

2）音の高さ（pitch）

ヒトの可聴域は約20～20,000 Hzとされるが，加齢による変化や個人差がある。比較的中音域が好まれることが多い。音高も緊張と弛緩に関わり，がいして高音域の方が緊張を高める。東洋には音高と身体の部位や生理状態との関係について記述した文献がある[8]。それらはヒトの体に潜むエネルギー・システムとかかわり，鍼（ハリ）の経絡やチャクラなどという何千年来の伝統と結びついている。

近年，音の物理的振動自体が治療のための媒介物になるという理論に基づき，周波数変化と身体の振動（vibration）を連動させる装置が開発されている。おもに低周波音メッセージを用いており，ノルウェー，日本，イギリス，アメリカなどで，この装置を使った研究が行なわれている。

日本では，数百Hz以下の体感音響振動が誘眠効果をもたらすとか[9]，イギリスでは重度知的障害者の病院でこれを活用して，筋緊張や筋痙攣（けいれん）の減少に功を奏したという報告[10]がある。

3）音の大きさ（loudness）

音の大きさは，物理的に音源のエネルギー量と直接関係しており，強度となって表れる。基本的な知覚特性であり，主観的印象に大きく影響し，がいして緊張と弛緩に関連する。多くの研究報告によると強度の増加と緊張度の高まりとには相関関係が認められるが，音楽的訓練を受けた者は別である。演奏者がピアニッシモ（最も弱く）を美しく演奏するには極度の緊張を要し，また，専門家が聴く場合にも同様の事態が起こりうる。

いずれにせよ，音色，高さ，大きさ，各次元の変化は独立したものではなく，複雑な交互作用がある[11]。

4）音の長さ（duration）

音の長さは時間軸に存在し，時間の長さに対する知覚も極めて主観的である。音の長さ，あるいは音と音との間を規則的継続して保持するのがテンポである。

心理学の領域で「精神テンポ」[7]というものがある。「心地よい」と感じる各個人に固有のテンポのことで，この精神テンポは，「情動不安定な人は動揺率が高い」[12]との報告がある。「慢性分裂病者に音楽療法を実施した際に，患者の精神テンポは10秒間平均17.5で，中年の健常対照群の10秒間12.7よりも有意に速かったが，症状が緩解

するにつれ，精神テンポも中庸化した」[13]という。

音楽療法では，まず対象者のテンポ（呼吸や動作も）に合わせて始動することが重要である。

次に，音の要素を組み合わせた，音楽の構成要素に進む。

5）リズム（rhythm）

リズムは音楽療法の領域で最も作用力の大きい要素と言っても過言ではない。リズムの語源であるギリシャ語の「リュトモス rhythmos」は「流れる rhein」という動詞に由来する。音楽のリズムには前進性，流動性がある。一方，人間の生命にも，サーカディアンリズムをはじめ，呼吸や心拍，脈拍などの生物リズムがあり，それらが音楽のリズムと同じ時間軸上でシンクロナイズして，音楽療法効果を上げやすいのだと考えられる。

また，「脳機能とリズムの関連性」について，筆者は研究発表したことがある。10年余り痴呆性高齢者に音楽療法を実践してきて，脳機能の変化に一定の順序があることを見出した。それは音楽療法実践者（セラピスト）にとって非常に示唆に富む現象であった。痴呆度が進むにつれて，まず言語能力を失い対話が困難になる。それでも子どもの頃に覚えた小学唱歌は記憶していてメロディを歌える。やがてその唱歌も歌えなくなるが，リズム機能は最後まで残存していて，音楽に合わせて鈴を振ったり，太鼓をたたいたり，ある時は即興的に独自のリズムを打ち続け，最後まで音楽を喜ばれた103歳の女性の症例を経験した。

一方，乳幼児の脳機能の発達を調べてみると，音楽能力のうちで最も早期に現れるのはリズム技能であり，つぎにメロディ(抑揚)，最後に言葉を獲得することがわかっている[14]。つまり，失っていく技能の逆の順番であることに気づくと興味深い。

脳損傷による，音楽技能と言語技能の残存については，脳神経生理学における最新の臨床報告（日本音声言語医学会第40回大会）でも実証されている[15,16]。

また「音楽の認知と大脳半球優位性」については，音楽構成要素の特性によって変わること，また音楽家と非音楽家では脳内処理機能が異なり，習熟度に従って左脳へシフトするなど，非常に興味深い報告があるが，本稿の主旨から離れていくので，ここでは省略する。

まとめとして，リズムを司るのは脳の知的能力に関わる高次機能ではなくて，むしろ本能的な情動レベルの機能にかかわるのであろう。催眠に誘導する音楽の構成要素としても，また逆に身体運動を引き出す音楽の構成要素としても，リズムは重要な作用要因となっている。

6）メロディ（melody）

メロディは音の周波数の継時的変化であり，物理的現象として周波数ゆらぎを持つことがある。音楽訓練を受けていない者にとって最も記憶しやすい要素である（カラオケが成立する）。フレーズを聴いた直後に，その人の長期記憶貯蔵庫にどれだけ多様なカテゴリーが保存されているか，どのように組織化されているかによって，即時的に嗜好判断がなされる。メロディは認知的注意力を喚起する要因となるので，誘眠目標のためのメロディは，各個人にとって好ましいものでありながら，注意を喚起しすぎないことが条件となろう。

メロディ知覚と認知について興味深い研究も進んでいるが，ここでは参考文献を挙げるにとどめる[4,17,18]。

7）ハーモニー（harmony）

ハーモニーは，ギリシャ語の「調和harmonia」を意味する語に由来する。2音以上の同時に響く垂直的な重なり，つまり和音(chord)の継時進行から成る。古代ギリシャのピュタゴラス派によって，基音振動数の比率により，協和，不協和の概念で分類されてきた。つまり数学など自然科学や天体の運行と関連づけられていた。

「協和音」と「不協和音」に対する感じ方や考え方は，音楽理論の歴史のなかで，あるいは文化の違いや，時代によって変遷する。

ハーモニーは音楽の要素のなかでは最も複雑であり，脳の高次機能で認知される。これも大脳機能の半球優位性とかかわるのだが，音楽訓練を受けていない者は，分析的に和声進行を聴くことが難しく，したがって，ストレス緩和の目的には，左脳をあまり使わない豊かな響きの和声的な音楽で，リズム要素やメロディ要素がさほど注意をひかない構造がふさわしいということになる。

4．音楽はなぜ効くのか（治療的機能特性）―心理学的見地から―

1）時間芸術としての同調性

リズムに関して述べたように，音楽リズムの流動性と生命リズムの周期性は同じ時間軸にあり，それまでの人間の心理状態や感情を新しい時空間へと導きやすい。

2）人間性の回復

絶望に打ちひしがれた人に自殺を思いとどまらせることができたという実例がある[19]。日常生活においても，芸術のもたらす感動体験によって慰められ，苦しみが癒されることを多くの人が体験している。

3）感情のカタルシス

カタルシスとは「浄化」を意味し，アリストテレスが『詩学』の中で用いた語である。演劇や音楽の機能として，精神の解放と，うっ積していた感情の発散効果を認めていた。19世紀のフロイトによれば，カタルシスは精神分析的な精神療法の一種である。

4）コミュニケーション

音楽は「ノンヴァーバル・コミュニケーションである」と言われる。自閉傾向やさまざまな障害のために言葉のでないクライアント（対象者）にとって，楽器や歌を通じて意志を表現できるようになることはすばらしい。音楽療法における大切な目標のひとつとなっている。

5）自己実現

20世紀のアメリカの心理学者マスローは，人間の病的な部分に焦点を当てる精神分析学に批判的で，彼は人間の高次の健全な側面に焦点を当てて人間性を研究する，明るい心理学の必要性を説いた。基本的な欲求，精神的な満足の最上位に「自己実現」を置き，それを人間の幸福であるとした。

音楽は自己実現型人間となって至高体験（peak experience）を味わい，幸福感を得

るために大きな役割を果たすことができる。

6）美的な満足感
　音楽美には時代や文化を越えて，かなり普遍的なものと，個性につながる差異が認められる部分がある。いずれにせよ人は美を求める。
　音楽療法では，クライアント一人一人の歌や楽器はつたなくても，集団活動することによって音楽美が形成され，各人に満足感をもたらしやすい。

7）音楽は知的過程を通らずに情動に直接働きかける
　聴覚―脳幹系列によって情動に直接働きかけ，言葉を媒介にしない心理療法として，すぐれた特性を持つ（痴呆症，自閉症，慢性統合失調症などに対して）。

8）音楽は身体的運動を誘発する
　激しいロック音楽を聴いて静止している方が難しい。だれもが手を動かし足で拍子をとり始める。元来，運動リズムと音楽リズムは起源が等しいと考えられる。

9）集団活動では社会性が要求される
　他の諸芸術に比べて，音楽は集団に対して与える影響力が最も強い。宗教や国家的行事の式典，人生の節目となる儀式では共通の情動体験を引き起こし，欠くことのできない役割を果たす。
　また表出行動（演奏）でも，合唱や合奏などの集団活動では「他者への気付き」をうながし，自己責任を全うするという重要な治療的意味をもつ。

5．音楽はなぜ効くのか（治療的機能特性）―生理学的見地から―

　音楽はもともと情動体験であり，脳や体の中では，意識されなくてもさまざまな生理学的変化が生じている[20]。情動を司る中枢は，いうまでもなく脳にあって，多様なレベルの感情，喜びや悲しみ，快・不快，怒りなどをコントロールしている。「音楽聴取と情動反応との関わり」を図18-2に示した。
　これらの中枢神経系や自律神経系，内分泌系，免疫系の機能に関しては，本書の第

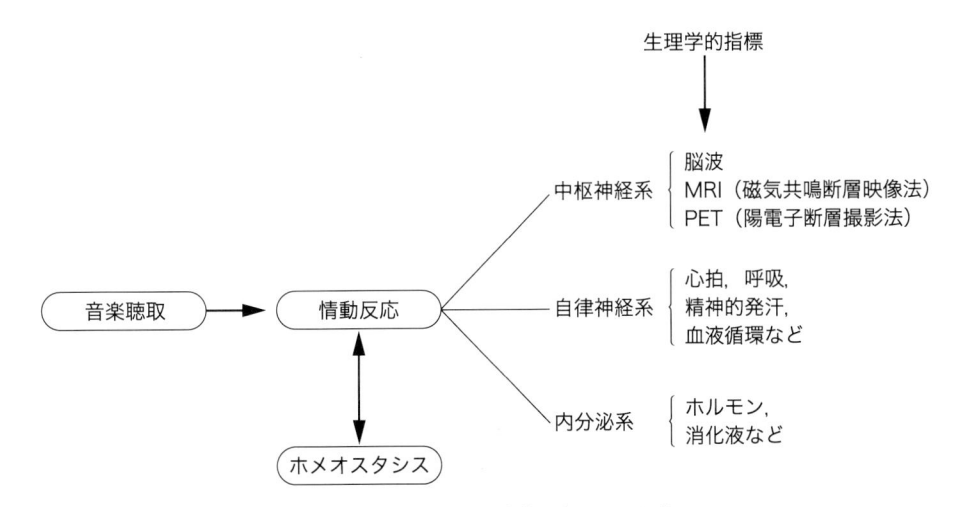

図 18-2　音楽聴取と情動反応のかかわり

一部で述べられているようなので，ここでは説明を省く。周知のように自律神経系は，緊張すると優位に働く交感神経系と，リラックス時に優位な副交感神経系から成り，通常，健康体ではこの拮抗的な両神経系のバランスが保たれている（その生命恒常性をホメオスタシスという）。ホメオスタシスが損なわれると体調が崩れ，病気になりやすい。

音楽療法の生理学的治療理論[21]では，このホメオスタシスに着目し，音楽の刺激的機能と沈静的機能を健康の維持に役立てようとする。つまり，バランスを安定させるために，イライラしているときには沈静的音楽の機能を活用し，気分が沈みがちな時には活性的音楽の機能を活用して，ホメオスタシスが良好に保てるように方向づけるのである。

その他の生理学的指標によって，音楽療法の効果を科学的に実証した研究報告は，20世紀に数多く見られる。筆者は，1970年代には自律神経系の指標を測定し，1980年代には脳波を測定した。後半には脳波アルファ波をリラックスの指標として，「ストレス緩和のためのバイオミュージック～アルファ波分析による～」と名づけた一連の音楽を開発した（ソニー）。

次に，第9回世界音楽療法会議で発表した内分泌系に関する最新の研究について述べる。

6．ヒーリングミュージックによるストレスホルモンへの影響

「ヒーリングミュージック」の学術的な定義は今のところない。healの語源はインド・ヨーロッパ・ルーツのholyで，health（健康）—hallow（神聖化）—whole（全体）等が同じ系列の用語である。

研究の目的は，「ヒーリングミュージック」を心理学的調査と内分泌的実験により学術的領域でとらえ，血液中のストレス関連ホルモンに及ぼす音楽療法効果を検証することである。

1）心理学的調査

被験者は20代と50代の健常な男女30名。ヒーリング効果があると考えられる8曲を聴取させて，1曲聴取ごとに18対の形容詞について，SD法7段階評定尺度で調査した。8曲終了後，「最も癒された曲」「好きな音楽ジャンル」「健康状態」等についても調査した。

ヒーリングミュージック選曲の根拠と実験に用いた楽曲は次のようである。

a．民族音楽の魔術——アフリカのドラム・リズム
b．悠久の世界——モンゴルの子守歌
c．日本人にとっての根源的——尺八による
d．西洋音楽の源——グレゴリオ聖歌
e．光と森をイメージしたBGM（環境音楽）
f．細かいリズム反復のBGM
g．eとfの混合タイプのBGM
h．刺激的音楽として，バルトーク作曲ピアノと打楽器のためのソナタ第1楽章

結果

評定値を因子分析すると，第1因子は「おだやかな」「やすらぐ」「静的」「癒される」「心地よい」などが属し，それらの特徴から「弛緩」と命名した。第2因子は「明るい」「健康的」「軽やかな」「元気がでる」などが属し，これを「活動的」と命名した。第3因子は「好き」「深みのある」「面白い」などが属し，「評価」と命名した。

「癒された」という心理的評定には「性差」および「年代差」が示された。8曲の中で全員が「最も癒された」と感じた音楽は「光と森」，2位が20代は「グレゴリオ聖歌」，50代は「尺八」であった。曲の特徴は，ハーモニーが柔らかく美しいもの61.3%，旋律が美しいもの25.8%，その他であった。

2）内分泌学的実験

実験は東京大学心療内科野村忍助教授(当時)との共同研究である。調査で上位5位に選ばれた5曲を聴かせて，血中のストレスホルモン5種を指標として，留置法により，生体反応を計3回計測した(図18-3)。被験者は健常成人男女10名，平均年齢22.9歳。

各生化学物質について，聴取直前，音楽終了直後，安静後，それぞれの平均値を出し，その変化をt検定して，有意差水準を図18-4〜8に示した。コルチゾールは音楽聴取により直後と終了後安静時に有意に減少（$p<0.01$），ACTH（副腎皮質刺激ホルモン）は音楽聴取直後に平均値が有意に減少（$p<0.01$），ノルアドレナリンも聴取直後に平均値が有意に低下（$p<0.01$），アドレナリンは有意差なし，ドパミンの変化も有意差なしであった。

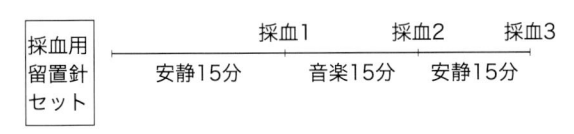

図 18-3　実験計画

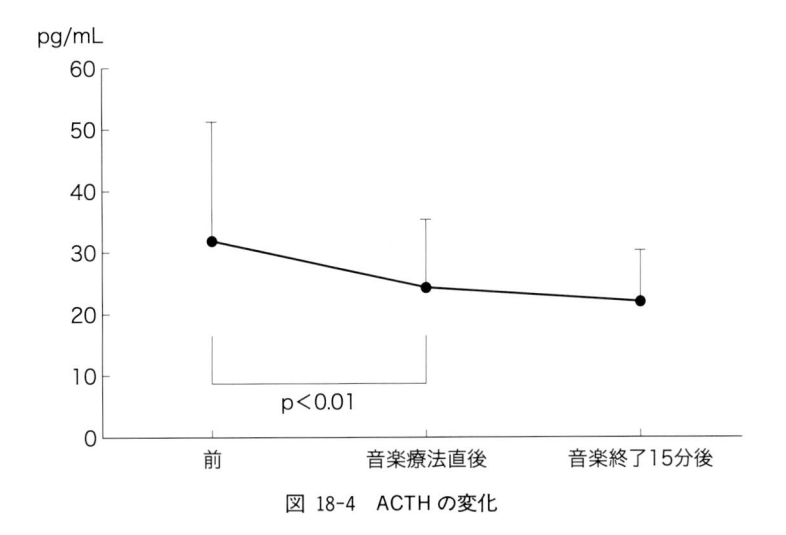

図 18-4　ACTH の変化

図 18-5　コルチゾールの変化

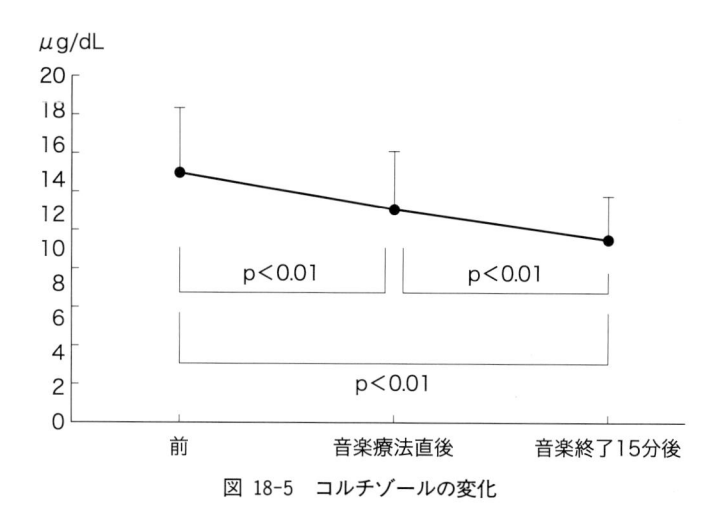

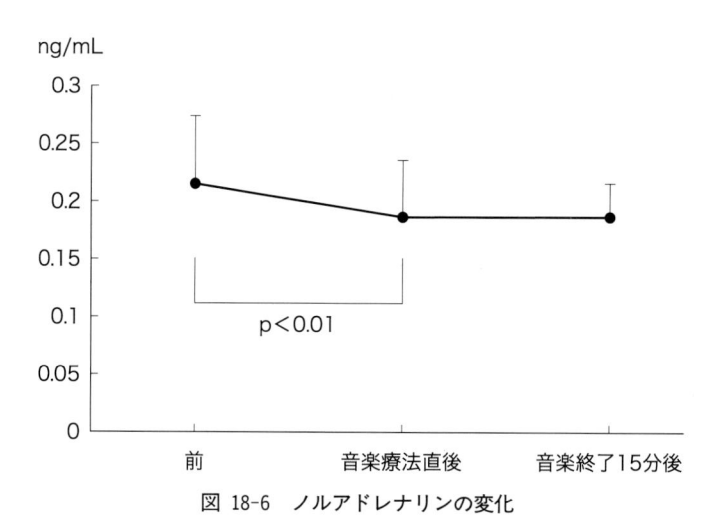

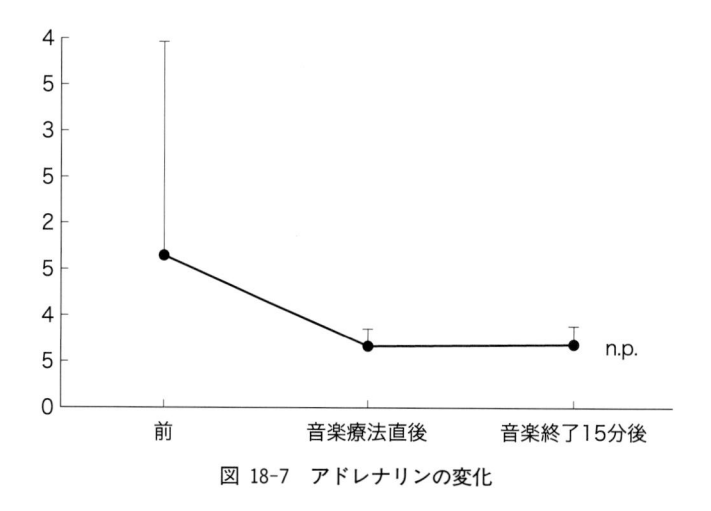

図 18-6　ノルアドレナリンの変化

図 18-7　アドレナリンの変化

図 18-8　ドパミンの変化

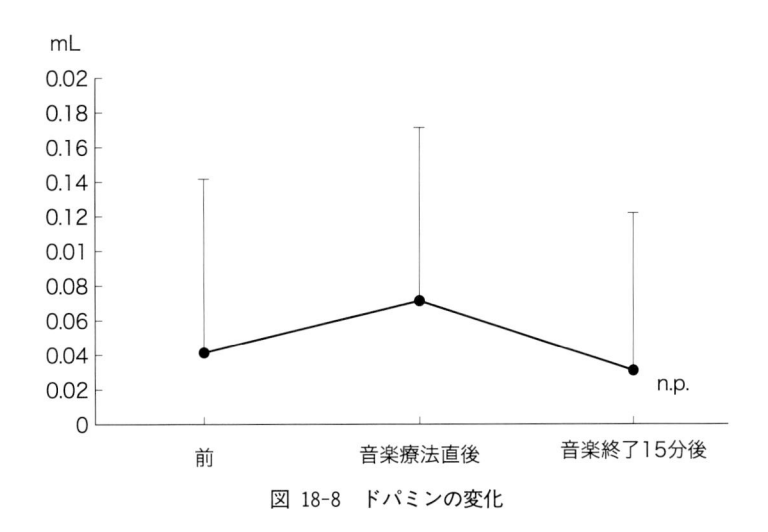

　この研究の意義は音楽聴取による血中のストレスホルモンの低下によって，生化学的にもリラックスさせられることを示唆した点にある。今後の医療関連での用途が拡大されるだろう。

7．ストレス緩和と音楽療法

　「ストレス緩和のために音楽療法が有効である」という研究報告は増えつつあるが，今回は理論に重点をおいて解説したので，多くを紹介できなかった。
　どのような音楽が適用されると良いか——一般論としては,いわゆる"沈静的音楽"，つまりテンポがゆったりとしていて，協和音的で，音色が美しく，リズム要素が少ない構成の音楽が多く用いられる。しかし，本稿（の2．や4．6．）でも触れたように，聴く場合も，演奏する場合も，個々人の文化的背景や好み，さらに同一人であっても折々の感情状態によって，適用される音楽には個体差が生じることをつけ加えたい。
　21世紀は「ヒーリングの時代」と言われる。音楽療法の新しい傾向として，世界ではGIMに関心が寄せられている。そうしたスピリチュアリティ（霊性）に対するWHO（世界保健機構）の見解は，ここ数年もめている。「健康」の定義を「身体的，精神的，霊的，社会的に十分満足すべき力動的な状態」とする。その「霊的」という一語を追加するかどうかで,定数32カ国のうち，提案国のアメリカやイギリスなど22カ国が賛成し，反対は0，日本，韓国，ポーランドなど8カ国が棄権したのである。将来，定義は拡大される方向にあるという。
　音楽療法は元来は治療目的で始まったのであるが,現代では対象領域が拡大されて，健常者が健康を維持するために，ひいては医療費節減の目的でこれを活用しようとする動きが世界的に広まっている。まさに，ストレス緩和がそれにあたる。
　音楽療法に内在する「芸術性と科学性」については最初に論じた。非常に幅広く奥深い音楽療法という領域について，今回はその概要と学術的な基礎を解説した。「ストレス緩和」については一部しか触れられなかったが，本稿が，新しい読者に音楽療法

に対する関心を引き起こす使命を果たせることを願っている。

[貫　行子]

[文　献]

1) 貫　行子：高齢者の音楽療法. 音楽之友社, 10-14, 1996.
2) 柴田南雄：音楽史と音楽論. 放送大学教材, 154, 1991.
3) アルヴァン J 著, 桜林　仁, 貫　行子訳：音楽療法. 音楽之友社, 16, 1969. (現在20刷)
4) アイエロ R 編著, 大串健吾訳：音楽の認知心理学. 誠信書房, 1998.
5) 貫　行子：第9回世界音楽療法会議報告. 臨床音楽療法研究, **5**：152-156, 2000.
6) 貫　行子：バイオミュージックの不思議な力―音楽でストレス解消―. 音楽之友社, 29-31, 1992.
7) 貫　行子：バイオミュージックの不思議な力―音楽でストレス解消―. 音楽之友社, 147-149, 1992.
8) McClellan R：The Healing Forces of Music, Shaftesbury：Element Books, 43, 1991.
9) 小松明：音・音楽・振動と眠り―情報をもつ体感音響振動の誘眠効果考察試論. 睡眠と環境, **3**(1)：109-116, 1995.
10) Wigram T, et al.：Vibroacoustic Therapy：The Therapeutic Effect of Low Frequency Sound. J British Music Therapy, **3**(2)：14, 1989.
11) 梅本堯夫編著：音楽心理学の研究. ナカニシヤ, 14, 1996.
12) 三島二郎：精神テンポに関する基礎研究26―行動形態論の展開―. 早稲田大学文学研究科紀要, **34**：1988.
13) 村井靖児：慢性分裂病者の Iso-tempo. 日本音楽心理学音楽療法懇話会研究年報, **13**：21-23, 1984.
14) シューター R 著, 貫　行子訳：音楽才能の心理学. 音楽之友社, 62-77, 1977.
15) 進藤美津子：脳と音楽認知の障害. 音声言語医学, **37**(4)：462-467, 1996.
16) 星野悦子：音楽心理学と音楽療法の関係について. 日本音楽心理学音楽療法懇話会, 29：3-12, 2000.
17) ドイチュ D 編, 寺西他監訳：音楽の心理学 上, 下. 西村書店, 1987.
18) ラドシー, ボイル著, 徳丸吉彦, 他訳：音楽行動の心理学. 音楽之友社, 1985.
19) 貫　行子：バイオミュージックの不思議な力―音楽でストレス解消―. 音楽之友社, 96-97, 1992.
20) 貫　行子：高齢者の音楽療法. 音楽之友社, 29, 1996.
21) 貫　行子：高齢者の音楽療法. 音楽之友社, 30, 1996.
22) 河村満：失音楽―表出面の障害. 音声言語医学, **37**(4)：468-473, 1996.
23) 貫　行子, 星野悦子：音楽療法　研究と論文のまとめ方. 音楽之友社, 2002.

19章　香り刺激とストレス緩和

1. 臭い物質の心身への作用経路

臭い物質の作用経路は，
(1) 嗅覚を介して情報が脳で処理され，その結果が心身へ波及する，
(2) 成分が鼻粘膜や肺から吸収され薬物的に生体反応を引き起こす，
(3) （一部の精油は皮膚に塗布されるので）経皮吸収により反応が全身へ波及する，またはこれらの複合経路が考えられる。本章では嗅覚を介した作用をまとめるので (3) については論じないが，(1) と (2) の区別は非常に難しい。肺での吸収の影響の研究[1]もある一方で，Shibata ら[2]は，マウスによるストレス負荷実験において，局所麻酔（プロカイン）で嗅神経を麻痺させると香りの効果が消失することを報告しており，嗅覚を介した効果は確実に存在する。

なお耳鼻咽喉科では，静脈性嗅覚検査が行なわれる。これはアリナミン（チオール型ビタミン B_1 製剤）を静注し，同製剤の匂い（ニンニク臭）が感じられた時の脳波等の反応を見る手法であるが，これも日常では考えにくいので除外する。

2. 嗅覚の基本特性

臭いを捉えるときの感覚・知覚特性として，閾値，強さ，質があり，これらに加え，情動評価的側面として快・不快や好き・嫌いがある。ここでは香りとストレスとの接点を考えるに当たり必要な知識や注意事項を最小限にまとめる。詳細は文献3～7や生理学書を参照されたい。

1）閾値

希釈香料の濃度を次第に上げ，初めて臭いを感じる濃度を検知閾値と呼ぶ。この時点では臭いの存在を感じる程度で，何の臭いかはわからない。さらに濃度を上げ，どの様な臭いかなど質的記述ができるようになるときの濃度が認知閾値である。また2種の濃度を比較し，差を区別できる最低濃度を弁別閾値という。

一般に閾値の個人差分布は，釣り鐘状（Gaussian），あるいは複数の山を持つ（bi- or multi-modal）分布であるが，ある臭いについてはまったく感じない者も多く出現する。これは特異的嗅覚脱失（specific anosmia）と呼ばれる。Amoore と Steinle は，それが見られる香料として，アンドロステノン，イソブチルアルデヒド，1,8-シネオー

ル，ピロリン，エギザルトリド等を挙げており[4,7]，アンドロステノンは46％の人が知覚できないという[8]。特異的嗅覚脱失がわからぬまま実験を続けるとデータが歪むことになるので，実験前または後に確認する必要がある。

2）強度

嗅覚においても他の感覚と同様，ある濃度の範囲内でWeber-Fechnerの法則がほぼ成り立つ[9]。すなわち刺激の強さをS，感覚の強さをRとすると

$R = K \cdot \log S$ （K＝定数）

しかし，Stevensのべき関数の方がよく当てはまるという意見もある[10]。

$R = K \cdot S^n$ （K＝定数）

3）質

香料は数万種類にも達するといわれ，光の三原色のような単純化は難しい。普段の生活の中で使用される素材としての自然香料だけでも500種，合成香料になると5,000種を越す。香りを調合する調香師（perfumer）は，常時使用する300〜500種を含め1,000〜1,500種の香料を記憶しているという。

斉藤[11]は日常の臭いをクラスター分析し，16または25のクラスターに分けている。しかし同じ物質でも濃度によって印象が変化するので，香料を化学物質として分類することは困難である。良く知られた例では，ヨノン（イオノン；ionone）の希薄溶液は通常スミレの臭いで，濃度を上げるとスギの木の臭いに近づく。また悪臭の代表インドール（indole）はタンパク質分解時の腐敗臭の原因となる物質であるが，希釈すると花のような快臭となる。すなわち，濃度が違えば実質的に異なる香料といって良く，これが臭いの分類や効果の解釈の難しさに拍車を掛けている。

濃度による性質の差異は，生体に対する効果も左右する。谷田貝[12]によると，森林揮散物質で有名なα-ピネン（pinene）は通常，1ppm以下で疲労回復などの快適性を発揮するが，75ppmになると鼻や喉が刺激され耐え難い刺激となる。マウスの実験でも1ppm以上になるとその活動（運動）量が抑制されると言う。

臭いは，視覚刺激としての「三原色」あるいは聴覚刺激の「音階」のような基本要素も無しに，いきなり「絵画」や「音楽」と同レベルの複雑さ・多様性に達していることになり，実験刺激としては極めて不利である。そのため香りの刺激—反応の定式化は非常に難しく，まずは多くの事例を集めて地道に分類するしかない。

4）順応

持続的に臭いを嗅ぐと順応が起こり，その臭いに対する感度が低下する。その際，知覚強度は指数関数的に低下し，約1分以内に感じなくなる。ただし，さまざまな物質を混ぜた香料の場合，単一化合物の香料に比べて順応が遅いようである[13]。

また順応した香料と同種の臭いに対する感度も低下することがある（相互順応；cross-adaptation[6]）ので，止むを得ず複数の香料を順次嗅がせる実験では，香料の順序や間隔に配慮が必要である。

これら短時間の順応に加え，さらに長期の順応も観察される。メチルイソブチルケトンを低濃度で7時間以上流し続けた例[14]では，停止後1時間半経っても閾値は回復していない。また被験者の寝室に香りを2週間流し続けた例[6]では，香り暴露時間は1日数時間であるにもかかわらず，閾値の回復に2週間を要している。これらの例は，

実験において被験者が普段使用している化粧品類の確認の必要性を示唆する。なお「嗅覚疲労」という言葉も見かけるが，順応と厳密に区別されてはいない[10]。

5）男女差

嗅覚の性差についてまとまった報告は少ない。Hermans ら[15]によると，同時に提示した言葉と香りの各々の好き嫌いの一致を判定する実験において，言葉と香りの好き嫌いが一致しない刺激の時に，女性は男性に比べ判定がかなり遅い。ここでは言葉に対する情動的認知も重畳されているので必ずしも香りの特性だけではないが，臭い研究では質問紙も多用されるので，男女差の考慮の必要性が示唆される。

女性では，妊娠や月経周期に伴う嗅覚特性の変化が経験的に知られている。しかしこれも個人差が大きく結論は出ていない。排卵期は嗅覚感受性が高まり，黄体期は反応速度が遅いという報告[16]や，卵胞期・排卵期に感受性が高まるという結果[17]がある一方で，統計的有意差は無いという報告[18]もある。

性差は個々の香料によって異なると思われる。岡崎[19]によると後述のCNV早期成分の結果は，アンドロステノン類やムスク系香料では男女で正反対の結果になるという。

3．香り効果の測定と評価法

さほど大きな刺激を与えずに，単に臭いを嗅がせて生理・心理評定を行なう場合，心身の変化は非常に微妙なため，むしろ実験への慣れの方が結果に大きく影響することが多い。筆者の経験でも間違いなく被験者は，1日目はすでに緊張という心理的バイアスを抱え，それも次第に安心感に向かって変化し，2日目はリラックスしている。したがって，刺激前後の心理・生理状態比較，あるいは無臭空気などの参照刺激との比較，1回目の実験はダミーとするなど工夫が必須である。

1）生理計測法

香りの目標効果に沿って測定項目を選ぶ際，とくに脳波のように刺激タイミングの正確な把握が重要な測定では，気体を媒介とするために遅れが生じ，厳密な立ち上がりの刺激が作れないという香り刺激独特の問題を覚悟しなければならない。

刺激開始から嗅上皮刺激までの遅れを短くするために空気流量（速度）を増すと，鼻腔壁への圧力が強まり，嗅覚刺激というよりむしろ三叉神経刺激の反応とも受け取れる。そこでKobal[20,21]は，鼻腔に最初から無臭空気を流し，任意に瞬時に（100 ms以内で）臭い空気に切り替える装置を考案し，これを用いて嗅覚誘発電位を記録した。この方法で得られた結果は刺激後400～600 msにピークを持つ陽性波で，これは知覚初期の反応というよりむしろ高次の認知処理後の結果の表出とも見なされ，100 ms以内の成分の安定的な記録が今後の課題である[22]。

また，刺激開始からの遅れをさらに助長する要因として，呼吸のタイミングがある。通常，鼻腔付近に設置したサーミスタや腹（胸）壁に配置したストレーンゲージ等の信号に基づき吸気のタイミングを予測して香料を放つ。

香り研究では，覚醒・鎮静効果について語ることが多い。そこで，香りによる覚醒水準の変化を評価するのに，事象関連電位（event-related potential, ERP）の一種で

ある随伴性陰性変動（contingent negative variation, CNV）を指標とした脳波解析が盛んである[23,24]。CNV早期成分の振幅の増大が覚醒水準の上昇を示すとされ，香り環境下でこれを実施すると香りの覚醒水準への効果が評定できる[22,25-27]。

また，音刺激を目標としてボタン押しをさせた時の刺激後300 msのERPから香り効果を評価する研究[28]や，香り環境下での脳波そのものを周波数分析したり[29,30]，そのα帯域の周波数変動を揺らぎスペクトルの傾きで評価する研究もある[31,32]。

脳波以外には，瞬目反射[33]，脳磁図，血圧，心拍，指尖脈波，睡眠指標などが用いられ，またストレスと免疫とは密接な関係があるので最近は各種免疫指標も登場している（後述の表19-1〜3参照）。

2）官能検査質問紙

臭いの感覚強度に対する質問紙は，

[0] 無臭　　　　　　　　　　　　　[3] 楽に感知できる
[1] やっと感知できる（検知閾値）　　[4] 強い
[2] 何の臭いか分かる（認知閾値）　　[5] 強烈

の6段階臭気強度評定[11]がわかりやすい[3]。

一方，臭いの質を記述して貰う質問紙の設計は非常に難しい。臭いの質を直接表す単語は，他の感覚に比べて極めて少なく，「くさい」しか無い。これ以外はすべて他の感覚用語や状態表現から借用したり，典型的な臭いを持つ動植物や物の名前を利用する。例えば「重い臭い」，「乾いた臭い」，「刺すような臭い」，「湿っぽい臭い」，「薔薇の臭い」，「石油の臭い」などである[3,11,34]。

視覚の「赤，青，四角，三角，…」のような基本要素的言葉が無いために「臭いをどのように感じたか」の表現は非常に難しい。評価質問紙の作成に当たり，大多数の人が共通イメージを持つ言葉かどうかの確認が必要である。斉藤ら[34]は，悪臭の質を記述する言葉の実験を行ない，嗅がされたひとつの臭気に対して被験者それぞれが異なるイメージを持つことを明らかにし，問題提起している。筆者の経験では，被験者の中に一人だけハワイ育ちの日系人が混ざっており，イメージ記述が異なっていたことから，被験者の育った環境の確認の必要性を感じたことがある。

表 19-1　覚醒効果のある香料

香料	作業負荷	評価手法	出典
ジャスミン	注意課題	脳波CNV	フレグランスジャーナル 77, 16, 1986
	（マウス）―	麻酔下睡眠時間短縮	Brain Res Bull 26, 397, 1991
ローズ	―	脳波α波，ゆらぎ	日本味と匂学会誌 7 (3), 339, 2000
ローズマリー	―	脳波α, β波	Intern J Neurosci 96, 217, 1998
ハッカ	注意課題	脳波CNV	第23回味と匂のシンポジウム, 301, 1989
クローブ	注意課題	脳波CNV	第23回味と匂のシンポジウム, 301, 1989
イランイラン	注意課題	脳波CNV	第23回味と匂のシンポジウム, 301, 1989
レモン	視覚オドボール課題	脳波P-300	AROMA RESEARCH 1 (1), 66, 2000
	（マウス）―	麻酔下睡眠時間短縮	Brain Res Bull 26, 397, 1991
スギ・ヒノキ・モミの葉	注意課題	脳波CNV	第23回味と匂のシンポジウム, 301, 1989
ヒバ油	注意課題	脳波CNV	臨床脳波 41 (6), 347, 1999
ムスク	注意課題	脳波CNV・脳血流	第23回味と匂のシンポジウム, 301, 1989

表 19-2 鎮静効果のある香料

香料	作業負荷	評価手法	出典
フローラル系香料	—	指尖皮膚温	日生気誌 32 (4), 125, 1995
ジャスミン	クレペリン作業	心拍数・R-R 間隔変動・縮瞳率・質問紙	第 23 回味と匂のシンポジウム, 55&305, 1989
ラベンダー	注意課題 — — —	脳波 CNV 脳波 α 波 脳波 α, β 波 脳波・フリッカー値	フレグランス J 77, 16, 1986 治療 81 (3), 1137, 1999 Intern J Neurosci 96, 217, 1998 aromatopia 1993 Winter, 54-57
DMMB	注意課題	脳波 CNV	自律神経 37 (3), 419, 2000
レモン	注意課題 クレペリン作業	脳波 CNV 心拍数・R-R 間隔変動・縮瞳率・質問紙	第 23 回味と匂のシンポジウム, 301, 1989 第 23 回味と匂のシンポジウム, 55&305, 1989
オレンジ	—	瞳孔反射	人間と環境 17, 23, 1991
ビターオレンジ	睡眠直前 暗算課題	睡眠脳波 α, θ 波	第 25 回味と匂のシンポジウム, 245, 1991
ショウブ	注意課題	脳血流	第 23 回味と匂のシンポジウム, 301, 1989
ペパーミント	—	睡眠脳波 α 波, ゆらぎ	日本味と匂学会誌 3, 473, 1999
α-ピネン	(ラット)— — 注意課題	逆説睡眠の出現量 フリッカー値 脳波 CNV	Int J Biometeorol 32, 217, 1988 日衛誌 38, 184, 1983 aromatopia 1992 Autumn, 16-21
α-ピネン +シネオール	(ラット)—	逆説睡眠の出現量；概日リズム	aromatopia 1992 Autumn, 16-21
シネオール (ユーカリプトール)	(ラット)—	逆説睡眠の出現量	Int J Biometeorol 32, 217, 1988
バレリアン (吉草油)	クレペリン作業	心拍数・R-R 間隔変動・縮瞳率・質問紙	第 23 回味と匂のシンポジウム, 55&305, 1989
テルペン系香料	—	脳波 α 波, 末梢血流	フレグランスジャーナル 77, 21, 1986
ビャクダン	注意課題	脳波 CNV	第 23 回味と匂のシンポジウム, 301, 1989
スギ材	注意課題	脳波 CNV	第 23 回味と匂のシンポジウム, 301, 1989
エンピツビャクシン材	注意課題	脳波 CNV	第 23 回味と匂のシンポジウム, 301, 1989
ヒノキ	注意課題 注意課題 注意課題 —	脳血流 脳波 CNV, α, θ, β 波 脳波 CNV 収縮期血圧	第 23 回味と匂のシンポジウム, 301, 1989 木材学会誌 39, 1431, 1993 材料 45 (4), 397, 1996 第 48 回日本木材学会, 211, 1998
タイワンヒノキ材精油	—	収縮期血圧	第 48 回日本木材学会, 211, 1998
ヒバ・ヒバ材精油	注意課題 —	脳波 CNV 収縮期血圧	材料 45 (4), 397, 1996 第 48 回日本木材学会, 211, 1998
スギの葉	(ラット)—	逆説睡眠の出現量	日生気誌 24, 16, 1987
レッドシダーの鉋屑	(マウス)—	睡眠時間；肝臓の薬物代謝酵素の活性	Science 157, 1057, 1967
ウッディ系香料	—	指尖皮膚温	日生気誌 32, 125, 1995

香料	実験対象	ストレス状態	評価手法	出典
森林の香気	—		血圧；血中コルチゾル・血中ノルアドレナリン	森林浴シンポジウム 8, 1998
ユーカリ	—		脳血流	第 23 回味と匂のシンポジウム, 301, 1989
青葉アルコール	聴覚オドボール課題		脳波 P-300	AROMA RESEARCH 1 (1), 39, 2000
沈香	—		脳血流	第 23 回味と匂のシンポジウム, 301, 1989
ワイン香	—		脳波 α 波	AROMA RESEARCH 1 (4), 48, 2000
テルペニルアセテート	（マウス）—		麻酔下睡眠時間延長	Brain Res Bull 26, 397, 1991
フェネチルアルコール	（マウス）—		麻酔下睡眠時間延長	Brain Res Bull 26, 397, 1991

1）実験の対象は（ラット）（マウス）以外はすべて健常者。
2）文献が学会名のものはその抄録集, 論文集を示す。

表 19-3 ストレス緩和効果のある香料

香料	実験対象	ストレス状態	評価手法	出典
ローズ	ラット	電気ショック(葛藤)	抗不安薬投与下の飲水行動	Pharmacol Biochem Behav 64 (1), 35, 1999
ラベンダー	健常者	—	声のピッチ	Neurosci Let 297 (1), 61, 2001
	ラット	電気ショック(葛藤)	抗不安薬投与下の飲水行動	Pharmacol Biochem Behav 64 (1), 35, 1999
DMMB	マウス	環境変化	皮膚バリア機能回復率	Br J Dermatol 142, 1007, 2000
ブーケフローラル香	健常者	睡眠不足	尿中ステロイド物質	AROMA RESEARCH 1 (2), 58, 2000
カモミール	卵巣摘出ラット	更年期障害, 拘束	ACTH 濃度	AROMA RESEARCH 1 (1), 24, 2000
スウィートフェンネル	健常者	コンピュータ作業	縮瞳率, 疲労感	第 25 回味と匂のシンポジウム, 245, 1991
ヘリオトロピン（ピペロナール）	MRI 受診者	受診の不安	質問紙	JMRI 4 (4), 623, 1994
チュベローズ	マウス	高圧環境	脾臓細胞の抗体産生細胞数	Intern J Neurosci 51, 245, 1990
オレンジ	歯科受診者	受診の不安	質問紙	Physiol & Behav 71, 1, 2000
レモン	卵巣摘出ラット	更年期障害, 拘束	ACTH 濃度	AROMA RESEARCH 1 (1), 24, 2000
	ラット	高圧空気	胸腺萎縮, IgM PFC 法	AROMA RESEARCH 臨時増刊 1, 44, 2001
	ラット	強制水泳	無動状態の時間	Eur Neuropsychopharmacol 5, 477, 1995
シトラス	うつ病患者	（うつ病）	抗うつ剤投与量	Neuroimmunomodul 2, 174, 1995
	マウス	強制水泳	無動状態の時間	日本神経精神薬理学雑誌 15, 39, 1995
α-ピネン	マウス	拘束	脾臓細胞の抗体産生細胞数	aromatopia 1992 Autumn, 16
	ラット	拘束	血中 ACTH	日生気誌 30 (3), 138, 1993
オークモス	マウス	高圧環境	脾臓細胞の抗体産生細胞数	Intern J Neurosci 51, 245, 1990
ウッディ系香料	マウス	高圧環境	脾臓細胞の抗体産生細胞数	Intern J Neurosci 57, 151, 1991
森林の香気	健常者	—	唾液中コルチゾル濃度	日生気誌 27 Suppl, 48, 1990

また自由記述では臭いを表現する言葉を思いつくのに非常に時間がかかり，時にはまったく記述できない。Van Toller ら[4]によると，臭いを表現する言葉を思いつくのに，色や音の言葉に比べて数倍の時間を要する。

ちなみに古典を繙くと，「におう」はもともと美しい赤を示す視覚用語だったようで[35]，これも他の感覚からの借り物である。また漢和辞典によると，漢字の「臭」に対して「匂」は国字であり，もともと「韵＝韻」，すなわち，まろやかな音の響きらしい。これは聴覚からの借り物である。なお「香」は黍（きび）を煮る時に立つ甘い臭い，「薫」は香草の臭いで，つまり「匂い」＝「香り」＝「薫り」＝「心地よい臭い」である。また英語では「臭い」には"smell, odor"，「匂い（香り）」には"fragrance, perfume, redolence"が用いられる。"scent"はどちらの場合にも使用され，また"aroma"は飲食物の香りの場合が多く，"bouquet"はワインの香りによく用いる。

4．ストレスと香りの接点

1）臭いと情動

まず「情動」とは何であろうか。その説明はさまざまであるが[36]，堀[37]による情動が存在する理由をも包含した表現「個体・種族維持に関する感情体験と身体反応」は分かりやすい。さらに堀は，「感覚入力に対する情動的評価」の側面を指摘する。これは，ある経験に対して分類・評価を施し，恐怖，不安，快楽といった情動のラベルをつけることを意味する。ラベル分類によってその経験は一層強固な記憶となると同時に，再度同じ状況に遭遇した時にすぐに引き出して対処行動を取れる。一々記憶を辿り，論理的に正確に現状の危険度を評価するよりも，おおざっぱに「恐怖」というラベルで引き出す方が対処は迅速で生き残る確率は高い（その代わり間違える―勘違い―の確率も高いであろう）。大脳皮質を介する高度な分析とは別に，迅速な情動的評価もまた「個体・種族の維持」に寄与する。

その機能の中心が大脳辺縁系である[36-39]。中でも扁桃体は，情動の発生と記憶に深く関わり[40]，情動の貯蔵庫としての機能も確認され[41]，上記の情動的評価系を裏づける鍵を握る。

さて，嗅覚と情動の関係はどうであろうか。一般に視覚・聴覚の刺激が入ると自然にその内容や意味を汲み取ろうとする。ところが臭いとなると，真っ先に好き嫌いや快不快の感情が起こることが多い。元来，視覚や聴覚も嗅覚と同様な性質であったと思われるが，進化の過程で図形やサイン，言語など高度な規則性刺激を生み出したために，まず意味分析という嗅覚とは違う反応が先立つようになったのであろう（ただし視覚刺激においても，複雑さの増した抽象画などで臭いと同じような情動先行型の体験をすることがある）。逆に嗅覚はいまだに情動と密接に結びついているのである。視覚・聴覚学習以前の生後間もない時期に，嗅覚と触覚が母親との絆を作り出すという事実[42]がそれを示唆する。また，小森[43]の一連の研究によって，ある種の香りの抗ストレス効果や抗うつ効果といった精神科での効用が証明されていることも，嗅覚と情動との関係の強さを示唆する。

日常経験や，香りを用いた多くの心理実験[4]が臭いと情動の密接な関係を支持し，

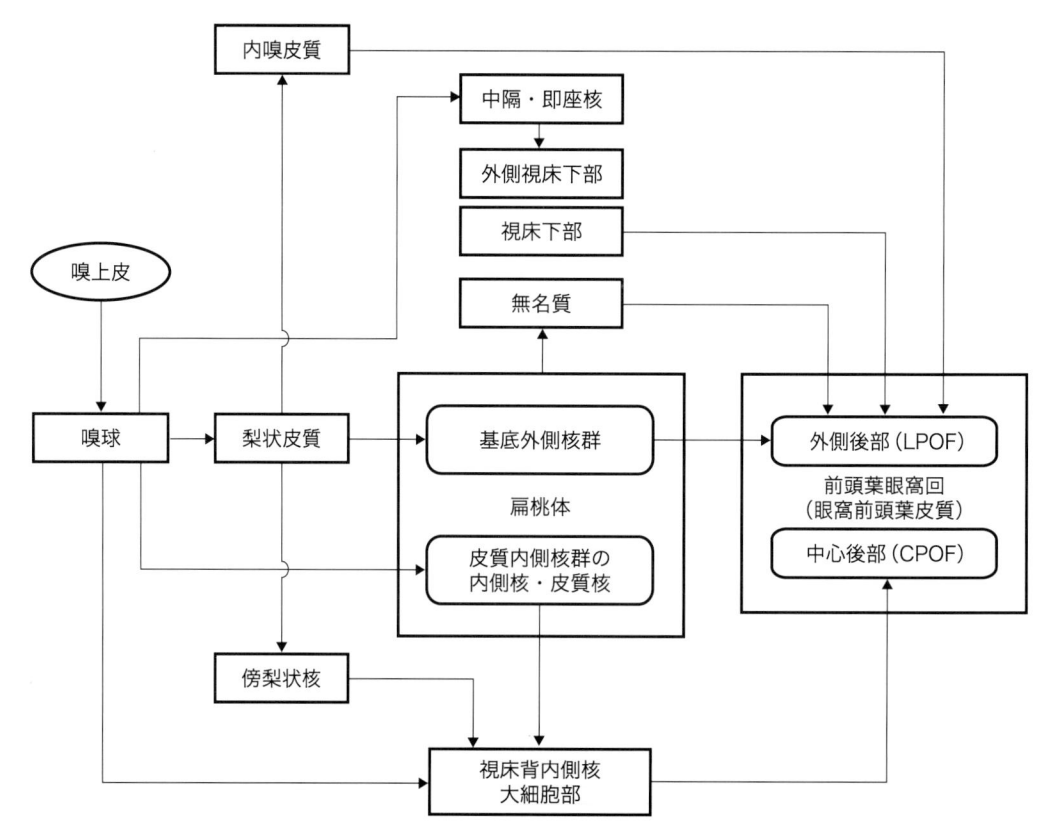

図 19-1 嗅覚情報の流れ
(田崎京二,他編:新生理学大系9―感覚の生理学.医学書院,1989.;小野田法彦:嗅覚中枢におけるニオイ情報処理.日本味と匂学会誌,3(1):3-12, 1996.;石塚典生:扁桃体の神経結合.脳の科学,20(7):733-739, 2001.これらを組み合わせて改変)

「嗅覚は特別」と思いたいところであるが,他の感覚と明確に区別できる脳神経学的データは少ない。しかし地道な動物実験の積み重ねによって嗅覚情報の流れはだいぶ解明され,図19-1に示すように嗅覚経路は上記の大脳辺縁系とかなり重なり合う。また,大脳皮質感覚野を経由しないで,嗅球から扁桃体周囲皮質へ直接至る経路がある[44,45]。それが,皮質連合野での質的な認識といった高度の判断の前にまず情動的印象(ある意味では直感)を形成する理由とも推察される[45]。

なお,他の感覚系では感覚器から脳の各部位への投射が比較的正確に一対一でマッピングできるのに,嗅覚系では上皮から嗅球あるいはその先への一対一マッピングがうまくできない[5]。そのような構造の曖昧さ(Shipleyらは"diffuse organization"と表現する)は嗅覚系特有のものである。これは臭いのコーディングが嗅球からの神経投射の配列秩序に依存してはいないことを示すとされるが,他の感覚系にない特徴を説明するのに役立つかどうかは今後の研究を待つより他はない。

2)ストレス・情動・香り

臭いとストレスとのかかわりを考える時,まずストレスそのものを明確にする必要がある。ストレスの定義の議論は他に譲り,ここではSelyeの定義[46]

「my definition of stress is the nonspecific (that is, common) result of any demand upon the body, be the effect of mental or somatic」
あるいは Lazarus の定義[47]

「ストレスとは，ある個人の資源（resources）に何か重荷を負わせるような，あるいはそれを超えるようなものとして評価（appraise）された要求」
を加味し，さらに一般にストレス現象は怒りや恐怖のような負の情動を伴うことを考慮して，具体的に次のように考える。

「ストレスとは負の情動的評価，例えば自分の存在を否定されそうな状態に対する不安や恐怖，あるいは希望や理想と現実との差に対する不満や怒りなどを介して生ずる生体内の器質的，機能的な対抗反応のうち刺激源（ストレッサー）の種類に依らない非特異的反応。」

つまり，ストレスを前節で述べた情動的評価系の働きの結果と考えると，香りの心理効果も考えやすい。

図19-2は情動的評価系の作用を加味したストレス現象の説明模式図である。この図は，自分の希望・理想と，現状の自分なりの評価結果との差が実質的なストレッサーとなり，ストレスが生じ，問題解決行動に駆り立てられ，その結果を報酬として「快」と感じる流れの中で，「目標設定」や「報酬決定」，「現状評価」の各認知プロセスに対して情動的評価が関与することを示す。

同図は対処行動（コーピング）を考える時も都合がよい。コーピングには2種類考えられ，ひとつは問題となっているストレッサー自体を変化させるように働きかけること（問題焦点型・能動的対処）であり，もうひとつはストレッサーをそのまま受け止め，引き起こされた情動を緩和するように働きかけること（情動焦点型・受動的対処）である[48]。図19-2のモデルでは前者は「問題解決行動」のブロック，後者は「現状評価」のブロックが中心的に働くことに相当する。

なお平野らが指摘するように，情動が関与しないはずの麻酔下の動物実験でも観察されるストレス現象もある[49]ので，情動的評価を中心に置いた上記の考えは厳密にはすべてを説明できるものではない。

嗅覚は前述のように情動とのかかわりが強いので，図19-2の情動的評価系に影響を及ぼすと考える。情動的評価系において，情動を緩和することで「現状評価」を和らげれば，同じ刺激でもストレスは弱まることになる。香りによるコーピングは，上記の「情動焦点型・受動的対処」に該当する。

香りが認知プロセスに影響するという考え方は，脳神経学的裏付けは少ないが，多くの心理研究に見られる[4]。単純な例では，面接試験において香りを身につけた女性の評価が高い，悪臭の漂う部屋での人の評価は点数が低くなる，などである。ほとんどの実験で，その背後に快不快などの情動が関与していることから，香りが情動的評価系を介して「目標設定」や「報酬評価」，「現状評価」の各認知プロセスに作用するという図19-2のモデルは，神経生理学的でなくても実際的である。

本章の題は「…ストレス緩和」となっているが，実際には
「ストレスは一方的に緩和・抑制するものではなく，調節し管理するもの」
という考え方も，香りとストレスを考えるに当たって大切な視点である。つまりスト

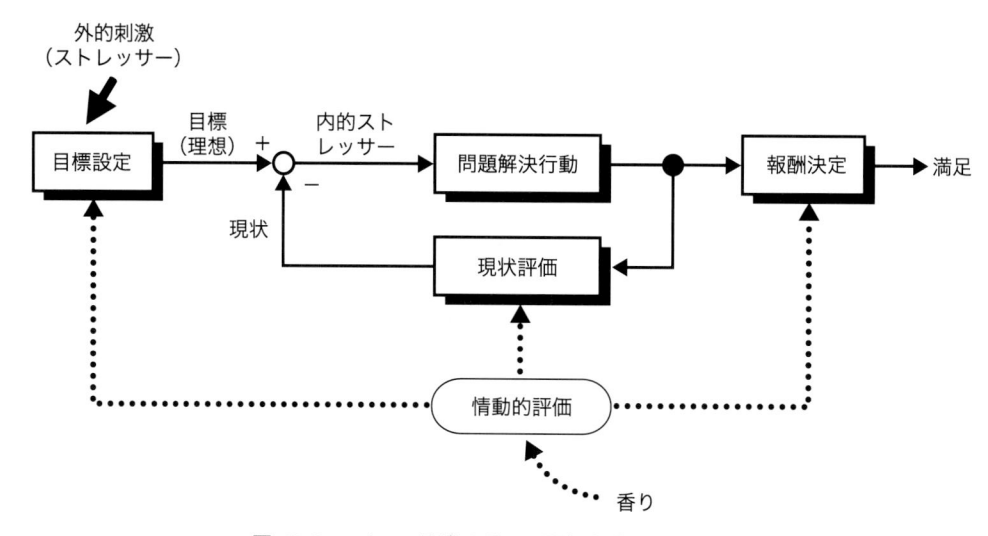

図 19-2 ストレス現象と香りの関与を説明する模式図

外的刺激が目標（理想，価値観）を生み出し，それと現状の差で評価され（目標設定），その差が大きいと実質的な内的ストレッサーとなり，これに対抗するようにストレスが生じる。解決行動の結果は自分なりに評価し報酬（快）を得る。目標設定，現状評価，報酬決定に対して情動的評価が関与し，情動と密接な関係を持つ香りは，まずこの情動評価系に働きかけると考える。

レッサーを回避できない場合，ストレス緩和（一時的逃避）でなく，むしろストレスをバネにしてストレッサーを打破することが人間社会では要求されるのではないだろうか。ストレスは行動のきっかけを作り，打開するという目標を生みだし，成功すれば快を得る。

例えば，「原稿の締め切り日迫る」という回避不可能なストレッサーに対して，気持ちを和らげる香りによって逃避しても解決しない。むしろ一時的に緊張を高め，奮い立たせる香りの需要も考えられ，結果としてストレスが増大することもあろうが，止むを得ない。ストレス下では，上述の「ストレッサーの種類によらない非特異的現象」のひとつとして，視床下部―下垂体―副腎皮質系が活性化しており[50,51]，それによる糖質コルチコイドの増加はタンパク質の分解と糖への転換（エネルギーの蓄積），多幸状態のような中枢神経系の賦活などが考えられる[52]。つまり，一時的に生体に負荷を掛けてでもその状況を打開しようとする反応が窺えるので，それを支援する香りもあって良い。しかしその場合，問題解決後の回復を高めるリラクセーション香も組み合わせる必要がある。

3）香りの効果

従来の香り研究は「覚醒」と「鎮静」をキーワードにしたもの[19]が多いので，試みにそれらを分類すると表 19-1，表 19-2 のようになる。しかしある香料をひとつの性質に割り切ることは難しく，同じ条件で刺激しても覚醒，鎮静どちらの被験者も出ることがあるので，香りは「平均値」では語れない。実験後，いきなり平均を出すのでなく，覚醒・鎮静等の性質群に分け，各被験者の特徴を把握する必要がある。

非常に特殊な例として，奥川ら[53]は，これまで薫香として鎮静効果が認められている沈香や白檀，木香から中心成分を単離しマウスの腹腔内に注入した。その結果，すべ

ての薫香成分について顕著な自発運動量低下，およびカタレプシーに似た不動姿勢にもかかわらず音刺激に敏感に反応するという「鎮静」状態を確認している。

これまでの研究報告から，ストレス緩和効果の見られる香料を表19-3にまとめた。ストレス緩和香料は，表19-2の鎮静香料と共通な種類が多い。これらの研究では，ストレスから派生するさまざまな現象をもって緩和効果を判定するものが多いが，中にはかなり直接的な，胸腺萎縮や免疫指標，ストレスホルモンによる検証もある。例えば，小森[43]は，柑橘系香料が圧縮空気ストレスによる胸腺萎縮や抗体量の低下を抑制することを示した(図19-3 A)。また，山田ら[54]は，卵巣を摘出した更年期障害モデルラットを用いて，レモンやカモミールの香りが血中ACTHを低減しその効果は抗不安薬ジアゼパムに匹敵すること，ジアゼパムとカモミールを併用するとさらに低減効果が増すことを見い出した(図19-3 B)。逆にHosoiら[55]は，血中コルチコステロンを増加させる香料としてシトラルバ (citralva；3,7-dimethyl-2,6-octadienenitrile) を報告している。シトラルバは，悪臭とは言わないまでも嫌悪を催す臭いである。

一方，ヒトでは近年，皮膚とストレス・免疫の研究も成果が出ている。ストレス下での肌変化は日常的に，(とくに女性が)経験することであるが，これまで実験データは少なかった。しかし，O'Sullivanら[56]はそれは皮膚科医や研究者が長年感じていたと指摘し，心と皮膚との繋がりに言及している。実際，神永ら[57]はモルモットの過密飼育ストレス下で，皮膚のさまざまな変化や皮膚ランゲルハンス細胞の分布密度低下を指摘した。さらに拘束や過密ストレス下のマウスで，Hosoiら[58]は皮膚免疫システムへの影響を，Dendaら[59]は，皮膚バリア機能の低下を示した。

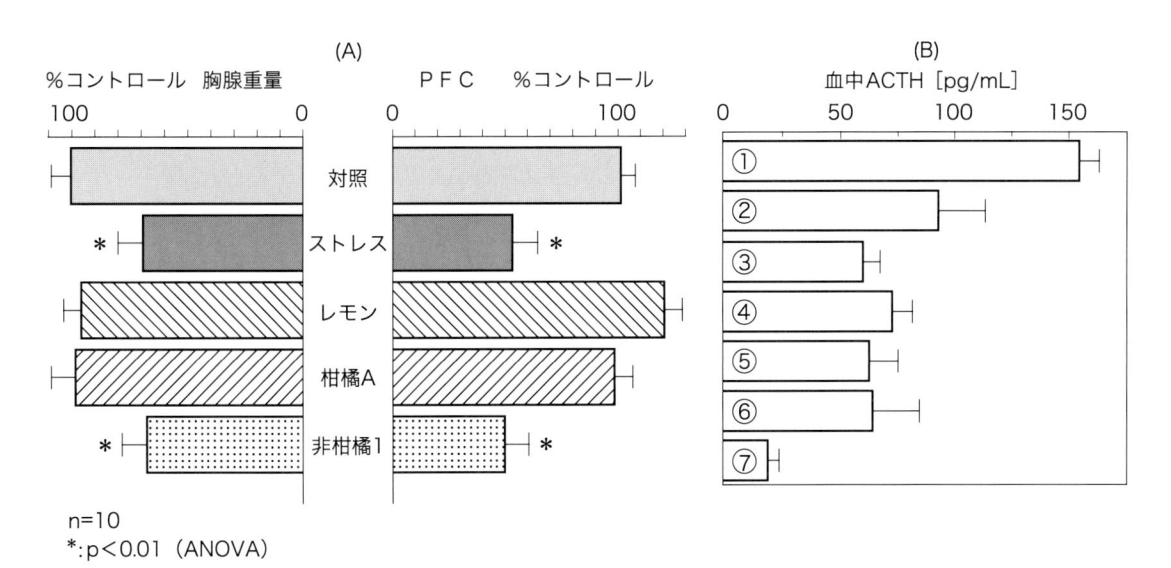

図 19-3 ラットにおける香りの抗ストレス効果

(A) 圧縮空気ストレス時のラット胸腺重量および免疫指標(ヒツジ赤血球に対するIgM PFC法)の変化。(小林照久：香りの生体に及ぼす影響と臨床応用．AROMA RESEARCH 臨時増刊 No1, 44-48, 2001.)
(B) 卵巣を摘出した更年期障害モデルラットにおける拘束ストレス後の血中ACTHレベルを表す。上段より，①対照群，②ジアゼパム1mg/kg投与群，③ジアゼパム2.5mg/kg投与群，④レモン香吸入群，⑤レモン香＋ジアゼパム1mg/kg，⑥カモミール香吸入群，⑦カモミール香＋ジアゼパム1mg/kg。(山田健二，他：拘束ストレス下更年期障害モデルラットの血中ACTHに対する向精神薬と香草精油の効果．AROMA RESEARCH, 1(1)：24-28, 2000.)

では，そのようなストレス性皮膚現象に対して香りはどのような影響を及ぼすであろうか。傳田ら[60,61]は皮膚角質層を剥離したマウスを用いて，環境変化によるストレスが皮膚バリア機能の回復を遅らせること，そしてジメトキシメチルベンゼン(dimethoxymethylbenzene, DMMB；現代バラのハイブリッドティーローズの香料成分)がその回復遅延を抑制することなどを報告している。このように，循環系や脳波だけでなく皮膚指標でも香りのストレス調節効果が証明されつつある。

5. スポーツと香り

香りが身体の運動に影響するかどうか直接的な研究は少ないが，しかし嗅球からの神経が線条体に投射されていることが判明している[5]。大脳基底核の線条体は，感覚入力から運動出力まで一連の運動系の中継基地として重要な位置を占め，そのうち被殻は運動野や運動前野から強い投射が，また尾状核には前頭前野から投射がある[62]。したがって，この部位が運動発現に深く関与することは明白で，例えば舞踏様の不随意運動症状を伴うハンチントン病は，線条体の萎縮，特に尾状核が責任病巣とされる。このような状況を考えると香りが運動の発現機構に影響を及ぼす機会はあると考えられる。

生理学的検証はともかくとして，スポーツの現場では実践的に香りが取り入れられているようである[63,64]。多くの場合，運動能力を直接高めるというより運動後の回復を早めるという着眼点で，心拍数や酸素摂取量の回復率で評価している[65]。しかし，被験者数や実験条件の記述，統計分析において曖昧な場合が多く，研究報告としての厳密さに欠けるのが残念である。競争の世界での使用であるから，効果のある香料が見つかってもその成分は極秘にされるであろうし，また選手個人に合わせて調香されるので，多数の被験者による科学的検証は適用しにくい。いずれにせよスポーツが情動の起伏を伴い[66]，香りが情動やストレスに影響することから，「情動」を共通キーワードに実用性を探求することは有用であろう。

6. 香り使用の注意点

香りが生体に何らかの影響をもたらすことは誰でも認めるところで，人類の歴史の中でさまざまな情報が作られてきた。しかし，香料素材の複雑さや嗅覚認知系の複雑さのために香りの科学的研究は捗らず，とくに「アロマテラピー」と称する分野では未だに有益無益の情報が流布され混沌としているのが現状である[22,67,68]。また効能以前に安全性の問題もあり，これについてはIFRA (The International Fragrance Association) Guidelinesとして公開されている[69]。

森林の香り，ワインやコーヒーの香り，磯の香りのように，香りの中にはそれ特有の場面や物質を具体的に想起させるものがある。これらは明らかにその被験者の嗜好や過去の記憶を具体的に反映するので注意が必要である。したがって，不特定多数の人を対象に使用する香料としては，特定の物や場面に直結する素材を避けた方が無難であるし，逆に特定の個人のための香料は，その個人にとって最良の思い出や好みに

直結する素材が良いことになる[70]。さらに新しい素材香料を「それが自分にとって良いものだ」というように信じ込ませて使用させたり，偶然に起こった良い出来事と香料を結びつけて「良い思い出」を作ってしまうことも可能である。

　また，言葉としてはわかるがイメージが浮かびにくい場合，香りの効果は明確でない。例えば，「洗濯乾燥後の木綿生地が発する香りをイメージして調香した『太陽の香り』」の効果実験[32]では，ピーチやローズ香料よりやや劣る気分得点になっている。これはその香りが「太陽が燦々と降り注ぐ広い庭で気持ちよく洗濯物を干している」状況下で初めて効果を発揮するのであって，視覚や温感覚（情景）を無視して香りだけ抽出してもイメージや経験と結びつきにくく，特徴がでなかったとも考えられる。

　逆に，イメージが鮮明すぎても，目的に沿わないこともある。データは手元にないが，作業中にバナナや焼き鳥の臭いが流れたのでは仕事にならないであろう。音環境の実験データを見ると，画面トラッキング作業では雑多な音を含むオフィス環境雑音の方が，具体的な波の音を背景音とするより能率が良いという[31]。香りもまったく同じである。

　2節に挙げた順応や男女差は，実験に際し注意しなければならない項目であり，その他にも慢性・急性の疾患や常用医薬品，タバコや塗料など身近な発香性製品も嗅覚に影響を及ぼす可能性がある[4]ことにも配慮しなければならない。

〔福岡　正和〕

〔文　献〕

1) Buchbauer G, et al.：Fragrance compounds and essential oils with sedative effects upon inhalation. J Pharmaceutical Sci, **82**（6）：660-664, 1993.
2) Shibata H, et al.：Immunological and behavioral effects of fragrance in mice. Inern J Neurosci, **57**：151-159, 1991.
3) 香りのメカニズムとその測定・分析, 評価技術. 技術情報協会, 1999.
4) ヴァン・トラー, 他編, 印藤元一監訳：香りの生理心理学. フレグランスジャーナル社, 1996.
5) Shipley MT, et al.：The olfactory system.（Swanson, et al（eds.）：Handbook of chemical neuroanatomy-Integrated systems of the CNS, Part III. Elsevier, 1996.）
6) Cowart BJ, Rawson NE：Olfaction.（Goldstein EB：Blackwell handbook of perception. Blackwell Publishers Ltd., 2001.）
7) Lawless HT：Olfactory psychophysics.（Beauchamp GK, Bartoshuk L：Tasting and smelling. Academic Press, 1997.）
8) Amoore JE, et al.：Specific anosmias to 5 α-androst-16-en-3-one and ω-pentadecalactone；the urinous and musky primary odors. Chem Senses & Flav, **2**：401-425, 1977.
9) 外池光雄：嗅覚誘発脳波の測定.（高木貞敬他編）：匂いの科学. 朝倉書店, 1989.
10) 渋谷達明, 他：嗅覚.（田崎京二, 他編：新生理学大系 9—感覚の生理学. 医学書院, 1989.）
11) 斉藤幸子：においと心理. 塗装工学, **25**（11）：454-460, 1990.
12) 谷田貝光克：樹木の香りとその保健休養機能. AROMA RESEARCH, **1**（1）：2-7, 2000.
13) Schiet FT, Cain WS：Odor intensity of mixed and unmixed stimuli under environmentally realistic conditions. Perception, **19**：123-132, 1990.
14) Dalton P, Wysocki CJ：The nature and duration of adaptation following long-term odor exposure. Perception & Psychophysics, **58**：781-792, 1996.
15) Hermans D, et al.：Odours as affective-processing context for word evaluation：A case of cross-modal affective priming. Cognition & Emotion **12**（4）：601-613, 1998.
16) 小山豊子, 他：性周期に伴う嗅覚感受性の変動. 第25回味と匂のシンポジウム論文集, 245-248, 1991.
17) 金村早穂, 他：月経周期と嗅覚変動の関係. 第24回味と匂のシンポジウム論文集, 243-246, 1990.
18) Hummel T, et al.：Changes in olfactory perception during the menstrual cycle. Experimentia,

47 : 712-715, 1991.
19) 岡崎義郎：香りが意識水準に及ぼす効果．睡眠と環境 3 (1)：65-70, 1995.
20) Kobal G, Hummel C：Cerebral chemosensory evoked potentials elicited by chemical stimulation of the human olfactory and respiratory nasal mucosa. Electroenceph Clin Neurophysiol, 71：241-251, 1988.
21) Kobal G：Pain-related electrical potentials of the human nasal mucosa elicited by chemical stimulation. Pain, 22：151-163, 1985.
22) 岡崎義郎：ニオイ環境がヒトに及ぼす影響—生理心理学の立場から，覚醒水準を中心として—．日本味と匂学会誌, 5 (2)：119-124, 1998.
23) Tecce JJ, et al.：Contingent negative variation and the distraction-arousal hypothesis. Electroenceph Clin Neurophysiol, 41：277-286, 1976.
24) Lai C, et al.：Event-related potentials associated with judgement；comparison of S1-and S2-choice conditoins in a contingent negative variation (CNV) paradigm. J Clin Neurophysiol, 14 (5)：394-405, 1997.
25) 福田秀樹, 他：第19回味と匂のシンポジウム論文集. 65-68, 1985.
26) 川崎通昭：においのヒトへの効用とその生体計測．粧技誌, 32 (3)：247-252, 1998.
27) 沢田和彦, 他：森林の香りと生理効果．AROMA RESEARCH, 1 (3)：67-71, 2000.
28) 佐野孝太：みどりの香りの化学構造と匂いの相関及び脳波 (P-300) に対する影響．AROMA RESEARCH, 1 (1)：39-43, 2000.
29) 古賀良彦：香りが脳機能へ与える効果の脳波解析による測定．AROMA RESEARCH, 1 (1)：66-69, 2000.
30) 永井 元, 他：ワインの香りのリラクゼーション効果．AROMA RESEARCH, 1 (4)：48-52, 2000.
31) 岡崎義郎, 他：ヘリオトロピンのストレス軽減効果の検討．AROMA RESEARCH, 1 (1)：29-33, 2000.
32) 吉田倫幸, 他：香り情報の有無が α 波の周期リズムに与える影響．日本味と匂学会誌, 7 (3)：339-342, 2000.
33) 中川 正：生体反応を利用した香りの評価とその応用．AROMA RESEARCH, 1 (2)：30-36, 2000.
34) 斉藤幸子, 他：悪臭の質の記述の特徴．臭気の研究, 28 (1)：32-43, 1997.
35) 村山貞也：人はなぜ匂いにこだわるか．KKベストセラーズ, 23, 1989.
36) 山鳥 重：情動の神経心理学．(情動 [岩波講座；認知科学 6], 岩波書店, 1994.)
37) 堀 哲郎：脳と情動 [ブレインサイエンスシリーズ 6]．共立出版, 1991.
38) 永福智志, 他：情動を発現するニューロン機構．(久野宗監修：脳を知る．秀潤社, 1999.)
39) 小野武年, 他：情動の神経機構．(丹治順, 他編：脳の高次機能．朝倉書店, 2001.)
40) 小野武年：情動 [岩波講座；認知科学 6], 岩波書店, 1994.
41) 西条寿夫, 他：扁桃体と情動記憶．脳の科学, 20 (7)：723-731, 1998.
42) 椛 秀人：匂いの絆—その刷り込みのメカニズム．(久野宗監修：脳を知る．秀潤社, 1999.)
43) 小森照久：香りの生体に及ぼす影響と臨床応用．AROMA RESEARCH 臨時増刊 No.1, 44-48, 2001.
44) 小野田法彦：嗅覚中枢におけるニオイ情報処理．日本味と匂学会誌, 3 (1)：3-12, 1996.
45) 石塚典生：扁桃体の神経結合．脳の科学, 20 (7)：733-739, 2001.
46) Selye H：History and present status of the stress concept. 8 (Goldberger L, Breznitz S：Handbook of stress. Chap. 2, The Free Press；A Division of Macmillan, Inc., 1982.)
47) 林峻一郎編：R.S.ラザルス講演—ストレスとコーピング．星和書店, 22, 1990.
48) 津田 彰, 他：ストレス—コーピング過程の心理生物学的ストレス反応との関連性．行動医学研究, 3 (1)：1-7, 1996.
49) 平野鉄雄, 他：脳とストレス [ブレインサイエンスシリーズ 13]．共立出版, 1995.
50) Morse DR, et al.：Psychosomatically induced death：Relative to stress, hypnosis, mind control, and voodoo：Review and possible mechanism. Stress Med, 7：213-232, 1991.
51) 出村 博：ストレス反応．(伊藤眞次, 他編：情動とホルモン．中山書店, 1997.)
52) 廣重 力：副腎皮質ホルモン．(本郷利憲, 他編：標準生理学第 3 版．医学書院, 1993.)
53) 奥川 斉, 他：薫香生薬成分の鎮静および鎮痛作用について．AROMA RESEARCH 1 (1)：34-38, 2000.
54) 山田健二, 他：拘束ストレス下更年期障害モデルラットの血中 ACTH に対する向精神薬と香草精油の効果．AROMA RESEARCH, 1 (1)：24-28, 2000.
55) Hosoi J, et al.：Regulation of cutaneous allergic reaction by odorant inhalation. J Invest Dermatol, 114：541-544, 2000.
56) O'Sullivan RL, et al.：The neuro-immuno-cutaneous-endocrine network-Relationship of mind and skin. Arch Dermatol, 134：1431-1435, 1998.

57) 神永博子, 他：ストレスと皮膚―過密ストレスモデルによる皮膚生理学的変化. 日皮会誌, **107** (5)：615-622, 1977.
58) Hosoi J, et al.：Modification of LC phenotype and suppression of contact hypersensitivity response by stress. J Cutan Med & Surg, **3** (2)：79-84, 1998.
59) Denda M, et al.：Immobilization-induced and crowded environment-induced stress delay barrier recovery in murine skin. Br J Dermatol, **138**：780-785, 1998.
60) 傳田光洋, 他：香料の刺激は皮膚バリアーの恒常性維持機構に影響を及ぼす. 自律神経, **37**：419-424, 2000.
61) Denda M, et al.：Odorant inhalation affects skin barrier homeostasis in mice and humans. Br J Dermatol, **142**：1007-1010, 2000.
62) 松波謙一他：運動と脳[ライブラリ脳の世紀5]. サイエンス社, 2000.
63) 浅井隆彦：フランス・ナショナルチームとアロマセラピー. aromatopia, **5**：32-35, 1993.
64) 山田宮美呼：スポーツトレーニングとマッサージ・香りの効用. aromatopia, **5**：36-38, 1993.
65) 山田宮美呼, 他：運動が生体機能に及ぼす影響と香りの作用. aromatopia, **5**：14-18, 1993.
66) 森谷絜：スポーツと情動. (伊藤眞次, 他編：情動とホルモン. 中山書店, 1997.)
67) Etienne JJ, et al.：New and unexpected cosmetic properties of perfumes. Effects upon free radicals and enzymes induced by essential oils, absolutes and fragrant compounds. Int. J. Cosmetic Sci, **22**：317-328, 2000.
68) 梅津豊司：植物精油の中枢作用. AROMA RESEARCH, **2** (1)：16-22, 2001.
69) Grundschober F：The IFRA Guidelines. (Frosch PJ, et al.：Fragrances-Beneficial and adverse effects. Springer-Verlag Berlin Heidelberg, 1998.)
70) 友延憲幸, 他：匂いの嗜好性が自律神経系に及ぼす影響―調香技術を用いて. 日本味と匂学会誌, **7** (3)：335-338, 2000.

20章　積極的休養とストレス緩和

1．ストレス緩和の基本は，運動，労働，睡眠，休養，食事のバランスにある

　ストレスの多い現代社会では，病気ではないけれど健康でもない「半健康人」が増えている。動悸がする，頭痛やめまいがする，胃腸の調子が悪い，疲れやすい，だるさがとれない，イライラする，なんとなく憂うつであるなど，漠然とした身体や心の症状を訴える現代人は多いのである（表20-1，表20-2）。
　私たちは常にストレスにさらされている。通勤，仕事，会社の人間関係，家庭のいざこざ，受験戦争…など，現代では，これらのストレスが複数絡み合って私たちを悩ませている。複合ストレスのシャワーを浴びているわけである。また，「働き過ぎ」と「寝不足」「運動不足」のライフスタイルや，食生活の変化も背景にあると推測される。「忙しい」という字を分解すると，「心を亡くす」となる。忙しいという言葉をいつも発している人は，まさに心を亡くしている状態で，ストレスがたまっている人である。
　このストレスの多い現代に，どのようにストレスを解消し，健康を管理したらよいのかは，大きな課題である。
　社会生活の中で接するさまざまなストレスのすべてが悪玉とはかぎらない。「ストレスは人間が活動するときのエネルギー源」（セリエ）と言われるように，うまく対応すれば生きる力になる。人生では，仕事や試験，スポーツなどで，集中力や責任感を発揮して乗り越えなければならない場面にしばしば遭遇する。その時に，ある人は「がんばるぞ」と重圧を良いストレスにする。ある人は「とてもできない」「私には荷が重

表 20-1　ストレス状態として現れやすい身体症状

- 疲れやすい
- 肩が凝ったり，首が痛い
- 頭痛がしたり，頭が重たい
- 食欲がなくなったり，胃が痛む
- 便秘や下痢など，便通の異常がある
- 動悸がしたり，息苦しくなる
- 手足が冷え，体温の調整が狂う
- 風邪にかかりやすく，なかなか治らない
- 皮膚がかぶれやすい

表 20-2 ストレス状態としての精神症状や行動異常

- 寝つきが悪かったり，ぐっすり眠れない
- ちょっとしたことが気になり，いらいらする
- 孤独な感じや憂うつになることがある
- 何かするのが億劫になる
- 言いたいことがうまく言えない
- 人前で緊張しやすい
- 本来の自分ではないような感じがする
- 酒の量や煙草の本数が増える

表 20-3 ライフスタイルのチェック

「運動」とは，「仕事から離れていい汗をかく」健康スポーツを意味する。
「労働」とは，生きていくために必要な生産活動である。
「睡眠」が質量ともに十分にとれることが，健康の素である。
「休養」は，ただボケッとすることではなく，英気を養う素である。
「食事」は，餌ではない。心に栄養を与えるもので，感謝の気持ちが大切。

毎日の生活の中に，「運動」「労働」「睡眠」「休養」「食事」の5要素をとりいれる。

い」と考え，心身を狂わす悪いストレスにしてしまう。

ストレスそのものが有害なのではなく，その人のストレスに対する適応力しだいで，ストレスは有害にも，活力にもなる。ストレスの刺激をよい方向に受け止め，生きるエネルギーにすることが大切である。

そのための前提となるのは，「1日24時間をどう過ごすか？」という観点で人生を見直すことである。私が，医師の立場から大切に思うのは，毎日の生活の中に，5つの要素（実は，医聖と呼ばれているヒポクラテスの考えであるが），つまり，運動，労働，睡眠，休養，食事の5つをバランスよく取り込むということである（表20-3）。時間は，どんな人にも平等に与えられているが，それをどう過ごすかによって，人生の中身はずいぶん違ってくる。有意義に過ごすこともできれば，逆に，苦痛しか感じない時もあるだろう。

中でも「休養」「運動」「食事」を24時間の中に取り入れて行くことができるかどうかということがストレスを緩和し，健康的なライフスタイルを築くうえで重要である。例えば，現代では，24時間営業の店はごく当たり前に利用されており，週休2日制が定着し，週間のスケジュールで生活するのが一般的である。サラリーマンの中には，週休2日制になり，その分，平日は働きづめの毎日で，週末にぼうっとするのが休養と考えている人もいるかもしれないが，これは，本当の意味での休養とはいえないのである。

2．疲労とは何か

「過労死」という言葉は，英語でも「Karoshi」というそうである。仕事の忙しさの

あまり生命を落とすなどということは、日本人にしかあり得ないことなのだろうか。いずれにせよ、あまり名誉なこととはいえない。過労死の原因は、恒常的に出張や残業が続くなど、仕事のしすぎ、すなわち、過労にあることは間違いないが、必ずしも肉体的、物理的な過労だけではない。商談がうまくまとまらなくて悩んでいた、リストラで従業員との交渉を控えていたなど、過労死の裏側には必ずといっていいほどに精神的な要因がある。つまり、過労死はストレスが引き金となり、心身に疲労が蓄積して後戻りできなくなってしまった結果といえよう。

では、疲労とは何なのか？ 私たちは何気なく疲労とか、疲れたといっているが、その現象は多種多様であって、単一の現象として取り扱えず、実態についてもわからないことが多いのである。

一応、「病気以外の原因によって作業能力が一過性に低下した状態で、多くの場合に疲労感を伴う現象である」と定義されている。つまり、病的な状態ではないので、疲労を回復するには睡眠や休養をとることがポイントになる。しかし、例えば、幼い子どもは、夢中で遊んでいたかと思うと、いつの間にか疲れはてて寝てしまう。そして、目覚めるとじきに遊び回る。疲労はすっかり回復してしまう。対照的に大人は精神的なストレスが増え、一晩の睡眠ではなかなか回復しない。それでも健康であるならば、2, 3日で回復するだろう。しかし、回復しないままに次の疲労が重なると、疲労は蓄積して慢性疲労になり、ついには生理的・心理的機能に障害を与えることになる。過労死を招くことにもなってしまうのである。

疲労は、その本態がわかっておらず、現れ方やメカニズムも非常に複雑である。代表的な説には次の3つがある。

(1) エネルギー源の枯渇による疲労
(2) 疲労物質の蓄積による疲労
(3) 内部環境の失調による疲労

(1) エネルギー源の枯渇による疲労

筋肉作業や精神作業に必要なエネルギー源の消耗によって起こるという説である。筋肉を収縮させるためのエネルギー源となるのはアデノシン三リン酸（ATP）である。このATPは筋肉内に少量しか蓄えられないので、筋肉を長時間、連続して使う時には、筋肉や肝臓にあるグリコーゲンを分解してATPを再合成して使うことになる。グリコーゲンは酸素と結びつくと水と二酸化炭素（炭酸ガス）に分解されるが、酸素が十分に与えられないと完全に分解されずに乳酸ができてしまう。体内の乳酸がある程度蓄積するとグリコーゲンの分解が鈍くなり、筋肉の活動は低下してしまうのである。

(2) 疲労物質の蓄積による疲労

疲労を起こす特殊な物質が体内に蓄積されるという説である。疲労物質の代表的なのが乳酸であり、他にピルビン酸(焦性ブドウ酸)、クレアチンリン酸、二酸化炭素などの代謝物質が考えられている。これらの物質が筋肉の収縮を妨害・抑制をするというのである。

(3) 内部環境失調による疲労

生体はいつも休むことなく活動を続け、生体の内部環境を一定にするように働いている。外から害のある刺激が入ると、それに抵抗して内部環境を常に一定の正常水準

に維持しようとしている。この生体機能は恒常性（ホメオスタシス）と言われている。生体の恒常性が維持されているところに，精神的あるいは身体的刺激（ストレッサー）が加わると，生体に歪み（ストレイン）が生じ，生体はこの歪みをもとに戻そうとする応力（ストレス）を発揮する。これには，自律神経が関与して元の状態に戻そうと適応ホルモンが分泌され，必要とされるエネルギーが供給されていく。しかし，適応の限界を越えると恒常性が失調して疲労を招くのである。

　トレーニングの原則のひとつとして，「過重負荷の原則」というのがある。これは，質的にも量的にもある程度以上の負荷をかけないとトレーニングとしての有効な刺激にならないというものである。トレーニングにより負荷をかけると，生体に疲労が生じる。この疲労によって身体機能は一過性に低下する。しかし，回復する過程によって適応現象が起こるのである。つまり，生体機能の向上が起こる。これがトレーニング効果である[1]。この回復過程における身体の機能向上は「超回復」といわれている。この際の負荷が小さければ超回復は少なく，負荷が大きければ超回復も大きいといわれている。一方，休養が長過ぎると超回復の効果は消失してしまい，短過ぎると疲労によりトレーニングの効果は少ない。疲労が回復しないまま負荷が繰り返されると疲労が蓄積されてしまう。つまり，トレーニング効果を上げるためには，休養をどのように，いかにとるかが大きな意味を持つのである。

3．心に栄養を与える休養の取り方

　　現代人は，朝から晩まで脳を働かせている。コンピュータの普及がその傾向に一層の拍車をかけている。コンピュータのプログラミング作業，データ入力作業，システム管理作業等では，長時間椅子に座ったままコンピュータ画面を凝視し続けなければならない。また，一日にいくつもの会議をこなし，職場の人間関係に悩み，そのうえ，最新の情報にも目を光らせていなければならない…。長時間の頭脳労働は，心身にストレスを蓄積させる。一日が終わるとぐったり，心身に疲労を実感する人が多い。

　実際に，総理府が行なった「健康に対する国民意識（1985年）」調査によると，「疲れを感じる人」は20歳代では53％，40歳代で68％，60歳代ともなると71％に増加する。年齢によって疲れ方や回復の仕方は違い，「一晩の睡眠による疲労の回復度」では，疲れがとれる人は20歳代では74％だが，40歳代では62％，60歳代では41％と，回復に時間がかかる人が増加する。

　平日は働きづめで，週末は何もせずぼうっとしていたり，うとうと居眠りをしてしまうということで，はたして疲労は回復するのであろうか。

　疲労を回復し，ストレスを発散させるキーポイントになるのが休養である。では，休養とはどういうことか？　筆者は，「休養とは意識があって，なおかつ，ゆったりしている，心に栄養を与える時間」と定義している。つまり，睡眠や居眠りは，身体と脳を休めているだけで，休養にはならないのである。

　疲れたときは身体を休めるにかぎると考え，寝てばかりいると，疲れがとれたというよりも，むしろ，だるいなど違うかたちの疲れがでた経験はないだろうか？　身体の末梢循環が悪くなり，そのために疲労感を強くする。筋肉を長時間使った場合には，

疲労の原因は，前述のように，グリコーゲンなどのエネルギー源の消耗や乳酸などの代謝産物の蓄積による。この筋肉にたまった乳酸は，血液によって運び去られる。したがって，乳酸を除去するためには，運動後のクーリング・ダウンと同じように，しばらく身体全体を動かし，乳酸を流し出すために血行を良くしたほうがいいのである。

運動生理学者のフォックスは，疲労困憊の後で軽い運動をした群と安静にした群の2つについて，血中乳酸除去の様子を回復時間で分析したのである。その結果は，歩行やジョギングなどの軽い運動をする方が安静状態のままでいるよりも乳酸の除去のスピードが早かったのであった。ただ安静にしている場合の乳酸の半減期は25分かかるのに対して，軽い運動をした時ではわずか11分にすぎない。また，血液中から乳酸を完全に除去するためには，安静のままでは3時間近くかかるが，軽い運動をすると，1時間以内ですむことになるのである。つまり，疲労した後で，軽い運動をすると，マッサージや入浴と同じように末梢循環の血行が促進され，疲労の回復が早まるのである。この効果は，安静のままの消極的休養に対して，積極的休養と呼ばれている。

われわれが感じる疲労は，不愉快な疲労とさわやかな疲労がある。筋肉疲労には，心地よい疲労感や爽快感がある。これは健康的な疲労であり，回復も早く，蓄積も比較的少ない。しかし，精神的なストレスは末梢の血液循環を悪くし，肩がこるなど，さらに疲労感が強くなる。例えば，静的な同一姿勢を保つ作業によって生じた疲労は，全身の筋肉を動かす作業に比べて蓄積されやすく，回復に時間を要する。しかし，例えば，繰り返し作業するときに，休息期の合間に，軽い運動などで作業しなかった筋肉を活動させると，つぎの作業量は相対的に増えてくる。これは，休息期に積極的休養をとったためである。末梢循環の促進，気分転換とか気晴らしが快適な疲労感へ切り換えたのである。気分転換を利用した作業では，疲労していない筋肉からの情報が脳幹網様体に送られ，ついでに大脳の興奮状態を高めることに役立ってもいるのである。

筆者の定義する休養は，この積極的休養にあてはまる。積極的休養は，このように，筋肉疲労についてだけではなく，気分転換や心のリフレッシュにも大きな効果を発揮するのである。例えば，好きな音楽を聴いたり，ガーデニングで土や草花の世話をして和むなど，ささいなことであっても，仕事ややらねばならないと思うことをすっかり忘れて，積極的に気分転換を図ることが休養になる。意識して自分で自分に贅沢をさせる時間を持つことが，ストレスを緩和させ休養につながるのである。気分転換のヒントは後述する。

4．運動の心身への効果

積極的休養の柱となるのは，運動・スポーツである。考えがまとまらないとき，気が滅入っているときなどに軽い運動をすると，思わぬアイデアが浮かんだり，仕事や勉強に集中できるようになる。運動は疲れを癒すばかりでなく，明日への活力にもなるのである。しかし，スポーツは，やり方によっては両刃の剣になる。適切な方法は心身の健康増進につながるが，過度になれば有害ストレスになり，さまざまなスポーツ性障害を引き起こすことになってしまうのである。

プラスの影響は，スポーツをした時の満足感，開放感，達成感であり，リフレッシュ効果である。そのためには，運動・スポーツを楽しもうとする姿勢が大切であり，強制的に運動させられたり，労働の中での運動ではストレス解消効果はあまり期待できない。

スポーツ（sport）の語源は，ラテン語の"disportare"と言われている。これは「仕事から離れてくつろぐ，楽しく遊ぶ」などを意味し，スポーツがストレス解消法として機能していることを表しているが，この種のスポーツを健康スポーツと呼んでいる。一方，スポーツにはそれと内容的に異なったスポーツがある。競技スポーツである。競技（Athletics）とは，「自己を犠牲にした苛酷な身体訓練を伴い，強固な精神力に支配された身体運動」を意味し，目的を達成された時は大きな喜びとなるが，挫折すればスポーツ自体がストレスの元（ストレッサー）となり，さまざまな心身の不調（ストレス状態）を引き起こすことになってしまう。

私たちの身体は，動かすことにより機能を高めたり，維持することができる仕組みになっている。高齢者が寝たきりになると生命維持の機能が急速に低下することが指摘されるが，運動不足の弊害については宇宙医学の実験報告もある。

宇宙の無重力状態をシュミレートするために，数週間ベッドに横になったまま身体を動かさないようにしたところ，心臓が小さくなったり，血液の減少などの循環器系の機能低下，骨のカルシウム量の減少，筋肉の萎縮の他に，ストレスに関係するホルモンなどの内分泌系の機能も低下していたのであった。「フィットネス」とは，精神・肉体の健康な状態，精神的・肉体的に良好な状態のことである。身体のフィットネスといえば，肉体のさまざまな要素がよく発達して，バランスがとれていることを指し，運動ストレスなどが加わって得られる状態である。

スポーツをする，運動をするということもストレスである。一般にストレス刺激を受けると，交感神経系の緊張が高まってストレスホルモンの分泌が盛んになる。これを繰り返すことでそのストレスにうまく適応できるようになる。運動ストレスも同様にストレス刺激をはねかえしていると，他のストレスに対してもうまく適応できるようになるのである。スポーツや運動によって疲れにくくなり，フィットネスが高まるというのは，運動の繰り返しによってストレスに強くなっていることである。

5．運動ストレスが身体にもたらす変化

運動ストレスが身体にどのような変化をもたらすかを簡単にみてみよう。始めに脈拍数・血圧が上昇し，運動に直接関係ない消化器などの器官の血管は収縮し，筋肉により多くの血液が流れるようになる。また交感神経系の緊張状態が続き，間脳下垂体系が働いて，副腎皮質刺激ホルモン，成長ホルモン，インスリン，アドレナリンなどが分泌される。これらはタンパク質の分解や糖の代謝を助け，運動を維持するエネルギーになる。筋肉が使われて熱がでると体温が上昇し，体温調整機構も働くようになる。

運動ストレスが加わって得られる身体のフィットネスは，「筋肉のフィットネス」と「心臓血管系のフィットネス」の側面に分けて考えることができる。

筋肉のフィットネスを得るためには，(1) ゆっくりとした運動を繰り返し続けることで持久力をつけ，(2) スピードのある運動，速く力をだすトレーニングをして筋線維を太くすることで大きな力を素早くだせるようにする，という2方面から運動ストレスに働きかけるのがよいとされている。

心臓血管系のフィットネスとは，心臓血管系の効率のよいことであり，身体のさまざまな部分に酸素をどれくらい送れるかで決まってくる。これを高めていくには，ゆっくりした運動を続けることで得られる。この過程を有酸素的過程（Aerobic process）という。エアロビクスやエアロビック運動とは，この過程でだすエネルギーを使う運動のことであり，有酸素運動という言い方もする。身体の内部では，心臓から送られてきた酸素・グリコーゲンを取り入れながら筋肉が収縮を続けている。有酸素運動を続けると，心臓のポンプ作用が強化され，1回の心拍の血液量が増え，心拍数が低くなる。また，エネルギー代謝の効率もよくなる効果がある。つまり，一般には運動ストレスは身体諸器官の成長発達に有効な刺激となり，健康の維持，体力向上に貢献するのである。

6．運動ストレスが精神にもたらす変化

一方，運動ストレスには，前述のように一般のストレスでみられるのと共通の内分泌系の変化がみられる。このことから，とくに持続的な運動・運動習慣は一般のストレスへの適応性を高める効果がある。

また，大脳生理学者の久保田競教授は，運動をすると，ドパミンなどの脳内物質の分泌量が増え，前頭連合野が鍛えられて脳が活性化するという。人は生きていくうえで，適切な行動を選ぶ判断が常に要求される。こうした判断をするのは前頭連合野である。前頭連合野は記憶力にも関係し，スポーツによって鍛えられた前頭連合野はその判断をより正確なものにすることを助ける。実際の生活の場で，スポーツで使ったのと同じ細胞群を使うことも，それを応用して働かせる場合もある，と指摘する[2]。運動やスポーツでやったことが実生活で脳を働かせるときに役立つのであり，一般ストレスに対抗する判断力ややる気を培うのである。

ジョギング中に，ときに，高揚状態や快楽感に似た状態になることは広く知られている。ランニングハイといわれ，麻薬に似たエンドルフィンが分泌されるためである。エンドルフィンは視床下部や下垂体などの中枢神経系や交感神経，副腎，リンパ球などに広く分布され，モルヒネよりも強力な鎮痛作用がある。情動の緩和作用，免疫系の賦活，内分泌系や自律神経系などにも影響を与えているといわれる。

このエンドルフィンは，人がストレスに積極的な意志で立ち向かおうとする時に分泌される物質なのである。何事も楽しもう，チャレンジしよう，苦しいことも乗り越えよう，という積極的なプラス思考があってこそ分泌される。したがって，意欲に欠けた不満だらけの生活では恩恵を受けられないのである。エンドルフィンはジョギング，マラソン，トライアスロンなどの持久運動や，分娩，リハビリテーションの最中などには，体内に大量に噴出されると言われている。

7. ストレスマネジメントとしての運動処方

　ストレス緩和には，どのような運動をしたら良いのだろうか。運動種目については，自分の好みで選択するのがより良い。運動習慣が身につき，漸時身体のフィットネスを考えていくのであれば，前述のように有酸素運動を取り入れていくと効果的である。例えば，ウォーキング，ジョギング，エアロビクス，テニス，サイクリングなどの全身を使って，ある程度の時間，持続する運動種目がそれにあたる。

　強度については，最大酸素摂取量（1分間に摂取しうる最大の酸素量のことで，身体的な運動能力の指標）の50～80％の強さが適切だとされている。いままでにまったく運動したことのない人が初めて運動をする場合は最大酸素摂取量の50％程度に相当する強さの運動から始めるのが適切である。最大酸素摂取量は，脈拍数に換算すると「220－自分の年齢」にほぼ一致する。例えば，40歳の人なら「220－40＝180」である。その50％に相当する運動は脈拍数が90程度である。つまり，分速80～100mぐらいの速さで歩く程度の運動ということになる。

　時間については，有酸素運動を考えると20～30分以上持続する運動が望ましい。しかし，リフレッシュ効果を期待するなら，数分の運動でも良く，運動が習慣化することの方が大切である。

8. 運動の習慣化こそ大切である

　最近の健康ブームやフィットネスブームで，積極的休養としての運動効果は広く認識されるようになってきた。

　運動習慣のある集団へのアンケート調査をした研究結果[3]では，スポーツに期待するものとして，「ストレス解消」を挙げた人が，性・年齢・職業を問わず60％を占めていた。「生活習慣病の予防」「体力の保持・増進」を挙げた人は，それぞれ10％程度であった。人々がスポーツの持つストレス解消効果にいかに期待しているかがわかる。しかし，運動というと，休みの日に朝からジムに出かけ，1週間分まとめて運動するという人も多いのではないか。そういう人に，私は，日曜日にまとめて寝て，平日はずっと起きているなどということができないのと同様，運動も，1日24時間の中で考えてほしい，とアドバイスしている。複合ストレスのシャワーは毎日浴びている。毎日の運動習慣になってこそ，心と体を癒し，ストレスに負けない体力を築くことができるのである。

　筆者らは，運動習慣の有無と心身の健康度を調査した。対象は看護師50人，会社員423人，心療内科の患者84人である（表20-4）。ここで，会社員423人について，運動習慣のある群（143人）とない群（280人）の2群に分けて，心身の自覚症状の出現率を比較したところ，表20-5に示すような項目で有意差が認められた。運動習慣と心身の状態には関連性があり，運動習慣を持つことがストレスを緩和して心身の健康に役立つことが実証されたといえよう。

　サラリーマンの中には，「出勤するとき自宅から駅まで歩いています」「営業の仕事

表 20-4 運動習慣に関する調査

質問	看護婦	会社員	患者
健康法といえるものを何か実践している	16%	41%	30%
自分に合った運動を計画的にしている	10	31	13
運動は健康のために必要だと考えている	92	93	94
身体を動かすことが好きである	68	69	45
運動するとストレスが解消される	60	58	26
定期的に身体を動かす機会がある※	30	40	29

表 20-5 運動習慣の有無により有意差の生じた自覚症状
（対象は，会社員 423 人で，運動習慣の無い人に訴え者が多い）

〔身体症状〕・背中が痛む ・胸が痛む ・肩が凝る
・疲れやすい ・胸やけがする ・頭が重たい
〔精神症状〕・陰口を言われているようだ ・人込みの中で気分が悪い
・寝つきが悪い ・何かするのに億劫である
・朝，起きると気分が悪い ・言いたいことがうまく言えない

で歩き回っています」という人がいるが，筆者に言わせれば，それは労働であって決して運動ではないのである。運動の場合のポイントは，仕事から離れて，運動を楽しむ，ということが大切である。「今，自分は運動しているのだ，自分のために体を動かしているのだ」という意識を持って汗を流す時間を作ってほしいのである。

始めは，1 日のうちわずか 15 分でいい。今日と明日の分をまとめて 30 分，土曜日にまとめて 1 時間ではなく，今日の 15 分を運動にあてることが大切なのである。朝，起きた時に軽く体操するのもいいし，お風呂上がりにヨガやストレッチもいい。早朝に犬を散歩させるのも立派な運動である。15 分は 1/4 時間，$4 \times 24 = 96$ で，1 日の 1/100 を運動の時間に割くのは，不可能なことではない。それを 365 日続けることが，運動を生活の中に取り入れるポイントである。

9．積極的休養のいろいろ

ストレスを緩和する積極的休養は，気分転換に大きな効用がある。運動以外の積極的休養法について，列挙する（表 20-6）。

(1) 良い音楽を聴いて，リラックスする

好きな音楽，思い出に残る音楽は，誰にも一曲はある。楽しかったころに聴いた音楽を聴くと，元気が出たり，気持ちが楽になったりする。よい音楽はイライラを鎮め，気持ちを明るくしてくれるのである。朝食の時に好きな音楽を聴きながら 1 日をスタートさせたり，ティータイムにリラックスできる音楽をゆっくりと聴くのもよい。最近は，小鳥のさえずりや波の音などを収めた CD も出ている。集中力を高めたり，安眠を誘うなど…好みや目的に合わせて楽しみたい。

表 20-6 積極的休養法のいろいろ

- 好きな音楽を聴いて，リラックスする
- ゆっくり入浴したり，熱いシャワーで刺激する
- 香りを活かしたアロマテラピー
- ゆっくりと深呼吸する。
- 早起きして散歩する。
- 人間関係に疲れたときは夜空の星を見て宇宙の広さを感じてみる。
- 好きな本を読む「読書デー」を作る。
- ペットと遊ぶ時間を作る。
- 観葉植物や草花を育てる。
- 海中散歩のダイビングなどで，神秘的な世界に包まれる。
- その他，いろいろなものがあります。

(2) 1日の疲れはお風呂でとろう

お風呂は，最も気軽にできるストレス解消法，疲労回復法である。運動不足の人は，ぬるめの湯から徐々に熱くしてさっとあがるのが良い。肉体労働をしたときは，熱い湯船に10分前後つかるのが効果的である。お湯の温度は，心臓の負担を考えて徐々にあげるようにする。心臓部位を湯につけない半身湯もよい。ストレスが溜まったなと感じたときは，ぬるめのお湯にじっくり長く入るのが良薬である。

(3) 五感を刺激する香りで，リフレッシュを

アロマテラピーは，好きな香りをかぐことで，心身のリラックス効果と同時に，免疫機能を整える働きもある。香りだけでなく，入浴剤やマッサージオイルなど，いろいろ楽しめる。ハーブは，神経を刺激してリフレッシュ効果があり，老化防止にもなる。お茶や料理で楽しんでもよいし，ガーデニングで香りと一緒に育てるのも良い。

このほかにも，いろいろな方法があるが，大切なことは，自分に合った方法で楽しむことである。そして，その日のストレスはその日のうちに解消するように，自分の緊張をほぐそうと意識して，上手な気分転換を実行することである。

[山本　晴義]

[参考文献]
1) 日本化学会編：一億人の化学 1．スポーツと化学 180-181，大日本図書．1990．
2) 久保田競：スポーツが脳を変える！．別冊宝島 130 スポーツ科学・読本．宝島社．122，1991．
3) 松井秀治，他：体力・運動・健康に関する基礎調査．そのII―特に職種別観点から．体育科学，**11**：201-231，1983．

[参考資料]
1) 山本晴義：ストレス教室．新興医学出版社，1996．
2) 矢部京之助：疲労と体力の科学．講談社ブルーバックス，1986．
3) 岩崎輝雄，岩崎恵美子：ビジネスマンのための休養学．講談社，1991．
4) 山本晴義，小林祐一：心身症の運動療法．現代のエスプリ，至文堂，361，1997．
5) 山本晴義監修：自律神経失調症．永岡書店，1999．
6) 平原豊弘，川本武之，武智英裕：スポーツと健康・体力．晃洋書房，1991．
7) 久保田競：40代からの脳と体のバランス健康法．築地書館，1994．
8) 久保田競：スポーツと脳のはたらき．築地書館，1984．
9) 池見酉次郎：セルフ・コントロール健康法．日本放送出版協会，1990．
10) 田中正敏：ストレスそのとき脳は？．講談社，1987．
11) 久保田競：脳と健康―熟年をどう生きるか．築地書館，1984．

21章　職場におけるストレス緩和

はじめに

　わが国のストレス関連調査を振り返ると，まず，1985年に労働省から「VDT作業のための労働衛生上の指針」がだされ，87年には「ストレスと健康に関する懇談会報告」がなされている。爾来，同省では5年毎に「労働者健康状況報告書」を発表し，労働者の「仕事による身体疲労や神経疲労」など報告している。またこの間，民間団体では電気労連によって傘下組合員の調査がなされ，東京ストレスマネジメント社がストレスインベントリーを日本ストレス学会に発表している。その後，日本産業ストレス学会など各種研究団体においても職場のストレス緩和に関連する研究発表がなされるようになった。

　先進国の仲間入りしたわれわれの社会は人類の欲望を満たす経済成長へと風向計の針を振れさることを当然とした。その見返りにわれわれはエネルギー・資源・環境の三つ巴によるトリレンマに直面し，地球規模の新たなストレッサーの解決に迫られることとなった。

　企業においてはIT化をむかえ，第2次産業たけなわの時代を背景に機能を発揮してきた大量生産・大量販売システムが一刻一秒の変化に対応できなくなっている。つまり，ピラミット型の他律的システムからネットワーク型の自律的システムへの変更は「順応性ある人間性」に地殻変動を起こすほどのフューチャーショックとして人々の不安や恐怖を呼び覚ましている。

　ピラミッド型システムは20世紀を成功に導いたシステムであるだけに「社会を上手く動かす」右肩上がりのシステムとして，人々の思考過程や行動に定着してきたといえよう。

　しかし，それが恰も幻想であったかのようにIT化による情報ネットワークシステムが脱工業化，脱官僚化を実現しつつあり，社会生活のペースを速めようとしている。このような社会状況の変化がつくりだす個人や組織・集団のストレス生成の流れは止まるところを知らない勢いだ。

1．多様化，流動化する職場

　前述したとおり脱工業化，脱官僚化はピラミッド型システムの衰亡そのものの象徴

である。それに変わるネットワーク型システムは加速する変化に対応する意思決定と自律的な問題解決のための効率化をはかり，経営の要求に合致したものであり，職場の再構築（リストラクチャリング）の基軸となっている。わずか数年前には「職場」とか「事業所」といえば，ブルーカラーやホワイトカラー集団とその所属する場所の総称だった。しかし，IT や医療福祉などサービス産業の台頭によって専門職とその周辺の労働のあり方に変化が見られるようになっている。SOHO といわれる在宅勤務や独立自営，サテライト勤務，契約社員，派遣社員，派遣パート社員，パートタイマーが増加の一途をたどっており[1]，職場の内容に多様化がみられ，ひと括りに〔職場〕を規定することが難しくなっている。鉄道やバスの運転士は事業所に留まっているときを職場と呼ぶのであろうか。バスや電車を操縦しているときを職場といっていいのだろうか。在宅勤務をしている社員の職場は在宅して仕事をしているときと，本社に戻ったときの2つが存在することになる。IT の派遣技術者がユーザー先にいるときなのか，派遣もとの会社に戻ったときが職場なのだろうか。ネットワーク型システムでの「職場」は，ある一定の場所や時間に拘束された状態をさらに超え，拡大したものとなっているのではないだろうか。

2．職場のストレス

職場のストレスは多様化，流動化する職場で働く労働者に限らず，管理者や経営者を含めて考えなくてはならない。ここでは仮に労働者という表現を使うとしても，その背景には管理者，経営者の存在が平行してある。ことに SOHO，中小企業においてはこの3者を線引きして考えることはできない。労働者が職場を離れてからもインターネットからの情報収集，専門知識や技術習得に投資する時間は増加している。これらのことを踏まえて職場のストレスについて労働者を取り巻く環境面とその負荷について測定し，職業性ストレスの程度を次のように理解することができる。

①労働者を取り巻く環境には社会経済状況の変化に伴う職場環境条件，賃金や福利厚生，安全衛生といった労働条件によるストレス要因が挙げられる。

労働者の仕事による負荷測定としては各種ストレスホルモンにいたる生化学的検査，心理面や身体面にみられるストレス反応の頻度を計測する質問紙法によって，職場のストレス状況とストレスレベルを把握することができる。また，それらのストレス反応が労働者の考え方や行動様式，仕事面，生活習慣にどの程度影響しているかを知ることが重要である。

1997年の労働者健康状況調査（図21-1）による「仕事での神経の疲れる程度[2]」を見ると，労働者の 74.5%（92年は 70.1%）が「とても疲れる」「やや疲れる」と神経の疲れを表現している。

一方，仕事による神経の疲れを感じていない労働者は 22.5% あり，そのうち「まったく疲れない」1.1% となっている。一般的に「神経の疲労を感じていない」労働者の多いほど好ましい傾向だと考えられる。しかし，仮に「神経の疲労をまったく感じない」労働者をストレスがないグループだと理解することは早計である。何故ならストレスは誰にでもあり，指標化されたストレスレベルが低すぎる場合には労働者個人並

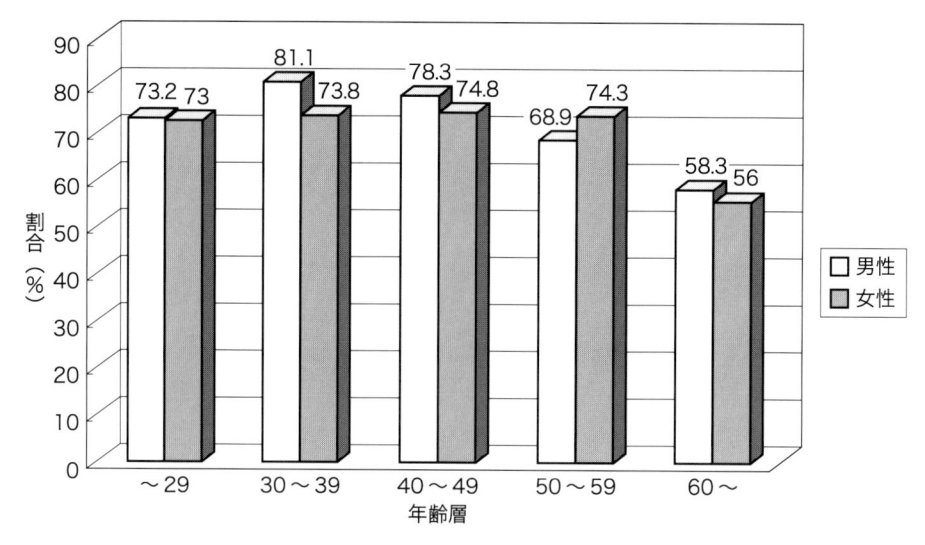

図 21-1　仕事による神経の疲労

労働者の神経の疲労の割合を性別，年代別に表している。これによると労働者のおよそ7割が仕事による神経の疲労を感じている。(厚生労働省：労働者健康状況調査報告書「企業における健康対策の実態」，35—47，1997.)

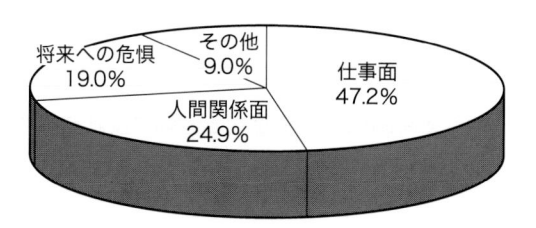

図 21-2　研究開発部門C社のストレッサー分類（東京ストレスマネジメント社調べ）

この図は大手C社のソフトウエア技術者290名（平均年齢25.2歳）のアンケートに回答されたストレッサーをまとめたもので，全体の47.3%が仕事面と答え，人間関係面は24.9%だった。(今井功：ストレスマネジメント研修の現場から．研究開発マネジメント，7 (6)：18，1997.)

びに職場の活力から見て問題となるからである。

　また，「仕事による神経の疲労」の中で仕事や職業生活で強い不安や悩みなど「ストレス有り」と回答した労働者は62.8%あった。その問題とする主な内容は「人間関係」46.2%，「仕事の質」33.5%，「仕事の量」33.3%，「仕事の適性」22.8%，「昇格や昇給」19.8%，「定年後」13.1%，「老後」17.3%，その他「雇用安定」「配置転換」となっている。現在では国際化，企業再構築の進行する中において，後者の雇用安定と配置転換の問題の比重が高くなっているものと推測される。この調査ではこれらのストレッサー（ストレス要因）に年代差はほとんど見られない。一方，研究開発マネジメ

ント誌に発表されたソフトウエア技術者（平均年齢25.2歳）のストレッサー（図21-2）[3)]では「仕事面」47.3％がトップを占め，次いで「人間関係」24.9％，「将来への危惧」19.0％，「その他」9％となっている。職場のストレスを理解する上では，今後さらに年齢層や職種による差異を明らかにする必要がある。

なお，ストレスインベントリーによる同調査からは「ワーカホリックの傾向」「仕事負担感」「コミュニケーションの悪化」「職場環境への不満」「仕事充実感の低下」など仕事面へのストレスの影響を分類し，職場のストレスを捉えている。

3．最優先課題としての職場ストレスの緩和

職場ストレスについて理想的な絵を描くとすれば，その日の疲れを翌日に持ち越さないことだといえる。しかし，実際には「一晩の睡眠で疲労を回復する」と感じている人は41.6％と労働者の4割であり，「翌日に疲労を持ち越す」とする人は58.4％となっている。

前述のとおり社会経済のスピードある変化に直面する職場は，労働者にとってストレス反応が過剰となる空間であり，「疲れを翌日に持ち越す」ことは，それだけエネルギーを消耗し労働者の能力の発揮と活力の低下につながる。このようなことでは労働者の過剰なストレスの持続は経営を効率化する路線の目的からみても理にそぐわない。

さらに労働省調べによると，「週休1日よりも週休2日」，「パソコンなどVDT作業4時間未満よりも4時間以上」になると翌朝に疲れを持ち越す労働者の増加傾向が顕著になり，疲労回復に差が見られている。人間の生命リズムは「活動」と「休憩」の2つのモードによって成り立っていると言われ，疲労は生命リズムの崩れであり，日常

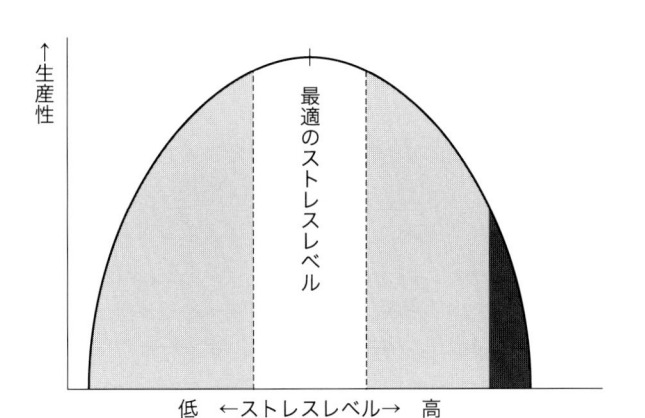

図 21-3 ストレスと生産性

この図はストレスが最適レベルのとき，最大の生産性を創りだすことを示している。ストレスレベルが過剰なときや，低過ぎるとき生産性，健康，実力発揮，コミュニケーションの度合いは低下する。右のブラックゾーンは健康障害や事故などストレスによる弊害の発生域である。（東京ストレスマネジメント社：ワークブック「What's Stress」, 5, 1991.）

的な「時差ぼけ time lag」状態にほかならない。疲労の持ち越しは労働者が「朝から時差ぼけ気分」で仕事するという極めて非効率な職場となるのだ。下の図21-3[4]はストレスと生産性を表したもので，縦軸に生産性（エネルギー効率），横軸にストレスレベルを表示している。縦軸の生産性を健康や実力発揮，コミュニケーションや創造性などに置き換えて考えてみると具体的に理解できる。

　この図は「最高の生産性は最適レベルのストレス」によって実現することを示し，労働者のストレスが過剰であっても，低すぎてもエネルギー効率は下降する曲線を描いている。ストレス学の創説者セリエは，労働者「一人一人の生命エネルギーは有限であり，この有限のエネルギーを如何に効率よく，有効で価値あることに使うか」を述べている。

　日々，あらゆる企業が新しい商品やサービスをつくりだす過程において省エネ，低コスト時間短縮に腐心し，熾烈な市場獲得に凌ぎを削っている。だからこそ経営視点からみて労働者のストレス緩和，つまり効率のよいエネルギーや能力の発揮は理にかなっており，企業の最優先課題のひとつといえる。米国においてはヘルスプロモーションのさまざまなプログラムの中で職場のストレス緩和が進められ，長期的にみた費用対効果が認められる方向にある。

4．職場のストレス緩和の方法

　職場のストレス緩和の方法は職場環境の調整と労働者のストレス緩和の能力開発を目的とした集合研修の2つの側面が考えられる。

　第1の職場環境の調整には，①福利厚生や労災防止，賃金や昇給など労働条件，指揮系統や人事システム，②人体へのストレス緩和作用の認められる照明や環境音楽，空気清浄効果を考えた空調装置を取り入れた環境デザインが挙げられる。厚生労働省の進めるTHP（トータルヘルスプロモーション），職場体操，体力測定，フィットネスクラブ，健康相談など健康づくりのシステム，INAX社で始まった社員食堂でのメニューの取り組みなどは①に含めることができる。

　第2の労働者のストレス緩和能力を開発する目的として開かれる研修はストレスマネジメント研修として定着しつつある。研修の主な構成は，①ストレスを正しく理解し，自己のストレスを知ること，②誤ったストレス解消法に気づき，安全で効果的なストレス緩和法を身につける内容となっている。この研修は労働者から経営管理層にいたるまで有効であり，職種や階層別，職場全員参加の形で開催される。ストレスマネジメント研修でストレス緩和法として欠かせないプログラムにリラクセーションがある。代表的なリラクセーション法として，米国の医師ベンソンの開発したリラクセーション，同国医師ジェイコブソンによる段階的リラクセーション法，ドイツの医師シュルツの自律訓練法，東京ストレスマネジメント社による「リラクゼーション」[5]が挙げられる。

　ベンソンは1960年代から瞑想法を取り入れたリラクセーション法を患者の治療に用い，その効果について臨床的に立証している[6]。このリラクセーション反応は図21-4に表示したとおり，ストレス反応によって消費されたエネルギーを補充する方向に

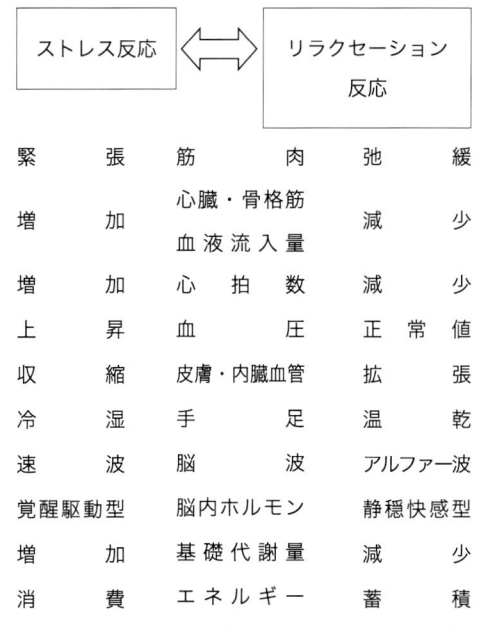

ストレス反応		リラクセーション反応
緊　　張	筋　　肉	弛　　緩
増　　加	心臓・骨格筋血液流入量	減　　少
増　　加	心　拍　数	減　　少
上　　昇	血　　圧	正　常　値
収　　縮	皮膚・内臓血管	拡　　張
冷　　湿	手　　足	温　　乾
速　　波	脳　　波	アルファー波
覚醒駆動型	脳内ホルモン	静穏快感型
増　　加	基礎代謝量	減　　少
消　　費	エネルギー	蓄　　積

図 21-4　ストレス反応とリラクセーション反応
　この図はストレス反応とリラクセーション反応を比較したものである。ストレス反応は身体が活動モードにあり，エネルギーは消費に向かっている。これに対してリラクセーション反応は休憩モードを示し，エネルギーを蓄積する方向にあることが分かる。(唐木正敏，他：ストレス活用法，日経サイエンス社，128-153，1985.)

働くことが知られている。そこでわが国において1985年開発以来，ストレスマネジメント研修に使われてきた「リラクゼーション」法のプログラムを紹介したい。

　このリラクセーションの内容構成は呼吸法，軽いストレッチング，筋肉の弛緩，メディテーションを組み合わせたプログラムである。図21-5は18名の研究員（医師）のリラクセーション前後の脈拍数と呼吸数の変化を表した効果測定となっている。リラクセーションは誰にでも簡単にできること，わずかの練習でリラクセーション反応を自発的に導くことのできるプログラムであることが大切だ。ことに医療の場と異なる職場のストレス緩和にリラクセーションを役立てようとするときには重要なポイントである。さらに特別に訓練されたリラクセーション指導者がいなくても，個人や集団において「安全」で「効果的」に練習(レッスン)できることが大切な要素であることを付け加えておきたい。

1）リラクセーションによる定量的効果について

　ここにストレスマネジメント指導者協会のまとめたリラクセーション効果測定についてのデータを参考として紹介する。これは15分間の練習用カセットテープ(1986東京ストレスマネジメント社製) を用いてリラクセーションを実施した結果である。

　(1) 実施方法
　①ストレスマネジメント研修（福祉施設職員，市町村職員，民間ボランティア団体

(A) 心拍数の変化   (B) 呼吸数の変化

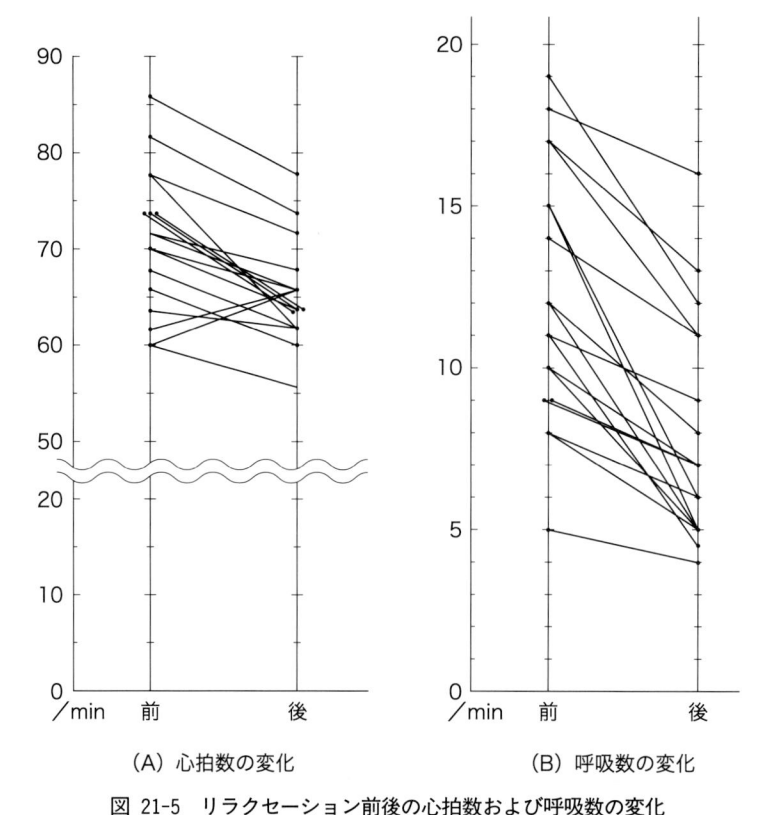

図 21-5　リラクセーション前後の心拍数および呼吸数の変化
この図は18名の医師によるリラクセーション前後の心拍数と呼吸数の変化(減少傾向)を表している。心拍数増加の2名は事前に行なわれた採血時の心理的ストレッサーの影響とされている。(唐木正敏, 他：ストレス活用法, 日経サイエンス社, 128-153, 1985.)

など)の中で実施した608名のリラクセーション前後の脈拍数, 呼吸数を測定する方法
②個人的に継続して1週間以上, 平均24.7日間, リラクセーションを練習した66名(会社員, 専門職, 会社役員, 自営業者, 主婦など)のリラクセーション前後の脈拍数, 呼吸数, 抹消皮膚温の測定記録による方法

(2) 測定結果

図21-6はリラクセーション前後の平均脈拍数を年代別に表し, 個人グループと, 研修グループの変化を比較したものである。両グループとも1分間の平均脈拍数が70回以下にコントロールされていることがわかる。また, 研修グループではリラクセーション前後の数値の差が大きいところを注目したい。

図21-7は両グループのリラクセーション前後に行なった平均呼吸数の変化を比較して表している。呼吸数においても1分間15回付近に集中し, V字型の谷をつくって減少している。なお, 末梢皮膚温においては上昇変化がみられているが省略したい。

図21-8はリラクセーションの練習によってスタート前の脈拍数や呼吸数がどの程度, 変化するのかを示している。リラクセーション実施前における個人の脈拍数と呼

A：20〜29　B：30〜39　C：40〜49　D：50〜59　E：60〜69　F：70〜79歳

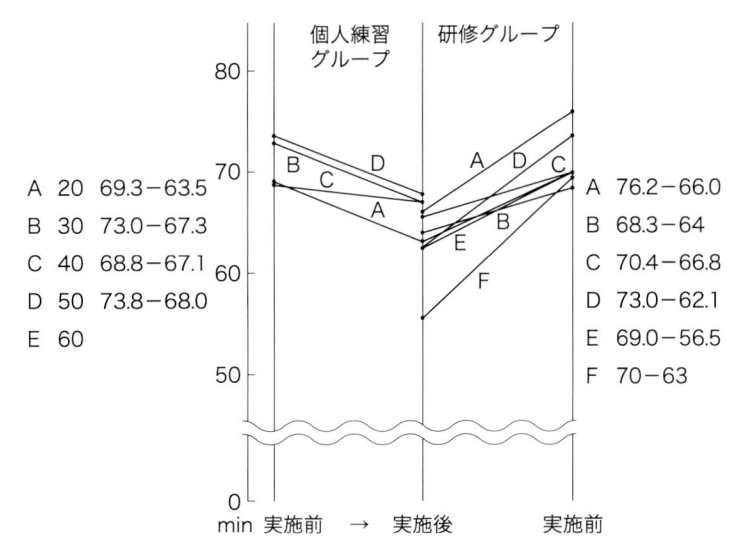

```
個人練習      研修グループ
グループ
```

A　20　69.3−63.5
B　30　73.0−67.3
C　40　68.8−67.1
D　50　73.8−68.0
E　60

A　76.2−66.0
B　68.3−64
C　70.4−66.8
D　73.0−62.1
E　69.0−56.5
F　70−63

min　実施前　→　実施後　　実施前

図 21-6　リラクセーション前後の脈拍数の変化―個人練習グループと研修グループの比較―

この図は個人で練習したグループ66名と研修グループ608名のリラクセーション前後の脈拍数の変化を表している。各年代ともリラクセーション後の脈拍数に減少が見られ，特に研修グループの前後差は大きい。（ストレスマネジメント指導者協会：SMIAニュース．No. 18, 2001．）

A：20〜29　B：30〜39　C：40〜49　D：50〜59　E：60〜69　F：70〜79歳

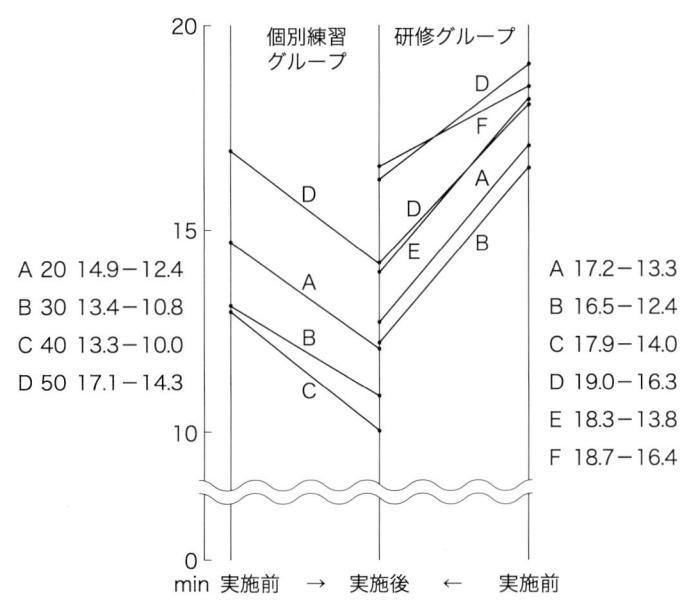

個別練習グループ　研修グループ

A　20　14.9−12.4
B　30　13.4−10.8
C　40　13.3−10.0
D　50　17.1−14.3

A　17.2−13.3
B　16.5−12.4
C　17.9−14.0
D　19.0−16.3
E　18.3−13.8
F　18.7−16.4

min　実施前　→　実施後　←　実施前

図 21-7　リラクセーション前後の呼吸数の変化―個人練習グループと研修グループの比較―

個人で練習したグループ66名と研修グループ608名のリラクセーション前後の呼吸数の変化（減少傾向）を表している。両グループともリラクセーション後の呼吸数は減少しV字型の谷をつくっている。（ストレスマネジメント指導者協会：SMIAニュース．No. 18, 2001．）

A：20〜29　B：30〜39　C：40〜49　D：50〜59歳　T：全体平均

脈拍数/分

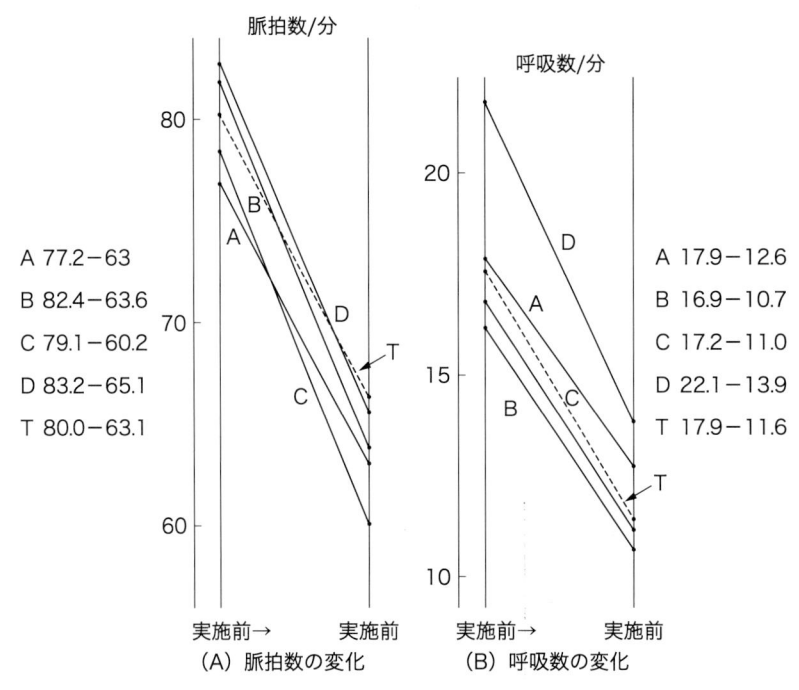

A 77.2−63
B 82.4−63.6
C 79.1−60.2
D 83.2−65.1
T 80.0−63.1

呼吸数/分

A 17.9−12.6
B 16.9−10.7
C 17.2−11.0
D 22.1−13.9
T 17.9−11.6

実施前→　　実施前
（A）脈拍数の変化

実施前→　　実施前
（B）呼吸数の変化

図 21-8　リラクセーション前の脈拍数および呼吸数の変化（個人）

この図は個人練習グループ66名のリラクセーション前の脈拍数および呼吸数が練習によって変化している様子をあらわしている。これは各人の最高および最低の脈拍数および呼吸数の年代別（60歳台は1名につき除外してあります）の平均値を表している。（ストレスマネジメント指導者協会：SMIAニュース．No. 18, 2001）

吸数の最高値および最低値を年代別に表しているが，その平均の差（1分間）の大きいことがわかる。この脈拍数，呼吸数を図21-8に点線Tで示したとおり全年齢層を全体平均すると，脈拍数では1分間に16.9回（80.0 → 63.1）呼吸数では6.3回（17.9 → 11.6）と大きく減少しており，リラクセーション練習によってすでに練習開始時のストレスレベルがコントロールされていると見ていいだろう。

2）リラクセーションの定性的効果について

　　図21-9は同協会によって個人練習のリラクセーションダイアリーを使って「気づき，小さな変化」欄に何らかのコメントを書いた43名（65.2％）の記録を整理し，定性的にまとめたものである。これによると図21-9にあるとおり「心理面の気づき」24.2％，「身体面の気づき」33.3％，「身体面の変化」18.2％，「症状の変化」15.2％，「生活習慣」9.1％，など5分類されている。これらのカテゴリーには，身体面の気づき，身体面の変化，症状の変化での若干の重複が見られ，重複した項目が再掲した数値として表示されている。

　　図21-9に示されたまとめは職場のストレス緩和に役立つリラクセーション効果測定として一定の評価を与えることができる。しかし，リラクセーションの定性的な効果測定や評価を十分に行なうためには，今しばらく時間を要するものと思われる。

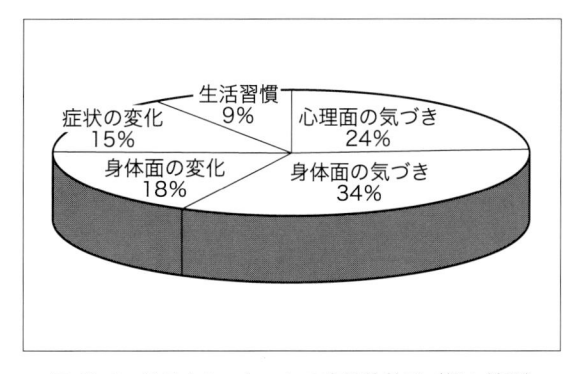

図 21-9 リラクセーションの定性的効果（個人練習）
図9は個人練習グループ66名の中で，リラクセーション・ダイアリーの「気づき，小さな変化」にコメントを記した43名(65.2%)の内容を5つに分類して，その52%を身体面の気づきと変化が占めている。(ストレスマネジメント指導者協会：SMIAニュース．No.18, 2001.)

なお，「気づき，小さな変化」をカテゴリー別にまとめたコメントについては「別表」を参考にしていただきたい。

まとめ

　職場のストレス緩和いついて社会経済的な視点を出発点として，具体的な方法においてストレスマネジメント研修などで用いるリラクセーションの実践とその結果を辿った。ことにITによる職場を取り巻く環境変化の加速と進化が職場に及ぼす影響について述べた。ITによる情報のネットワーク化から人の心や情緒に関与するマルチメディア社会への移行期と言われる現在，労働者の適応促進として職場のストレス緩和を捉えなくてはならない。竹宮は運動適応の科学の中で「通常，文化環境に対する適応が十分でないときは，発想転換，新しい認識など心に対する適切な情報や思考指導の導入を図りながら対処して行くことが可能である[7]」と述べている。

　また，ビオンはグループアプローチの中で「すべての集団は，たとえどんな一時的なものにせよ，何かをするために会合する。(中略)この活動は，課題に向けられているので，現実と関連を持ち，その方法は合理的であり，したがって，いかに幼稚な形式であっても，科学的である[8]」と言っている。このようなグループダイナミクスと職場の生産性から考えて，労働者のストレス緩和を目的に行なわれるストレスマネジメント研修は重要度を増してくる。なお，これらのストレス緩和策が費用効果分析（Cost Effectiveness Analysis），費用便益分析（Cost Benefit Analysis）という費用対効果面（コストパフォーマンス）で有効であるとする評価が優勢である。経営者にとって職場のストレス緩和は企業の利益と生産性からみて企業戦略の重要課題のひとつとなるだろう。

　さて，労働者のストレス緩和の具体的方法について「リラクセーション」を取り上げ，15分間の練習テープを用いた個人および集団の練習とその効果をみてきた。直井はスポーツメディシン誌でリラクセーションとケガの回復・発生率について「リラク

セーショントレーニングは選手の心理的不安，ストレスを軽減するだけでなく，選手のケガの発生率を減らす効果がある[9]」と報告している。スポーツ選手の例は前述のストレスと生産性のとおり労働者の人間関係，リストラによる不安や緊張，新しい環境への適応に源を発するさまざまな問題と置き換えて考えることができる。つまり，リラクセーションは労働者の適応問題や健康障害の発生予防に役立つと考えられる。ロッシは心身の細胞レベルでのコミュニケーションにふれ，ストレスの影響を受けた伝達物質が体内や思考，行動面に固定したパターン（可逆性）をつくり，「臨床的にはベンソンのリラクセーション反応が有効である」[10]としている。

　リラクセーションの練習の効果は先に述べたとおりだが，労働者自身がリラクセーションを習慣化する動機づけの場として，ストレスマネジメント研修が相応しい。研修の機会をとおして労働者個人の練習に結びつくことができれば，何時でもリラクセーション反応を起こし，ストレスへの過剰な反応が回避され，個人および職場のストレス緩和に役立つものと考えられる。

　ストレスマネジメントに多大な示唆を与えた故藤井尚治は「ひとは人生の設計者であると同時に，作り手でもある」[11]と言った。われわれ人類に与えられた意識や行動の習慣化，機械化のシステムは画一化をもたらし，個人や組織の硬直化のもととなった。しかし，われわれは新しい変化に対応する新しいシステムを創造しなければならないところに直面している。運動適応の領域において安全で効果の良い指導法や技術の開発が重要視されているが，この趣旨に沿った「リラクセーション」を職場に限らず教育の現場，医療提供者，患者の薬物負担の軽減や治癒期間の短縮，生活習慣病の予防と治療などに広く取り入れ，習慣化し社会化することが期待される。リラクセーションが人類の活力ある新世紀の創造へ向かうわれわれの戦略として役立ち，労働者のエネルギー効率と経営の効率化のほどよいバランスによってストレスが有効に使われ，世界が直面する地球規模のトリレンマの解決に貢献するだろうことを信じてやまない。

［今井　功］

〔別表〕コメント「気づき・小さな変化」のまとめ
　次の表はリラクセーションの個人レッスンを行なった66名のうち，リラクセーション・ダイアリーの「気づき・小さな変化」欄に記入していた43名のコメントを5つに大分類して整理した一覧である。さらに各カテゴリーを中分類し，コメント数とその内容をほぼ原文のまま表記している。

(1) 心理面の気づき

	数	内　容
リラックス	10	落ちつく2，気分が落ちつく，スッキリした気分，心のゆとりを感じる，気持ちいい，穏やかな気持ち，心が穏やか，（実施後）気持ちよくくつろいだ，くつろぎを感じた
集中する	7	集中できた，ヘッドホンをすると集中する，音楽の時間が短く感じられる，近所の工事が気にならない，車の音が薄らいだ，イライラがなくなった，意識しないで（レッスンに）入れるようになった
肯定感	1	気力・勇気が出て前向きの気持ちが高まった
雑　念	8	雑念が浮いて頭が休まってない感じがする，頭の中のお喋りがいろいろ出てきた，頭の中のお喋りが邪魔をする，考え事が浮かんだ，雑念が起き集中できない，仕事のことが頭から離れない，なかなか集中できない，レクの後は必ずしもリラックスした状態でないことに気づいた
イライラ感	4	集中できずイライラしている，軽いイライラ，イライラ感が出てくる，手足が温かくなるとイライラが出た

(2) 身体面の気づき

	数	内容
身体感覚	38	指先が温かい 2, 手足が温かい 7, 足の裏が温かくなる, 身体がポカポカ感じる, 手のひらが温かい, からだ全体が温かくなる, 空腹を感じた, お腹の活動が活発になる 2, 腸の動きが良くなった, 体がだるくなった 2, 身体が重い(実施後), 背中が重い 8 (実施後), 両手足が重い, 脱力感を感じる, 全身の力が抜けた感じ, 手足の先がしびれた感じ, 首の周りが軽くなった, 首の重みを感じた, 肩の筋肉が柔らかく感じる, 瞼が重くなる, 目の疲れを感じた, 前頭部が涼しく感じる, 頭がズキズキする, 頭の前方が締め付けられるように感じた(実施後), 頭が重い, 鼓動がきこえる, 頭痛が軽くなった, こめかみが圧迫された感じ, コメカミに軽い疼きを感じた,
筋緊張	13	首の凝りを感じた 2, 肩の凝りがあることに気づいた, 肩の凝りを強く感じた首や背中・腰に痛みを感じる, 肩が凝ってきた, 力を抜こうとすると緊張する, 右肩と腰のあたりに凝りを感じた, 頭痛を感じる, 仕事が忙しいと歯を食い縛っていることを自覚できるようになった, 身体のあちこちが痛いことに気づいた, 5日目に力の抜き方が分かってきた, 手に力が入っていた
脈拍・呼吸	9	1回の呼吸の深さが分かった, ゆっくり呼吸できるようになった, 呼吸がゆったりした, あくびが出る, 自分の呼吸がおかしいと気づいた, 呼吸が上手く出来ない, 長い呼吸が難しい, TVをみた後は脈拍が高いことに気づいた, 夜勤明けは脈拍が3割高くなっている,
睡眠	3	寝つきが良かった, 眠くなる, 眠ってしまった
その他	2	唾液が出る, たびたび涙が出る

(3) 身体の変化

	数	内容
身体感覚	17	仕事での体のだるさが減った, 身体の力が抜けるのがよく分かるようになった, 冷たい手が暖かくなる, 手のひらが温かくなる, じわじわ手足が温かくなる, からだ全体が温かくなる, 肩の筋肉が柔らかくなった, 脱力して体が前のめりになった, 首の力が抜けてクニャッとなる, 途中体が前に倒れてしまう, 胃腸がぐるぐる鳴る, お腹の活動が活発になった, 腸の動きが良くなった, 目の周りや頭がスッキリ軽くなる(実施後), 頭がボーッとしたりイライラがなくスッキリした, 腕が重く血が流れているように感じる,
脈・呼吸	7	呼吸がゆっくりになった 2, 呼吸が楽に出来るようになった 2, 鼻から呼吸できるようになった, 朝の脈拍と呼吸がゆっくりになった, 脈拍を計ると自動的に呼吸を整えてしまう,
睡眠	4	眠くなる, 居眠りが出る, 入眠前に実施すると眠気がつよくなる, あくびが出る
その他	3	便通が良くなった, 頭痛が軽くなった, 頭の中や肩が軽くなった,

(4) 症状の変化

	数	内容
筋緊張	9	軽い頭痛がとれた, 頭痛がとれた, 頭重感がなくなった, 首や肩の凝りが軽くなった, 腰や背中の痛みが少なくなった, 背中の痛みが少しとれた, 肩凝り背中の痛みがとれた, 肩凝りや首の痛みがとれた, 肩凝りがなくなった,
自律神経	6	寝つきが良くなった, 寝不足でもスッキリしている, 夜中に目が覚めなくなった, 疲れないようになった, イライラがなく気持ち良くなった, 脈を下げるのが難しくなくなった
消化器	5	いつもより胃腸の調子が良い, 便秘が解消された, 2日目に便秘が解消された, 便通が良くなった, 下腹部の張りがとれた
呼吸器	3	鼻炎の鼻詰まりを感じなくなった, 鼻詰まりの通りが良くなった, 4週目に喘息の症状がなくなった,

(5) 生活習慣

	数	内　容
生活リズム	9	よく眠れた，ぐっすり眠れるようになった，夜中に目が覚めなくなった，深く眠れるようになった(実施後)，すぐ眠れる，朝きめた時間に目が覚めるようになった，食事が規則正しくなった，甘いものを欲しくなる回数が減った，B面を聞きながら家事をするようになった
休　養	2	集中してリラックスすることに慣れてきた，楽しいことを考えワクワクするようになった
仕　事	1	仕事が忙しく，残業のあるときは集中できずイライラしていた

［文　献］

1) 経済産業省：中小企業白書．44—60, 2000.
2) 厚生労働省：労働者健康状況調査報告書「企業における健康対策の実態」．35—47, 1997.
3) 今井　功：ストレスマネジメント研修の現場から．研究開発マネジメント，7(6)：18, 1997.
4) 東京ストレスマネジメント社：ワークブック「What's Stress」．5, 1991.
5) 唐木正敏，他：ストレス活用法．日経サイエンス社，128—153, 1985.
6) ベンソン著，中尾睦宏，熊野宏昭，久保木富房訳：リラクセーション反応．星和書店，100—162, 2001.
7) 竹宮　隆，石河利寛編：運動適応の科学．杏林書院，3—4, 1998.
8) ウィルフレッド著，対馬忠訳：グループ・アプローチ．152, 1973.
9) 直井愛理：ケガをした選手の心理的サポート．Sports-medicine, **12, 7**（通巻27号）：53, 2000.
10) ロッシ著，伊藤はるみ訳：精神生物学．日本教文社，388—403, 1999.
11) 藤井尚治：アナログという生き方．竹村出版，142, 1996.
12) ケストラー著，日高敏隆，長野敬訳：機械の中の幽霊．ぺりかん社，1984.
13) ケストラー著，田中三彦，吉岡佳子訳：ホロン革命．工作舎，1983.
14) ロッシ著，伊藤はるみ訳：精神生物学．日本教文社，1999.
15) マズロー著，小口忠彦訳：人間性の心理学．産能大学出版部，2000.
16) 新健康メニューの要点．INAX社内報3月号，2000.
17) 長田一臣：勝利へのメンタル・マネジメント．スキージャーナル社，1997.
18) 加藤正明監修：職場におけるメンタルヘルス．人事院職員局メンタルヘルス研究会，1988.
19) 唐木正敏，重盛憲司，渡辺章二，他：ストレス活用法．東京ストレスマネジメント社，1996.
20) 久保田浩也：メンタル・ヘルス．日本生産性本部，1985.
21) 厚生労働省：事業所における労働者の心の健康づくりのための指針．2000.
22) 厚生労働省：労働白書．平成12年度版，2000.
23) 厚生労働省：労働白書．平成13年度版，2001.
24) 佐治晴夫：宇宙はささやく．PHP研究所，1997.
25) Joseph PO著，山崎利夫，萩裕美子，新名謙二訳：ヘルスプロモーションの経済評価．サイエンティスト社，1995.
26) 杉靖三郎，多田井吉之介，藤井尚治，竹宮　隆共訳：現代社会とストレス．法政出版局，1994.
27) ストレスマネジメント指導者協会：SMIAニュース．No.18, 2001.
28) 依田直監修，地球問題研究会：トリレンマへの挑戦．毎日新聞社，1993.
29) 武長脩行，安念保正昌，山根一郎，他：マルチメディアと情報ネットワーク社会．文化書房博文社，1996.
30) 多田井吉之介：ストレス—その学説と健康設計への応用—．創元医学新書，1989.
31) 電機連合：労働負担と心身健康調査．調査時報，190号，1984.
32) 電機連合：労働負担と心身健康調査．調査時報，198号，1985.
33) 電機連合：職場の人間関係に関するアンケート調査報告．調査時報，301号，1998.
34) 日本鋼管労働部健康開発室：NKKのストレスマネジメント．エイデル研究所，1989.
35) ラッセル著，山川紘也，亜希子訳：ホワイトホール・イン・タイム．地湧社，1993.
36) 藤井尚治：医者とコンピューター．東明社，1971.
37) ペックマン著，馬野周二訳：ダウンウエーブ．徳間書

店, 1984.
38) 渡部一郎:人のストレスに対する影響. 臭気の研究, **29**(6):1998.

39) 琉子友男:運動後のマイナスイオン暴露と生理的機能の回復. 臨床環境医学, **6**(1):1997.

和文索引

〔あ 行〕

アスパラギン酸　36
アセチルコリン　36,102
圧外傷　197
アトピー性皮膚炎　116
アトピー素因　115
アドレナリン　17,157,224,271
アポトーシス　208
アミノ酸類　36
争い　104
アルドステロン　8
αBクリスタリン　137
α-helical CRF　222
α-melanocyte stimulating hormone　102
α-MSH　102
α受容体　102
α-ピネン　276
アレルギー疾患　62,103
アロスタシス　156
アロスタティックロード　156
アロマテラピー　286
アンギオテンシンⅡ　221,223
暗示　114
安静　176
怒り　18
痛み刺激　70
Ⅰ型減圧症　199
一次的評価　175
一酸化窒素　213
一酸化窒素合成酵素　213
遺伝子発現　133,190
遺伝的要因　115
イライラ　18
医療モデル　174
インスリン低血糖　74
インスリン抵抗性　19
インスリン様成長因子　192
インターフェロン産生能　103
インターロイキン1　220
うつ　113
うつ病　180
運動　27
運動学習　126
運動強度　257
運動習慣　178,297
運動ストレス　28,156
運動ストレス適応　165
運動適応　156,165
運動適応機構　150
運動不適応　165
エーテルストレス　40

エーテル暴露　70
エネルギー効率　304
炎症ストレス　221
遠心性調節　161
延髄孤束路核　72
延髄腹外側部　72
オーバーコミットメント　25
オーバートレーニング　18,156,165
オーバートレーニング症候群　30
オーバートレーニング状態　30,165
オキシトシン　68161
音の大きさ　266
音の高さ　266
音の長さ　266
音楽療法　263
温受容細胞　247
音色　266
温点　246
温度受容器　246
温度受容機構　219
温度受容ニューロン　219

〔か 行〕

加圧関節痛　201
外殻温　230
外傷後ストレス障害　104
外側中隔核　56,57
外的条件づけ因子　9
解糖系酵素　137
海馬　58,70,102,160
潰瘍性大腸炎　115
学習　9
学習づけ　70
核心温　230
過重負荷の原則　293
過剰適応　112
過剰労働　111
過食症　119
下垂体　10
下垂体後葉　162
下垂体前葉　5,67,157
下垂体前葉の副腎皮質刺激ホルモン　8
下垂体前葉ホルモン　8
下垂体門脈　67
カタルシス　268
褐色脂肪組織　219
活性酸素　143,189,208
カテコールアミン　58,102
過敏性腸症候群　115
仮面うつ病　119
過労　18
過労死　18,291
がん　103

がん遺伝子　54
換気血流比　190
換気亢進　189
環境要因　116
関係強化　3,10
関係破綻　3,10
間欠的反復性拘束ストレス　258
還元型グルタチオン　210
感性　265
関節リウマチ　115
感染症　103
感染防御能　103
冠動脈疾患　116
官能検査質問紙　278
汗拍出頻度　254
ガンマアミノ酪酸　36
寒冷環境　246
寒冷順化　254
寒冷ストレス　40
寒冷適応能　258
寒冷応答　246
緩和ケア　111
気管支喘息　115
器官選択　114
器官劣等性　115
気胸　199
機構線図　13
起始核の腹側被蓋野　47
基質結合ドメイン　140
気晴らし　175
気晴らし仮説　176
気分状態プロフィール　173
気分プロフィール検査　28
逆スクイズ　199
嗅球　282
求心性調節　161
急性運動　157
急性高山病　187
急性ストレス　103
休息レベル　96
休養　291
競技スポーツ　295
強制水泳　72
強制走行ストレス　40
強制遊泳ストレス　40
胸腺　102,105
胸腺リンパ組織　7
強迫性障害　119
恐怖　18
恐怖条件づけストレス　41
局所発汗量　254
虚血再灌流傷害　213
許容作用　159

筋原線維タンパク質　137
菌体内毒素　76
空気塞栓症　199
グループIII　161
グループIV線維　161
グルココルチコイド　8,67,159
グルタミン酸　211
グルタミン酸デカルボキシラーゼ　211
軽運動　128
警告反応期　6,7,17,129
軽スポーツ　129
頸動脈体化学受容器　189
血管拡張因子　189
血管内皮細胞　60
月経困難症　180
血中ヘルペス抗体価　103
血糖値　255
ケモカイン　116
減圧症　196,197
減圧障害　200
健康スポーツ　295
現実心身症　111
検知閾値　275
高圧酸素　208
高圧酸素治療　196
高圧徐脈　202
高圧神経症候群　200
高圧利尿　202
高インスリン血症　19
抗うつ薬　119
光音刺激　70
高温ストレス　104
交感神経　220
高血圧　19,115
交叉適応　258
高脂血症　19
高周波数成分　86
高所トレーニング　194
拘束　70
拘束ストレス　38,40,105,223
抗体産生　105
好中球貪食能　105
行動性体温調節　220
行動反応　17
抗不安薬　117
交絡感作　7
交絡抵抗　7,129
コーピング　105,283
呼吸ガス密度　203
呼吸性洞性不整脈　86
コシャペロン　141
孤束核　103
個体のストレス応答システム　150
骨格筋の収縮　145
骨髄　102,105
鼓膜温　252

コミュニケーション　268
コルチコイド　8
コルチコステロン　105
コルチコトロピン放出ホルモン　8,49
コルチゾール　8,18,28,29,271
コルチゾン　8
コンサルテーション・リエイゾン活動　110
コントロール　17
コンピュータテクノロジー　18

〔さ　行〕

最大皮膚血流量　231
サイトカイン　54,55,103,116,206,220
細胞死　145
細胞数　104
細胞性がん遺伝子　54
細胞性免疫　101
細胞内遺伝子発現経路　145
細胞内情報伝達機構　37
細胞のストレス応答システム　150
裁量の自由度　22
サブスタンスP　102
酸素中毒　210
三徴候　3
産熱　230
自覚的ストレス　103
σ 32　208
試験ストレス　103
視交叉上核　71
至高体験　268
事故・災害　111
自己実現　268
仕事のストレス判定図　26
仕事の要求度　22
自己免疫疾患　103
視索上核　56
視床　160
視床下部　5,8,43,57,103,159
視床下部―下垂体前葉―副腎皮質系　67
視床下部―下垂体―副腎系　220
視床下部室傍核　56,57,67
視床下部背内側核　71
視床下部ホルモン　68
事象関連電位　277
視床室傍核　72
システム性　12
自然災害　104
自然発症高血圧ラット　223
視束前野　219
失感情症　112
室周囲核　103
室傍核　102103160
シナプス　35
死の四重奏　19
死別　104

社会再適応尺度　40
借金　111
シャペロン　208
縦隔気腫　199
自由神経終末　246
修練　128
受動的対処　283
腫瘍壊死因子　220
順応　276
消化性潰瘍　115
消極的休養　294
条件興奮刺激　70
条件づけ因子　8
状態―特性不安質問表　173
情的心　127
情動　17,28,265
情動焦点型　283
情動ストレス刺激　71
情動的ストレス　17
小胞体タンパク質　137
静脈還流量　232
職業性ストレス簡易調査票　25
食道温　230
職場環境の調整　304
職場の再構築　301
ショック相　6,7,129
暑熱環境下運動　230
暑熱順化　236
暑熱順化トレーニング　241
暑熱適応　241
自律訓練法　304
自律神経　102
自律神経活動　85
自律性体温調節　220
深海飽和潜水　197
新奇環境刺激　70
神経細胞　35
神経作動性腸管ポリペプチド　102
神経終末部　35
神経伝達物質　34,35,102
神経ペプタイド　36
心身医学　109
心身交互作用　114
心身症　10,48,111
心身相関　109
心身の相関関係　11
心臓死発生率　99
身体活動　27
身体活動量　177
身体主義　109
浸透圧刺激　78
浸透圧受容器　233
心肺圧受容器反射　232
心拍のゆらぎ　85
心拍変動解析　85
深部温度受容器　219

心房性ナトリウム利尿ペプチド　60
心理学的モデル　174
心理社会的ストレス　16,19,21
心理主義　109
心理的興奮　57
心理的ストレス　41
心労　103
水浸　202
水浸拘束ストレス　40
随伴性陰性変動　278
睡眠　179
スーパーオキシドディスムターゼ　143
すくみ行動　70
ステイルネス　18,30
ストレイン　293
ストレス　5,6,103,282,293
ストレス・マネジメント　174
ストレス応答　54,132
ストレス概念　3,5,9
ストレス関連疾患　22
ストレス緩和　128,273,290
ストレス緩和法　120
ストレス刺激　5,18
ストレス症状　175
ストレス対処　174
ストレス対処効果　171
ストレスタンパク質　131
ストレストレランス　134
ストレスの定義　5
ストレスの引き金機構　49
ストレスの評価法　21
ストレス反応　6,34,175
ストレスホルモン　8
ストレスマネジメント研修　309
ストレスモデル　21
ストレス誘発体温上昇　221
ストレッサー　6,175,283,293
ストレッサーの定義　6
スピリチュアリティ　273
スペクトル分析　86
スポーツ　295
素潜り　205
性格心身症　112
生活習慣　9
生活習慣の乱れ　19
生活習慣病の危険因子　19
生産性　304
精神テンポ　266
性腺系ホルモン　17
生体の寿命　96
正中隆起　161
成長モデル　119
青斑核　72,103
青斑核部　43
生命・生活の質　263
生命予後　96

生理学的反応　17
脊髄型減圧症　199
積極的休養　294
絶食　104
接着分子　213
セリエ　3,14,125
セリエの初期文献　4
セルフエフィカシー　176
セロトニン　36,73
セロトニン神経系　46
セロトニンニューロン　73
セロトニンの放出　46
潜函作業　196
前駆体遺伝子　161
線条体　286
前初期遺伝子　134
全身（汎）適応症候群　5
全人的医療　109
全身適応症候群　6,16
潜水　196
潜水病　196
選択的セロトニン取り込み阻害薬　73
前頭前野　70
前頭葉　57
前頭連合野　296
全般性不安障害　119
前部視床下部　219
走運動ストレスモデル　160
騒音　70,104
相関関係　9,10
相互順応　276
喪失体験　104
相対的交感神経機能亢進　96
ソーシャル・サポート　23,120

〔た　行〕

ターミナルケア　110
体液浸透圧　232
体液性免疫　101
体温　218
体温調節　218,230
体温調節機構　218
体温調節不全　237
対寒反応　246
帯状回　56
対処行動　283
対処資源　175
対処能力　96
対暑反応　247
耐性　134
体性感覚　265
胎生期ストレス　74
大脳皮質　103
大脳皮質運動野　160
大脳辺縁系　160,281
タイプA　112

タイプA行動パターン　18
タイプC　115
脱塩による熱疲憊　238
脱血　69
脱水による疲憊　238
遅筋　145
知性　265
窒素麻酔　205
知的心　127
中隔野　71
中耳圧外傷　199
中耳スクイズ　199
中枢性疲労　236
中脳中心灰白質　57
超回復　293
聴覚—脳幹系列　269
腸間膜リンパ節　105
挑戦　18
腸内細菌毒素　238
チョークス　199
直腸温　230
チロシン　36
沈静的音楽　273
低圧・低酸素　187
適応エネルギー論　7
低温　104
抵抗期　6,7,17
低酸素関連遺伝子　190
低酸素ストレス　187
低酸素性肺血管収縮　190
低酸素耐性　194
低酸素暴露　187
低周波数成分　86
ディストレス　5,6,11,12,96,125
デオキシコルチコステロン　8
敵意　18
適応　125,131
テストステロン　17
デヒドロエピアンドロステロン硫酸　17
デマンド・コントロール・サポートモデル　22,23
デマンド・コントロールモデル　22
転換性障害　114
転換ヒステリー　115
電撃ストレス　40
転写因子　55,137
転写活性化　55
伝達　35
伝導　35
同調性　268
疼痛刺激　104
動的適応能　156
糖尿病　115
動脈硬化　19
特異的嗅覚脱失　275
ドパミン　36,47

トライアスロン　28
努力　25
努力報酬不均衡モデル　25
トレーニング　131
トレーニング効果　165,293

〔な 行〕
内因性オピオイド　68
内耳圧外傷　199
内耳型減圧症　199
内臓肥満　19
内側視索前野　47,56,71
内的条件づけ因子　8
内毒素性ショック　240
内皮型 NOS　213
ナチュラルキラー細胞活性　103
II 型糖尿病　19
二次的評価　175
乳がん　103
乳酸性作業閾値　156
ニューロトランスミッター　116
ニューロペプチド　116
ニューロペプチド Y　71
尿中 17 KS　102
人間性の回復　268
人間組織の相関関係　11
認知　21,265
認知閾値　275
認知行動療法　119
認知的介入　176
認知的評価　21,175
認知的方略　175
熱痙攣　238
熱失神　238
熱ショック　134
熱ショック因子　144
熱ショックエレメント　144
熱ショックタンパク　206,213,243
熱ショックタンパク質　131
ネットワーク型システム　301
熱放散　219
脳型減圧症　199
脳幹　56
脳幹網様体賦活系　168
脳酸素中毒　211
能動的対処　283
脳内マイクロダイアリーシス　37
脳浮腫　187
ノルアドレナリン　17,36,71,157,224, 271
ノルアドレナリン神経　34,36
ノルアドレナリンニューロン　72
ノルアドレナリン放出　38

〔は 行〕
ハーモニー　268

肺圧外傷　199
配偶者の死　103
肺血流量　88
肺高血圧　190
肺酸素中毒　211
肺水腫　187
背側前乳頭核　57
肺のガス交換率　88
破産　111
バソプレッシン　67
バソプレッシン V_{1b} 受容体　77
破綻　10,18
発汗　230
白血球数　105
発想転換　3
発熱　220
発熱性サイトカイン　220
パニック障害　119
母親に対する愛情葛藤　115
母親の拒絶的態度　115
母親への怒りや嘆きの抑制　115
パフォーマンス　18
パワースペクトル　86
反ショック相　6,7,129
ハンドリング刺激　76
反復ストレス刺激　58
悲哀　103
ヒーリングミュージック　270
非炎症ストレス　221
皮下気腫　199
被殻　286
尾状核　286
非蒸散性熱放散　254
ヒスタミン　36
ヒステリー　114
脾臓　102,105
肥大　131
非特異的反応　5
疲憊期　7,8,17
皮膚温　230,252
皮膚温度受容器　219
皮膚血管拡張閾値　231
皮膚血流　230
非ふるえ熱産生　219
肥満　19
標的遺伝子　55
ピラミッド型システム　300
疲労　18,291
疲労困憊　18
不安　17,18,113
フィードバック　8
フィットネス　295
不穏行動　105
副腎皮質　7,10
副腎皮質系　5
副腎皮質刺激ホルモン　102

副腎皮質刺激ホルモン放出ホルモン　161
副腎皮質の球状層　8
副腎皮質の束状層　8
副腎皮質ホルモン　8
副腎皮質ホルモン受容体　76
腹内側核　160
副鼻腔スクイズ　199
フリーラジカル　210
ふるえ熱産生　219
プロスタグランジン E　220
プロスタグランジン E_2　222
分界条床核　56,71
分子シャペロン　138,243
分泌タンパク質　139
β エンドルフィン　28,102,161
β 受容体　102
ヘムタンパク酸素センサー　190
ヘルペス再発　103
辺縁下野　57
偏頭痛　115
扁桃核　43,102
扁桃体　70,281
扁桃体中心核　56
扁桃体内側核　56
弁別閾値　275
報酬　25
縫線核　73
放熱　230
ホメオスタシス　18,29,54,67,116,131, 156,270,293
ホメオスタシス理論　85

〔ま 行〕
まきもどし　243
マクロファージ　220
末梢血白血球数　206
末梢性温度受容器　246
慢性運動　157
慢性ストレス　59,103
慢性的ストレス負荷状態　59
慢性疼痛　119
ミトコンドリア　131
ミトコンドリア内酸化酵素　137
ミネラルコルチコイド　8
無効発汗量　254
瞑想　176
迷走神経　88
迷走神経機能低下　96
メロディ　267
免疫　101
免疫グロブリン　206
免疫担当細胞　102
メンタルヘルス　21
モノアミン産生ニューロン　57
モノアミン類　36

問題焦点型　283

〔や　行〕

有酸素運動　297
有酸素性体力　177
有酸素的過程　296
ユウストレス　5,6,11,12,125
遊離脂肪酸濃度　254
ゆらぎ　85
溶解型酸素　209
要求　175
幼若期ストレス低感受性期　75
抑うつ　17,18,19,103
欲求不満　114

〔ら　行〕

ライフイベント　103
ライフ・ストレス　177
ランニングニューロン　151
ランニングハイ　296
梨状皮質　160
リストラクチャリング　301
リズム　267
リモデリング　192
リラクセーション　176,304
リラクセーショントレーニング　310
リンパ球サブセット　206
リンパ球若化能　103
リンパ球増殖能　206
リンパ球幼若化反応　104
リンパ節　102
冷受容細胞　247
霊性　273
冷点　246
レニン―アンギオテンシン系　223

〔わ　行〕

早稲田大学運動関連感情調査尺度　173

欧文索引

A 1　72
A 2　72
A 6　72
Ace　56
ACTH　8,18,28,29,67,102,105,159
activator protein-1　55
acute mountain sickness　187
adenylate cyclase　68
adrenocorticotrophic hormone　8
Aerobic process　296
air puff　69
Alarm reaction　6,7
alexithymia　112
allostasis　156

allostatic load　156
AMS　187
ANG II　223
ANG II の 1 型受容体の拮抗薬　223
ANP　60
anxiety　113
AP-1　55
AR　6
arginine vasopressin　60
ATP 結合ドメイン　140
AVP　60,161
A 型行動パターン　112,178
barotrauma　197
basic FGF　55
bio-psycho-social model　110
bio-psycho-socio-ethical-ecological approach　110
Bip　138
breath hold diving　205
BST　56
Burn out　18
B 細胞　101
Ca/CRE　55
Ca^{++}/calmodulin　55
calcium and cyclic AMP response element　55
cAMP　68,102
carotid body　189
catalase　210
CBP　64
CCK 投与　72
CD 16+　104
CD 3+　104
CD 4：CD 8 比　206
CD 4+　104
CD 4+T 細胞　206
CD 56+　104
CD 8+　104
CD 8+細胞数　104
c-fos　54,137
c-fos AP-1 binding element　55
c-fos mRNA　56,160
cGMP　103
CGP 42112 A　225
c-Jun　55,137
c-jun mRNA　57
climate　9
CNV　278
co-activator 分子　64
cognition　265
cold defense mechanism　246
cold neuron　247
collagen　55
collagenase　55
Con A リンパ球幼若化反応　104
Concanavalin A リンパ球幼若化反応　104

concurrent experiences　9
conditioning factors　13
consultation-liason　110
contingent negative variation　278
conversion disorder　114
conversion histeria　115
coping　96
correlations　12
corticoids　8
corticotropin releasing hormone　50,55
corticotropin-releasing facter　221
CREB binding protein　64
CRF　221
CRH　8,18,29,50,55,58,67,102,103,161
CRH mRNA　168
CRH 遺伝子　61
cross adaptation　258
crossed resistance　7
crossed sensitization　7
DanK　208
DCI　197
DCS　197
decompression illness　197,200
decompression sickness　197
depression　113
dexamethasone　68
DHPG　37
DHPG-SO 4　37,38
diacylglycerol　68
diet　9
3,4-dihydroxyphenylacetic acid　47
3,4-dihydroxyphenylethyleneglycol　37
distraction hypothesis　176
Distress　5
DOPAC　47
duration　266
dynorphin　55
EDRF　189
Effort-Reward Imbalance model　25
emotion　265
endothelial NOS　213
endotoxin　76
enkephalin　55
eNOS　213
erg-1　137
ERI model　25
ERP　278
Eustress　5
event-related potential　277
Exercise-Induced Feeling Inventory　173
external conditioning　9

FAP　55
FFA　254
fighting　104
fos family　55
Fos 陽性細胞　56
free ending　246
GABA　58,201,211
GABA shunt　211
GABA/benzodiazepine 受容体　76
GABA-T　211
GABA-α-ketoglutarate transaminase　211
GABA-α-ケトグルタル酸トランスアミナーゼ　211
GAD　211
gamma amino butyric acid　201,211
GAP 43　55
GAS　5,6
GC　54,60,159
GC 受容体　62
General Adaptation Syndrome　5
glucocorticoid recepter　69
glucocorticoids　8,54,59
glutamic acid decarboxylase　211
GR　62,69
GroEL　208
GRP 78　138
Hans Selye　3,125
harmony　268
HBO　208
17 OHCS　102
Heart　127
heat cramp　238
heat exhaustion by salt depletion　238
heat exhaustion by water depletion　238
Heat Shock Element　144
Heat Shock Factor　144
Heat Shock Protein　131,213,243
heat syncope　238
heredity　9
HF　86
HIF-1　190
high pressure nervous syndrome　200
Hopkins Symptom Check List-90　173
House Keeping Protein　133
HPA 系　67
HPA axis　57,60
HPNS　200
HPV　190
HSE　144
HSF　144
HSP　131,213,243
HSP 104　208
HSP 27　214
HSP 47　138

HSP 70　138,214
HSP 72　214
HSP 90　138
hydroxyl radical　210
hydrogen peroxide　210
hyperbaric arthralgia　201
hyperbaric bradycardia　202
hyperbaric diuresis　202
hyperbaric oxygen　208
hypobaric hypoxia　187
hypoxemia　187
Hypoxia inducible factor-1　190
hypoxic hypoxia　187
hypoxic pulmonary vasoconstriction　190
hysteria　114
ICAM-1　213
IEG　134
IEGs　54
IFRA Guidelines　286
IGF　192
IL-1　68,220
IL-1β　54
IL-6　68,105,208,220
IL-8　208
immediate early genes　54
Immediately early gene　134
infralimbic cortex　57
inositol 1,4,5-tisphsphate　68
Interleukin 1　70
internal conditioning　9
JCQ　24
Job Content Questionnaire　24
Jun B　55
jun family　55
Krause corpuscle　246
Krox 20　56
L-DOPA　36
LF　86
LF 成分の起立性増加反応　100
lipopolysachalide　238
lisinopril　227
losartan　223
loudness　266
LPS　238
LT　156
LT 強度　157
MAP kinase 系　55
masked depression　119
Mayer-wave related sinus arrhythmia　86
3-methoxy-4-hydroxyphenylethyleneglycol　37
melody　267
MHPG　37
MHPG-SO 4　37

Mind　127
mineralcorticoid recepter　69
mineralocorticoids　8
MR　69
mRNA　54,131
MWSA　86
NAD（P）H oxidase　189
natural killer 細胞分画　206
N-Cor　64
negative feedback　59,69
negative feedback control　61
NF-κB　63
NGFI-A　56,59
NGFI-A mRNA　59
NGFI-B　56
NGFI-C　56
NIOSH 職業性ストレス調査票　25
NIOSH 職業性ストレス・モデル　26
nitric oxide　213
nitrogen narcosis　199,205
NK 細胞活性　103,104
N-methyl-D-aspartate　201
NO　213
NO synthase　213
Non-specific reaction　5
Nonspecific action　9
NOS　213
NOS 阻害剤　213
nuclear receptor corepressor　64
organ inferiolity　115
OT　161
overadaptation　112
Overtraining Syndrome　30
oxigen toxicity　210
p 300/CBP co-integrator-associated protein　64
p 300/CIP　64
p 38-MAPK　208
p 53　208
palliative care　111
Paraventricular nucleus　160
peak experience　269
penumbra 領域　213
permissive action　159
perxyl radical　210
PGE 2　222
PHA 反応　103
pinene　276
pitch　266
POMC　102,161
POMS　28,173
previous experiences　9
Profile of Mood States　173
proopinomelanocortin　102
protein kinase A　55,68
protein kinase C　55,68

PSD 111
psychologism 109
psychosomatic disorder 111
PTSD 18
PVN 56,160
QOL 263
Quality of Life 263
RAS 168
reduced glutathione 210
refolding 243
respiratory sinus arrhythmia 86
rhythm 267
RSA 86
RSA 振幅 89
rthinovirus 103
Ruffini corpusle 246
SCL-90 173
SE 7
second messenger 系 55
serum response element 55
SHR 223
sHSP 138
SIE 55
signal transducer and activator of transcription 64
singlet oxygen 210
sis-inducible element 55
SOD 143,189,210

somatism 109
somatostatin 55
SON 56
specific action 9
specific anosmia 275
sport 295
SR 7
SRE 55
SSRI 73
Stage of exhaustion 7,8
Stage of resistance 6,7
STAI 173
staleness 30
State-Trait Anxiety Inventory 173
STATs 63
Stress 5
Stressor 5,6,13
Subjective Exercise Experiences Scale 173
superoxide anion 210
superoxide dismutase 189,210
supressed cry 115
Syndrome X 19
TABP 178
target area 9
TCP 1 138
terminal care 111
TH 55

The International Fragrance Association Guidelines 286
timbre 266
TNF 68,220
tolerance 134
triade 5
Type A behavior pattern 112,178
Type I GR 69
Type II GR 69
tyrosine hydroxylase 55
T 細胞 101
T 細胞幼若化反応 104
vasoactive intestinal peptide 231
VEGF 192
VIP 102,231
Vital exhoustion 18
warm defense mechanism 247
warm neuron 247
WASEDA 173
water immersion 202
Wistar-Kyoto ラット 223
WKY ラット 223
Wseda Affect Scele of Exercise and Durable Activity 173
zif 268 57
zinc finger family 55

2003年3月15日第1版第1刷

〔運動生理学シリーズ〕

運動とストレス科学

定価（本体4,800円＋税）　　　　　　　　　　　　　　　検印省略

編　者	竹宮　　隆Ⓒ
	下光　輝一Ⓒ
発行者	太田　　博
発行所	株式会社　杏林書院
	〒113-0034　東京都文京区湯島 4-2-1
	Tel　03-3811-4887（代）
	Fax　03-3811-9148
	http：//www.kyorin-shoin.co.jp

ISBN 4-7644-1054-0　C 3047　　　　三報社印刷株式会社／坂本製本所

Printed in Japan

・本書の複製権・翻訳権・上映権・譲渡権・公衆送信権（送信可能化権を含む）
は株式会社杏林書院が保有します。

・**JCLS** ＜（株）日本著作出版権管理システム委託出版物＞
本書の無断複写は著作権法上での例外を除き禁じられています。複写される
場合は，その都度事前に(株)日本著作出版権管理システム（電話03-3817-5670，
FAX 03-3815-8199）の許諾を得てください。

運動生理学シリーズ

● 運動とエネルギーの科学

中野　昭一・竹宮　　隆　編集

　エネルギー生成・蓄積・消費という観点から，エネルギーの根源となる栄養素の消化と吸収からエネルギー自体を生成する体内中間代謝過程，エネルギー出納の調節，各栄養素別に運動との関連について，またエネルギー出納からみた運動を生理機能別に検討し，その体内における役割について理解を深めるとともに，運動に対応したエネルギー補給と，さらにエネルギー出納の面からみた各種スポーツの動態について構成しています．

● B5判・312頁・図表221　　定価（本体7,200円＋税）

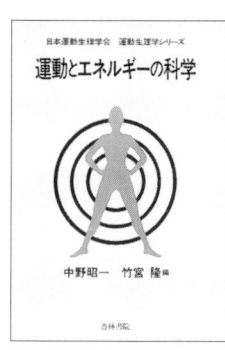

ISBN4-7644-1030-3

● 運動適応の科学　～トレーニングの科学的アプローチ～

竹宮　　隆・石河　利寛　編集

　身体運動は，日常の健康生活や競技スポーツの場でそれぞれ重要な成果を挙げてきました．健康運動の指導や競技スポーツのトレーニングに際しては生理的適応の過程をみながら，目標のレベルに到達することが可能となります．本書ではトレーニングプログラムや運動処方に活用できるよう，運動効果を適応過程で科学的に分析しています．

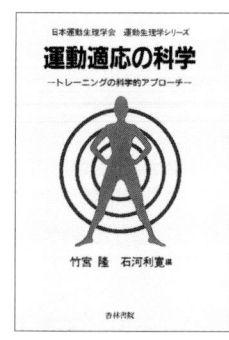

● B5判・224頁・図表146・写真10　　定価（本体4,700円＋税）

ISBN4-7644-1036-2

● 持久力の科学

石河　利寛・竹宮　　隆　編集

　本書は身体運動の持久力を，生理学的・運動学的・医学的側面から，この領域の学識ある専門家により分担執筆されたものです．学部生・大学院生の専門科目の演習はもとより，スポーツトレーナー，リハビリテーショントレーナー，マラソン・トライアスロン・水泳・自転車などのスポーツコーチ陣に対し，持久力の構造と機能に関する新しい思考を提示しています．

● B5判・304頁・図表238　　定価（本体7,573円＋税）

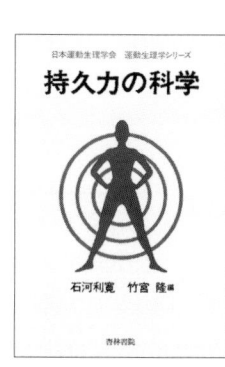

ISBN4-7644-1027-3

株式会社　杏林書院　〒113-0034　東京都文京区湯島4-2-1　TEL.03-3811-4887　FAX.03-3811-9148
http://www.kyorin-shoin.co.jp　E-mail:info@kyorin-shoin.co.jp